名誉总主编 钟世镇
总 主 编 丁自海 王增涛

钟世镇现代临床解剖学全集（第2版）

血管外科临床解剖学

（第2版）

Clinical Anatomy of Vascular Surgery

(2nd Edition)

主 编 汪忠镐 舒 畅

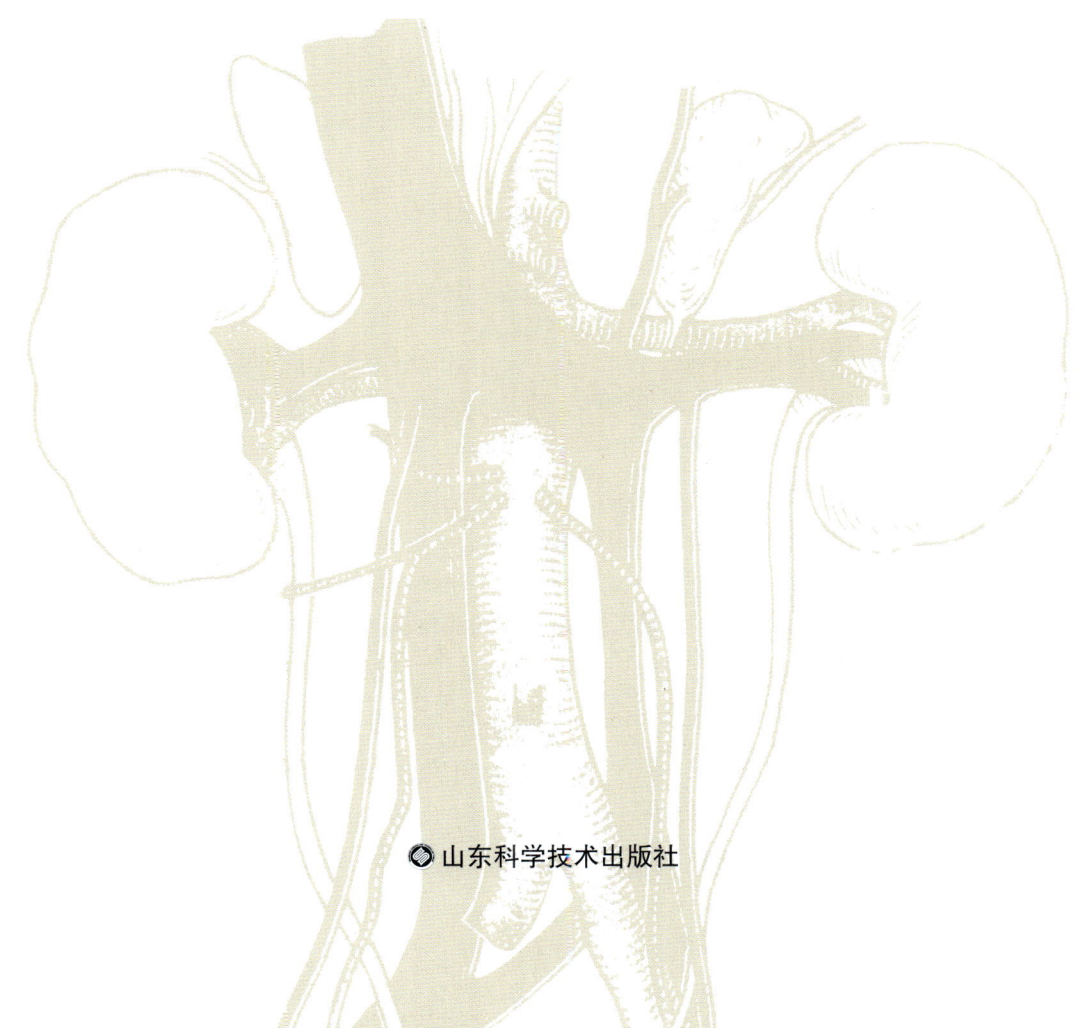

山东科学技术出版社

图书在版编目（CIP）数据

血管外科临床解剖学 / 汪忠镐，舒畅主编 . —2 版 . —济南：山东科学技术出版社，2020.1
（钟世镇现代临床解剖学全集）
ISBN 978-7-5723-0003-5

Ⅰ . ①血… Ⅱ . ①汪… ②舒… Ⅲ . ①血管外科学 – 人体解剖学 Ⅳ . ① R654.3

中国版本图书馆 CIP 数据核字 (2020) 第 008562 号

血管外科临床解剖学（第 2 版）

XUEGUAN WAIKE LINCHUANG JIEPOUXUE（DI 2 BAN）

责任编辑：崔丽君
装帧设计：魏　然

主管单位：山东出版传媒股份有限公司
出 版 者：山东科学技术出版社
　　　　　地址：济南市市中区英雄山路 189 号
　　　　　邮编：250002　电话：（0531）82098088
　　　　　网址：www.lkj.com.cn
　　　　　电子邮件：sdkj@sdcbcm.com
发 行 者：山东科学技术出版社
　　　　　地址：济南市市中区英雄山路 189 号
　　　　　邮编：250002　电话：（0531）82098071
印 刷 者：山东临沂新华印刷物流集团有限责任公司
　　　　　地址：山东省临沂市高新技术产业开发区新华路东段
　　　　　邮编：276017　电话：（0539）2925659

规格：16 开（210mm×285mm）
印张：17.5　字数：450 千　印数：1～2000
版次：2020 年 1 月第 1 版　2020 年 1 月第 1 次印刷
定价：200.00 元

《钟世镇现代临床解剖学全集》（第2版）

总主编简介

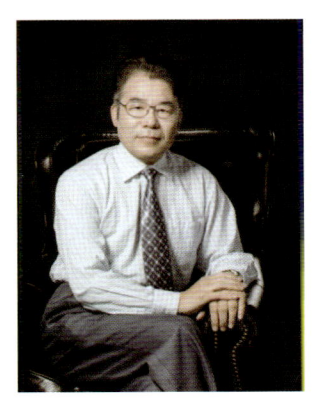

丁自海，1952年生，河南南阳人。南方医科大学教授、博士生导师，微创外科解剖学研究所所长、临床解剖学家。在临床解剖学研究领域中，特别在皮瓣外科解剖学、脊柱微创外科解剖学、腔镜外科解剖学、颅底锁孔入路解剖学及实验形态学等领域取得了一系列成果。在引进、消化和吸收国外先进临床解剖学方面做出了贡献。发表论文150余篇，其中SCI论文30余篇。培养硕士研究生、博士研究生及博士后和访问学者60余名。享受国务院政府特殊津贴。现任中国解剖学会理事、中国解剖学会护理解剖学分会主任委员、国家自然科学基金项目评审专家。任《解剖学杂志》《中国临床解剖学杂志》《中华显微外科杂志》《解剖学研究》等杂志编委。曾获军队科技先进个人称号，军队、省部级科技进步奖6项。主持国家自然科学基金和军队、省部级重大科技计划项目6项。总主编《钟世镇现代临床解剖学全集》《临床解剖学丛书》，主编《手外科解剖与临床》《显微外科临床解剖学》等专著10部，主编国家规划教材3部，主译专著8部。

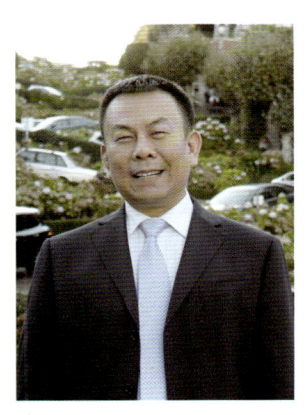

王增涛，山东大学附属山东省立医院手足外科主任，山东大学教授。2002年成功完成深低温保存断指再植手术；2007年提出"手指全形再造"的理念，并陆续报道了手指全形再造系列新技术；在手外科与显微外科领域有多项创新与发现。2002年在南方医科大学丁自海教授的帮助与指导下于山东省立医院建立临床解剖学研究室，十几年来在钟世镇院士的进一步指导下，做了大量的显微外科、手外科与足踝外科的临床解剖工作，累积拍摄超过200万张解剖照片和2 000多小时的解剖学视频。自2006年开始，根据国内外同行的需求，连续14年举办"显微外科解剖与临床高级研修班"，培训了大量显微外科医师。

《血管外科临床解剖学》（第2版）

主编简介

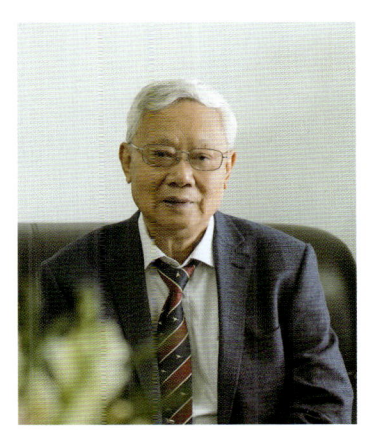

汪忠镐，1937年出生，浙江省杭州市萧山人。1961年毕业于上海第一医学院（现复旦大学上海医学院），我国血管外科学重要奠基人之一，2005年当选中国科学院院士，历任中华医学会外科学分会血管外科学组首任负责人及终身名誉组长、国际脉管学院副主席、国际血管联盟顾问、亚洲血管外科学会主席、国际血管联盟副主席、《血管外科年鉴》编委、国际布加综合征学术大会创始主席、美国血管外科学会杰出委员、印度胸心血管外科学会名誉会员。汪院士在布加综合征、大动脉炎、颈动脉体瘤等疑难疾病的诊断、治疗，以及血管腔内疗法、人工血管生物化、骨髓细胞向内皮细胞分化等方面的开创性成果国际领先。其为布加综合征提出全方位诊治体系，手术术式被引入牛津外科学和美国脉管学教科书。在国内首先开展颈动脉内膜剥脱术治疗脑缺血、血管重建术治疗糖尿病肢体缺血等，全方位提高了我国血管外科学整体学术水平，推动我国血管外科学进入世界先进行列。汪院士曾在哈佛大学、耶鲁大学、约翰霍普金斯大学、杜克大学和斯坦福大学等国外60多所大学作特邀报告。发表论文400多篇，主编专著16部，参编专著68部，主编英文专著6部、参编英文专著17部，为国际血管外科权威Victor教授的《下腔静脉缩窄》一书作序。在国际会诊中任主刀6次，主办国际级学术会议14次，应邀在国际级学术会议作报告97次。1996、1998、2002和2004年分别获国际脉管学院、国际血管联盟、国际布加综合征学术大会和印度总统颁发的研究成就奖、功勋奖、终身成就奖和为发展血管外科事业与亚洲血管学会的成就奖。获国家科学技术进步二等奖1项和省部级科技进步奖12项，获国家专利12项。2005年获《中华医学杂志》创刊90周年纪念金笔奖，2007年获首届吴阶平医学奖。近年来获得血管外科学界的多个终身成就奖。汪院士已经83岁高龄，仍然坚持奋斗在学术和科研工作的第一线，为血管外科患者及胃食管反流患者努力工作。

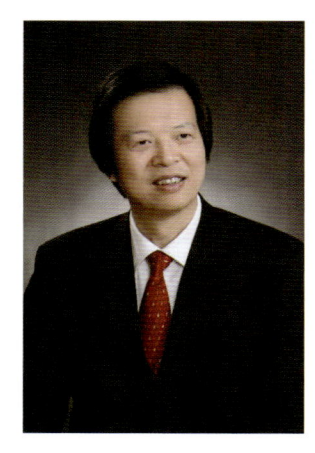**舒畅**，男，1965年出生，湖南长沙人，外科学博士，美国斯坦福大学血管外科中心博士后，博士生导师。现任国家心血管病中心血管外科中心主任，国家心血管病专家委员会血管外科专业委员会主任委员，国家心血管病专业质控中心专家委员会血管外科专家工作组组长，中华医学会外科学分会血管外科专业委员会委员。并在国际血管联盟、美国血管外科学会、国际血管外科学会等多个国际学术机构任职。被斯坦福大学、耶鲁大学等多所世界一流大学医学院聘为客座教授。主要研究方向为大血管疾病的临床与基础研究。先后完成了各类开创性大血管手术20余种。率先在国内开展"烟囱"技术修复累及弓部血管的主动脉夹层、开窗支架腔内治疗弓部破口的主动脉夹层。报道世界第一例Stanford B型主动脉夹层合并马凡综合征晚期妊娠患者腔内修复术。自主研发的新型大动脉支架和裙边支架获得国家专利并已开展国家多中心临床试验。培养硕士、博士研究生60余人，在SCI、CSCD、Medline等国内外期刊上发表论文百余篇，SCI收录50余篇，论文被ESC指南、JACC和Circulation等引用多次。参与国际指南TASC Ⅲ编写。主编或参编专著27部，其中，国家规划教材6部。主持国家自然科学基金等纵向和横向课题共计40余项，总经费900余万元。获得国家发明专利5项，实用新型专利5项。获得湖南省科学技术进步奖一等奖和其他医疗成果奖等科技成果类奖共10余项。2007年获中国医师行业最高奖"中国医师奖"，2008年被评为"全国卫生系统先进工作者"，2012年被美国中华医学基金会（CMB）评为"杰出教授"，2012年被评为中南大学首届"湘雅名医"，2012年入选首批中国名医百强榜，2018年获荣耀医者"金柳叶刀奖"。受邀在全国200多家医院进行会诊及手术，曾赴亚洲、欧洲、南美洲等地区的16个国家主刀手术170余台，在俄罗斯、乌克兰等国家进行了该国首例开窗TEVAR手术。在印尼进行该国首例烟囱TEVAR手术，为CICE和美国C3会议等国际主流学术会议主刀手术直播11次。多年来，舒畅教授一直作为我国血管外科界代表介绍大动脉疾病的腔内和外科治疗经验，举办国际研修班6届，为欧洲、北美洲、南美洲、东南亚等地区国家培训专科医师173人，并与印尼、巴西、阿根廷、多米尼加、波兰和乌兹别克斯坦的医疗中心签署专科医师培训合作备忘录。

《钟世镇现代临床解剖学全集》（第2版）

序

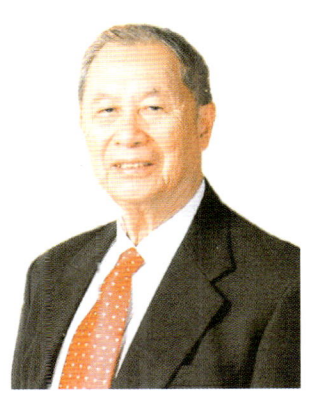

2008年，首版《钟世镇现代临床解剖学全集》出版时，我曾写过一个总序，着重在践行"认识新时代，把握新特点，明确新任务，落实新要求"中，对时任主编和编者们，寄予期望，希望他们能够发现本身存在的不足，努力寻找改进的措施。"光阴似箭，白驹过隙"，经过10年艰苦奋斗的创新，今天迎来了收获丰硕的《钟世镇现代临床解剖学全集》（第2版）。

"近水楼台先得月"，我欣喜地收到新版书稿的定稿，经过对新版书稿"跑马观花"式地浏览后，我最突出的感受是：新版本继往开来，标新立异，革故鼎新，独树一帜，别具匠心。例如：在临床前沿的微创外科解剖学领域，增添了腹膜后间隙形态结构有关规律性内容；在骨科临床方面增加了脊柱椎间孔镜应用解剖学；在临床五官科部分增加了耳、鼻、咽、喉腔镜解剖学相结合的资料；特别是在精密仪器密集、诊疗康复精准度高超的临床影像学领域，增补了许多贴近临床的应用解剖学资料。

"涓涓细流，归为江海。纤纤白云，终成蓝图。"老一辈专家不务虚名、讲求质量的清风高节，淋漓尽致地体现在人才辈出、后生可敬的新版本编者身上。吴阶平院士"结合手术要求探讨解剖学重点，通过解剖学进展提高手术水平"的嘱托，已由新版本的编著者们，通过"天道酬勤"的努力，实现了"万点落花舟一叶，载将春色到江南"。

在新版本即将付梓，嘱我写序之际，谨录三个诗句为贺："活水源流随处满，东风花柳逐时新""不是一番寒彻骨，怎得梅花扑鼻香""江山代有才人出，各领风骚数百年"。

中国工程院资深院士 钟世镇

2019年夏于广州

《钟世镇现代临床解剖学全集》（第2版）

前　言

首版《钟世镇现代临床解剖学全集》（以下简称"全集"）出版已经10年，由于"全集"各卷紧跟学科的发展趋势，针对性和实用性强，深受广大读者的欢迎。在这10年中，"全集"各相关学科的临床解剖学又有了新进展。在整形外科（包括创伤外科、显微外科、手外科等），对皮瓣小型化的要求越来越高，因此，支支链皮瓣的解剖学研究特别是采用改进的血管铸型技术和造影技术后，又涌现出一批新成果。涉及胃肠外科、肝胆外科、泌尿外科、妇科的腹膜后筋膜和筋膜间隙的解剖操作更加规范，总结出更加实用的经验。运用骨科数字医学、智能骨科的理念，从临床解剖学研究入手，产生了一大批临床解剖学成果。南方医科大学微创外科解剖学研究所对椎管镜、椎间孔镜相关的解剖学研究，发表了一批高质量的论文。胸心外科中腔镜解剖学和手术解剖学也取得新的进展。颅脑外科新改良的颅底手术入路解剖学又有更清晰的描述。耳鼻咽喉头颈外科融入内镜检查和显微外科信息技术，对鼻颅底外科入路解剖学的研究推动了内镜鼻颅底外科的发展，对内镜入路解剖学的描述更加具体、细腻和实用。血管外科在我国起步较晚，但涉及重要血管手术操作的解剖学要点的描述有了长足进步。眼科近几年出现了眼内镜检查睫状体结构等最新成果。上述各学科的最新进展被纳入新版中，影像技术的进步也为"全集"第2版增加了许多新的影像解剖学资料，更换和增加了一大批手绘图，使新版的质量进一步提高。

钟世镇院士是我国现代临床解剖学的奠基人和开拓者，他创立的以解决临床学科发展需要为目的的现代临床解剖学研究体系及所取得的辉煌成就已载入史册。如今，已步入耄耋之年的他，仍十分关心临床解剖学的发展，对第2版修订提出了新的希望，我们一定会认真落实。

首版分卷的几位主编退休或其他原因，不再担任第2版的主编。他们的宝贵知识已通过著书立说传诸后世，总主编向他们致以崇高的敬意。

在第2版撰稿中，我们仍然坚持站在临床医师的角度，用临床思维方法审视解剖学内容；坚持以应用解剖学为主线，以临床为依托，阐明器官的位置、形态、结构和毗邻；提供手术操作的解剖学要点，正常与异常结构的辨认及重要结构的保护和挽救，对手术中的难点从解剖学角度给予解释和提供对策；为开展新技术、新术式提供解剖学依据和量化标准。

希望《钟世镇现代临床解剖学全集》（第2版）能为我国临床相关学科的发展有所促进，为青年医师专业能力的提升和新业务的开展有所帮助。

总主编　丁自海　王增涛

2019年夏

《血管外科临床解剖学》（第2版）

前　言

过去十余年，中国血管外科飞速发展，在国际舞台上扮演越来越重要的角色。腔内血管技术也迅速渗透到主动脉疾病及外周动/静脉疾病诊疗的各个方面。从血液透析通路的终身维护，到全腔内修复累及主动脉弓的夹层或动脉瘤，血管腔内治疗的适应证不断扩展。这也给当代血管外科医师带来了巨大挑战，不但要掌握最新的血管介入诊疗技术，还必须熟练运用人体解剖学基础知识，做到"开放"和"腔内"两手抓、两手都要硬。只有这样，才能迅速适应学科的快速进步。在中国血管外科鼻祖汪忠镐院士指导下，在国家心血管病中心、中国医学科学院阜外医院领导的关怀下，我们编写了这本《血管外科临床解剖学》（第2版），希望本书能成为一线临床血管外科医师及科研工作者的参考书之一。

本书应用数字解剖学、影像解剖学、临床解剖学的研究新进展介绍重要血管的位置、毗邻关系、发育变异等；介绍了不同解剖部位血管疾病诊治的最新进展；使用当今最先进的多层螺旋CT、高场强MRI、DSA成像设备及图像后处理技术获取血管的多平面断层图像和三维图像；重点围绕血管外科临床常见病、多发病这一轴线介绍了临床意义较大的血管解剖及临床应用，突出了临床医师日常使用的活体解剖学内容。《血管外科临床解剖学》（第2版）除了保持首版核心内容的连续性外，还针对目前血管外科诊疗的大趋势，加入了非常重要的内容如近3年血管外科界最新诊疗技术相关内容、全腔内修复主动脉弓部病变的解剖学依据、静脉疾病的介入诊疗方法，方便读者了解血管外科界不断更新的技术。

本书编写过程中得到了国家卫健委领导、国家心血管病中心领导、阜外医院领导，以及编委会各专家学者的大力支持，在此谨向他们表示衷心感谢。尽管编写过程中力求精益求精，但可能还存在疏漏之处，恳请广大读者提出宝贵意见，使我们今后的工作臻于完善。

舒　畅

2013年12月于北京

CONTRIBUTORS

《血管外科临床解剖学》（第2版）
作　者

名誉总主编　钟世镇

总　主　编　丁自海　王增涛

主　　　编　汪忠镐　舒　畅

副　主　编　张小明　郭媛媛

编　　　委（以姓氏笔画为序）

丁自海	南方医科大学	邱　剑	中南大学湘雅二医院
王　沫	中南大学湘雅二医院	邱士军	南方医科大学
王　曒	中南大学湘雅二医院	何　昊	中南大学湘雅二医院
王伦常	中南大学湘雅二医院	汪忠镐	首都医科大学宣武医院
方　坤	中国医学科学院阜外医院	张小明	北京大学人民医院
石　殷	云南省阜外心血管病医院	张惟常	中南大学湘雅二医院
朱　凡	云南省阜外心血管病医院	罗明尧	中国医学科学院阜外医院
邬光敏	云南省阜外心血管病医院	赵成磊	中南大学湘雅二医院
刘忠涛	中南大学湘雅二医院	姜晓华	中南大学湘雅二医院
刘鼎骁	中南大学湘雅二医院	钱潇博	中南大学湘雅二医院
李　霜	中南大学湘雅二医院	郭媛媛	云南省阜外心血管病医院
李　鑫	中南大学湘雅二医院	阎方舟	中南大学湘雅二医院
李全明	中南大学湘雅二医院	董为人	南方医科大学
李杰华	中南大学湘雅二医院	舒　畅	中国医学科学院阜外医院
杨梓琪	中南大学湘雅二医院	熊清根	中南大学湘雅二医院
杨晨紫	中南大学湘雅二医院	黎　明	中南大学湘雅二医院

目 录

1 血管的基础解剖学 ·· 1
    血管的发生与发育 ····································· 1
        血管的发生 ·· 2
        血管的发育 ·· 6
        出生前后血液循环的变化 ························· 7
        血管变异和畸形 ···································· 8
    血管组织学 ·· 14
        血管的一般结构 ··································· 14
        动脉 ··· 16
        静脉 ··· 18
        毛细血管 ··· 20
        血管壁的血供和神经支配 ······················· 20
        血管的吻合类型 ··································· 21
    血管影像解剖学基础 ································· 22
        CT血管造影 ······································· 22
        磁共振血管成像 ··································· 31

2 颈部血管外科解剖学 ································· 37
    颈部解剖概论 ··· 37
        境界与分区 ·· 37
        表面解剖 ··· 38
        颈部的层次结构 ··································· 40
        颈部血管的重要局部解剖 ······················· 45
    颈动脉体瘤切除术 ··································· 50
        临床应用解剖 ····································· 52

　　　　颈动脉体瘤的术前栓塞 ······ 52
　　　　手术解剖要点 ······ 52
　　颈动脉瘤、颈动脉假性动脉瘤切除术 ······ 57
　　　　临床应用解剖 ······ 57
　　　　手术解剖要点 ······ 57
　　颈静脉扩张及颈静脉瘤切除术 ······ 63
　　　　临床应用解剖 ······ 64
　　　　手术解剖要点 ······ 64
　　颈部血管瘤和淋巴瘤切除术 ······ 68
　　　　颈部血管瘤切除术 ······ 68
　　　　淋巴管瘤切除术 ······ 71
　　颈动脉狭窄的外科及腔内治疗 ······ 72
　　　　颈动脉内膜切除术（CEA） ······ 72
　　　　颈动脉支架植入术（CAS） ······ 76

3　腹部脏器血管外科解剖学 ······ 80
　　内脏动脉瘤的外科治疗 ······ 80
　　　　临床应用解剖 ······ 80
　　　　内脏动脉瘤的外科治疗 ······ 86
　　肾动脉成形和重建术 ······ 90
　　　　临床应用解剖及流行病学研究 ······ 90
　　　　手术治疗 ······ 90
　　门静脉和肠系膜上静脉血栓的手术治疗 ······ 97
　　　　临床应用解剖 ······ 98
　　　　肠系膜上静脉血栓的治疗 ······ 98
　　门静脉高压的手术治疗 ······ 101
　　　　临床应用解剖 ······ 101
　　　　手术解剖要点 ······ 101
　　胡桃夹综合征 ······ 117
　　　　诊断要点 ······ 117
　　　　治疗原则 ······ 117

4　胸部血管外科解剖学 ······ 122
　　胸主动脉瘤的外科及腔内治疗 ······ 122

临床应用解剖 …………………………………………… 122
　　　升主动脉瘤 ……………………………………………… 126
　　　主动脉弓动脉瘤 ………………………………………… 129
　　　胸降主动脉瘤的外科及腔内处理 ……………………… 136
　　　胸腹主动脉瘤 …………………………………………… 138
　主动脉夹层的腔内治疗 ……………………………………… 141
　　　临床应用解剖 …………………………………………… 141
　　　夹层形成后真假腔的病理改变 ………………………… 143
　　　主动脉夹层的治疗 ……………………………………… 145
　头臂干、锁骨下动脉瘤切除术 ……………………………… 149
　　　临床应用解剖 …………………………………………… 149
　　　锁骨下动脉的手术入路 ………………………………… 150
　　　头臂干和锁骨下动脉瘤切除术 ………………………… 152
　　　注意事项 ………………………………………………… 152
　上腔静脉综合征的外科手术及腔内治疗 …………………… 154
　　　临床应用解剖 …………………………………………… 154
　　　上腔静脉综合征的分型 ………………………………… 154
　　　上腔静脉阻塞后，上、下腔静脉之间的侧支循环 …… 154
　　　治疗 ……………………………………………………… 158
　　　手术原则 ………………………………………………… 158
　　　注意事项 ………………………………………………… 159
　　　上腔静脉综合征的腔内治疗 …………………………… 159

5　下腔静脉手术解剖学 ……………………………………… 163
　下腔静脉的临床解剖 ………………………………………… 163
　　　下腔静脉的走行及毗邻 ………………………………… 163
　　　下腔静脉的引流及属支 ………………………………… 163
　　　下腔静脉的侧支循环及分段 …………………………… 166
　　　下腔静脉阻塞时的回流 ………………………………… 168
　布-加综合征的手术和腔内治疗 …………………………… 168
　　　各种手术的解剖要点 …………………………………… 169
　　　布-加综合征的腔内治疗 ……………………………… 176

6 腹主动脉手术解剖学 ... 179

腹主动脉瘤切除血管重建术 ... 179
- 临床应用解剖 ... 179
- 腹主动脉手术显露方法 ... 182

腹主动脉瘤的腔内治疗 ... 190
- 腹主动脉瘤腔内修复的适应证及禁忌证 ... 191
- 手术操作步骤 ... 191
- 支架相关并发症 ... 194

主髂动脉闭塞性病变的外科治疗 ... 196
- 临床应用解剖 ... 197
- 髂动脉手术入路 ... 199
- 治疗方法 ... 199

主髂动脉闭塞的腔内治疗 ... 206
- 入路选择 ... 206
- 通过病变处 ... 206
- 再血管化 ... 209

7 下肢血管外科解剖学 ... 211

下肢动脉手术解剖学 ... 211
- 下肢动脉 ... 211
- 手术显露方法 ... 213

下肢动脉病变的外科治疗 ... 218
- 下肢动脉硬化闭塞 ... 218
- 急性下肢动脉栓塞 ... 223
- 股、腘动脉瘤 ... 223

下肢动脉病变的腔内治疗 ... 227
- 经皮血管通路的建立 ... 227
- 腔内球囊扩张 ... 232
- 腔内支架成型 ... 232
- 斑块切除装置 ... 232
- 导管内溶栓 ... 232

大隐静脉曲张的手术治疗及微创治疗 ... 233
- 临床应用解剖 ... 233
- 手术治疗要点 ... 234

　　　　激光闭合术 ························· 235
　　　　静脉曲张旋切术（TriVex） ············ 237
　　　　静脉腔内射频闭合治疗 ················ 238
　　下肢深静脉血栓及血栓后综合征的手术及腔内治疗 ········ 238

8　上肢血管外科解剖学 ······················ 244
　　上肢血管临床应用解剖 ······················ 244
　　　　上肢动脉解剖 ······················· 244
　　　　上肢静脉解剖 ······················· 248
　　上肢血管创伤的手术治疗 ···················· 250

9　透析通路的解剖 ························ 254
　　上肢血管的应用解剖 ······················· 254
　　　　上肢静脉 ·························· 254
　　　　上肢动脉 ·························· 254
　　上肢动静脉内瘘的建立 ····················· 255
　　下肢动静脉内瘘的建立 ····················· 257

血管的基础解剖学

血管（blood vessel）是循环系统的重要组成部分，遍布全身。标准成人全身的血管端端相连，其长度可环绕地球2周，约10万千米。血管包括动脉（artery）、静脉（vein）和毛细血管（blood capillary），其中以毛细血管最为重要。动脉将血液从心脏输送至全身各个组织和器官，在毛细血管进行物质（水、气体、养分和代谢废物等）交换后，血液经静脉返流回心脏。如此循环往复，直到生命终止。

动脉（包括大动脉、中动脉、小动脉和微动脉）和静脉（包括大静脉、中静脉、小静脉和微静脉）具有类似的组织学结构，其管壁从内到外依次为内膜、中膜和外膜，而毛细血管仅由一层内皮细胞及其基膜组成（详见本章第二节）。

血管壁的收缩或舒张可调节血管内血液的流量，控制组织或器官的血液灌注，从而调节物质交换的效率；阻力血管（主要为小动脉和微动脉）的舒缩尚可调节血压（主要指动脉压，即舒张压和收缩压，而静脉压较为恒定）。血管的活性受自主神经系统的调节，同时，血管还具有内分泌功能，通过自分泌、旁分泌、胞内分泌、循环分泌和神经分泌等途径，调节血管自身的活性和血液循环状态。

血管永不停息地工作，终因"积劳成疾"，成为疾病好发的部位，动脉粥样硬化（atherosclerosis）便是进行性退化性血管疾病最典型的例子，是导致缺血性或阻塞性心脏病、脑血管病甚至老年性痴呆等疾病的元凶；组织内是否有充足的血管生成是肿瘤生存的关键；移植的器官或组织工程构建物内是否有血管长入，也是手术成功与否的决定因素。

血管如何发生、发育？如何再生？这些过程分别受什么因素调节？有何意义？下面我们简要回顾一下血管的基本知识，包括血管的发生、发育和组织学结构等，这些知识对于理解血管外科中的某些变异是有意义的。

血管的发生与发育

血管连同心脏是胚胎发育过程中功能活动最早的系统，开始于胚胎发育的第3周，并于第4周行使血液循环功能，为其后发育形成的器官提供营养和氧气。发育中的血管尚可发出信号，指导其他器官的发生。最初的血管系统结构简单，仅由内皮细胞构成。随着血管的发育，其结构包含多种类型的细胞，分泌形成基质，共同构成复杂成熟的血管结构。这些血管经过生长、融合、新生、萎缩等重塑改建而逐渐完善。这些过程受遗传（多种基因）、血流动力学（血流速度、方向、血流压力等）、某些细胞因子等多种因素的调控。

血管的发生

原始血管系统的发生

胚胎时期的血管形成包括两个过程：血管发生（vasculogenesis）和血管生成（angiogenesis）。血管发生一般特指胚胎时期成血管细胞聚集、分化、重组形成新血管的过程，大血管如主动脉以此方式形成。而血管生成系指在现有血管基础上通过内皮细胞的出芽（budding or sprouting）、分枝（branching）或搭桥（bridging）等方式形成血管的过程，如肢芽、肾和脑内的血管以此方式形成。血管生成现象不仅在胚胎个体发育期广泛存在，对新生命的生存发育意义重大，更重要的是在多种病理状态的发生发展过程中起到重要作用，如损伤后的组织再生和肿瘤的生长与转移。我们将出生后的血管生成称为血管再生。

早期胚胎有两套血管系统：胚外血管系统（extraembryonic vascular system）和胚内血管系统（intraembryonic vascular system）。人胚发育第3周初，在脐囊即卵黄囊、体蒂和绒毛膜的胚外中胚层内首先出现许多由间充质细胞分化形成的成血管细胞（angioblast）。后者聚集形成许多孤立分散的细胞群，称为血岛（blood island）。血岛周边的细胞变扁，分化为内皮细胞（endothelial cell），内皮细胞围成的内皮管（endothelial cord or endothelial channel）即原始血管；血岛中央出现腔隙，其内的游离细胞分化为原始血细胞（primitive blood cell），即造血干细胞（图1-1）。

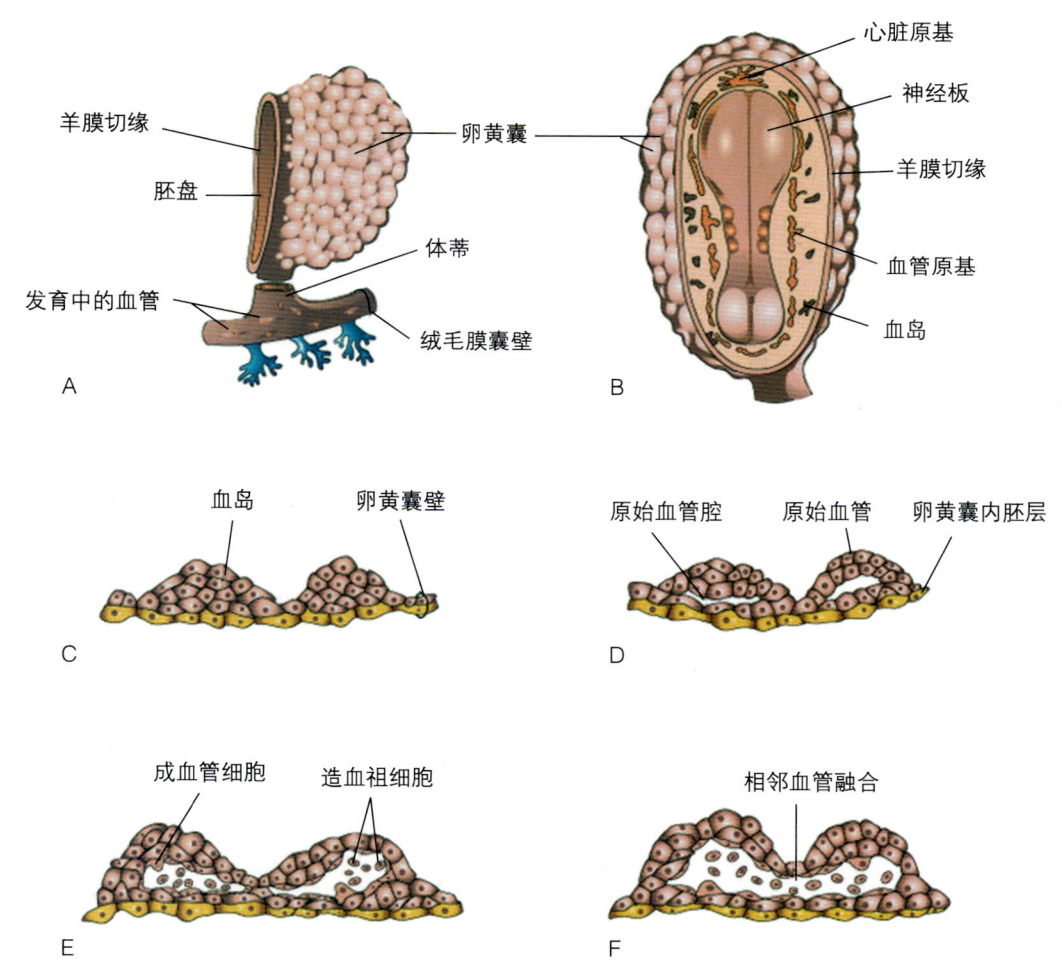

图1-1 原始血管的发生和造血
A.胚盘和发育中的血管；B.心脏原基和血管原基；C.血岛；D.原始血管腔和原始血管；E.成血管细胞和造血祖细胞；F.相邻血管融合

在胚外血管系统开始发育3天后,即胚胎发育的第16~18天,胚内血管系统开始发育。首先是胚体各处的间充质内出现裂隙,裂隙周围的间充质细胞(功能类似成血管细胞)变扁,围成的管状结构即内皮管。内皮管以出芽方式与邻近的内皮管融合贯通,逐渐形成胚内内皮管网。

在胚体发育的第3周末,胚外内皮管网与胚内内皮管网在体蒂处彼此沟通,形成原始心血管系统(primitive cardiovascular system),并开始血液循环(图1-2)。随着发育,有的内皮管因相互融合而增粗,有的则因血流减少而变细、萎缩或退化消失。此时,新形成的原始血管尚无法从结构上区分动脉和静脉,但可依据其之后的发育及其与心脏的关系而命名。

血管发生的分子机制尚未完全明了。与早期内皮细胞生长发育有关的生长因子主要包括成纤维细胞生长因子(fibroblast growth factor,FGF)、肝细胞生长因子(hepatocyte growth factor,HGF)、血管内皮细胞生长因子(vascular endothelial growth factor,VEGF)及其受体、血管内皮钙黏着蛋白、血管生成素、低氧诱导因子-1(hypoxia-inducible factor-1,HIF-1)等。FGF和TGF协同作用,在背侧中胚层的发生和内皮细胞系的建立过程中有重要作用。研究表明,VEGF及其受体VEGFR1(flt-1)和VEGFR2(flk-2)之间相互作用,为成血管细胞

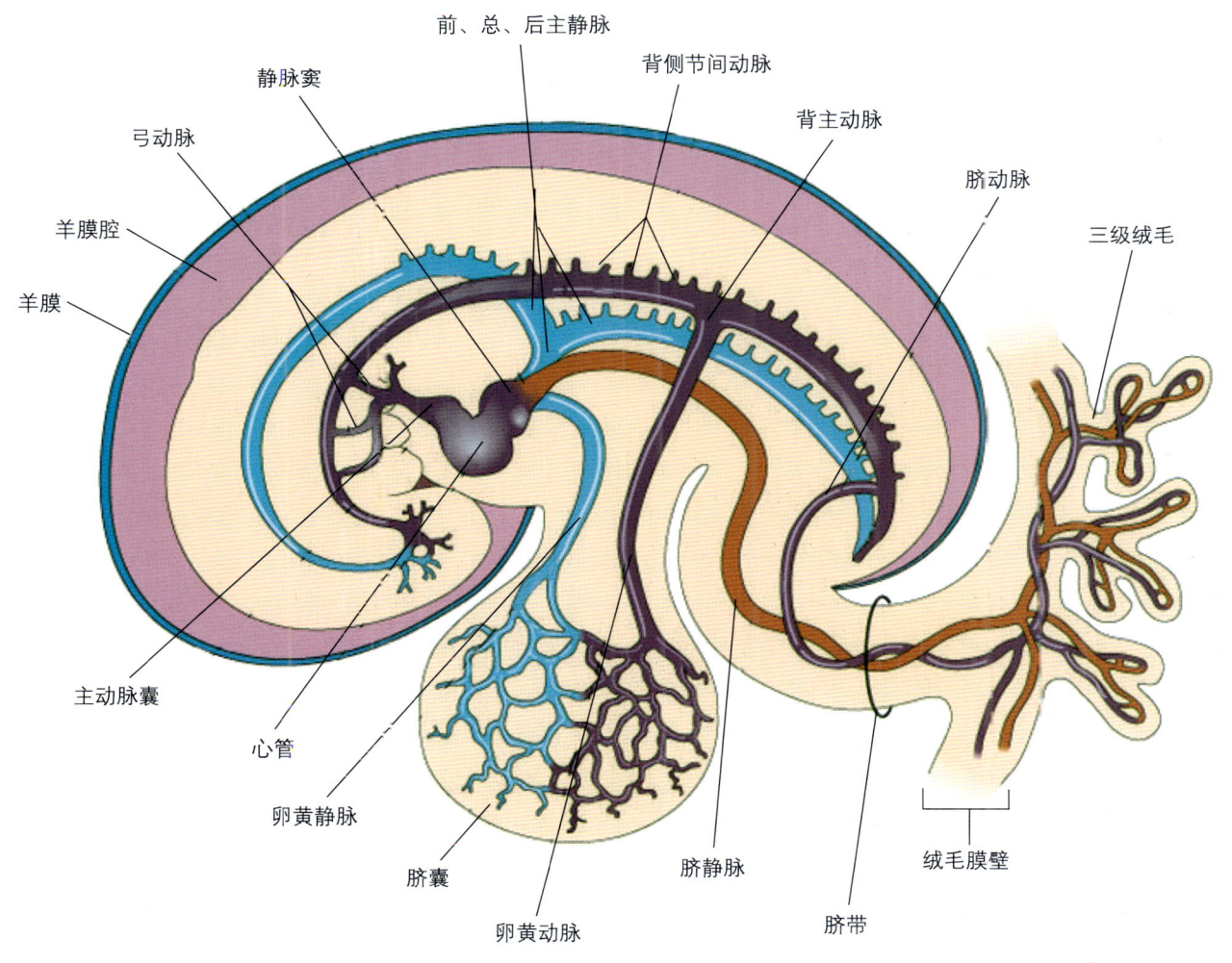

图1-2 原始心血管系统(胚21天)

分化所必需：flt-1通过调节内皮细胞迁移正向控制血管以出芽方式发生，而flk-2则促进内皮细胞增殖。而且，FGF、VEGF和血小板衍生生长因子（platelet-derived growth factor，PDGF）是内皮细胞的促有丝分裂剂（其中VEGF为内皮细胞特异性促有丝分裂剂），还可促进其他多种细胞（如成纤维细胞、平滑肌细胞）的增殖。另外，一些因素如血栓凝集素、血小板因子Ⅳ、干扰素、血管紧张素、肿瘤坏死因子等抑制内皮细胞的增殖。

血管生成是决定肿瘤生存、生长、转移和预后的前提。肿瘤细胞可表达与血管生成相关的生长因子，特异性作用于血管内皮细胞，这些因子主要为VEGF、Angiopoietin-1和Angiopoietin-2等，Tie-2是其共同受体。Angiopoietin-1能保持血管内膜的稳定性，与VEGF协同作用，促使血管成熟。Angiopoietin-2能拮抗Angiopoietin-1的作用，破坏血管的稳态。在肿瘤血管生成过程中，Angiopoietin-2表达于肿瘤侵袭的最前沿，是血管产生的早期信号。阻断Angiopoietin/Tie-2通路可能拮抗肿瘤的血管生成。由于VEGF是肿瘤血管生成最关键的刺激因子，因而成为抗肿瘤血管新生的又一个靶标。

与肿瘤的抗血管新生疗法相反，针对心肌梗死、中风等缺血性心脑血管疾病，研究者们提出了治疗性血管再生的概念，即通过上述促血管生成因子（VEGF、FGF、HGF）的直接应用（蛋白疗法）、特异性转基因移植以促进缺血组织血管再生、改善血供为目的的治疗。这一新的治疗方法已在心肌及外周组织缺血性疾病的基础研究、临床试验中取得了一系列的进展。

原始血管系统的建立

原始血管系统左右对称，由动脉和静脉构成。

1. 动脉系统的建立　包括6对（咽）弓动脉、1对背主动脉、数对卵黄动脉、1对脐动脉和1对腹主动脉。

（1）弓动脉（pharyngeal arch a.）：胚胎发育第4~5周，咽弓形成，从主动脉囊（aortic sac）形成并发出6对弓动脉（图1-3），供给咽弓的营养。这些动脉止于背主动脉。6对弓动脉并非同时形成，在第6对弓动脉形成之前，前2对已经消失。

第1对弓动脉大部分退化消失，其残存物演变为上颌动脉（maxillary a.），供给耳、牙、眼与面部肌组织的营养，并参与形成颈外动脉（external carotid a.）。

第2对弓动脉大部分退化消失，其背侧部分演变为镫骨动脉的主干，支配营养镫骨。

第3对弓动脉近端连同部分主动脉囊形成颈总动脉（common carotid a.），营养头部，而远端部分与背主动脉融合形成颈内动脉（internal carotid a.），营养中耳、眼眶、大脑及其脑膜和垂体。

第4对弓动脉左支参与形成主动脉弓（arch of aorta）的一部分，第4对弓动脉右支则形成右锁骨下动脉（right subclavian a.）的近端部分。

第5对弓动脉常常发育不全，并很快退化消失。

第6对弓动脉左支近端演化为左肺动脉近端部分，远端连接左肺动脉和背主动脉，形成动脉导管（ductus arteriosus）；右支近端演化为右肺动脉近端部分，远端退化消失。

（2）背主动脉（dorsal aorta）：1对背主动脉由心管发出，位于原始肠的背侧。起初，背主动脉贯穿整个胚体，之后，左、右背主动脉的尾端融合，形成1条胸-腹主动脉的下段，其余部分的左侧背主动脉退化消失，而右侧背主动脉成为主动脉的原基。

（3）节间动脉（intersegmental a.）：背主动脉沿途发出约30对节间动脉，行走于体节之间，并为体节及其衍化结构提供营养。颈部的节间动脉融合，于两侧各形成一条纵行的动脉，即椎动脉。之后，多数节间动脉与背主动脉的连接消失。位于胸部的节间动脉演变为肋间动脉；多数腹部的节间动脉演变为腰动脉，但第5对腰节间动脉保留，形成髂总动脉（common iliac a.）；骶部

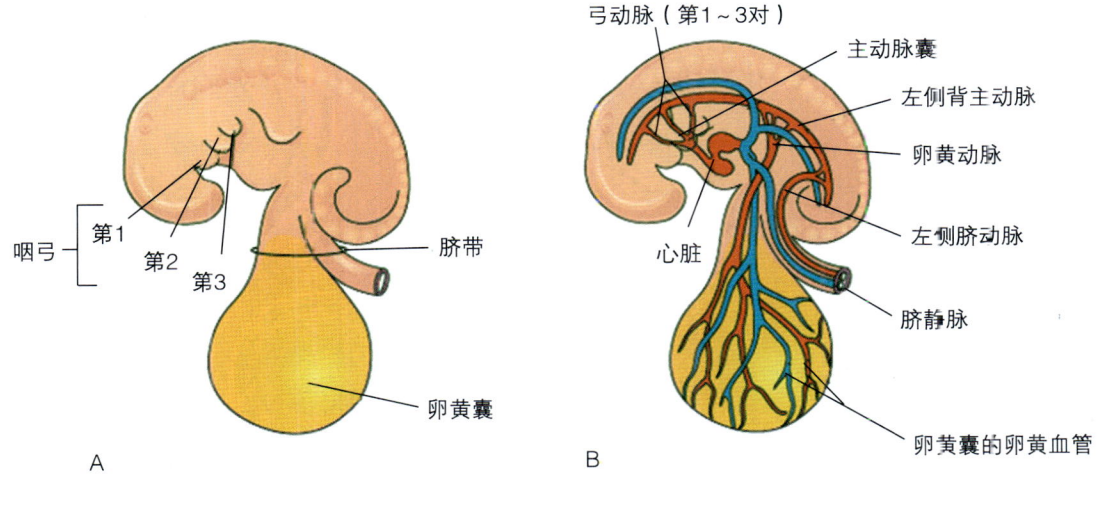

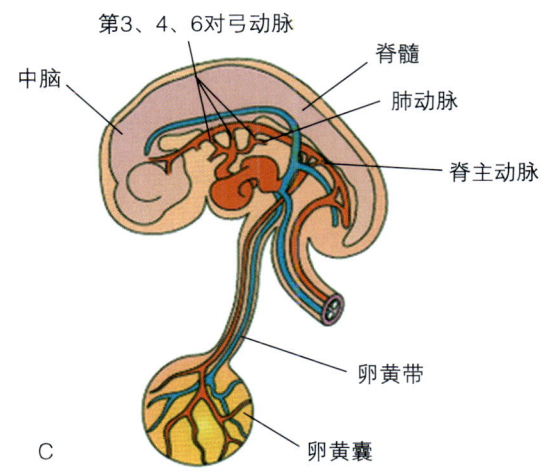

图1-3 弓动脉的发生
A.咽弓（第1、2、3对）；B.心脏，弓动脉（第1~3对）；C.中脑，第3、4、6对弓动脉

的节间动脉演变为骶外侧动脉；背主动脉尾部演变为骶正中动脉。

（4）卵黄动脉（vitelline a.）和脐动脉（umbilical a.）：背主动脉腹侧尚发出数条不成对的动脉供给卵黄囊、尿囊和绒毛膜，称为卵黄动脉和脐动脉。卵黄动脉先到达卵黄囊，之后到达原肠。只有3条卵黄动脉存留：支配前肠的腹腔干（celiac arterial trunk）、肠系膜上动脉（superior mesenteric a.）和肠系膜下动脉（inferior mesenteric a.）。1对脐动脉经体蒂与胎盘的绒毛膜内的血管相延续。脐动脉近端部分演变为髂内动脉（internal iliac a.）和（卵黄）囊上动脉，而远端部分于出生后闭锁，形成脐正中韧带。

2. 静脉系统的建立　第4周胚，有3对静脉连于心管/心脏，即卵黄静脉、脐静脉和总主静脉。

（1）卵黄静脉（vitelline v.）：卵黄静脉起自卵黄囊，经卵黄蒂穿越横膈汇入心管的静脉端——静脉窦。卵黄静脉右支形成肝门静脉系统（hepatic portal system）大部和下腔静脉（inferior vena cava）肝段，其左支退化。当肝原基长入横膈时，肝索围绕现有内皮间隙（即肝血窦的原基）相互吻合。之后，肝血窦与卵黄静脉连通。肠系膜上静脉和肝内静脉源自卵黄静脉。

（2）脐静脉（umbilical v.）：2条脐静脉分别走行于肝两侧，将富含氧气的血液从胎盘输入静脉窦。随着肝的发育，脐静脉脱离心脏，汇流入肝。脐静脉右支和左支头端于胚第7周退化消失，左支尾端演变为脐静脉，经由肝内形成的静脉导管（ductus venosus）而非肝内毛细血管直接流入下腔静脉，返回心脏。

（3）总主静脉（common cardinal v.）：总主静脉是胚胎时期最早形成的静脉，是静脉系统内血液回流入心脏的主要途径。其中，左总主静脉收集前主静脉（anterior cardinal v.）的血液，并经静脉窦左角回心，左、右前主静脉则收集上半身（主要是头部）静脉内的血液；右总主静脉收集后主静脉（posterior cardinal v.）的血液，并经静脉窦右角回心，左、右后主静脉则收集下半身的血液。胚第8周期间，左、右前主静脉间形成一吻合通路，继而演变为左头臂静脉（left brachiocephalic v.）。

（4）上腔静脉（superior vena cava）：上腔静脉形成于右前主静脉和右总主静脉。后主静脉起始于中肾内的血管，并随着中肾的退化消失殆尽，成人体中唯一残留的为奇静脉（azygos v.）的根部和髂总静脉（common iliac v.）。

下主静脉（subcardinal v.）和上主静脉（supracardinal v.）逐渐形成并替代和补充后主静脉。下主静脉首先出现，它们之间相互吻合，并经中肾窦与后主静脉连通。下主静脉形成左肾静脉干、肾上腺静脉、性腺静脉和一段下腔静脉。上主静脉是最晚形成的血管，其肾内部分退化，头端融合形成成体的奇静脉和半奇静脉；尾端上主静脉左支退化，右支形成下腔静脉一部。

（5）下腔静脉（inferior vena cava）：下腔静脉的形成较为复杂，主要由4段构成：肝段源自肝静脉和肝血窦，肾前段源自右下主静脉，肾段源自上主静脉-下主静脉间的吻合，肾后段源自右上主静脉。

这样，随着胚胎的发育，在胚体内、外逐渐形成3套循环通路，即胚体循环、卵黄囊循环和脐循环。至此，原始血管系统建立。

■ 血管的发育

成血管细胞和间充质细胞均为干细胞，它们在分化形成内皮细胞的同时，其周围的成血管细胞和间充质细胞还分化形成成纤维细胞和平滑肌细胞，这些细胞合成和分泌细胞外基质成分，构成血管壁的部分内膜、中膜和外膜，发育成为真正结构意义上的血管，并逐渐显示出动脉和静脉结构。胚胎第4个月，动脉开始出现3层膜结构。自此，管壁逐渐发育分化。

4个月胎龄的大动脉如主动脉，其内膜仅有一层内皮和内弹性膜，中膜为几层环形平滑肌，平滑肌间有弹性纤维。外膜比中膜厚，为结缔组织。胚胎末期，内弹性膜变厚，中膜的弹性纤维演变为较厚的弹性膜，平滑肌略有增加，但不明显，而外膜较薄。出生后，主动脉中膜内弹性膜的层数和厚度渐增，在内皮和内弹性膜之间出现内皮下层，内含平滑肌、胶原纤维和弹性纤维。到25岁左右，主动脉发育成熟。

胚胎中期，中动脉（肌性动脉）如肱动脉，其内膜结构与4个月胎龄的大动脉类似，含内皮和内弹性膜，中膜为数层环形平滑肌，外膜为富有弹性纤维的结缔组织。至胚胎末期，中膜增厚，内、外弹性膜明显。出生后内皮和内弹性膜之间出现薄层的内皮下层结缔组织。

动脉终生持续的机械运动使其更易随着时间的推移而发生损耗和衰老，弹性动脉尤其是主动脉，比肌性动脉出现更明显的年龄变化，而小动脉管壁结构发生的变化较小。不同部位动脉管壁结构的年龄变化亦有所差异，比如冠状动脉和基底动脉于20岁后即开始出现明显的变化，而肝动脉于40岁前并无明显变化。

上述变化与血管壁平滑肌的活性密切相关。血管平滑肌细胞（vascular smooth muscle cell，VSMC）的形态和功能随胚胎发育阶段而不同，其活性与血管腔内的压力变化密切相关。从胚胎发育到成体，VSMC经历由合成表型到收缩表型、由增殖活跃到生长静息等一系列变化，而且还保留了对生长因子刺激做出反应而重新进入细胞周期的能力，从而完成发育，并具有再生能力。胚胎期及新生儿期的VSMC呈现不同程度的合成表型，核大呈异染性，胞质具有丰富的与蛋白质合成相关的细胞器，如高尔基复合体、粗面内质网等。随着机体生长发育趋于成熟，VSMC变小，呈梭形，胞浆内与蛋白质合成分泌功能相关的细胞器减少，而与收缩功能相关的结构如肌丝逐渐增多，肌丝附着的结构如密体和密斑亦随年龄增加而增多，呈现收缩表型，如成人动脉中膜的平滑肌细胞即为收缩型细胞。

不仅如此，肌丝除了量的变化外，其构成蛋白的"质"也发生相应的变化。VSMC的肌动蛋白（actin）含3种同型异构体（α、β、γ），合成型细胞主要为β-actin和γ-actin，而收缩型主要为α-actin；VSMC的肌球蛋白至少存在SM1和SM2两种异构体。SM1在胚胎发育至生命终了始终存在，而SM2在胚胎期的VSMC中不表达。

可见，血管的发育是一个不断变化的动态过程，尽管其机制不甚明了，但总与其功能或其所处的环境相适应。

出生前后血液循环的变化

正常胎儿的血液循环

胎儿时期的营养和气体交换是通过脐血管、胎盘与母体之间以弥散方式进行的。来自胎盘富含氧气和养分的血液，经脐静脉进入胎儿体内，在肝脏下缘分为两支：大部分血液经静脉导管直接注入下腔静脉，与来自下半身的静脉血混合，流入右心房，此混合血（以动脉血为主）进入右心房后，大部分经卵圆孔流入左心房，再经左心室流入升主动脉，主要供应心脏、脑和上肢（上半身），小部分流入右心室；小部分血液入肝与门静脉吻合，经肝血窦入下腔静脉。从上腔静脉回流的来自上半身的静脉血从右心房流入右心室后，由于胎儿肺脏无呼吸功能，肺血管阻力高，故只有小部分（5%~10%）进入肺动脉，大部分（90%以上）进入右心室的血液经动脉导管流入降主动脉（以静脉血为主），供应盆腔、腹腔器官和下肢（下半身），最后经脐动脉运回至胎盘，在胎盘内与母血再次进行营养和气体交换，再由脐静脉输送至胎儿体内（图1-4）。正常胎儿血液循环有以下特点。

（1）胎儿的肺循环和胃肠肝循环很不发达，但脐循环特别发达，营养和气体交换是通过脐血管、胎盘与母体之间以弥散方式进行的。

（2）胎儿体内各部位大多为动脉血和静脉血的混合血，含氧程度不同：肝脏含氧最丰富，心、脑和上肢次之，而盆腔、腹腔脏器和下肢含氧量最低。

（3）静脉导管、卵圆孔、动脉导管是胎儿血液循环的特殊通道。

（4）胎儿时期左、右循环系统都向全身供血，但只有体循环而没有建立有效的肺循环。

新生儿血液循环的变化

出生后，胎盘血液循环中断，新生儿肺开始呼吸活动，动脉导管、静脉导管和脐血管均停止功能，血液循环随之发生一系列的变化（图1-5），主要表现如下。

1. 脐静脉闭锁，脐-胎循环终止　出生后由于脐带结扎，脐-胎循环终止。新生儿呼吸建立，在肺脏开始进行气体交换。由于肺的扩张，肺循环压力降低，脐血管于生后6~8周完全闭锁，形成由脐部到肝的肝圆韧带（round ligament of the liver）。

2. 卵圆孔（ovale foramen）关闭　由于胎盘

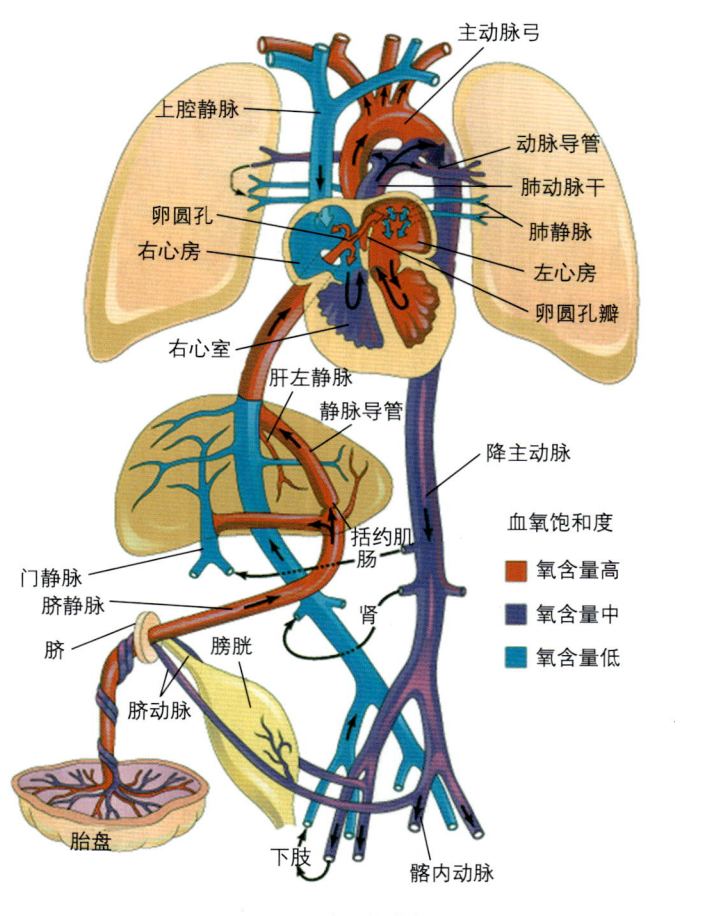

图1-4 胎儿血液循环

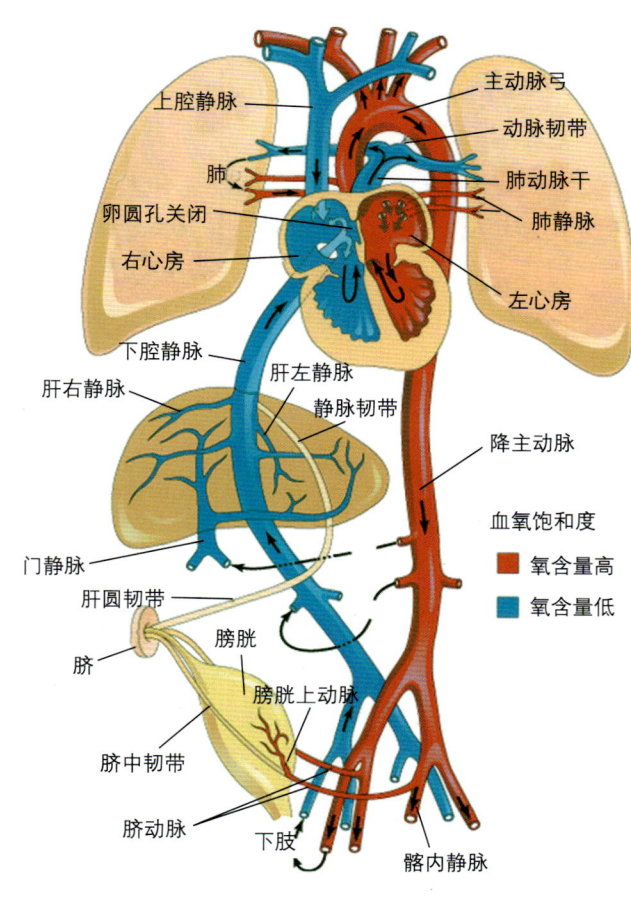

图1-5 新生儿血液循环

血液循环终止，肺循环建立，从右心室流入肺内的血液增多，以致从肺静脉流入左心房的血量增多，左心房压力骤然增高。当左心房内的压力超过右心房内的压力时，卵圆孔瓣膜发生功能性关闭。至出生后约1年，卵圆孔瓣与第二房间隔因结缔组织增生而融合，形成永久的解剖性关闭。

3. 动脉导管（ductus arteriosus）关闭　由于肺循环压力降低和体循环压力升高，右心室血流经肺动脉入肺进行气体交换，而不再经动脉导管，使流经动脉导管内的血流逐渐减少，加之动脉血氧含量增高，致使动脉导管平滑肌收缩，于出生后不久便形成功能性关闭。80%的新生儿于生后3~4个月、95%的新生儿于生后1年内由于内膜增厚，形成解剖性关闭。此时，动脉导管完全闭锁，在左肺动脉和主动脉之间形成动脉韧带（arterial ligament）（图1-6）。

4. 脐内侧韧带形成　腹腔内的脐动脉大部分逐渐闭锁为脐内侧韧带（medial umbilical ligament），其近段保留，成为膀胱上动脉。

5. 静脉韧带形成　肝的静脉导管逐渐闭锁，成为静脉韧带（venous ligament），连接门静脉和下腔静脉。

血管变异和畸形

胚胎时期，血管是在毛细血管网的基础上发展起来的，在发育过程中，由于功能需要以及血流动力学因素的影响，有些血管扩大成主干或分支，有些退化或消失，有的则以吻合管的形式保留下来。由于某种因素的影响，血管的起始或汇

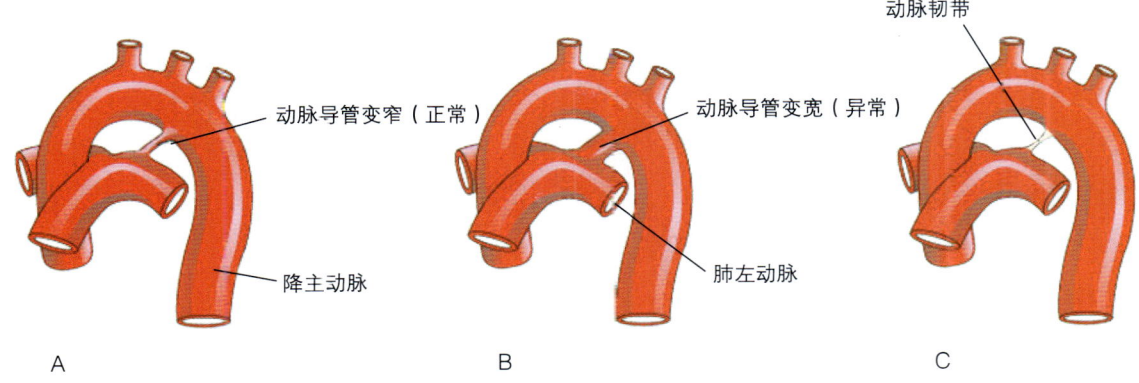

图1-6 动脉导管的闭合
A.新生儿动脉导管（动脉导管变窄，正常）；B.6月龄动脉导管未闭（动脉导管变宽，异常）；C.6月龄动脉韧带

入、分支、管径、数目和行程常有不同变化。所以，血管系统的形态、数值并非所有人都完全一样，可出现变异甚至异常（畸形）。限于篇幅，本章仅列出常见的或与临床关系较为密切的血管变异和畸形。

血管变异

1. 主动脉弓分支变异　主动脉弓位于上纵隔内，胸骨角平面以上一段，起于右第2胸肋关节水平，然后从右前方弯向左后方。主动脉弓在凸缘由左而右发出头臂干、左颈总动脉和左锁骨下动脉，头臂干又分出右侧锁骨下动脉和右侧颈总动脉，双侧椎动脉一般发自双侧锁骨下动脉。主动脉弓分支变异较多，分型标准也不尽一致。中国人主动脉弓分支类型可分为12型，以A、B、C 3型较为常见，其他型均少见。A型即正常型，占84.29%±0.90%；B型占8.41%±0.68%，由主动脉弓发出2支，即头臂干与左颈总动脉共干和左锁骨下动脉；C型占3.47%±0.45%，由主动脉弓发出4支，从右向左分别为头臂干、左颈总动脉、左椎动脉和左锁骨下动脉；D~L型占3.84%±0.45%，为其他类型。

2. 冠状动脉变异　冠状动脉解剖变异范围较大，小分支在数量、起源和分布上均存在较大差异，但心肌表面大的冠状动脉大体固定。

（1）冠状动脉解剖异常表现：先天性开口狭窄或开口闭锁，冠状动脉扩张或冠状动脉瘤，无冠状动脉，冠状动脉发育不良，肌桥，冠状动脉走行于心内膜下，无前降支，后降支起源于前降支或间隔穿支。

（2）侧支血管异常的具体表现：无前降支，后降支起源于前降支或间隔穿支，圆锥支起源于左回旋支或左前降支，窦房结支起源于右冠状动脉左心室后侧支，右冠状动脉后降支起源于左前降支远端，右冠状动脉左心室后侧支起源于右冠状动脉中段，左心房回旋支起源于左主干。

（3）冠状动脉末端变异的具体表现：远端小动脉和（或）毛细血管分支数目减少，冠状动脉瘘（血流从左冠状动脉或右冠状动脉经冠状动脉瘘管分流到右心室、右心房、冠状窦、上腔静脉、肺动脉、肺静脉、左心房、左心室）等。

（4）其他特殊复杂变异：先天性巨大冠状动脉扩张，左前降支与右冠状动脉左心室后侧支交通吻合，左支气管动脉异位起源于左冠状动脉，左冠状动脉旋支始发于左心室伴肺动脉四瓣，主动脉四瓣伴3根冠状动脉等。

3. 椎动脉变异　椎动脉一般发自锁骨下动脉，从第6颈椎横突孔穿入双侧颈椎横突孔内，在第6至第1颈椎横突孔内上行，穿出第1颈椎横突孔，经第1颈椎弓上缘进入枕骨大孔，双侧椎动脉在脑桥、延髓交界处吻合为1条基底动脉。椎动脉在颈段的脊髓支与肌支均无较大变异，但颅内段的分支除脑膜支与脊髓后动脉外，其他各支均有变异。椎动脉变异如下。

（1）数目变异：如阙如，可为单侧椎动脉阙如或单侧有双椎动脉。

（2）起始部变异：以左侧起始部变异为多，椎动脉发自主动脉弓凸侧，位于左颈总动脉与左锁骨下动脉之间。极少数起自颈总动脉、颈外动脉或头臂干。

（3）椎动脉上行变异：上行部可以不起始穿入第6颈椎横突孔，而是起始穿入第5、第4或第3颈椎横突孔等，极少数进入第7颈椎横突孔。

（4）椎动脉颅内段口径变异：右侧椎动脉发育不良，此时基底动脉血供主要来自一侧椎动脉；椎动脉穿过硬脑膜后即分叉，再合成一干，并形成窗；侧椎动脉特别粗，延续为基底动脉，另一侧延续为小脑后下动脉，发出1支与基底动脉相连；椎动脉直接发出一粗支与基底动脉吻合，由吻合干发出小支至延髓外侧部或分出小脑前下动脉；椎动脉穿硬脑膜或发出小脑后下动脉之后狭窄。

（5）吻合变异：椎动脉可以和小脑前下动脉吻合，与基底动脉间也有吻合。

4. 肝动脉解剖变异　正常情况下，肝动脉起源于腹腔干-肝总动脉，再分为左、右支进入肝脏，为典型分布。Michels和Hitta分型是目前被国际学术界常用的肝动脉解剖变异分型，其中Michels分型常用。Michels分型将变异肝动脉分为替代肝动脉和副肝动脉两大类共10种类型。

Ⅰ型：正常型，即肝总动脉起源于腹腔干，发出肝固有动脉并分支为肝左、右动脉及胃十二指肠动脉。

Ⅱ型：替代肝左动脉起自胃左动脉。

Ⅲ型：替代肝右动脉起自肠系膜上动脉。

Ⅳ型：替代肝右动脉起自肠系膜上动脉+替代肝左动脉起自胃左动脉。

Ⅴ型：副肝左动脉起自胃左动脉。

Ⅵ型：副肝右动脉起自肠系膜上动脉。

Ⅶ型：副肝右动脉起自肠系膜上动脉+副肝左动脉起自胃左动脉。

Ⅷ型：替代肝右动脉+副肝左动脉或替代肝左动脉+副肝右动脉。

Ⅸ型：肝总动脉起自肠系膜上动脉。

Ⅹ型：肝总动脉起自胃左动脉。

5. 胃动脉变异　有关胃动脉变异的研究主要集中在胃左动脉。胃左动脉正常起于腹腔干，约有2.5%可直接起于腹主动脉，还可起于脾动脉或肝动脉，偶起于肠系膜上动脉。胃左动脉沿胃小弯分布，除供应贲门及小弯侧胃壁外，还可发出左膈下动脉及迷走肝左动脉。胃动脉的另外一个常见变异是2%~14%的人可出现副胃左动脉。副胃左动脉可由脾动脉、腹腔干或肝动脉发出。由肝左动脉发出的副胃左动脉在肝胃韧带内向左上方走行达胃底部，发出分支供应食管贲门区及胃底。另外，左膈下动脉常常发出返支向下走行分布到胃底部。胃右动脉的变异报道较少，可起于肝左动脉、肝固有动脉、胃十二指肠动脉等，偶可见副胃右动脉。

6. 肾动脉变异　肾动脉起于腹主动脉，较恒定。极个别起于肠系膜上动脉、睾丸动脉、腰动脉。入肾门后，其第1级分支为2~5支，常为2支。肾迷走动脉的出现率约为50%，约70%起于肾动脉，20%起于腹主动脉，10%起于其他动脉。肾迷走动脉的出现不仅增加手术难度和出血机会，而且还是肾盂积水和精索内静脉瘤的主要原因。双肾动脉也可见到。

7. 髂内动脉变异　髂内动脉是髂总动脉的终末支之一，是盆腔内器官血液的主要来源。其分支变异较大，主要分为以下6种类型（依发生概率从高到低次序）。

Ⅰ型：臀下动脉与阴部内动脉干型。

Ⅱ型：臀上动脉、臀下动脉与阴部内动脉

干型。

Ⅲ型：阴部内动脉、臀上动脉与臀下动脉干型。

Ⅳ型：髂内动脉分为臀上或臀下阴部内动脉干型。

Ⅴ型：臀上动脉分为2支，各从臀上动脉与阴部内动脉干发出。

Ⅵ型：髂内动脉先发臀上阴部干，后发臀下动脉型。

8. 闭孔动脉变异　闭孔动脉为髂内动脉的分支，个别的从髂外动脉分出，经股环上方内行进入闭膜管，这给股疝手术带来极大的危险。

值得一提的是，几乎所有的动脉都存在变异，未提及的还包括颈内动脉走行变异、颞浅动脉变异、右锁骨下动脉起点变异、锁骨下动脉走行变异、颈部肌三角区动脉变异、尺动脉变异、腹壁下动脉起点变异、腹壁下动脉走行变异、股深动脉起始变异、胫前动脉和腓动脉变异、足背动脉变异等。

静脉（如下腔静脉、头臂静脉、头静脉、大隐静脉、小隐静脉等）的变异比动脉更为多见，尤其是下腔静脉，心、肝、肾和头部的静脉，一般与变异的动脉伴行，还见于无动脉伴行的静脉，如颅内的各静脉窦系统，胸部的奇静脉、半奇静脉和副半奇静脉，腹部的肝门静脉系等。下腔静脉是全身血管发生中最为复杂的一条血管，不仅与后主静脉、下主静脉、上主静脉3对主静脉有关，也和卵巢静脉、脐静脉密切相关，主要由各段静脉的异常存留或消失引起。人类中肾活动期较长，上主静脉较早地代替了后主静脉。因此，下腔静脉肾后段的变异多数为上主静脉的变异，少数为下主静脉的变异。其他静脉变异以浅静脉变异多见，位置较浅或暴露较好，手术难度较小，故在此不一一提及。

血管畸形

1. 大血管错位（transposition of great a.）　是指主动脉和肺动脉发生中相互错位，以致主动脉位于肺动脉的前面，由右心室发出，肺动脉干则由左心室发出（图1-7）。该畸形发生的原因是在动脉干和心动脉球分隔时，主-肺动脉隔不呈螺旋方向生长，而是形成平直的隔板。该畸形常伴有房室隔或室间隔缺损和动脉导管未闭，使肺循环和体循环之间出现多处直接交通。该畸形是导致新生儿紫绀型心脏病的主要原因，可能与hspg2基因突变和Ⅱ型活化素受体基因失活有关。另有研究表明，神经嵴细胞的缺陷性迁移可能参与其病理发生过程。

2. 主动脉或肺动脉狭窄（aorta or pulmonary artery stenosis）　由于动脉干与心球分隔时不均等，以致形成一侧动脉粗大，另一侧动脉狭小，即肺动脉或主动脉狭窄。此时的肺动脉隔常不与室间隔成一直线生长，因而还易造成室间隔膜部缺损，较大的动脉（主动脉或肺动脉）骑跨在膜的缺损处（图1-8）。研究表明，connexin43基因突变可导致肺动脉狭窄。

3. 动脉干永存（persistent truncus arteriosus）　为较常见的畸形，主要由于分隔动脉干的主-肺动脉隔严重缺损或未发生，使动脉干未能分隔为肺动脉干和主动脉。动脉干骑跨在左、右心室之上，左、右肺动脉直接从动脉干两侧发出（图1-9），由于左、右心室均与动脉干相通，使入肺的血量大大增加而造成肺动脉高压。另一方面，由于进入体循环的血液是混合性的，故供氧不足，患儿出生后出现衰竭和发绀。发育生物学研究资料显示，神经嵴细胞内pax3基因突变可导致动脉干永存，Wnt、BMP及VEGF信号途径均与动脉干分隔有关。

4. 法洛四联症（tetralogy of Fallot）　为最常见的紫绀型先天性心脏病，包括4种缺陷，即肺动脉狭窄（或右心室出口处狭窄）、室间隔缺损、主动脉骑跨和右心室肥大（图1-8）。这种畸形发生的主要原因是动脉干与心球分隔不均，致使肺动脉狭窄和室间隔缺损。肺动脉狭窄造成右心室肥大。粗大的主动脉向右侧偏移而骑跨在室间隔缺损处。Jagged-1基因突变可能是法洛四联症的病因。

上述4种畸形均与动脉干分隔异常有关。

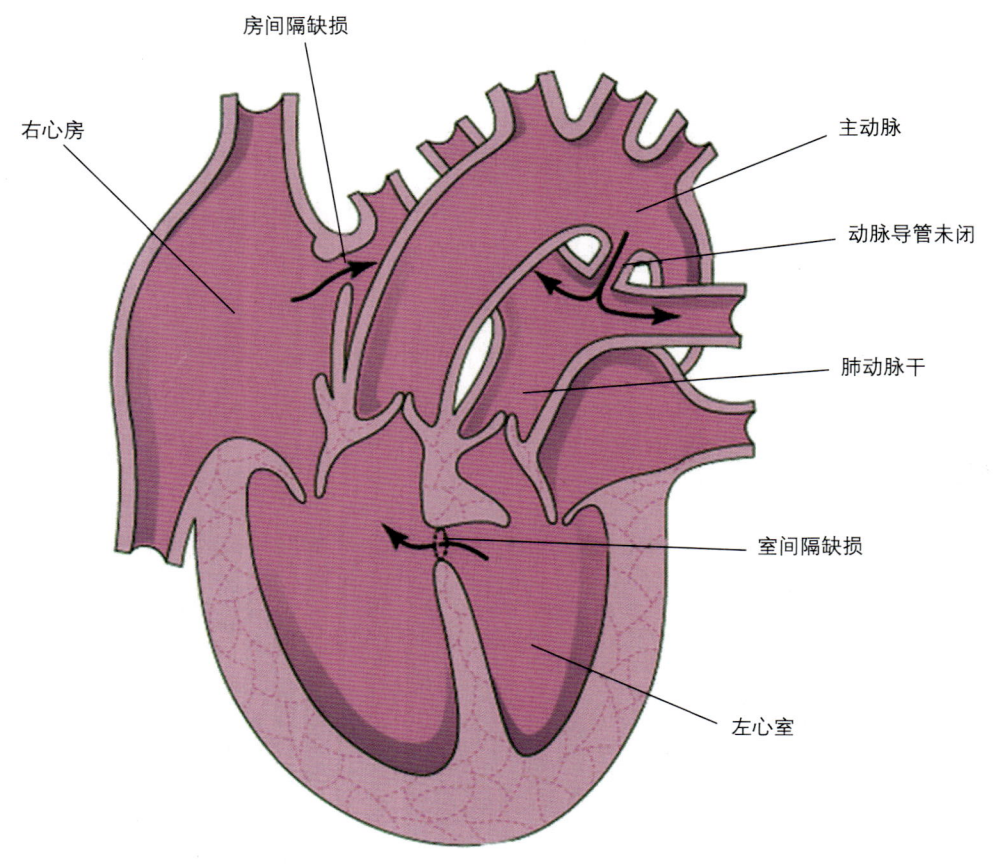

图1-7 大动脉错位

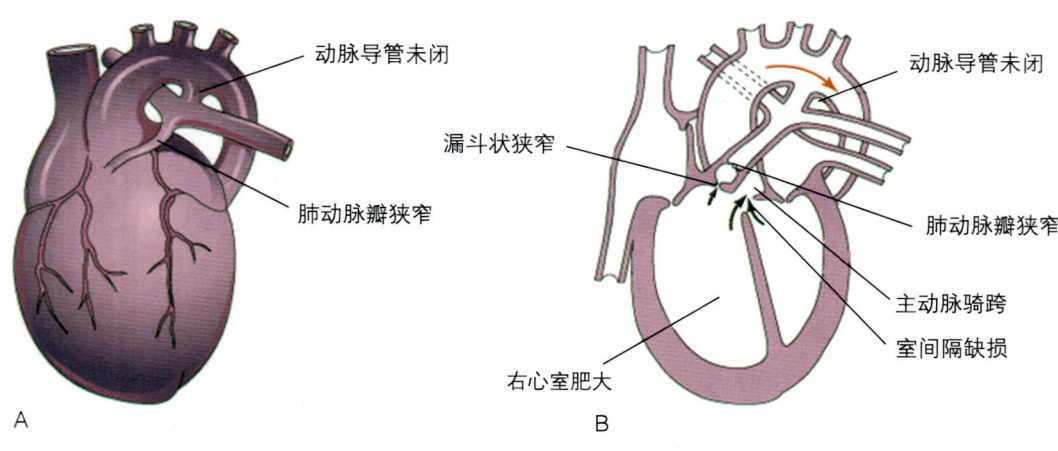

图1-8 主动脉或肺动脉狭窄
A.漏斗状狭窄，右心室肥大；B.动脉导管未闭（PDA）

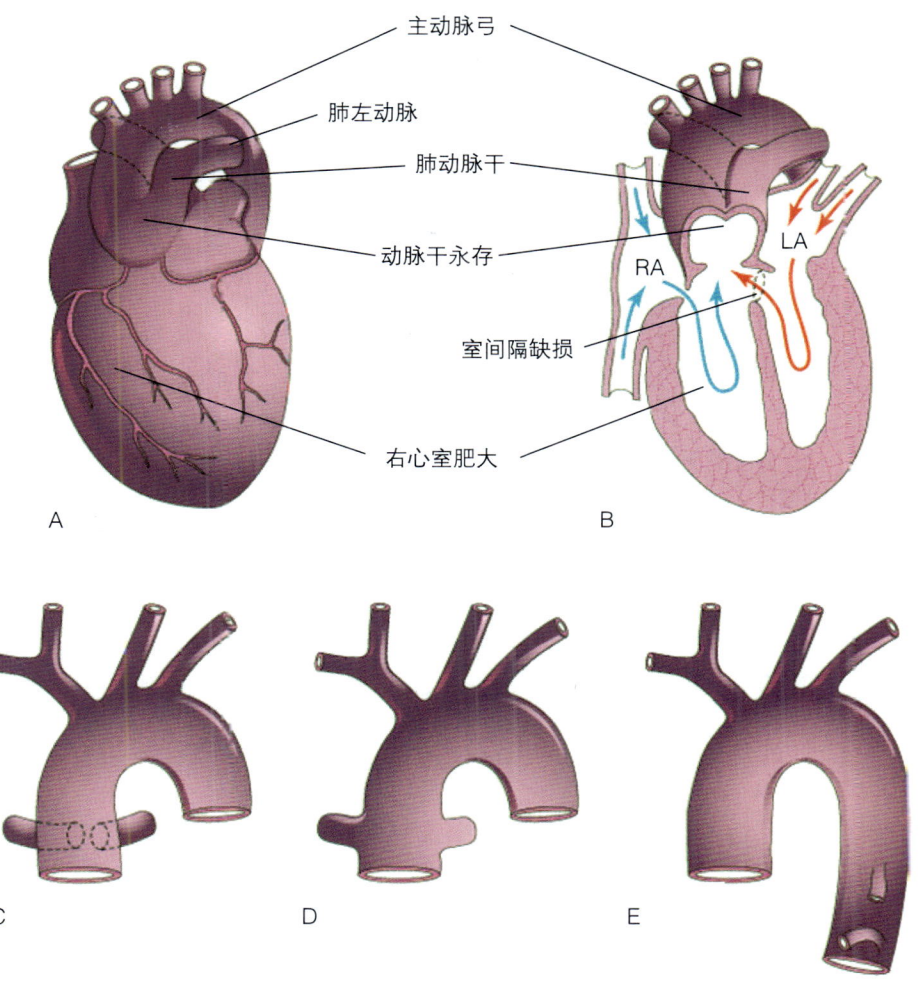

图1-9 动脉干永存常见类型（LA为左心房，RA为右心房）
A.动脉干分为主动脉和短的肺动脉干；B.图A管状切面，箭头示血流方向；C.肺左、右动脉紧贴，从动脉干发出；D.肺左、右动脉从动脉干两侧发出；E.无肺动脉，肺的营养由支气管动脉支配

5. 动脉导管未闭（patent ductus arteriosus）为最常见的血管畸形（见图1-6），可单发，亦可并发其他心脏畸形。多见于女性，女性发病率为男性的2~3倍，机制不明。动脉导管未闭可能是由于出生后的动脉导管壁肌组织不能收缩，致使肺动脉和主动脉保持相通状态。未闭合的动脉导管有管状型、漏斗型和窗孔型，后者少见。由于动脉导管未闭，主动脉的血液必然经动脉导管向右分流，造成肺循环血量大大增加、体循环血量减少，引起肺动脉高压、右心室肥大等，不仅影响患儿发育和活动，严重者尚可导致心力衰竭。

动脉导管未闭与孕妇妊娠早期感染风疹病毒密切相关，高原缺氧条件和早产儿也是导致出生后首日动脉导管未闭的原因。分子水平上的研究阐明，出生后TGF-β未被诱导表达导致动脉导管未闭。

6. 双主动脉弓（double aortic arch） 是少见的先天性血管畸形。升主动脉发出2个主动脉弓，在气管之前1个向左，1个向右，各跨越相应的支气管，而后转向食管后联合成降主动脉，在气管和食管的周围形成一个血管环，常常使气管和食管受压，而引起吞咽困难。2条主动脉弓各自发出颈总动脉和锁骨下动脉，可伴有法洛四联症、肺动脉瓣狭窄、心房间隔缺损、心室间隔缺损等心血管畸形。

7. 右位主动脉弓（right aortic arch） 是较常见的先天性血管畸形。主动脉发出后不跨越左主支气管，而跨越右主支气管，向左侧接于降主动脉。右位主动脉弓与肺动脉、动脉韧带共同构成一血管环。常伴有法洛四联症、心室间隔缺损、肺动脉瓣闭锁、三尖瓣闭锁、主动脉干永存等心血管畸形。

8. 迷走右锁骨下动脉（aberrant right subclavian a.） 又称右锁骨下动脉异位，较为少见。右锁骨下动脉直接从主动脉发出，多起源于主动脉弓的后壁或内壁，走行于气管和食管后，供应右上肢的营养。可伴有法洛四联症、心室间隔缺损、动脉导管未闭、主动脉干永存、大血管错位等畸形。

9. 双上腔静脉（double superior vena cava）又称左侧上腔静脉永存，是由于左前主静脉未退化所致，其多通过冠状静脉窦引流入右心房，常合并心房间隔缺损、心室间隔缺损、法洛四联症或肺动脉瓣狭窄等畸形。

10. 双下腔静脉（double inferior vena cava） 较为罕见，肾静脉下方有2条下腔静脉。通常左侧的静脉较短，可能与静脉干间吻合未能形成有关，导致左侧上主静脉作为第2条下腔静脉而持续存在。

11. 下腔静脉肝段缺失 较为少见，导致机体下部血流经奇静脉和半奇静脉注入右心房，肝静脉内的血液单独汇入右心房。

12. 肺静脉连接异常 指全部或部分肺静脉不与左心房连接，而直接把血液注入右心房或（和）体循环的静脉内。

（注：图1-1~9引自Moore著 *The Developing Human*, 8th ed, 2008）

（郭媛媛　王　沫　董为人）

血管组织学

■ 血管的一般结构

除毛细血管外，血管壁从管腔向外一般依次分为内膜、中膜和外膜。

内　膜

内膜（tunica intima）是管壁的最内层，是3层中最薄的一层，由内皮和内皮下层组成。

1. 内皮（endothelium） 为衬贴于血管腔面的单层扁平上皮，在大血管其厚度约为1 μm，在毛细血管和微静脉其厚度约为0.1 μm。内皮细胞大小较一致，扁平，呈多边形，宽10~15 μm，长25~50 μm。内皮细胞为覆盖血管内腔表面的一层单层连续细胞，长轴与血液流动方向一致。作为血管的内衬，内皮细胞互相连接形成光滑面，便于血液流动。内皮细胞分为游离面和基底面。游离面即腔面，表面覆以厚30~60 nm的细胞衣。游离面结构完整性的破坏，在血管疾病的发生发展中起重要作用。基底面有基膜，后者厚40~80 nm，在血管内皮细胞慢性损伤的实验中，可见多层基膜围绕在内皮细胞的外面，这些基膜可能来自损伤后迅速增生的内皮细胞。

内皮细胞有许多重要的生理功能。内皮细胞参与介导血管内外的物质交换和主动运输，其与基板构成通透性屏障，液体、气体和大分子物质可选择性地透过此屏障。化学物质诸如5-羟色胺、组胺和缓激肽等可刺激胞内微丝收缩，改变细胞间隙的宽度和细胞连接的紧密程度，影响和调节血管的通透性（图1-10）。

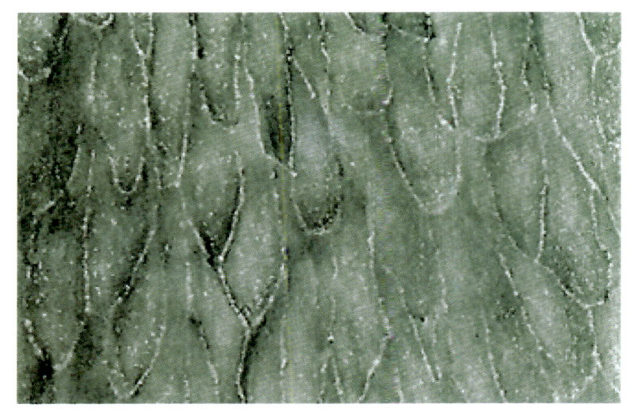

图1-10　小动脉内皮细胞内表面形态SEM×1 250（Gray's anatomy 38ed）

内皮细胞尚具有复杂的酶系统，能合成与分泌多种血管活性物质，如一氧化氮、前列环素、内皮素、血管紧张素等，调节血管张力及通透性；内皮细胞在刺激因素作用下可释放血管性假血友病因子或表达黏附分子等介导血小板、白细胞的黏附聚集；内皮细胞尚可分泌血小板源性生长因子、成纤维细胞生长因子等调节血管平滑肌细胞的增殖、迁移及细胞外基质的生成；内皮细胞能通过合成释放两类相互拮抗的凝血物质来维持血液中凝血与纤溶状态的平衡；内皮细胞还能降解5-羟色胺、组胺和去甲肾上腺素等。

2. 内皮下层（subendothelial layer）和内弹性膜（internal elastic lamina）　内皮下层是位于内皮和内弹性膜之间的薄层结缔组织，内含少量胶原纤维、弹性纤维，有少许纵行平滑肌。动脉内皮下层深面有一层内弹性膜（图1-11），由弹性蛋白组成，膜上有许多小孔。在血管横切面上，因血管壁收缩，内弹性膜常呈波浪状。一般以内弹性膜作为动脉内膜与中膜的分界。

中　膜

中膜（tunica media）位于内膜和外膜之间，血管平滑肌是其主要细胞成分。中膜的厚度及组成成分因血管种类而异：大动脉以弹性膜为主，间有少许平滑肌；中动脉主要由平滑肌组成。血管舒缩反应是血管平滑肌的收缩和舒张，而血管壁增厚主要是其增大、增生及产生和分泌细胞外基质增多的缘故。血管平滑肌的主要功能是收缩和合成分泌细胞外成分。以合成及分泌功能为主的称为合成表型，以收缩功能为主的称为收缩表型。在胚胎及新生儿期或在成年的某些病理状态下，血管平滑肌细胞均呈不同程度的合成表型，表现为细胞轮廓不规则、核大、细胞直径较大、胞质中游离核糖体增多、粗面内质网扩张、高尔基复合体发达。而收缩表型则表现为细胞体积较小，呈纺锤形；核呈长杆状，核质比小；游离核糖体、高尔基复合体和粗面内质网不发达，而胞质内的肌丝及肌丝附着结构密体和密斑增多，与收缩功能相关的蛋白也增多。研究表明，细胞由收缩表型向合成表型的转化是导致血管重建发生发展的重要环节。

除毛细血管外，大多数血管的管壁都有平滑肌（图1-12，13）。与内脏器官的平滑肌相比，血管平滑肌较细长，且常有分支。大动脉以弹性膜为主，其间有少许平滑肌，中动脉则主要由平滑肌组成。许多学者认为，血管平滑肌是成纤维细胞的亚型，在中膜发育中，平滑肌纤维可产生胶原纤维、弹性纤维和基质。在病理状况下，动脉中膜的平滑肌可移入内膜增生并产生结缔组织，使内膜增厚，是动脉硬化发生的重要病理过程。血管中膜平滑细胞增殖、迁移则是血管成形术后新生内膜增厚再狭窄的关键因素。

外　膜

外膜（tunica adventitia）由疏松结缔组织组成，含螺旋状或纵向分布的弹性纤维和胶原纤维。血管壁的结缔组织细胞以成纤维细胞为主，当血管受损伤时，成纤维细胞具有修复外膜的能力。有的动脉中膜和外膜的交界处，有密集的弹性纤维组成的外弹性膜。最近的研究认为，血管外膜也参与了血管成形术后再狭窄的形成，外膜成纤维细胞向血管内膜迁移是导致新生内膜增厚、管腔狭窄的主要原因之一。

动脉

所有的动脉均由内膜、中膜和外膜组成。动脉的管腔大小和管壁的构造是渐变的，没有明显的分界。习惯上，根据管径的大小将动脉分为大动脉（large a.）、中动脉（medium-sized a.）、小动脉（small a.）和微动脉（arteriole）四级。也可根据动脉管壁的主要结构成分及其功能，将动脉分为弹性动脉（elastic a.）和肌性动脉（muscular a.），大动脉多属于弹性动脉，中动脉和小动脉属于肌性动脉。

大动脉

大动脉多属弹性动脉，富含弹性膜和弹性纤维，平滑肌较少，其管径较大，管壁较薄，约占管径的1/10。大动脉随心室的收缩（射血）和舒张而扩张和回缩，使血流保持连续性，并在维持正常血压中起重要作用。大动脉包括主动脉、肺动脉及其分支，其管壁结构特点如下。

1. 内膜 有较厚的内皮下层，内皮下层含少量弹性纤维。内皮下层之外为多层弹性膜组成的内弹性膜，由于内弹性膜与中膜的弹性膜相连，故内膜与中膜的分界不清楚。

2. 中膜 中膜最厚，达500 μm。成人大动脉有40~70层弹性膜，呈波浪状。各层弹性膜由弹性纤维相连。弹性纤维和胶原纤维散布于基质中，有细长分支的平滑肌细胞，弹性膜与平滑肌细胞间由胶原纤维相连（图1-14）。

3. 外膜 较薄，由结缔组织构成，含纵向螺旋状排列的胶原纤维束和弹性纤维，还含有成纤维细胞、肥大细胞和少许纵行的平滑肌。外膜没有明显的外弹性膜。外膜逐渐移行为周围的疏松结缔组织。

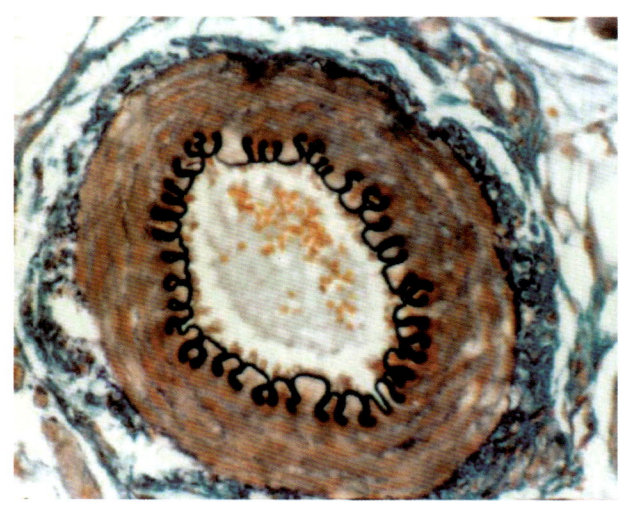

图1-11 小动脉内弹性膜（董为人教授惠赠）

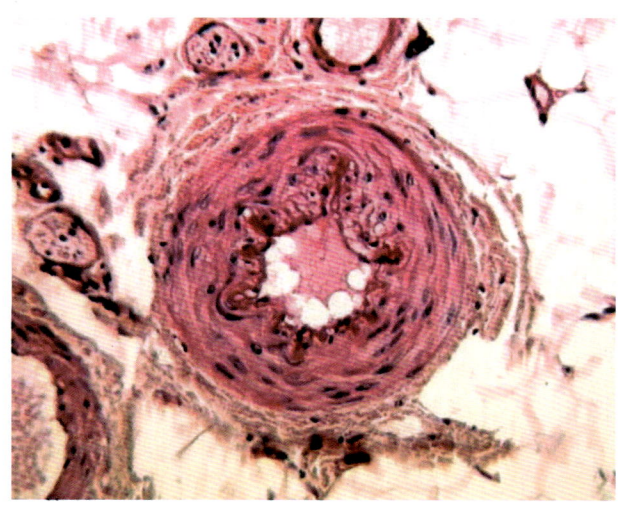

图1-12 小动脉的肌细胞 HE×200（董为人教授惠赠）

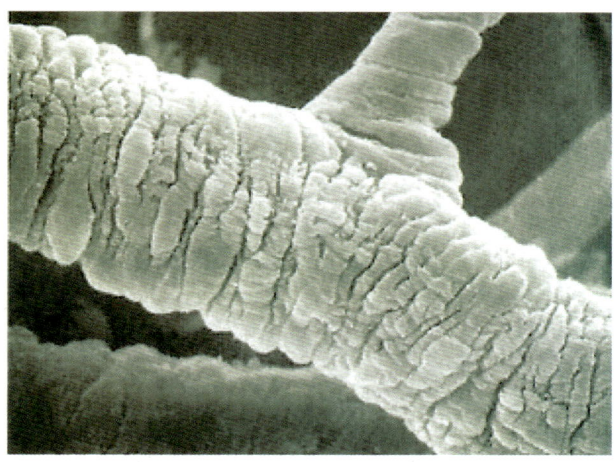

图1-13 小动脉的肌细胞（收缩状态）SEM×1 000（Gray's anatomy，38ed）

中动脉

除大动脉外，其余凡在解剖学中有名称的动脉大多属中动脉。中动脉多为肌性动脉，管壁的平滑肌丰富，它们对于血管收缩和舒张调整血流有更重要的作用。中动脉管壁结构特点如下。

1. 内膜　内皮与大动脉相似。内膜的基质通过弹性膜的窗孔与中膜的基质相通，内膜细胞间则有缝隙连接和紧密连接。内皮下层含胶原纤维和少许平滑肌纤维。内弹性膜明显。

2. 中膜　中膜较厚，由10~40层呈同心圆排列的平滑肌组成，下肢血管的平滑肌比上肢多。中膜没有成纤维细胞，只在平滑肌纤维之间穿插少许弹性纤维和弹性膜（图1-15）。

3. 外膜　厚度与中膜相等，外层较疏松，内层较致密。中膜和外膜交界处有明显的外弹性膜。

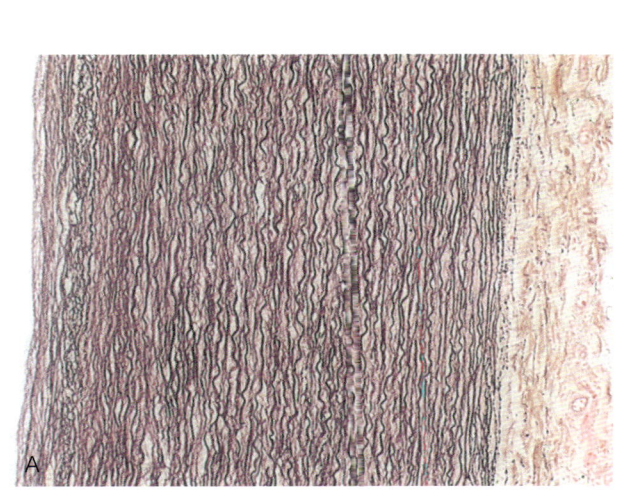
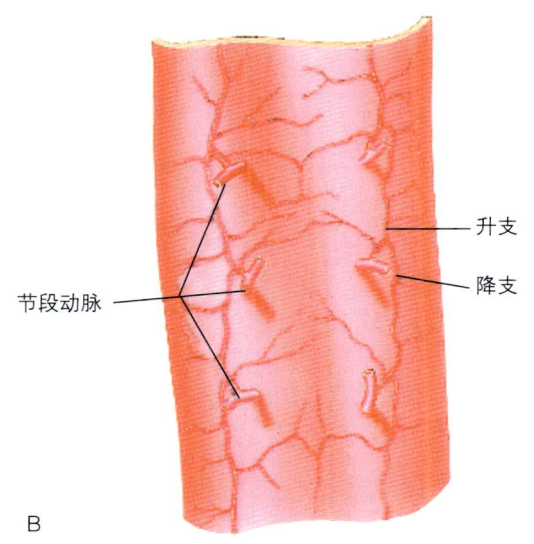

图1-14　三动脉的结构
A.组织切片（HE×33）（成令忠，《现代组织学》）；B.血供示意图

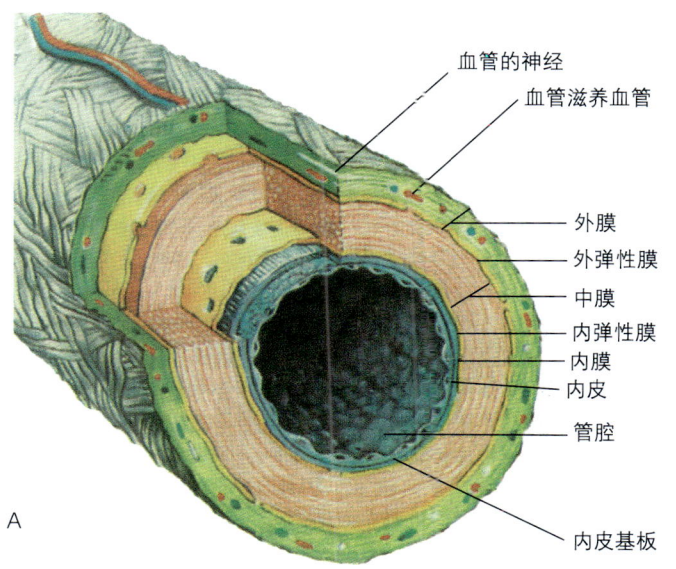
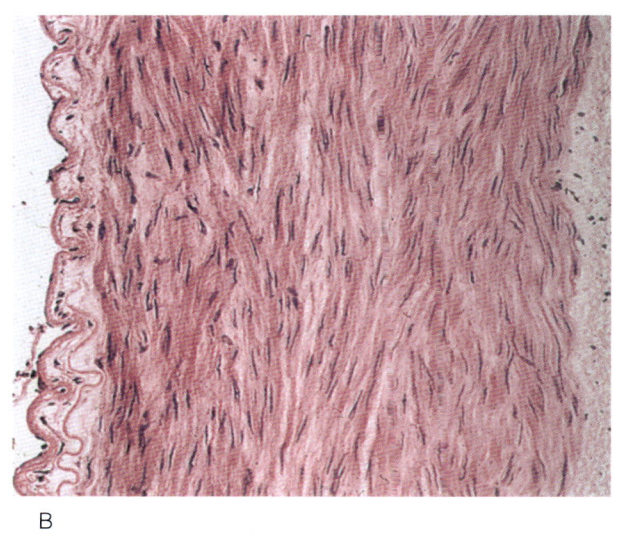

图1-15　中动脉的结构
A.立体模式图；B.组织切片（HE×33）（成令忠，《现代组织学》）

小动脉

管径0.3~1 mm之间的动脉称小动脉，也属肌性动脉（图1-16）。小动脉的管径由大变小，其管壁也逐渐变薄。较大的小动脉尚有完整的3层膜；较小的小动脉在内皮外只有1层平滑肌和少量的结缔组织；接近毛细血管的小动脉，管壁有环形的平滑肌，当其舒缩时，可以改变血管口径，从而对血压及血流量起重要的调节作用。

微动脉

管径在0.3 mm以下，内膜无内弹性膜，中膜由1~2层平滑肌组成，外膜较薄。微动脉和小动脉的环形平滑肌舒缩共同调节血流外周阻力变化，影响血压的变动。

血管壁的特殊感受器

血管壁内有一些特殊感受器（special receptor），如颈动脉窦（carotid sinus）、颈动脉体（carotid body）和主动脉体（aortic body）。颈动脉窦是颈总动脉分叉处的一个膨大部，该处中膜薄，外膜中有许多来源于舌咽神经的形态特殊的感觉神经末梢，能感受因血压上升而致的血管扩张的刺激，将冲动传入中枢，参与血压调节。颈动脉体位于颈总动脉分叉处管壁的外面，直径2~3 mm，由排列不规则的上皮细胞团组成，是感受动脉血氧、CO_2含量和血液pH变化的化学感受器，可将该信息传入中枢，对心血管系统和呼吸系统进行调节。主动脉体在结构和功能上与颈动脉体相似。

动脉的年龄变化

血管由胚胎时的间充质发生而来。间充质细胞先分化为内皮细胞，排成管状，此后周围的间充质分化为管壁的平滑肌和结缔组织，到25岁左右，动脉管壁结构的发育才分化成熟。由于动脉始终不停地进行着舒缩活动，似较其他器官易发生损伤和衰老变化，其中尤以主动脉、冠状动脉和基底动脉等的变化较明显。中年时，血管壁中结缔组织成分增多，平滑肌减少，使血管壁硬度渐大。老年时，血管壁增厚，内膜出现钙化和脂类物质等的沉积，血管壁硬度增大。管壁结构的生理性衰老变化常不易与动脉硬化的病理变化区分，一般认为只有在血管壁结构的变化已超越该年龄组血管的变化标准时，方能认为是病理现象。

■ 静脉

静脉比动脉数目多，管径也大，故其容血量大。静脉管壁中的平滑肌和弹性组织不及动脉

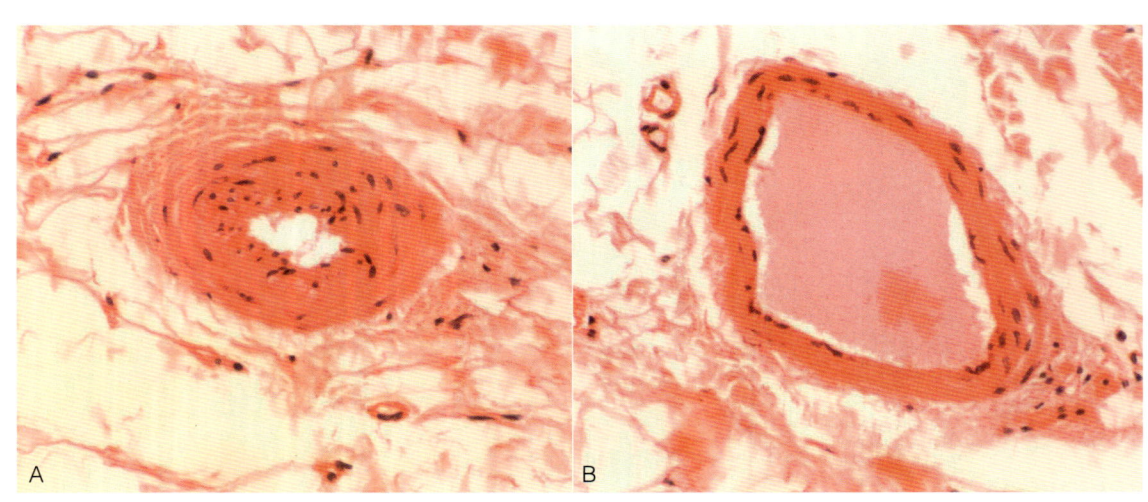

图1-16 小血管的结构（HE×200）（晏芳女士惠赠）
A.小动脉；B.小静脉

丰富，但结缔组织成分较多，故比动脉壁薄而柔弱，弹性也小。静脉也可根据管径的大小分为大静脉（large v.）、中静脉（medium-sized v.）、小静脉（small v.）和微静脉（veinule）。中静脉和小静脉常与相应的动脉伴行。静脉管壁结构的变化比动脉大，甚至一条静脉的各段也常有较大的差别。静脉管壁也可分为内膜、中膜和外膜，但3层膜常无明显的界线。

微静脉

微静脉管腔不规则，管径在200 μm以下，内皮外的平滑肌或有或无，当管径达50 μm时，内皮和结缔组织间才出现平滑肌。微静脉外膜很薄。

小静脉

小静脉管径为0.2~1 mm，内皮外渐有一层较完整的平滑肌。较大的小静脉的中膜有2~4层平滑肌。外膜渐厚，为纵行的胶原纤维和弹性纤维束，并散在有成纤维细胞和巨噬细胞。

中静脉

除大静脉以外，有解剖学名称的静脉都属中静脉。中静脉管径1~10 mm，内膜较薄，内皮细胞为多角形，内皮下层含有胶原纤维和弹性纤维。内弹性膜不发达或不明显，只在逆重力方向输送血液的静脉壁中存在。中膜与伴行的动脉相比较薄，环形平滑肌分布稀疏。外膜比中膜厚，由疏松结缔组织组成，可有少量纵行平滑肌，外弹性膜不发达（图1-17）。

大静脉

大静脉管径在10 mm以上，腔静脉、肺静脉、门静脉等都属于此类。内膜较薄，其构造与中静脉基本相同，内皮细胞之间的缝隙连接较少，内皮下层含胶原纤维网和散在的弹性纤维，存在纵行平滑肌束，内弹性膜有较大的窗孔。中膜不发达，为几层排列疏松的环形平滑肌，有时甚至没有平滑肌。外膜较厚，结缔组织内常有较发达的纵行平滑肌，外弹性膜不明显或见不到。下腔静脉的平滑肌较多（图1-18）。

与动脉不同，管径2 mm以上的静脉常有瓣膜。瓣膜为半月形薄片，根部与内膜相连，其游离缘朝向血流方向。瓣膜由内膜折叠凸入管腔而成，中心为含弹性纤维的结缔组织，表面覆以内皮。大静脉的瓣膜还含有平滑肌。瓣膜中没有血管。静脉瓣的作用是防止血液逆流。

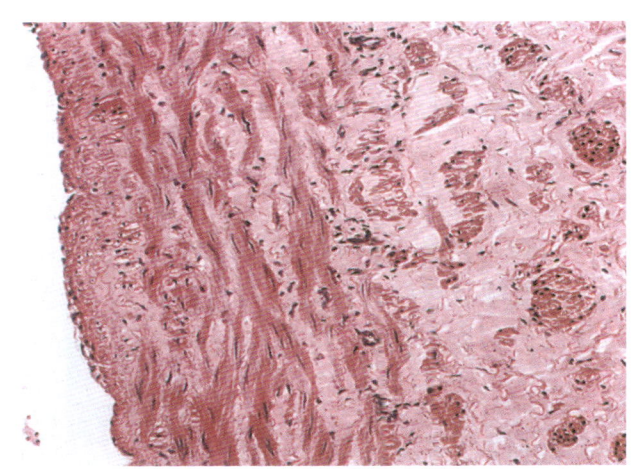

图1-17　中静脉结构（HE×33）（成令忠，《现代组织学》）

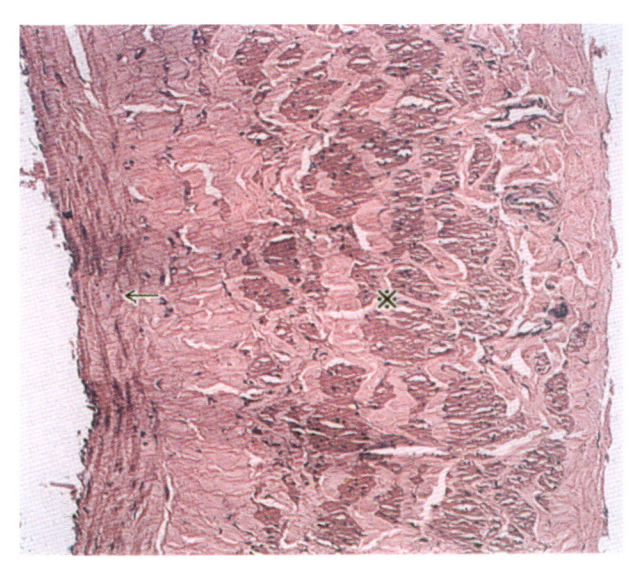

图1-18　下腔静脉的结构（HE×25）（成令忠，《现代组织学》）

静脉的功能是将身体各部的血液导回心脏。静脉血回流的动力主要不是依靠管壁本身的收缩，而是靠管道内的压力差。影响静脉压力差的因素很多，如心脏的收缩力、重力和体位、呼吸运动以及静脉周围的肌组织收缩挤压作用等。

毛细血管

毛细血管（blood capillary）是微动脉的终末分支，管径6~8 μm，分布最广，并互相吻合成网。各组织内毛细血管网的疏密程度差别很大，代谢旺盛的组织毛细血管网很密，而代谢较低的组织毛细血管网较稀疏。

毛细血管管壁主要由1层内皮细胞、基膜和少许结缔组织组成。细的毛细血管横切面由1个内皮细胞围成，较粗的毛细血管由2~3个内皮细胞围成。内皮细胞基膜外有少许结缔组织。在内皮细胞与基膜之间散在一种扁而有突起的细胞，细胞突起紧贴在内皮细胞基底面，称为周细胞。周细胞呈扁长形，分出突起纵向包围毛细血管。

根据内皮细胞的结构特点，可以将毛细血管分为连续毛细血管、有孔毛细血管、血窦3型。连续毛细血管的内皮细胞相互连续，细胞间有紧密连接等连接结构，基膜完整，分布于结缔组织、肺和中枢神经系统等处。连续毛细血管没有窗孔，物质以吞饮小泡的方式穿越内皮细胞。有孔毛细血管的特点是内皮细胞不含核的部分很薄，有许多贯穿细胞的孔，孔的直径为60~80 nm，基膜不完整，无吞饮小泡，主要存在于胃肠黏膜等处。血窦管腔较大，形状不规则，主要分布于肝、脾、骨髓等处。

毛细血管是血液与周围组织细胞进行物质交换的部位。毛细血管的总面积很大，质量60 kg的人，毛细血管的总面积可达6 000 m^2。毛细血管管壁很薄，并与周围的细胞相距很近，这些特点是进行物质交换的有利条件。

血管壁的血供和神经支配

血管壁的血供

管径1 mm以上的动脉和静脉管壁中都有小血管分布，称营养血管（vasa vasorum）。这些血管进入外膜后分支成毛细血管，分布到外膜和中膜。内膜一般无血管，其营养由血管腔内血液直接渗透供给。血管壁内毛细血管床的密度取决于管壁的组成成分、腔内血液参与供应管壁营养的程度，以及血压对管壁的压迫程度。

血管壁的神经支配

血管平滑肌接受自主神经支配。通过特殊染色法可清楚地显示包绕在血管壁上的网状神经丛（图1-19）。神经纤维主要分布于中膜与外膜交界处，有的可伸入中膜平滑肌层。血管神经密度因部位而异，动脉的神经分布密度较静脉丰富，中小动脉较大动脉的神经分布丰富。毛细血管无神经支配。

血管的神经递质除去甲肾上腺素和乙酰胆碱外，还有多种神经肽，其中以神经肽Y、血管活性肠肽和降钙素基因相关肽最为丰富，它们有调节血管舒缩的作用。

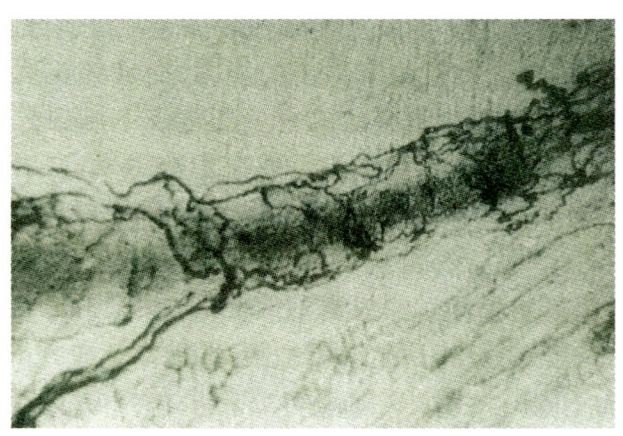

图1-19 血管壁的神经支配（乙酰胆碱酯酶法）（成令忠，《现代组织学》）

■ 血管的吻合类型

人体的血管除动脉—毛细血管—静脉连通形式外,在动脉与动脉之间、静脉与静脉之间甚至动脉与静脉之间,还借交通支或吻合支彼此连接,形成血管吻合(图1-20)。这种吻合对局部血液循环功能代偿有一定意义。

动脉间吻合

两条动脉间借交通支相连,如脑底动脉环;在功能活动多或易受压的部位,邻近的多条动脉分支常吻合成网,如膝关节周围的动脉网;在经常改变形态的器官,两动脉末梢或其分支间吻合形成动脉弓,如胃肠道的动脉弓。这些吻合使血液循环时间缩短,并能调节血流量。

静脉间吻合

静脉间吻合远比动脉间吻合丰富。除具有与动脉相似的吻合形式外,在体表浅静脉间常吻合成静脉弓或网,在体内深静脉间吻合成静脉丛,尤其是在脏器周围,如膀胱静脉丛。这种吻合可保证脏器形态改变时血流依然通畅。

动静脉间吻合

是直接连接小动脉与小静脉间的吻合管,如指尖、消化道黏膜等处。这种吻合具有缩短循环途径、调节局部血流量和温度的作用。

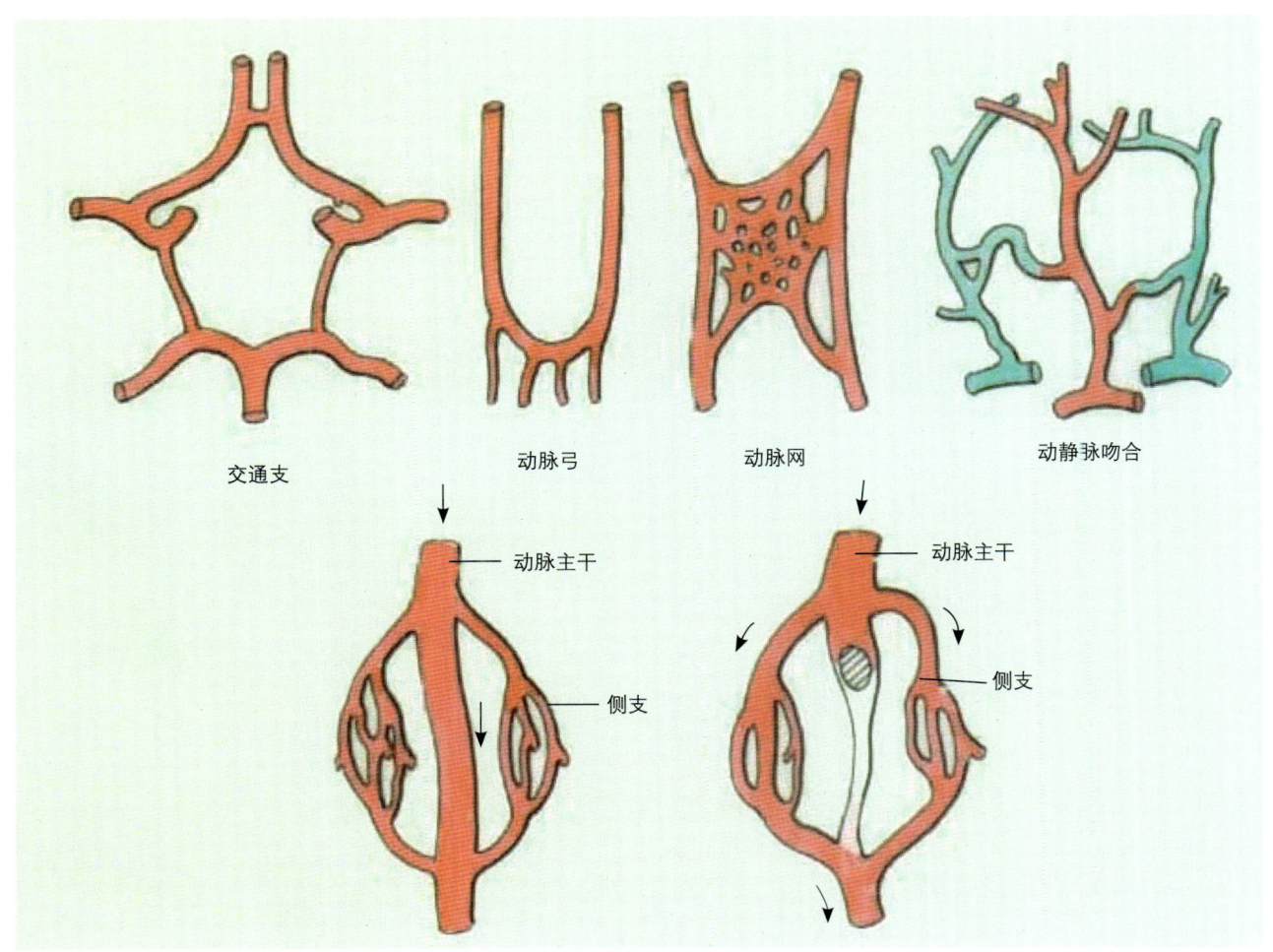

图1-20　血管的吻合类型和侧支循环

侧支吻合

较大的动脉干在行程中发出与其平行的侧支，与同一主干远侧段发出的侧支吻合连通，形成侧支吻合。当主干阻塞时，侧支逐渐增粗，血流经增粗的侧支到达阻塞远端的血管主干，使远端血供得到不同程度的代偿和恢复，这种侧支建立的循环称侧支循环。侧支循环的建立显示了血管的适应能力和可塑性，对于保证器官在病理状态下的血供有重要意义。

（郭媛媛　王　沫　丁自海）

血管影像解剖学基础

血管影像在认识大多数血管疾病中越来越具有重要性，血管影像检查已成为现代血管外科诊断的必要条件之一，掌握血管的影像知识是血管外科医师的必备条件。血管造影是血管外科和介入操作显示血管的最佳方法，是认识血管解剖的金标准。血管造影解剖图与常规解剖图结合是认识血管特别是变异血管的最便捷途径。本节主要介绍CT血管造影和磁共振血管成像的原理和应用范围。

■ CT血管造影

CT血管造影（CT angiography，CTA）指通过静脉注入对比剂后，在循环血液中及靶血管内对比剂浓度达到最高峰的时间内，进行CTA扫描，经计算机最终重建成靶血管数字化的立体影像。常用于以下目的。

1. 脑动脉MSCTA　CTA用于脑动脉检查时的优势如下。

（1）大脑动脉环：又称Willis环，由前交通动脉、两侧大脑前动脉起始段、两侧颈内动脉末端、两侧后交通动脉及两侧大脑后动脉起始段共同组成。位于脑底下方，蝶鞍上方，视交叉、灰结节及乳头体周围，使两侧颈内动脉系与椎-基底动脉系互相交通。CTA可清楚地显示颅底动脉环，大脑前、中、后动脉及部分细小分支，可较少受静脉显影的干扰（图1-21）。

（2）CTA对动脉瘤的诊断有极高的准确性，与DSA的相符率达80%~100%，甚至可以发现DSA未能显示的动脉瘤。可清楚显示动脉瘤瘤体部位大小、瘤颈形态及其与载瘤动脉的关系，以及动脉瘤与颅底骨结构的关系（图1-22）。

相对于DSA，CTA有如下优势：①能明确有无瘤体血栓及瘤壁钙化，准确测量真正瘤体大小；②三维图像可任意角度旋转观察，利于手术方案制订，对介入治疗也很有帮助，如插管途径、导管型号、最佳栓塞工作角度等的选择；③能发现动脉瘤活动性出血，在较短扫描时间内，瘤体破裂外渗的造影剂会局限于周围出血灶中，不足以被稀释，CT值150~300 HU，明显高于

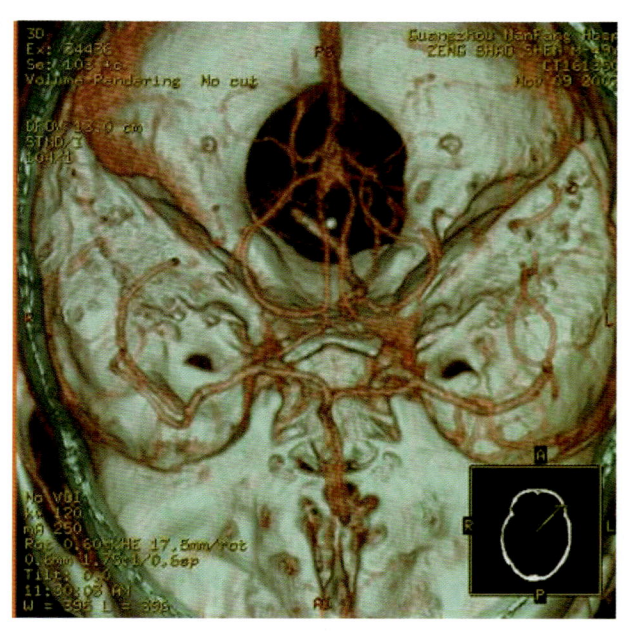

图1-21　大脑动脉环

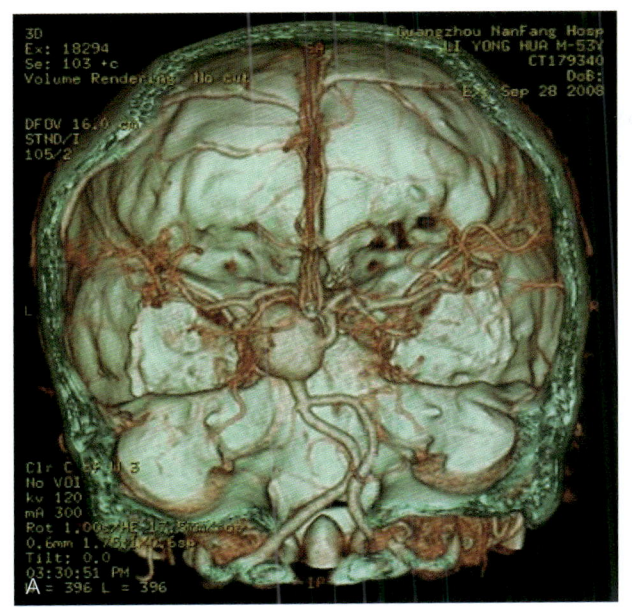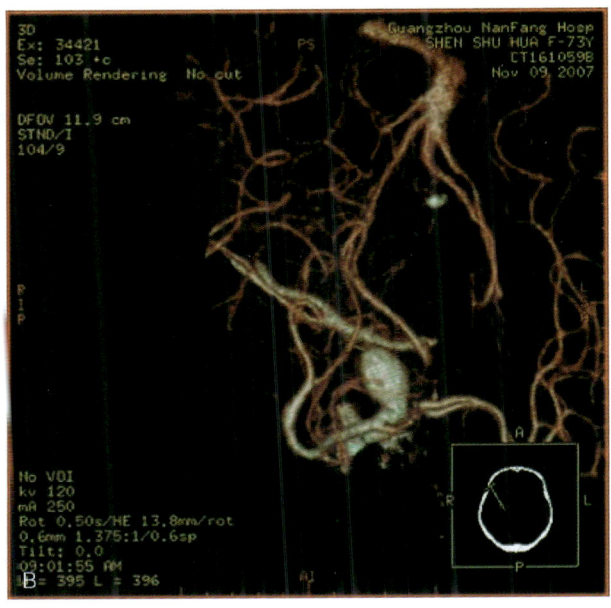

图1-22 基底动脉瘤（M-53Y）
A.正常动脉；B.动脉瘤的位置

单纯出血灶CT值（60~80 HU）；④无创、省时、廉价等。但在判断血流方向、优势供血及图像质量等方面，仍不及DSA。

（3）CTA可直观显示AVM的供血动脉、引流静脉和畸形血管团的三维关系及毗邻的骨结构，特别是能提供DSA所无法显示的俯视图像，空间关系直观清楚，但不能显示细小的供血动脉，且无法反映血流动力学的改变，必要时应做DSA作为补充。CTA的三维立体影像有助于立体定向放射外科治疗AVM时畸形血管团的定位，避免损伤正常脑组织（图1-23）。

2. 颈动脉成像　左颈总动脉起始于主动脉弓，右颈总动脉起始于头臂干。颈总动脉在甲状软骨上缘分为颈外动脉和颈内动脉（图1-24）。

CTA用于颈动脉检查的优势如下。

（1）在显示动脉管腔形态学资料的同时，还能显示血管壁特征，如脂性成分分析、钙化等，对选择治疗方法有重要的参考价值。通过工作站经最大密度投影、容积再现及高级血管分析重组的血管图像可清晰显示颈总动脉、颈动脉分叉、颈内外动脉、椎动脉等重要血管。

（2）能进行多角度观察，可观察常规血管造影因角度不当而遗漏的轻度血管狭窄；可清晰显示骨质与椎动脉的关系，准确反映椎动脉狭窄的原因；血管分析可将感兴趣血管拉成直线状，并对其进行定量分析；对颈动脉狭窄支架植入术后患者进行随访，可观察支架是否变形、通畅。

（3）能够对颈内动脉狭窄、远端颈内动脉扭转和弓血管疾病进行全方位的判断，可以对颈内动脉支架植入术或血管内膜切除术进行术前无创性的检查判断，从而避免了DSA检查的风险（图1-25，26）。

（4）尤其是容积CT问世后，避免了颈静脉和窦血管的重叠干扰，实现了头颈部血管的真正动脉期相。

3. 肺动脉成像　肺动脉干是一短而粗的动脉干，在升主动脉的前方向左后二方斜行，至主动脉弓的下方分为左、右肺动脉（图1-27）。

对肺动脉的CTA检查主要用于以下两种疾病。

（1）肺动静脉畸形：MSCT被认为是无创性评价肺动静脉畸形的最佳方法，通过横断和2D、

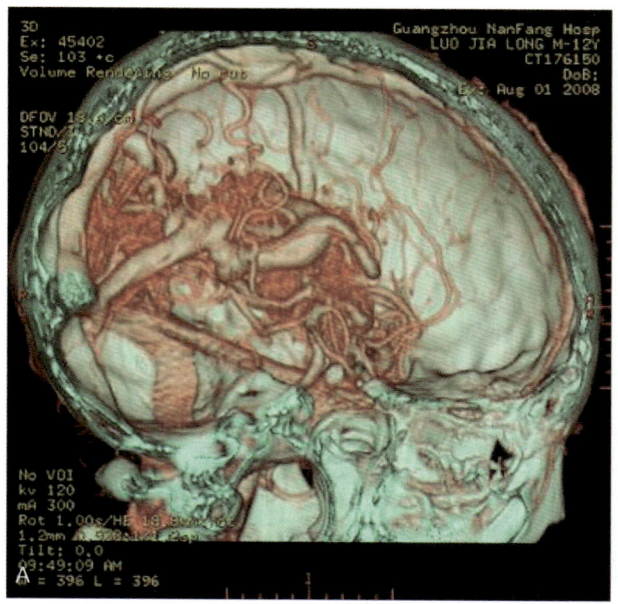
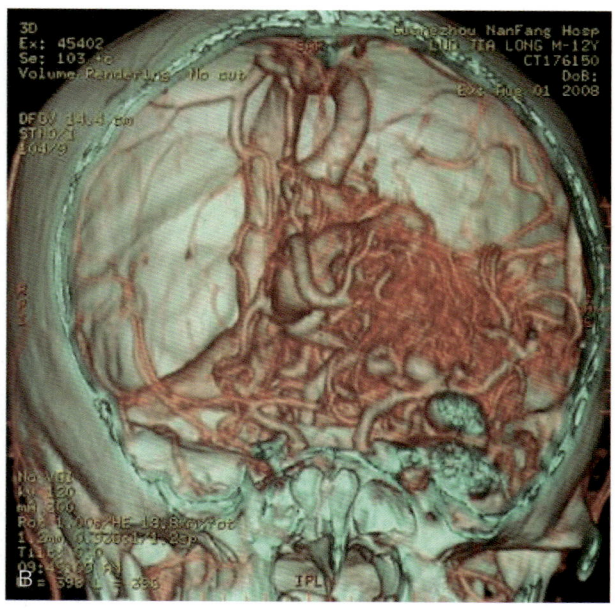

图1-23　左颞枕叶AVM（M-12Y）
A.侧面观；B.前面观

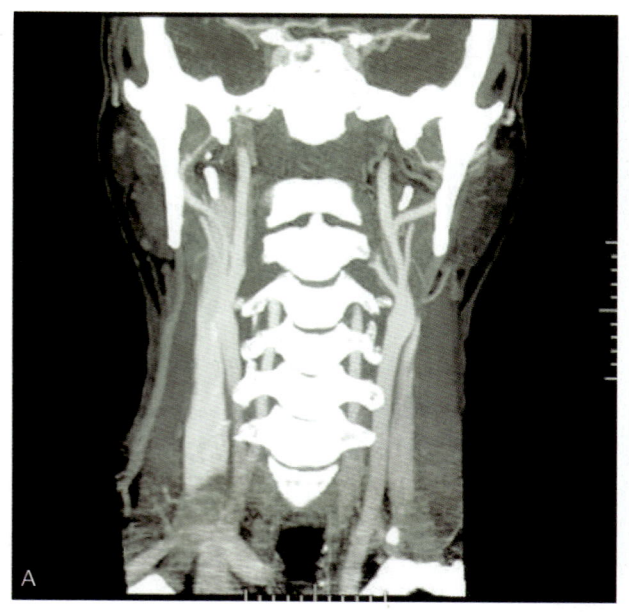
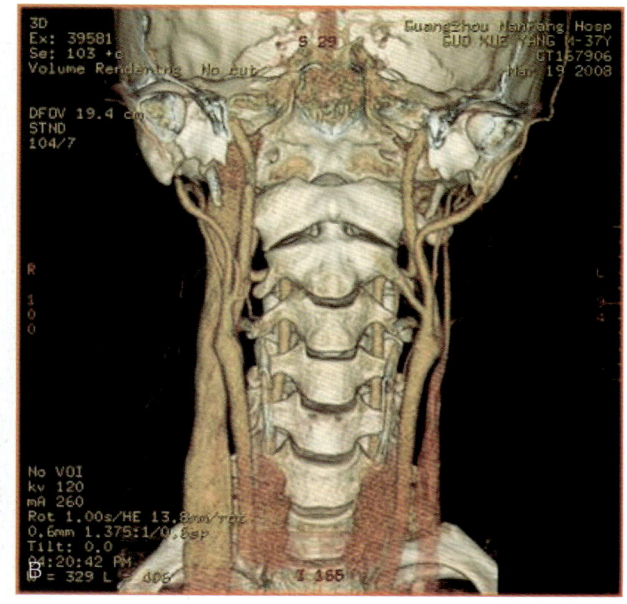

图1-24　正常颈部大血管
A.MIP重建，冠状位、前面观；B.VR重建，冠状位、前面观

3D成像，可以清楚显示畸形血管的连接和继发供血血管。在观察动静脉畸形的血管结构，分析供血动脉及引流静脉的走行、病变的大小和定位方面，其敏感性与血管造影一样。

（2）肺栓塞：肺动脉造影属有创性检查，核素肺通气/灌注显像敏感性较高，但特异性较低，MRA受空间分辨率低的影响只显示叶段以上的肺动脉有无栓塞，尚不能显示4、5级肺动脉内的栓子。16层以上的CT，以1.25 mm层厚扫描，可显示肺动脉的5~6级及其以下分支，CPR还可在

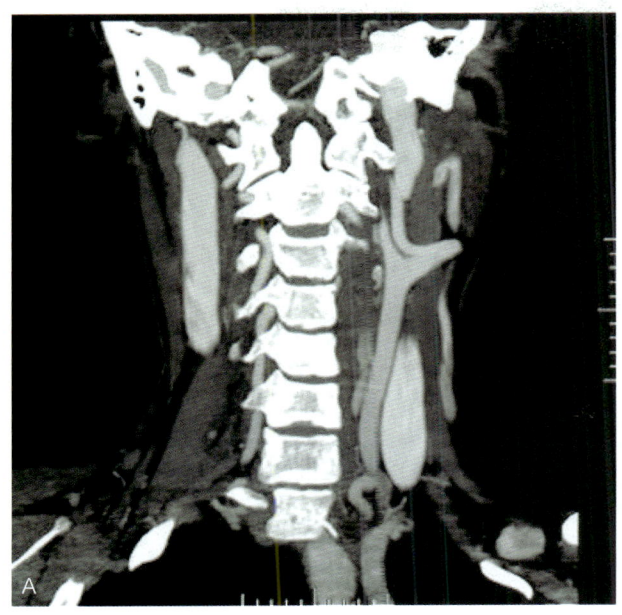
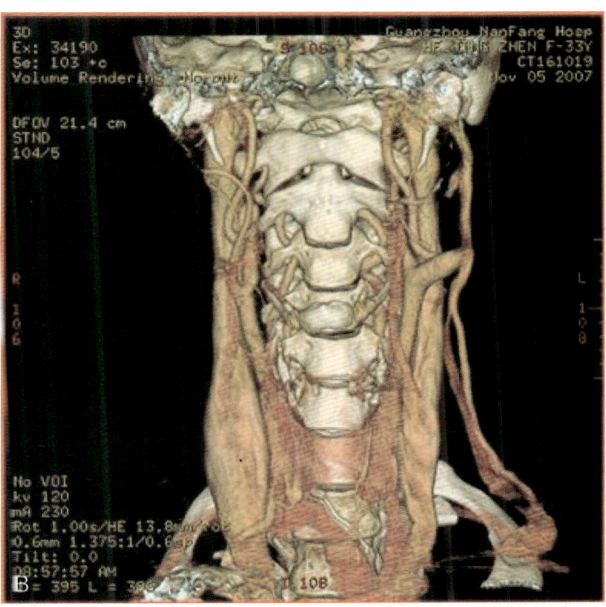

图1-25　左侧颈内动脉起始部扩张并走行迂曲（绕过左侧颈内静脉）
A.MIP重建，冠状位、前面观；B.VR重建，冠状位、前面观

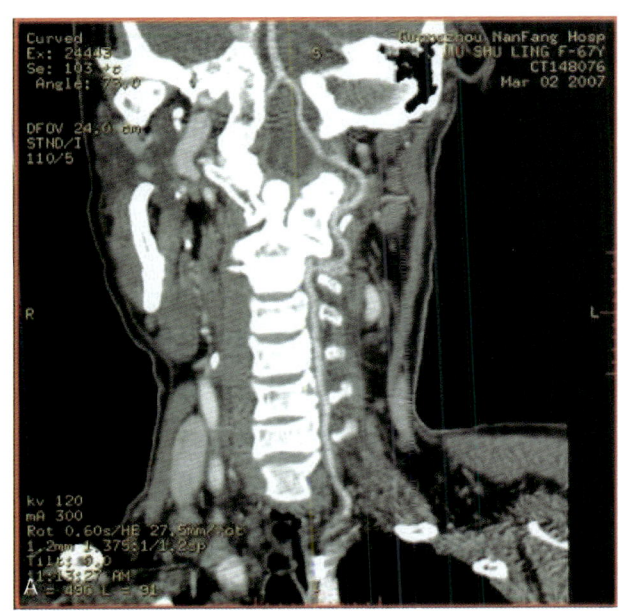
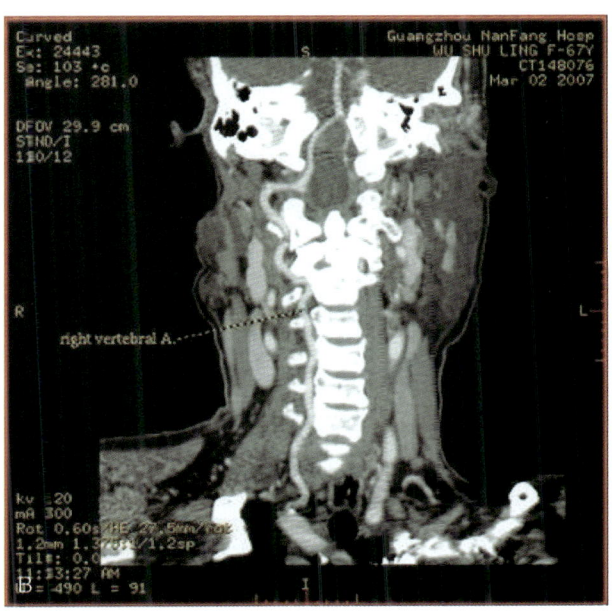

图1-26　双侧椎动脉起始段钙化并狭窄，左侧椎动脉较对侧变细
A.左侧椎动脉冠状位MIP重建；B.右侧椎动脉冠状位MIP重建

单个图像上沿主轴显示斜行走向的血管，准确评估血管内异常和腔内血凝块，可弥补横断面的不足（图1-28）。64层容积CT的出现，将肺动脉栓塞、心脏病变和主动脉夹层三大常见的急诊胸痛性病变进行三合一筛选，实现早诊断、早治疗，降低死亡率。

4.主动脉、髂动脉及腹股沟以远动脉成像　主动脉分为升主动脉、主动脉弓和降主动脉，降主动脉又分为胸主动脉和腹主动脉。腹主动脉在第4腰椎平面分为左、右髂总动脉。髂总动脉在骶髂

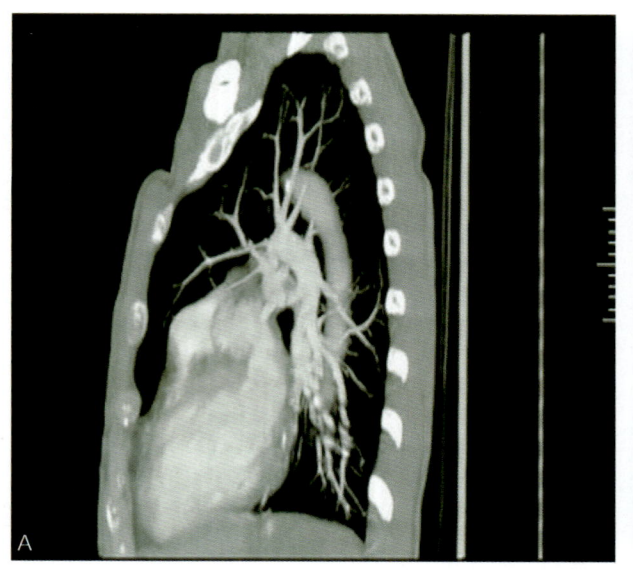 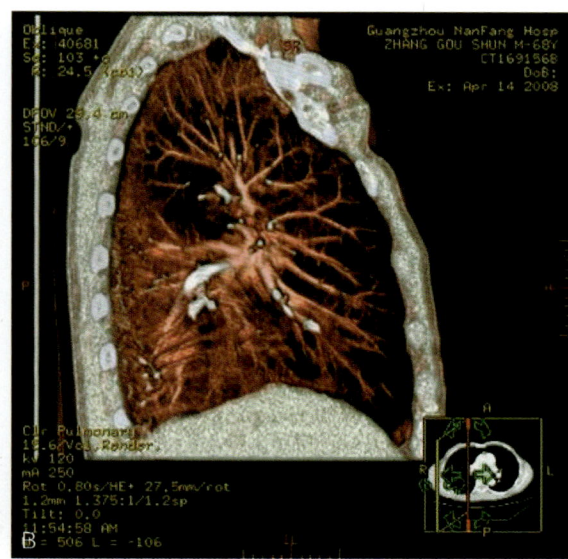

图1-27 正常肺循环动脉
A.正常左肺动脉侧位MIP重建；B.正常左肺动脉侧位VR重建

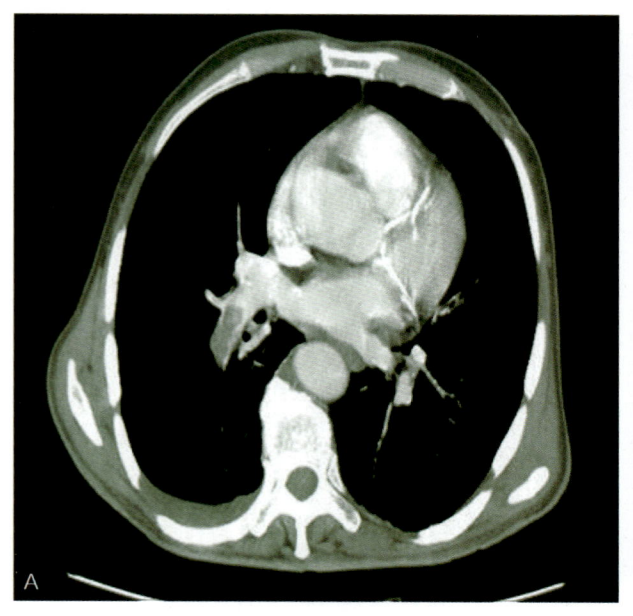 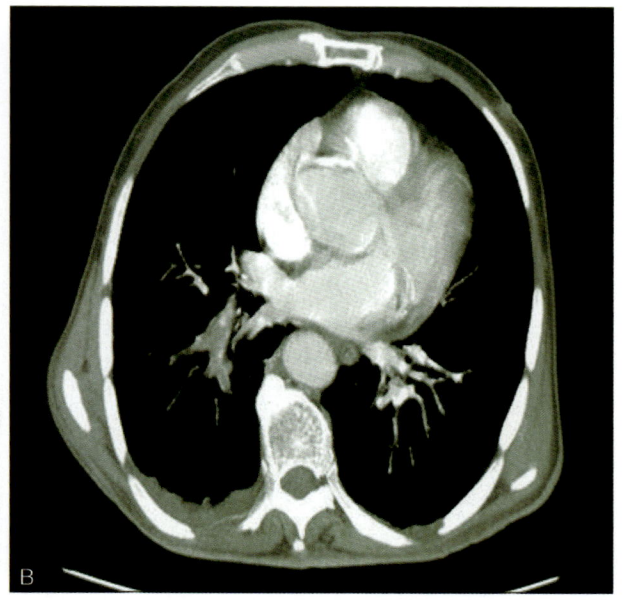

图1-28 肺栓塞影像
A.右下肺动脉主干栓塞，轴位增强扫描；B.右下肺动脉主干分支栓塞，轴位增强扫描

关节前面分为髂外动脉和髂内动脉（图1-29）。

CTA检查主要具有以下优势。

（1）能有效评价主动脉、双侧髂动脉等大血管病变，包括动脉瘤的大小、部位及与周围组织的关系，血管壁的钙化、附壁或瘤内血栓的情况。

（2）能清晰显示夹层的真假腔和内膜片的位置，观察植入内支架有无变形、断裂及管腔有无狭窄（图1-30）。

（3）对先天性病变，如主动脉缩窄的部位、范围、类型及侧支循环的血管情况也可清楚显示。

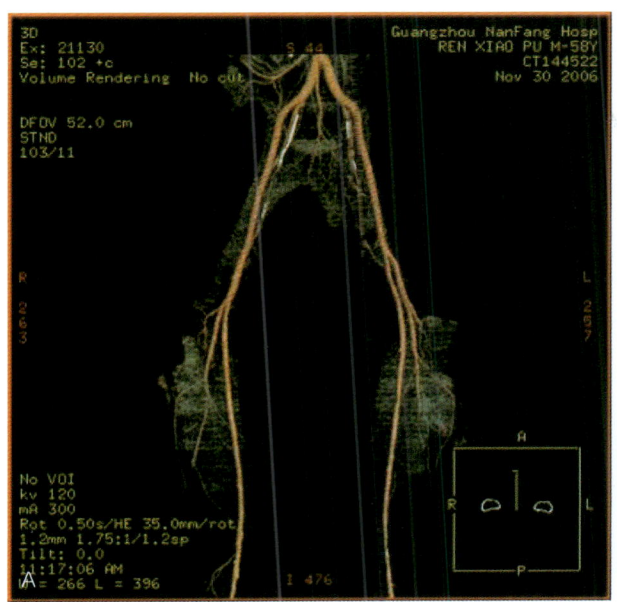 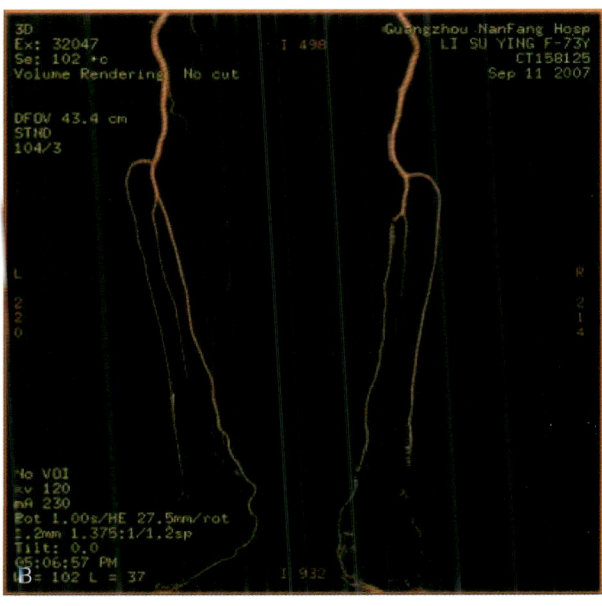

图1-29 正常下肢动脉
A.正常双侧髂总动脉、髂内动脉、髂外动脉及大分支冠状位VR重建；B.正常腘动脉、胫前动脉及腓动脉冠状位VR重建

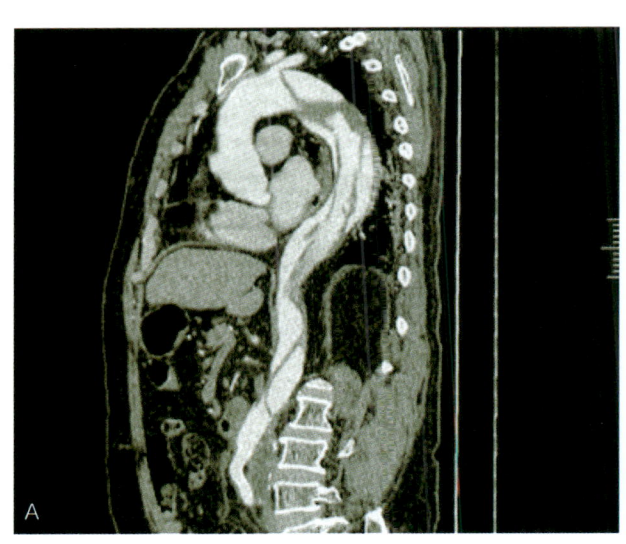 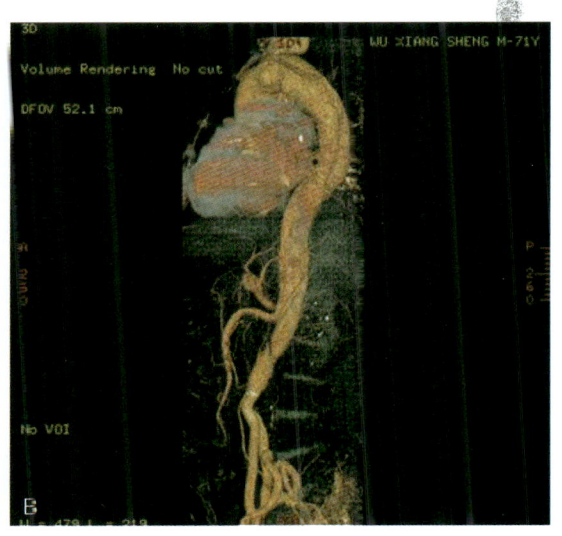

图1-30 主动脉夹层
A.MIP+MPR，矢状位增强扫描；B.矢状位VR重建

（4）可以提高对血管闭塞、动脉硬化和非对称性疾病诊断的准确性（图1-31）。

5.肝脏血管系统成像　CTA检查主要用于以下目的。

（1）动脉期应用各种后处理技术并通过多角度观察，能清晰显示肝动脉的解剖与变异。门静脉期MSCTA对正常人的门静脉分支可显示4级以上。肝静脉在门静脉期能同时获得，且互不影响，MSCTA能清晰显示其4级以上属支及其解剖类型。

（2）肝硬化：正常肝脏血供70%以上来自门静脉，而明显肝硬化时，由于肝动脉和门静脉压力之间平衡被改变，门静脉血流量减少，肝动脉血流量增加，导致肝动脉肝内的分支显示为特征性的螺旋状改变，MIP和VR均能很好地显示这些改变，而门静脉主干及属支明显增粗，肝内分支细小、稀少，呈"枯树状"改变。对胃左静脉、脾周静脉、食管胃底静脉的曲张程度及侧支循环的情况，MIP能清晰显示，特别是对一些细小侧支的显示，MPR具有很大优越性，它通过不同角度能够显示MIP不能显示的细小血管及其走行。

观察肝血管时，同时结合VR、MIP、MPR为佳（图1-32）。

（3）肝脏肿瘤性病变：富血管性肝脏病变包括局灶性结节增生、肝细胞癌和肝转移瘤、类癌、肉瘤等。血管三维重组可显示肿瘤供血血管及其分布特点，同时描述血管结构和周围肝实质的关系。VR可准确地观察血管细节变异，可提

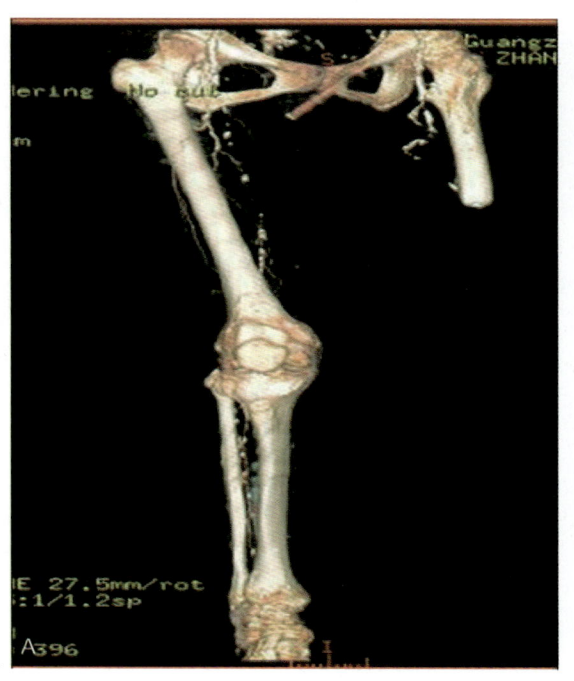
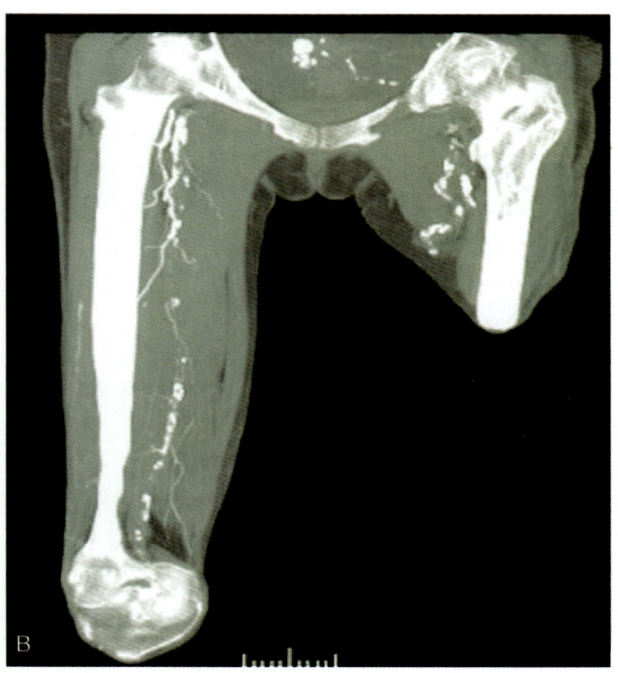

图1-31　右下肢动脉硬化（狭窄并串珠样改变）
A.斜冠状位VR重建；B.冠状位MPR

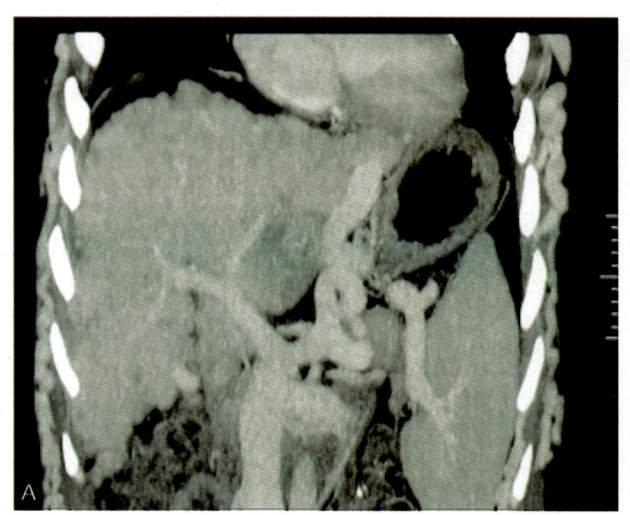
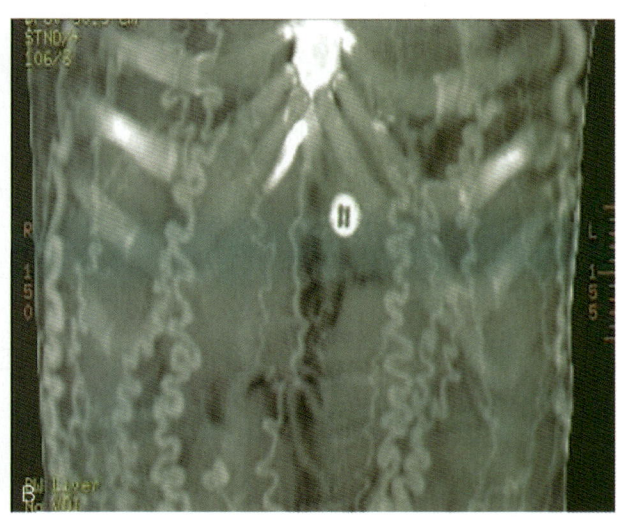

图1-32　肝硬化门脉高压
A.门静脉增粗；B.胸腹壁静脉怒张

供肿块与正常肝组织的方位关系；MIP可以较好显示小的周边血管。通过这两种方法都可以观察到由肿瘤血管造成的肿瘤染色，为手术和介入治疗前准确评价肿瘤供血情况提供宝贵的资料（图1-33）。

6. 肠系膜血管及肾血管成像　CTA检查能显示血管主干的走向形态，而且对4~5级血管小分支也可清楚显示，能准确显示血管狭窄的有无、原因、范围、严重程度以及血管内的血栓或栓子的位置。

7. 冠状动脉成像　右冠状动脉起自主动脉右窦，行于冠状沟，分出后室间支、左室后支，分支分布于右心房、右心室、室间隔后1/3部、部分左心室膈壁。左冠状动脉起自主动脉左窦，随即分为前室间支（营养左心室前壁、部分右心室前壁及室间隔前2/3部）和旋支（营养左心房、左心室左侧面及膈面）（图1-34）。

CTA检查冠状动脉主要用于以下目的。

（1）对冠状动脉狭窄的评价：MSCT，特别是16层以上CTA显示有临床意义的冠状动脉狭窄（≥50%）的准确性颇高。但心脏是一个运动的器官，冠状动脉的搏动、部分容积效应、钙化或者心律失常等，可影响对冠状动脉狭窄的CT评价，产生假阳性、假阴性等问题。因此，MSCT冠状血管成像还不能完全取代传统的插管法冠状动脉造影（图1-35）。

（2）可显示冠状动脉主干及其主要分支血管通道的粥样硬化斑块，并根据斑块的密度可大

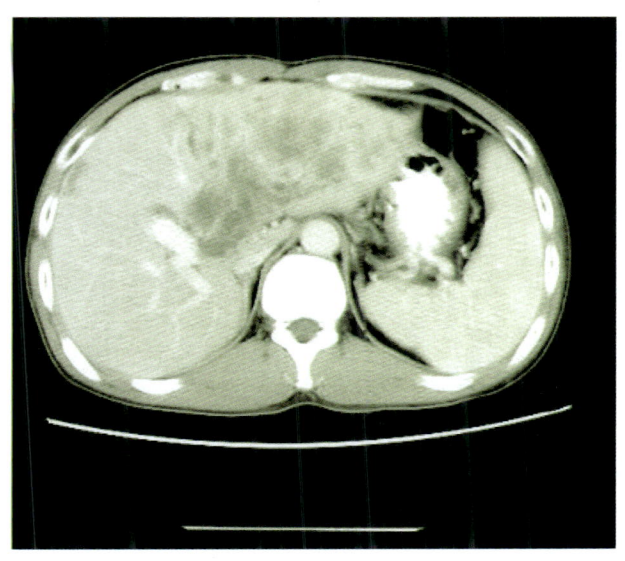

图1-33　肝癌后门静脉左支癌栓

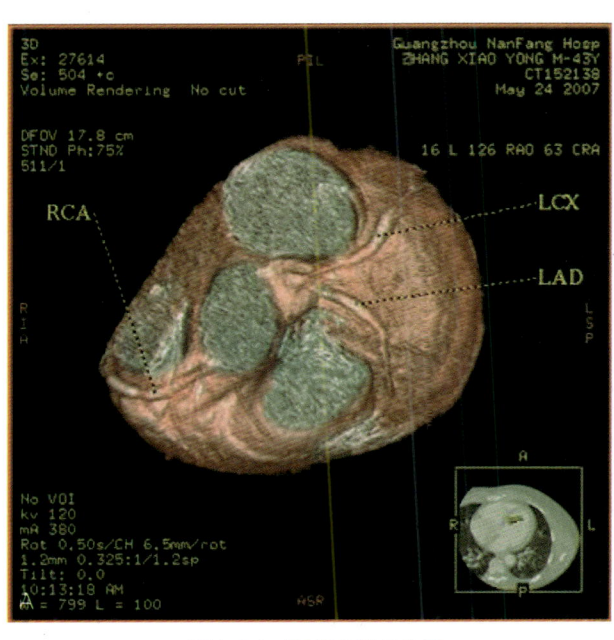
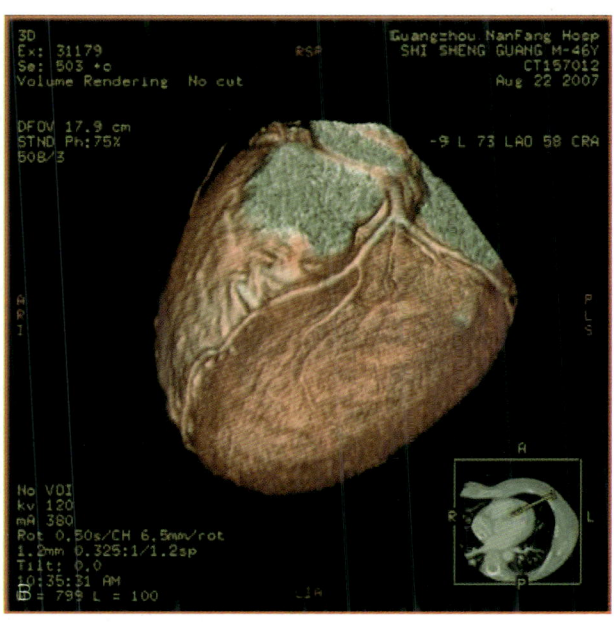

图1-34　冠状动脉的位置
A.右前斜加矢状位，正常冠状动脉VR重建；B.左前斜心前壁位，正常左冠前降支及回旋支

致判断斑块的类型：软斑块（14±26）HU，中间斑块（91±21）HU，硬斑块（49±19）HU。能检出有破裂倾向的软斑块。虽然16层CT对冠状动脉的脂核和钙化显示较好，但是对斑块结构的细微观察，如纤维帽的厚度等评价仍有一定的限度。

（3）能显示冠状动脉植入支架的位置和形态结构，可评价支架有无倾斜、开通与闭塞情况（图1-36）。但是，相邻血管壁有钙化时，对支架的评价存在一定困难。

（4）能直观整体显示冠状动脉搭桥术后桥血管走行及其连接关系，观察桥血管的开通或闭

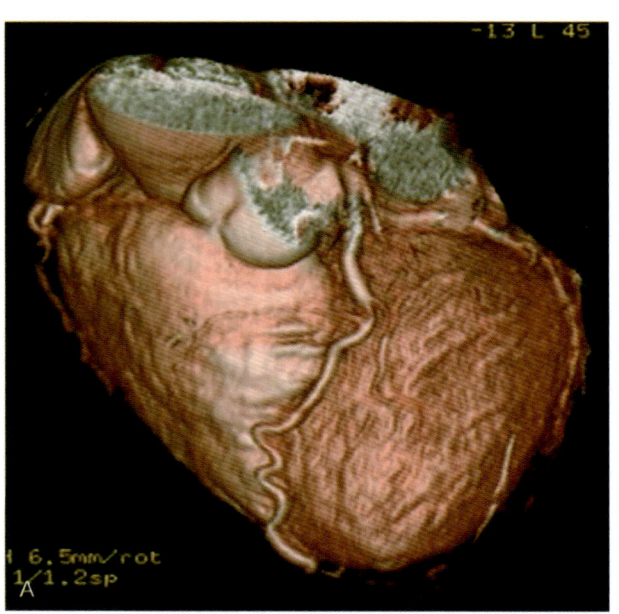
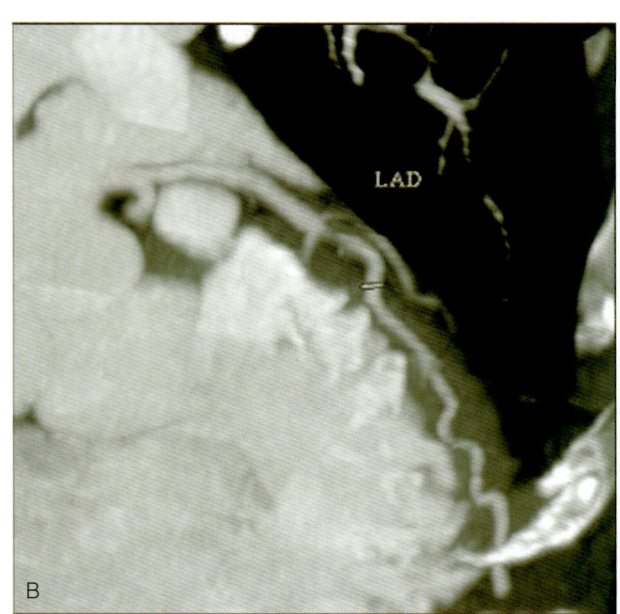

图1-35　LAD中段狭窄
A.左转心前壁位VR重建；B.隔位MIP重建

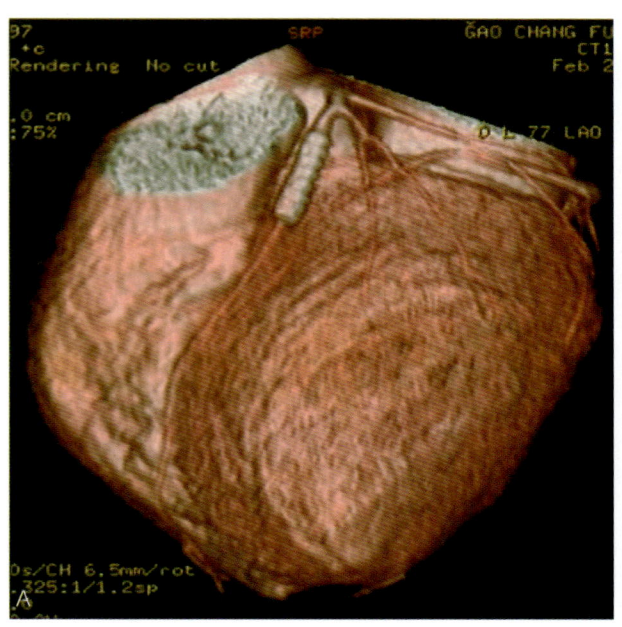
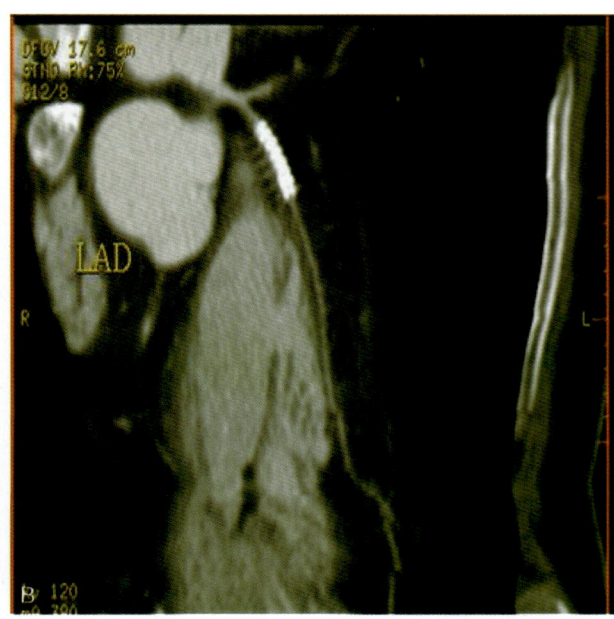

图1-36　LAD支架
A.左转心尖位；B.曲面重建

塞，并可评价桥血管狭窄的部位与程度，但是金属夹伪影对桥血管的形态学评价有一定影响。

（5）对冠状动脉畸形和变异的患者，可直观显示起源异常的冠状动脉与主动脉的连接关系，以及与心脏各房室结构间的关系。可较好显示冠状动脉与心肌桥的关系，有助于对壁冠状动脉长度和心肌桥厚度进行评价，心肌桥可压迫壁冠状动脉导致心肌缺血、心肌梗死，甚至猝死。

（6）能很好地发现冠状动脉瘤的部位、数目及形态，显示动脉瘤的内部结构。

■ 磁共振血管成像

磁共振血管成像（magnetic resonance angiography，MRA）是指利用特定的磁共振技术显示血管和血流信号的一种检查方法。其原理使MRA显示血管呈两种表现，一种是血管为低信号，利用流空效应原理；另一种是血管为高信号，利用流入性增强原理。常用的检查方法有：时间飞逝（time of fight，TOF）法，显示动脉为主；相位对比（phase contrast，PC）法，显示静脉为主；对比增强（contrast enhancement，CE）法，动、静脉均可显示。

MRA常用于以下目的。

1. 脑血管成像　常采用3D-TOF法诊断脑动脉瘤、动静脉畸形、动脉狭窄、烟雾病、颅内静脉窦血栓形成等疾病，可取得较好的效果（图1-37）。

与DSA相比，MRA不仅可显示血管腔内病变，还可显示血管腔外的情况，且可从不同角度观察其三维结构，空间定位准确。其缺点是末梢小血管显示不够理想，血液湍流可造成血管狭窄的假象，对大的动脉瘤显示较差（涡流造成质子失相位）。

2. 颈部血管成像　常采用2D-TOF法，由于颈动脉搏动明显，因此动脉显像时常需采用心电门控或脉搏门控触发扫描，使信号采集时间全部位于心脏收缩期，以减少梯形伪影并显示最大血管管径（图1-38）。由于颈动脉分叉处涡流的影响，可形成动脉狭窄假象，结果不如CEMRA可靠。

3. 主动脉成像　与常规X线血管造影、CT及CT血管造影相比，3D-CEMRA（三维对比增强磁共振血管造影）无创、无电离辐射、造影剂需要量极低（图1-39）。

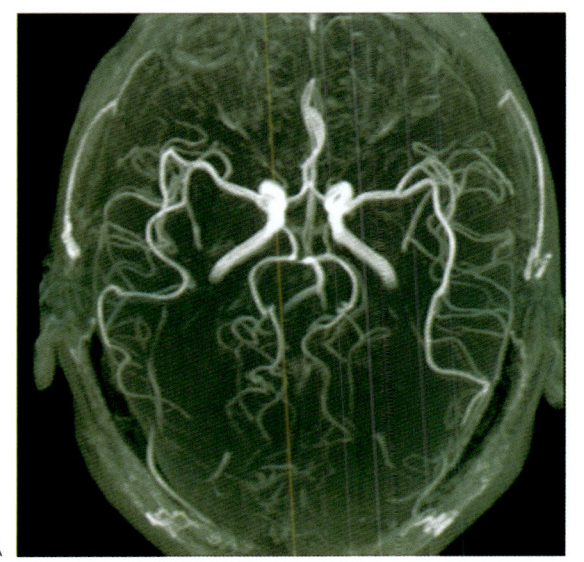
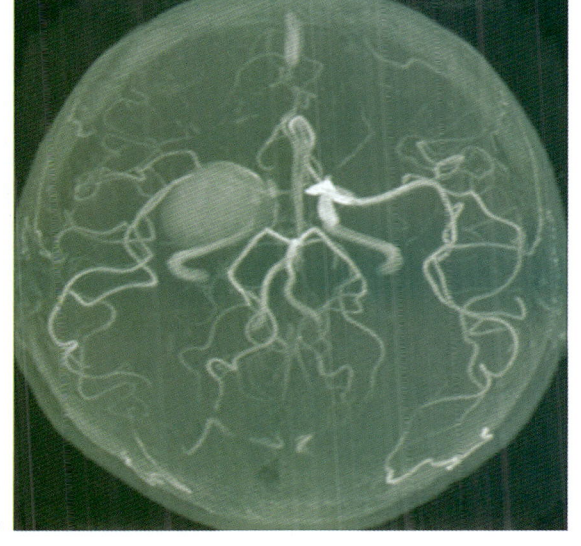

图1-37　脑血管成像
A.正常脑血管；B.右大脑中动脉动脉瘤

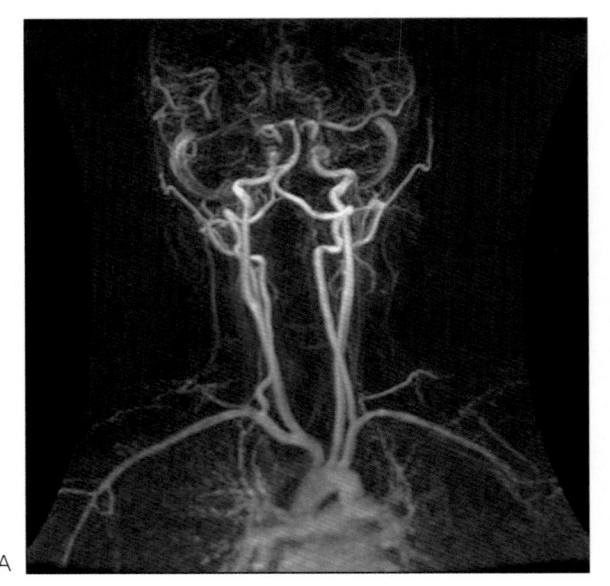
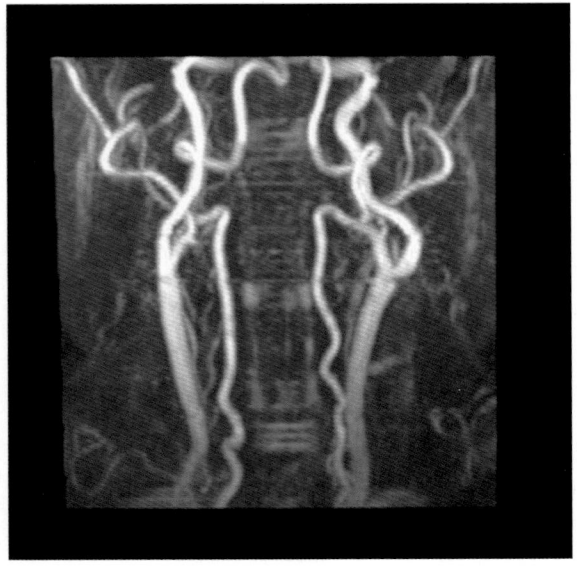

图1-38　颈动脉成像
A.正常颈动脉，冠状位；B.双侧颈总动脉、椎动脉迂曲硬化

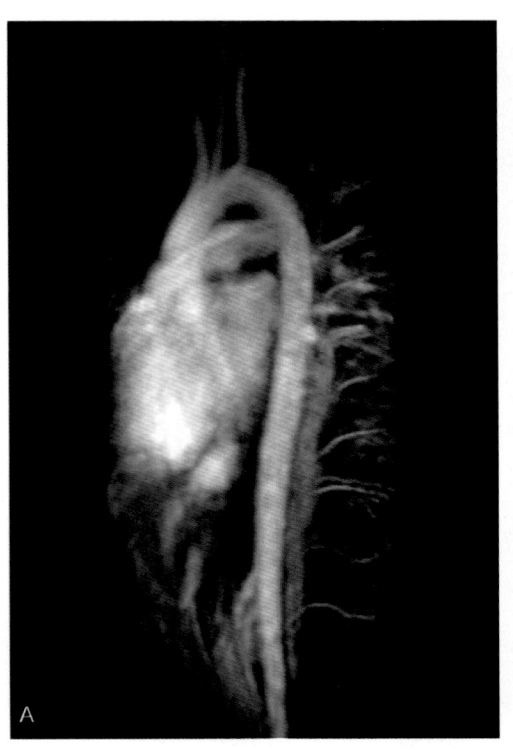
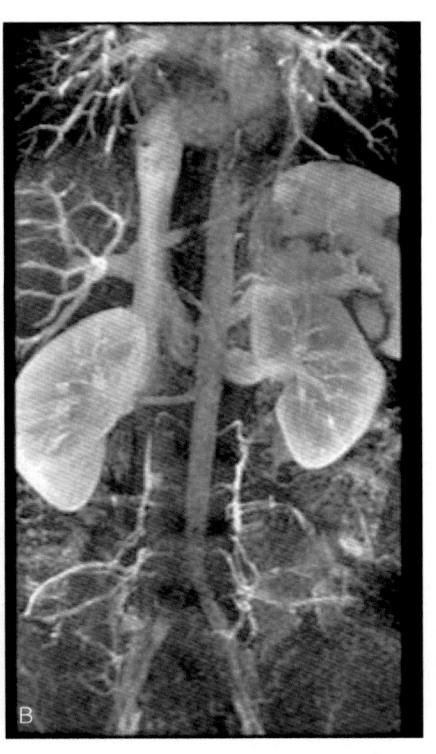

图1-39　正常主动脉
A.侧面观，矢状位；B.前面观，冠状位

（1）主动脉夹层：对大多数病例能清晰显示病变的形态。MIP重建可提供血管的大体形态，经过MPR处理后的图像可显示真假腔的撕裂口及再撕裂口的内膜片，同时还可确定主动脉分支血管起源于真腔还是假腔，以及夹层侵犯分支血管的长度。真腔一般较小，呈椭圆形，位于主

动脉轮廓线的内侧。假腔一般较大，呈弦月形，在主动脉轮廓线的外方。假腔在压力增高时可变大，并压迫真腔，严重时真腔可成线状改变。同时观察实质性器官的强化程度可提示相应器官是否存在缺血，特别是肾脏。

（2）主动脉瘤：可清晰显示主动脉瘤的大小、范围及其与分支血管的关系，如是否合并分支血管的狭窄或闭塞。MIP图像对于显示动脉瘤极为重要，而MPR图像则有助于将极度扭曲的血管展开。同时行延时增强扫描可以区分流动的血液及血栓，还可以显示主动脉壁及周围情况（图1-40）。主动脉壁如强化明显，提示为炎性主动脉瘤。

（3）多发性大动脉炎：可显示动脉管腔的狭窄或闭塞。表现为程度和范围不等的多发性、向心性管腔狭窄。病变处血管壁轮廓光滑，常由狭窄逐渐变细到完全闭塞，同时还可见到不同程度的侧支循环。血管扩张也可清晰显示，表现为广泛性动脉管腔增粗或形成动脉瘤。

（4）动脉硬化闭塞性疾病：可准确显示动脉狭窄和闭塞的部位、程度和范围。一般发生于腹主动脉下段，多数合并髂动脉和股动脉病变。表现为动脉管腔不规则狭窄、管壁轮廓毛糙。纤维斑块内如有溃疡形成，可见龛影。结合快速MRI还可显示附壁血栓。

（5）腹膜后纤维化：3D-CEMRA可显示主动脉瘤及动脉狭窄，而常规MRI特别是增强后T_1WI可清晰显示主动脉壁及其周围的纤维化。主动脉壁及周围组织的强化程度可用作对治疗效果的追踪评价。

（6）发育异常：由于无创性，特别适合于对先天性主动脉畸形的评价，包括主动脉弓发育异常（如双主动脉弓、右位主动脉弓及迷走锁骨下动脉）和主动脉缩窄。不仅可以显示主动脉狭窄的位置及程度，还可显示跨越狭窄部位的侧支血管桥。如与相位对比电影法相结合，还可获得病变部位主动脉血流信息。

（7）主动脉的术后评价：显示术后主动脉腔的形态及移植物的情况，包括移植物在吻合口处形成的主动脉瘤或狭窄。

4.肺动脉成像　肺动脉MRA用于以下目的。

（1）肺栓塞：三维对比增强肺血管造影显示栓子为腔内的充盈缺损或肺动脉分支的截断、缺支，同时还可以进行盆腔及下肢深静脉的检查。但它对亚段动脉栓子的显示尚有一定限度。

（2）肺部肿物：可清晰显示近端大血管和肿瘤之间的关系，还可以作为肿瘤分期的一种手段，平衡期的图像还可以很好地评价纵隔的侵犯和肺内的转移灶。

（3）肺血管发育畸形：具有任意多平面重建功能（MPR），适合显示各种肺血管复杂畸形。对于动静脉畸形（AVM）可显示其供血动脉和引流静脉，为外科手术或介入栓塞提供帮助（图1-41）。

（4）肺隔离征：可清晰显示来自体动脉的异常供血血管，提供确诊依据。

（5）肺动脉高压：应用目的主要是明确有无慢性血栓栓塞性肺动脉高压。不仅可显示高信

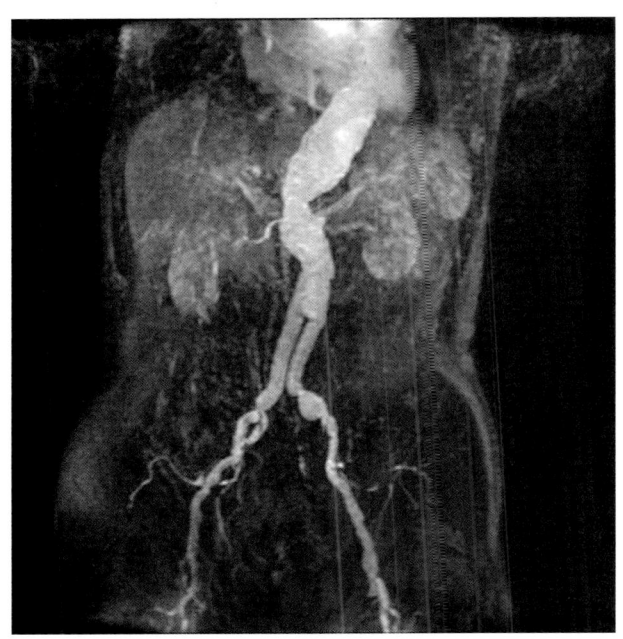

图1-40　腹主动脉瘤+左侧髂总动脉瘤+右侧髂总动脉局限性狭窄（M-70Y），冠状位

号内腔和低信号动脉壁间的栓子，也可显示扩大的右侧心腔。

5. 内脏动脉成像　内脏动脉MRA用于以下目的。

（1）肠系膜缺血性病变。

（2）内脏动脉瘤：脾动脉瘤、肝动脉瘤，可显示动脉瘤的部位、大小、范围及其与邻近器官的关系，并可了解是单发还是多发、肝脾血供情况和侧支循环情况。

（3）肿瘤包绕：腹膜后肿块特别是胰腺癌可包绕内脏动脉及门静脉，并可侵犯这些血管引起狭窄甚至闭塞。可清楚显示血管受压、受侵情况。结合常规MRI还可直接观察肿瘤的形态并判断其性质。

（4）解剖变异：内脏动脉的解剖变异发生率约为40%，内脏动脉MRA可帮助了解主动脉分支的主干及其主要分支结构。

（5）门静脉高压：3D CE MRP可准确显示门静脉系统的血管，如门静脉主干、门静脉肝内分支、脾静脉、肠系膜上静脉，同时显示开放并曲张的侧支血管，如胃冠状静脉、脐静脉及其起点、走行，食管胃底及周围静脉曲张情况。因为MRP除了有良好的软组织对比及顺磁性造影剂与含碘造影剂不同的血管增强机制外，还有MRP的后处理功能，可随意选取感兴趣区进行MIP重建以去除周围的背景组织对门静脉系统的掩盖。MR断层影像与3D CE MRP相结合可更准确地评估肝硬化门脉高压的严重程度，为手术方案的确定提供准确而详细的依据。

（6）门静脉栓塞及海绵样变性：急性栓塞时门静脉因血栓而扩张；感染性栓塞时血管周围可出现强化，门静脉流向肝脏的血流明显减少，致使肝脏强化延迟，并表现为斑片状。一段时间后，产生许多小的侧支血管跨越门静脉闭塞段，这些血管网称为海绵状变性。3D-CEMRA的门静脉及平衡期在肝门处如见到这些血管则可诊断。

（7）肝移植：肝脏的血供主要来自门静脉，对于肝移植患者而言，准确评价门静脉对肝移植的成功具有重要价值。术前可用以评价门静脉的情况是否适宜行肝移植术，术后可观察门静脉的通畅情况。

6. 肾动脉成像　肾动脉MRA用于以下目的。

（1）肾动脉狭窄：可清晰显示肾动脉近端及远端的病变，可在任何角度及方位显示肾动脉，并可行不同角度的多层面重建，显示肾动脉的偏心性狭窄。

（2）肾动脉瘤：3D-CEMRA原始图像可显示附壁血栓，MIP影像可从360°不同方位显示动脉瘤的形态，同时有助于评价肾动脉瘤的颈部。

（3）肾移植供体的检查：可准确评价供体肾血管。大范围的冠状位采集无论肾动脉起源于腹腔动脉下方水平的主动脉还是髂总动脉均可显示。评估肾脏的大体形态、供体肾脏血管灌注情况。

（4）肾移植术后的随访：传统X线血管造影需应用大量的含碘造影剂，加重了移植肾的负担，MRA无创并安全，可用于早期诊断移植肾动脉狭窄。

7. 下肢动脉成像　主干包括髂总动脉分出髂外动脉，此后延续为股动脉、腘动脉，腘动脉分出的胫前动脉延续为足背动脉，胫后动脉延续为足底内、外侧动脉（图1-42）。

下肢动脉MRA用于以下目的。

（1）主动脉-髂动脉血管疾病：不受盆腔动脉扭曲严重、血管搏动、肠管运动及呼吸运动的影响，能准确地判断血管狭窄及闭塞的长度。

（2）观察糖尿病血管变化和静脉曲张（图1-43）。

8. 上肢动脉成像　上肢动脉由锁骨下动脉开始，延续为腋动脉和肱动脉。肱动脉分为桡动脉和尺动脉，两者在手部形成掌浅弓和掌深弓。各动脉干沿途发出分支。

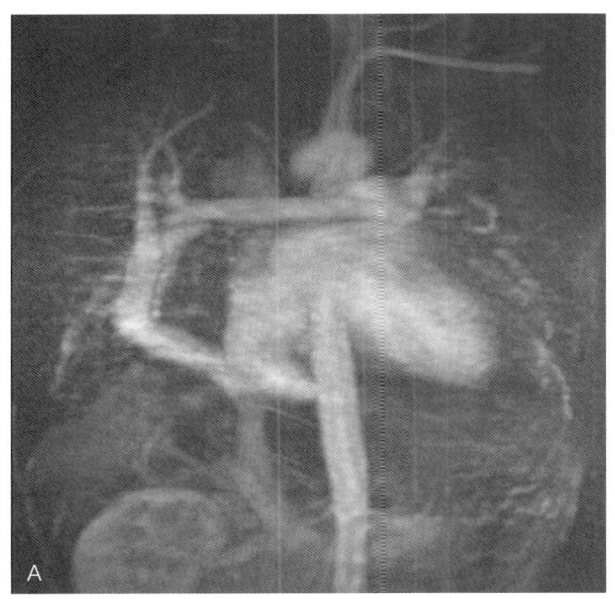
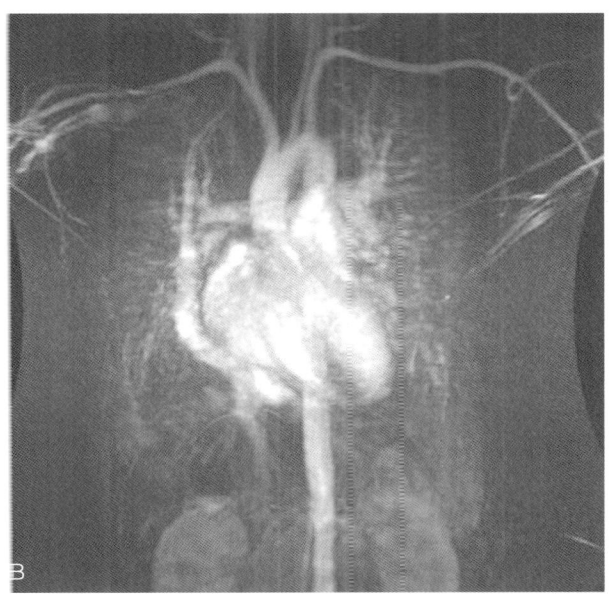

图1-41 右肺动脉畸形走行
A.左肺动脉主干延长,在肺内穿行,向下穿过膈肌直接汇入下腔静脉;B.冠状位观

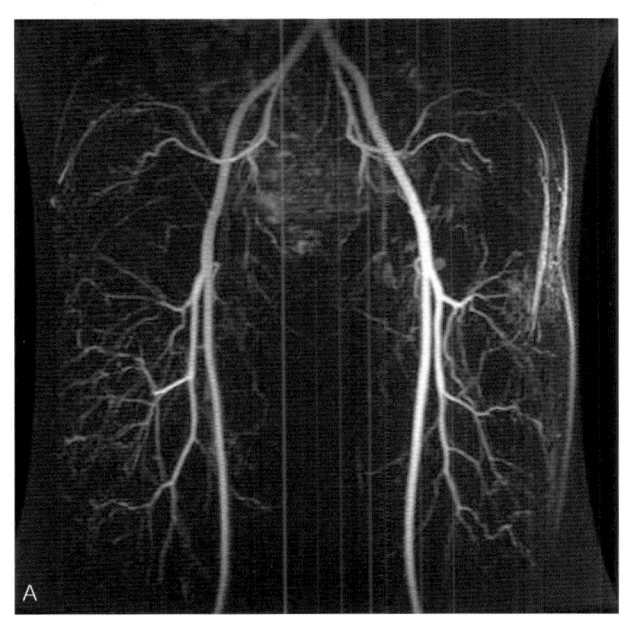
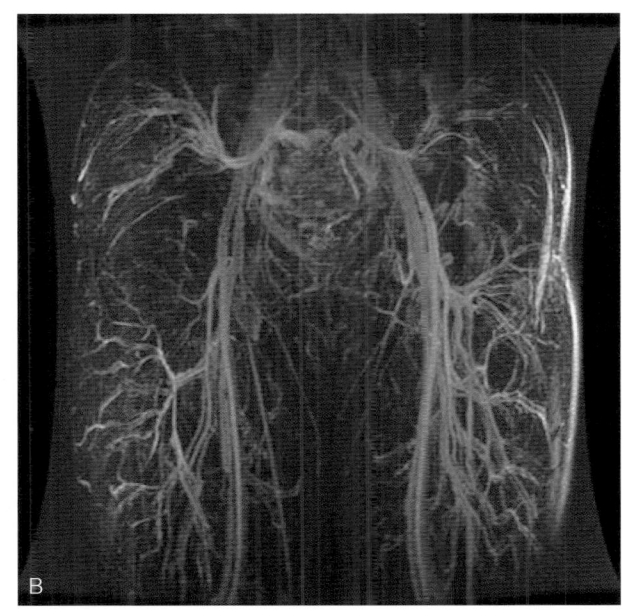

图1-42 正常下肢血管
A.正常双侧髂总动脉及主要分支;B.动、静脉均显示

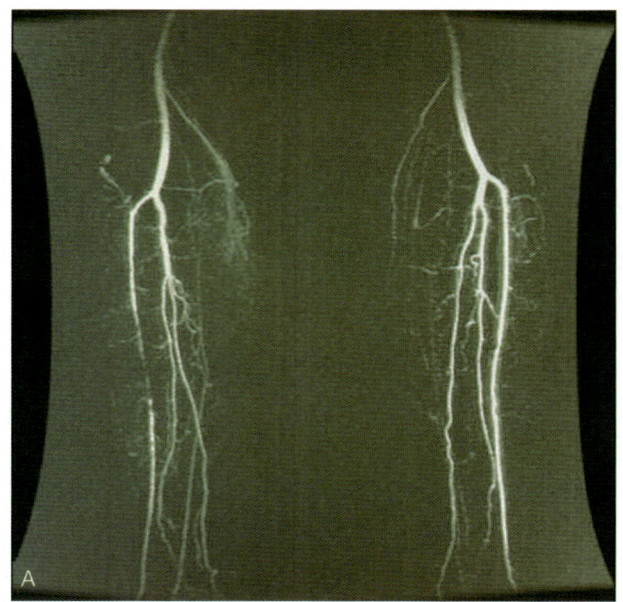 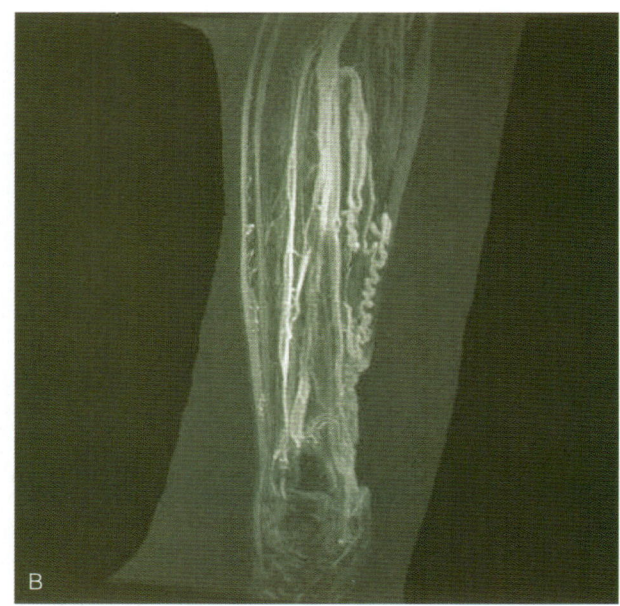

图1-43 下肢血管MRA
A.糖尿病患者双下肢；B.右小腿静脉曲张

（王　沫　赵成磊　邱士军　王燕钰）

参考文献

1. Carlson BM. Human Embryology and Developmental Biology. 5th ed. Philadelphia: Elsevier, 2013.
2. Moore KL, Persaud TVN. The Developing Human. 10th ed. Philadelphia: Elsevier, 2016.
3. Sadler TW, Langman's Medical Embryology. 13th ed. Riverwoods: Lippincott Williams & Wilkins, 2015.
4. 李继承, 曾园山. 组织学与胚胎学. 9版. 北京: 人民卫生出版社, 2018.
5. Wolpert L. Principles of Development. 4th ed. Oxford: Oxford University Press, 2011.
6. 刘厚奇, 蔡文琴. 医学发育生物学. 3版. 北京: 科学出版社, 2012.
7. 谷涌泉, 张建. 全身血管影像解剖学图谱. 北京: 人民卫生出版社, 2012.
8. Susan Standring. Gray's Anatomy: The Anatomical Basis of Clinical Practice. 41st ed. Philadelphia: Elsevier, 2015.

颈部血管外科解剖学

颈部解剖概论

颈部介于头部与胸部和上肢之间，是连接人体头部与躯干的重要通道。前部正中有呼吸道和消化道通过；两侧有纵行排列的大血管及神经干；颈根部有胸膜顶、肺尖及连接上肢的血管和神经干等。颈部筋膜包绕各层颈肌，以及血管神经和脏器，诸结构之间有疏松结缔组织充填，并形成筋膜鞘和筋膜间隙，其间有大量淋巴结分布。颈部活动范围较大，体位的变化会引起相应解剖位置的改变，如手术时，头后仰、肩部垫高，颈部的甲状腺及气管会向前凸出；头部旋转及向两侧偏转时，会造成气管、食管和大血管相应的旋转移位，这也将是血管外科手术时不容忽视的解剖学特点。

■ 境界与分区

境 界

上界以下颌骨下缘、下颌角、乳突尖、上项线和枕外隆凸的连线与头部为界；下界以胸骨颈静脉切迹、胸锁关节、锁骨上缘和肩峰至第7颈椎棘突的连线与胸部和上肢为界。

分 区

颈部可分为固有颈部和项部（图2-1）。

1. 固有颈部　两侧斜方肌前缘之间和脊柱颈部前方的部分，即通常所指的颈部。以胸锁乳突肌前、后缘为界，分为颈前区、胸锁乳突肌区和

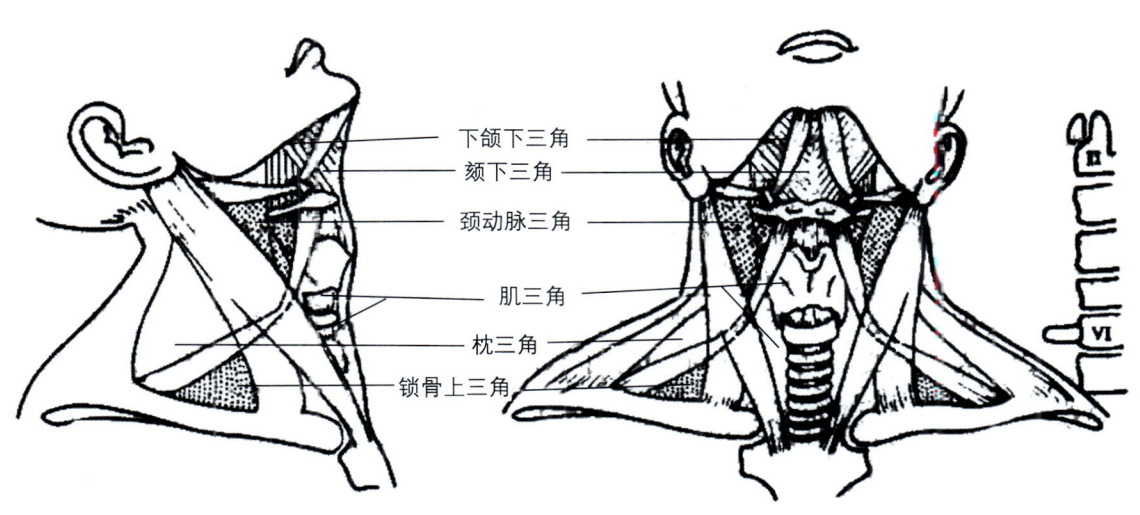

图2-1　颈部分区

颈外侧区。

（1）颈前区：内侧界为颈前正中线，上界为下颌骨下缘，外侧界即胸锁乳突肌前缘。颈前区又以舌骨为标志，分为舌骨上区和舌骨下区。前者包括颏下三角和左、右下颌下三角；后者包括颈动脉三角和肌三角。

（2）颈外侧区：位于胸锁乳突肌后缘、斜方肌前缘和锁骨中1/3上缘之间，又称颈后三角。肩胛舌骨肌将其分为后上部较大的枕三角和前下部较小的锁骨上大窝（亦称锁骨上三角）。

（3）胸锁乳突肌区：指该肌所在的区域。

2. 项部　两侧斜方肌与脊柱颈部之间的部分，又称颈后区。

■ 表面解剖

体表标志（图2-2）

1. 舌骨（hyoid bone）　位于颏隆突的下后方，适对第3、4颈椎椎间盘平面；舌骨体两侧可扪及舌骨大角，是寻找舌动脉的标志。

2. 甲状软骨（thyroid cartilage）　位于舌骨下方，上缘平对第4颈椎椎体上缘，即颈总动脉分叉处；前正中线上的突起为喉结（男性）。

3. 环状软骨（cricoid cartilage）　位于甲状软骨下方，环状软骨弓两侧平对第6颈椎横突，是喉与气管、咽与食管的分界标志；又可作为计数气管环和甲状腺触诊的标志。

4. 颈动脉结节（carotid tubercle）　即第6颈椎横突前结节。颈总动脉行经其前方。在胸锁乳突肌前缘中点，平环状软骨弓向后压迫，可阻断颈总动脉血流。

5. 胸锁乳突肌（sternocleidomastoid）　是颈部分区的重要标志。其胸骨头、锁骨头与锁骨上缘之间称为锁骨上小窝（lesser supraclavicular fossa）。

6. 锁骨上大窝（greater supraclavicular fossa）是锁骨中1/3上方的凹陷，窝底可扪及锁骨下动脉搏动和第1肋，窝底深方有臂丛走行。

7. 胸骨上窝（suprasternal fossa）　位于胸骨颈静脉切迹上方的凹陷处，在此处可触及气管颈段。

体表投影

1. 颈总动脉和颈外动脉（common carotid a. and external carotid a.）　下颌角与乳突尖连线的中点，右侧至右胸锁关节、左侧至左锁骨上小窝做一连线，该线以甲状软骨上缘为界，上段为颈外动脉的体表投影，下段为颈总动脉的体表投影（图2-3，4）。

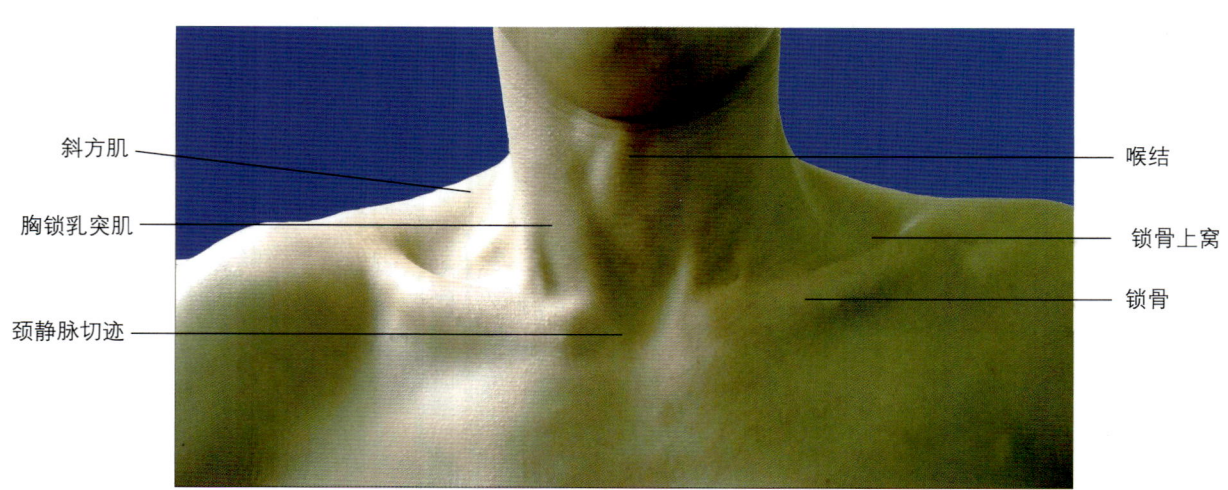

图2-2　颈部的体表标志

2 颈部血管外科解剖学

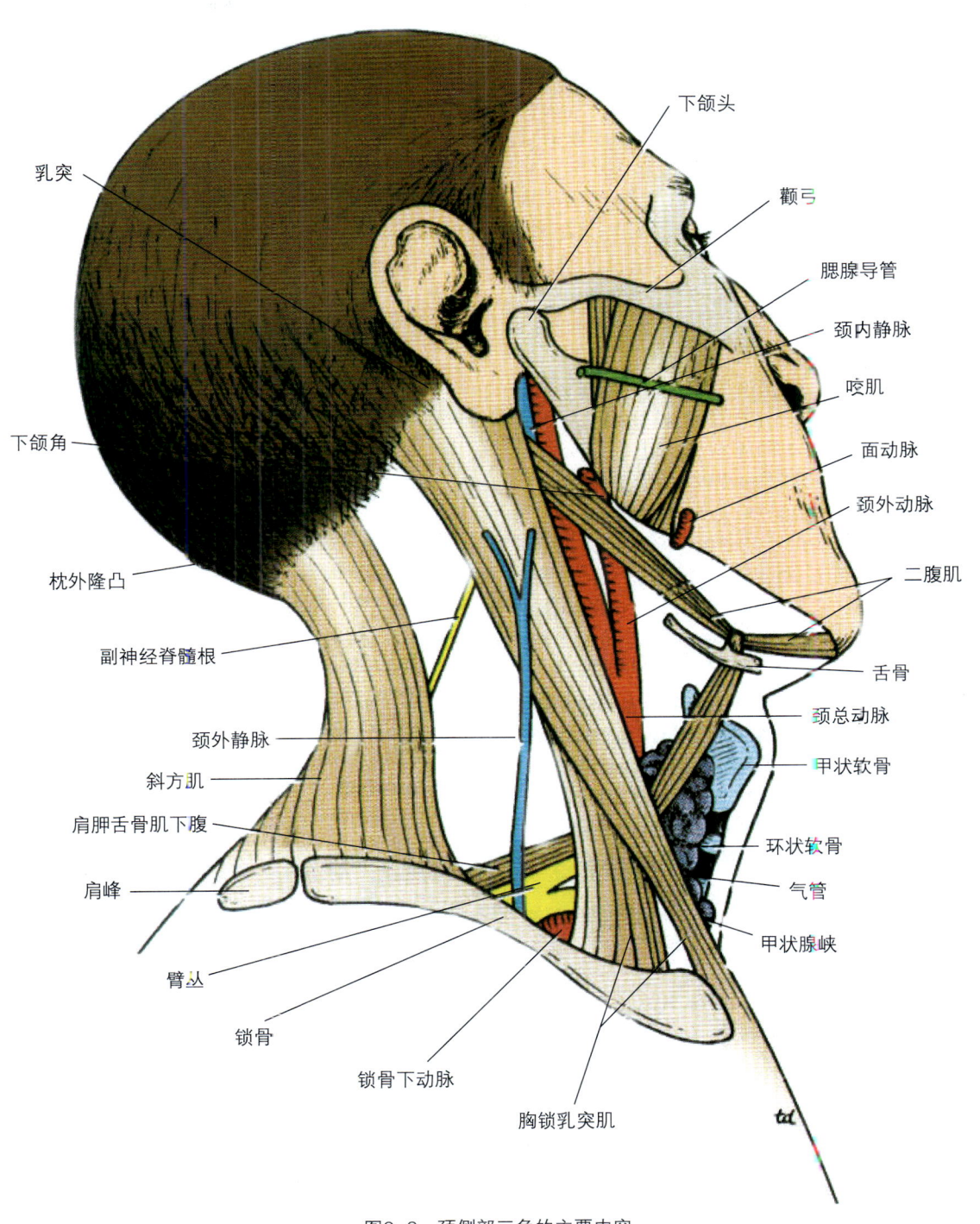

图2-3 颈侧部三角的主要内容

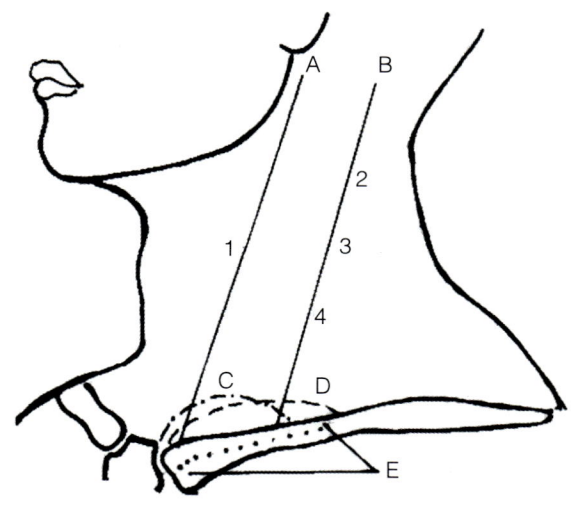

图 2-4 颈部重要器官的体表投影

2. 锁骨下动脉（subclavian a.） 右侧自右胸锁关节、左侧自左锁骨上小窝向外上至锁骨上缘中点划一弓形线，弓的最高点距锁骨上缘 1~1.5 cm，即为锁骨下动脉的体表投影。

3. 颈外静脉（external jugular v.） 体表投影为下颌角至锁骨中点的连线上，是小儿静脉穿刺的常用部位之一。

4. 副神经（accessory n.） 体表投影为乳突尖与下颌角连线的中点，经胸锁乳突肌后缘中、上1/3交点至斜方肌前缘中、下1/3交点的连线。

5. 臂丛（brachial plexus） 体表投影为自胸锁乳突肌后缘中、下1/3交点至锁骨中、外1/3交点稍内侧的连线。

6. 神经点（nerve point） 是颈丛皮支浅出颈筋膜的集中部，约在胸锁乳突肌后缘中点处，是颈部皮神经阻滞麻醉的部位。

7. 胸膜顶及肺尖（cupula of pleura and apex of lung） 肺尖部由壁胸膜覆盖，由胸腔突出胸廓上口至颈根部，高出锁骨内侧1/3段上方2~3 cm。

在图2-4中，A线表示下颌角与乳突尖连线的中点与胸锁关节的连线，相当于颈总动脉和颈外动脉走行（1处相当于甲状软骨上缘，颈总动脉分叉部）。B线相当于胸锁乳突肌后缘（2相当于副神经出胸锁乳突肌后缘部位；3为颈丛分出耳大、枕小、颈皮、锁骨上神经部位；4相当于臂丛出胸锁乳突肌后缘部位）。C弧线为胸膜顶的投影，D弧线为锁骨下静脉投影，E弧线为锁骨下动脉投影。

■ 颈部的层次结构

浅层结构

1. 皮肤 颈部的皮肤较薄，活动性较大，横纹明显，手术时，宜取横切口，以利愈合和美观。

2. 浅筋膜 颈部的浅筋膜一般较薄，含有少量脂肪，颈前部和颈外侧部浅筋膜内含有颈阔肌。浅筋膜内还有浅静脉、浅淋巴结和皮神经，均位于颈阔肌的深面（图2-5）。

（1）颈阔肌（platysma）：为阔而薄的肌片，位于颈前外侧部脂肪层的深面，起于胸大肌上部和三角肌表面的筋膜，向上行，前部肌纤维附于下颌骨下缘，后外侧部纤维越过下颌骨下缘延至面部，与口角的肌肉纤维交织。前部纤维在颏下方与对侧颈阔肌纤维交织，而越往下两侧肌间的距离越远。颈阔肌变异较大，可一侧或双侧阙如。收缩时，颈部皮肤出现斜行皱纹。其前部纤维可协助降下颌，后部纤维可牵下唇和口角向下（图2-6）。颈阔肌受面神经颈支及颈丛皮支支配。手术切断此肌缝合时，应注意将断端对合，以免术后形成瘢痕。

（2）颈部浅静脉：主要有颈外静脉和颈前静脉，颈部浅静脉无动脉伴行。

1）颈外静脉（external jugular v.）：由下颌后静脉后支和耳后静脉在下颌角附近汇合而成，但变异较多。该静脉沿胸锁乳突肌浅面行向外下方，在距锁骨中点上方2~5 cm处，穿过深筋膜注入锁骨下静脉或颈内静脉（图2-7）。穿入处深筋膜与静脉壁相连，当静脉损伤时，管腔不能闭合，易发生气栓。颈外静脉末端，通常只有一对瓣膜，不能完全阻止血液倒流，故当上腔静脉回

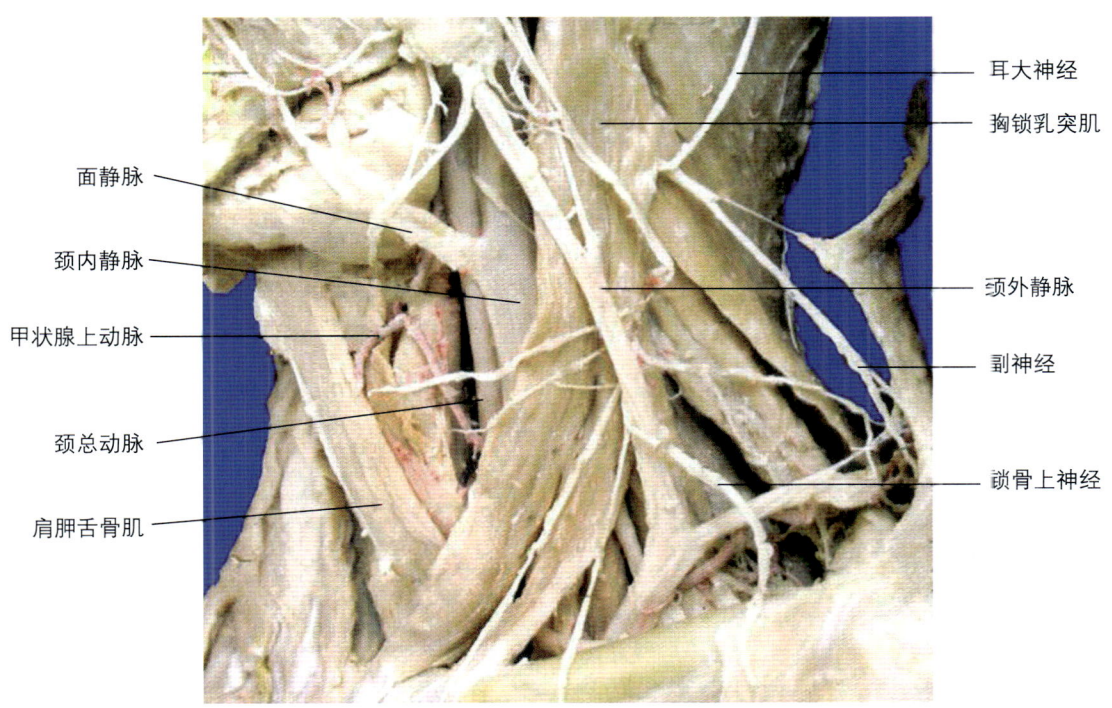

图2-5 颈部浅层结构

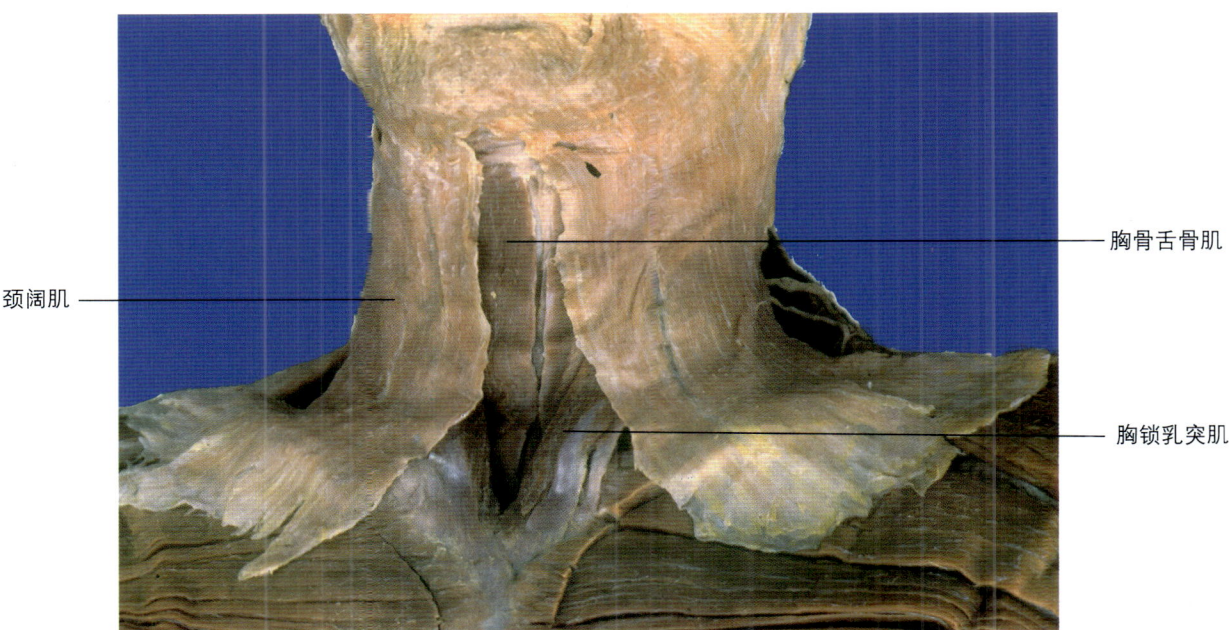

图2-6 颈阔肌

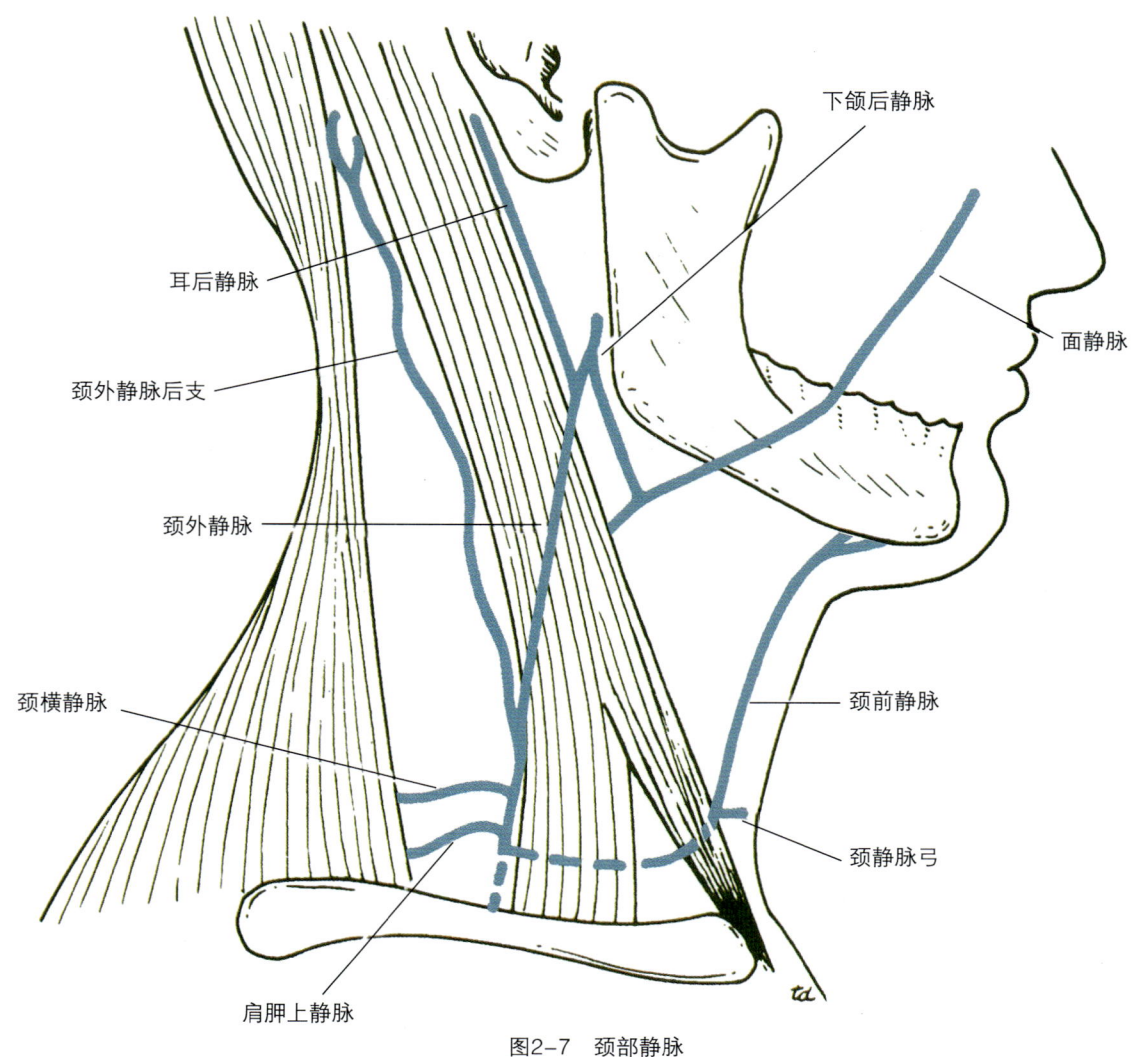

图2-7 颈部静脉

流受阻、静脉压升高时,可使颈外静脉怒张。

2)颈前静脉(anterior jugular v.):起自颈下部,沿正中线两侧下降,进入胸骨上间隙内,呈直角转向外侧,经胸锁乳突肌深面,注入颈外静脉,偶有注入锁骨下静脉或头臂静脉者。在胸骨上间隙内,两侧颈前静脉间常有横吻合支相连,称颈静脉弓。颈前静脉无瓣膜,离心脏距离较近,受胸腔负压影响较大,故于颈部手术(如甲状腺手术、气管切开术等)时,需注意防止空气吸入静脉。颈前静脉有时只有1条,其位置居于中线。

(3)颈浅淋巴结(superficial cervical lymph node):沿颈外静脉排列,收纳外耳部分、腮腺区下部和下颌角等区域的浅淋巴管,其输出管注入颈深淋巴结。

(4)颈部皮神经(cutaneous n. of cervical part):包括颈丛发出的皮支和面神经的颈支两种。颈丛的皮支于胸锁乳突肌后缘中点处穿出颈深筋膜浅层分布于浅筋膜(图2-8)。

1)颈丛皮支:颈丛发出的主要皮支有4条,枕小神经(lesser occipital n.)沿胸锁乳突肌后缘上行,分布于枕部皮肤;耳大神经(great auricular n.)绕胸锁乳突肌浅面向前上方行,分布于耳郭及其周围的皮肤,该神经较粗大,受麻风

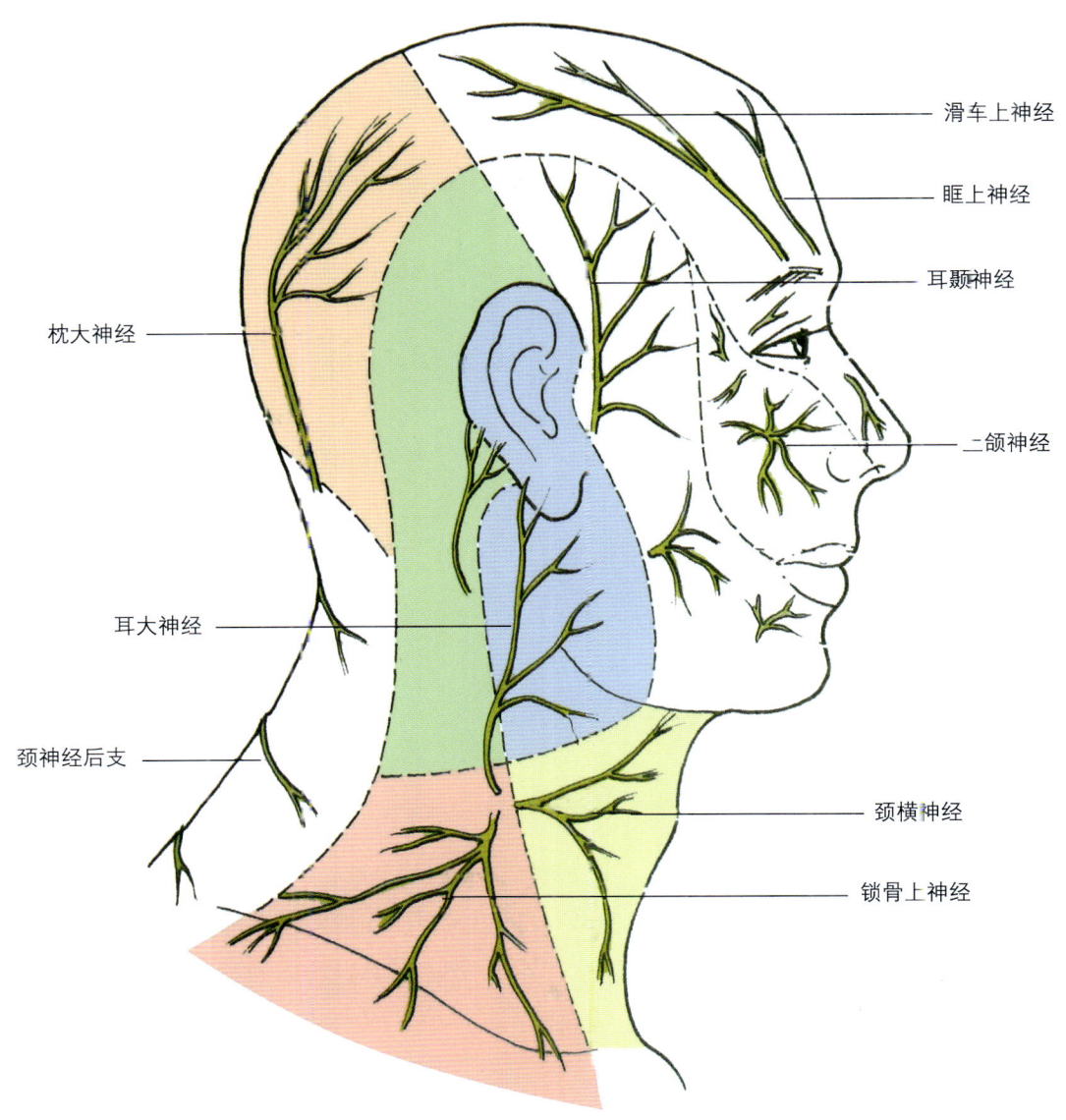

图2-8 颈丛皮支

杆菌侵犯时经皮肤可触及；颈横神经（transverse cutaneous n.）经胸锁乳突肌浅面横行向前，呈扇形分支，分布于颈前部皮肤；锁骨上神经（supraclavicular n.）行向下外，分为前、中、后数支，分布于颈前外侧部、胸前壁第2肋以上及肩部皮肤。

2）面神经颈支（cervical branch of facial n.）：从腮腺下端穿出，行向前下方，分布于颈阔肌，为该肌的运动神经。腮腺手术时，面神经颈支可作为寻找面神经主干的标志之一。

颈筋膜及筋膜间隙

颈筋膜（cervical fascia）指的是颈深筋膜，位于浅筋膜及颈阔肌的深面，包绕颈部的肌肉、血管、神经和脏器，形成浅、中、深3层。颈部器官借致密的筋膜互相分隔，筋膜之间有由疏松结缔组织充填的间隙，称筋膜间隙（interfascial space）（图2-9）。

1.浅层 颈深筋膜的浅层又称封套层（wrapper layer），环绕颈部。后部附着于项韧带及颈椎棘

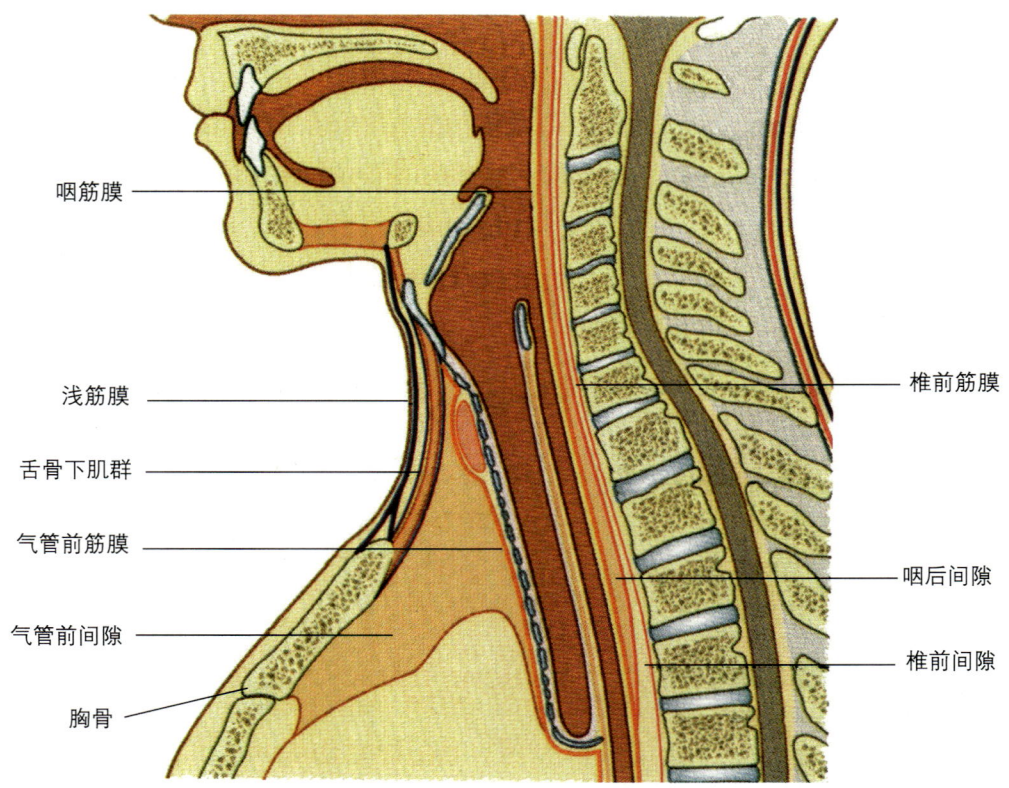

图2-9 颈筋膜的分布（正中矢状切面）

突，向外侧再转向前方，依次包绕斜方肌、胸锁乳突肌后，被覆于舌骨下肌群表面至正中线与对侧者相连，构成颈白线。浅层筋膜上方附着于枕骨上项线及乳突，向前包绕腮腺形成腮腺鞘；继而在下颌骨下方分为两层，包绕下颌下腺，附着于下颌骨，形成下颌下腺鞘。浅层筋膜下方附着于肩峰、锁骨及胸骨柄。在颈静脉切迹上方，分为浅、深两层，分别附着于切迹前、后缘，两者之间的间隙称胸骨上间隙，含有颈静脉弓及淋巴结。

2. 中层　即气管前层（pretracheal layer），位于舌骨下肌群深面，包绕咽、食管颈部、喉、气管颈部，甲状腺及甲状旁腺等器官，又称内脏筋膜。其前下部覆盖气管，称为气管前筋膜；后上部覆盖颊肌和咽缩肌，称为颊咽筋膜。气管前筋膜向上附着于环状软骨弓、甲状软骨斜线和舌骨，向下包绕甲状腺形成甲状腺鞘，即甲状腺假被膜，并越过气管前面及两侧入胸腔与纤维心包相融合。颈筋膜中层向两侧延续，包绕颈总动脉、颈内动脉、颈内静脉和迷走神经形成颈动脉鞘（carotid sheath）。该鞘上起自颅底，下续纵隔，周围借疏松结缔组织与颈筋膜的浅层和深层相融合。鞘内有纵行的纤维隔把动脉和静脉分开，迷走神经位于动、静脉之间的后方。

3. 深层　即椎前筋膜（fascia prevertebralis），覆被椎前肌、前斜角肌、中斜角肌、肩胛提肌、臂丛及锁骨下血管，构成颈外侧三角的底，并向外下方伸展，包绕锁骨下动、静脉及臂丛与腋鞘相续。向上附着于颅底，向下与脊柱的前纵韧带融合。椎前筋膜与咽后壁之间为咽后间隙。此间隙的脓肿可向咽腔膨出，可出现吞咽和发音困难。感染时可向下延至后纵隔。椎前筋膜与脊柱颈部之间有椎前间隙，颈椎结核的脓肿，脓液多积于此间隙内，也可顺此间隙向下蔓延至后纵隔、向两侧扩散至颈侧部或穿破椎前筋膜至咽后间隙（图2-10）。

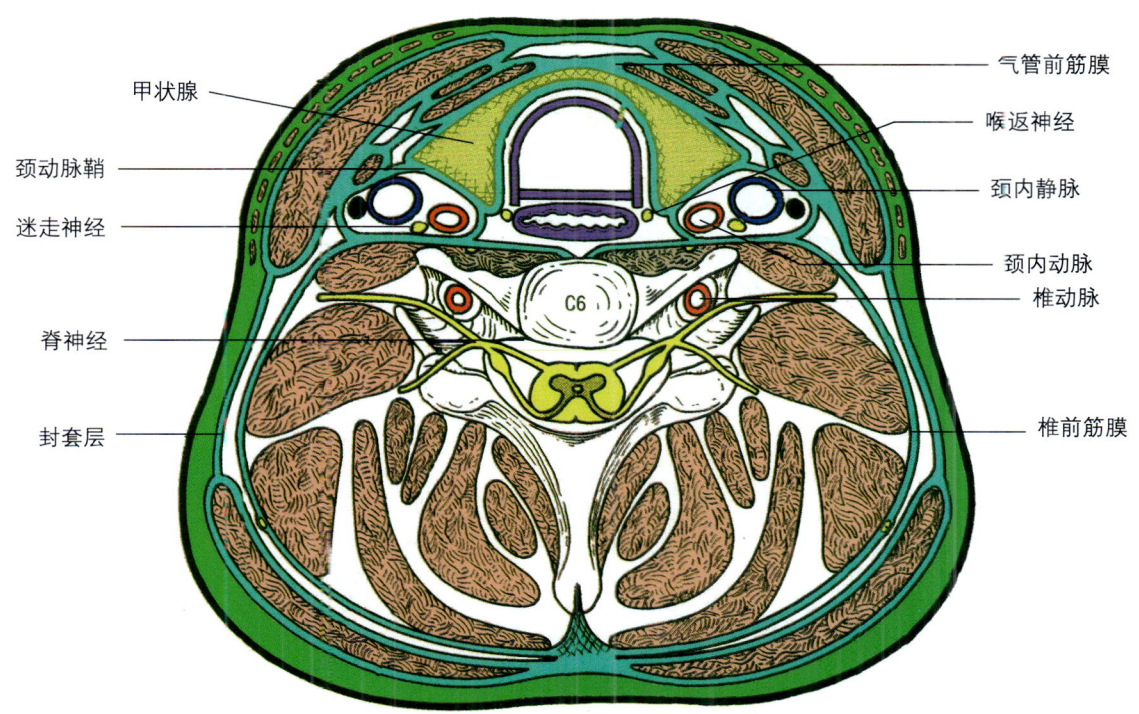

图2-10 颈筋膜及其间隙（横断面）

■ 颈部血管的重要局部解剖

颈动脉三角

颈动脉三角（carotid triangle）由二腹肌后腹、肩胛舌骨肌上腹、胸锁乳突肌前缘构成。其浅面由浅入深依次为皮肤、浅筋膜、颈阔肌和颈筋膜浅层，深面为椎前筋膜，内侧为咽侧壁及其筋膜。

颈动脉三角内主要内容是颈动脉鞘（鞘内主要结构是颈内静脉及其属支、颈总动脉及其分支、迷走神经及其分支），舌下神经及其降支，副神经和颈深淋巴结等（图2-11）。

1. 颈总动脉（common carotid a.） 为颈部主要动脉干，右侧发自头臂干，左侧直接起自主动脉弓。在起始处常有变异，如左颈总动脉和头臂干合干或与左锁骨下动脉合干。两侧颈总动脉经过胸锁关节后方，沿气管和喉外侧上升。在颈动脉三角，颈总动脉在甲状软骨上缘分为颈外动脉和颈内动脉，中国人统计资料表明颈总动脉分叉高度时有变异，平对甲状软骨上缘者占26.78%，低于此水平者占9.25%，高于此水平者占63.87%，甚至可直达舌骨大角水平。颈总动脉在颈内、外动脉分叉处有颈动脉窦和颈动脉小球两个结构。

（1）颈动脉窦（carotid sinus）：为颈总动脉末端和颈内动脉起始处的膨大部分，窦壁内有压力感受器，为舌咽神经的窦神经分布，受刺激后可引起反射性心搏减慢、血管扩张和血压降低。

（2）颈动脉小球（carotid glomus）：位于颈内、外动脉分叉处后壁的外鞘内，为一米粒大小的棕红色椭圆小体，是感受血液中二氧化碳分压的化学感受器，当血液中二氧化碳分压升高时，可反射性地引起呼吸加快、加深，调节呼吸。

2. 颈内动脉（internal carotid a.） 在颈动脉三角自颈总动脉分出后，初位于颈外动脉后外

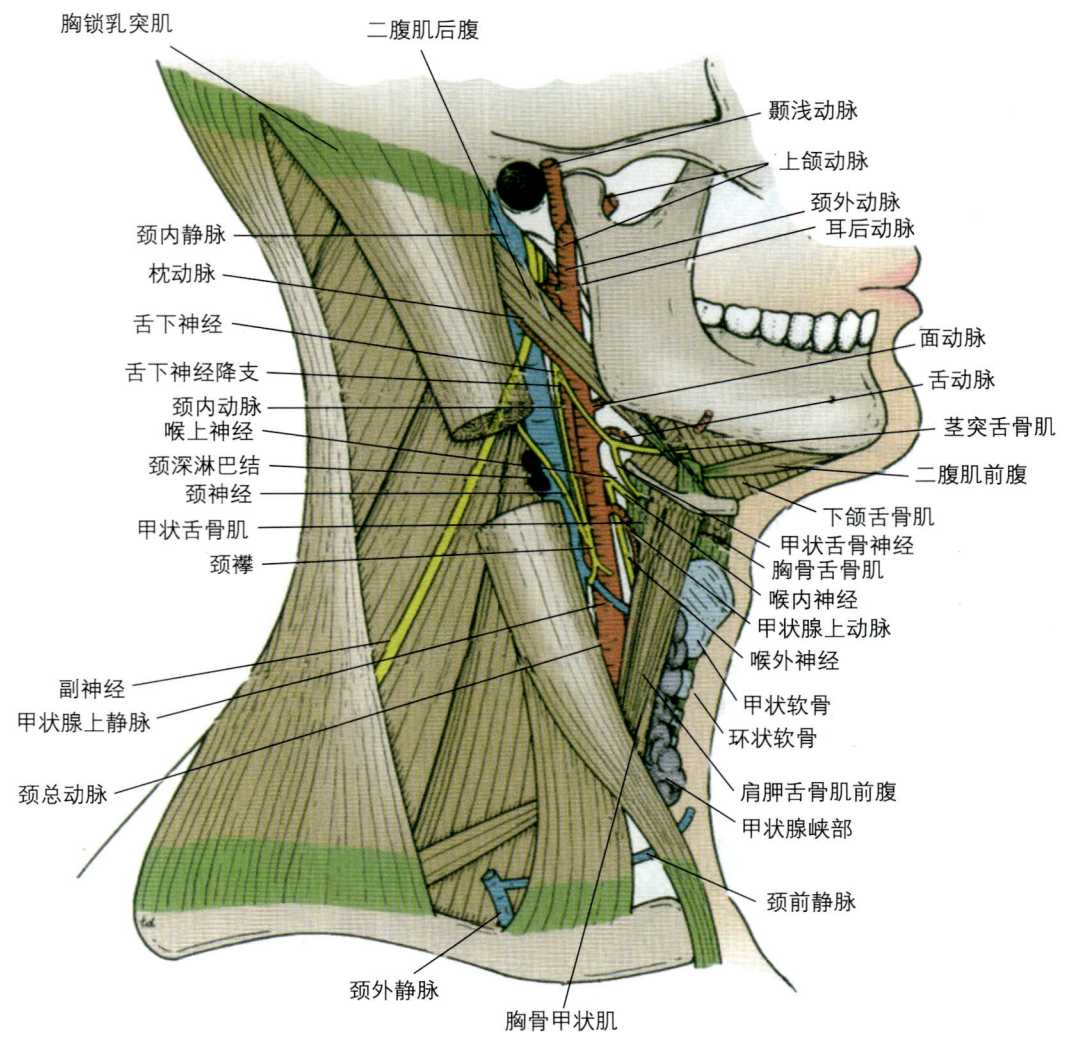

图2-11 颈动脉三角的内容

侧上行，后转向其后方，在二腹肌后腹深面垂直上升，经颅底颈动脉管入颅中窝（图2-12）。颈内动脉和颈总动脉在颈部均无分支。在颈动脉三角，颈内动脉被胸锁乳突肌覆盖，并有舌下神经跨过其外侧面。

3. 颈外动脉（external carotid a.） 在颈动脉三角自颈总动脉发出后，经二腹肌后腹深面上行，穿腮腺至下颌颈处分为颞浅动脉和上颌动脉两终末支。在颈动脉三角内发出甲状腺上动脉、舌动脉及面动脉等分支；近二腹肌后腹下缘处向后上方发出枕动脉；自颈外动脉起始端的内侧发出咽升动脉，行向上方。两侧颈外动脉分支之间有较广泛的吻合，结扎一侧颈外动脉不会导致严重障碍。

4. 颈内静脉（internal jugular v.） 初伴颈内动脉下降，位于动脉后方，逐渐转向其外侧，位于颈动脉鞘内；后伴颈总动脉外侧下行，至胸锁关节后方与锁骨下静脉汇合成头臂静脉。当颈内静脉损伤时，由于该静脉壁紧贴颈动脉鞘，使静脉腔不易闭锁，加上胸腔负压的吸引，可导致空气栓塞。颈内静脉的属支主要由颈外动脉各分支的伴行静脉组成。

5. 迷走神经（vagus n.） 在颈部位于颈动脉鞘内，行于颈内动脉、颈总动脉和颈内静脉之间

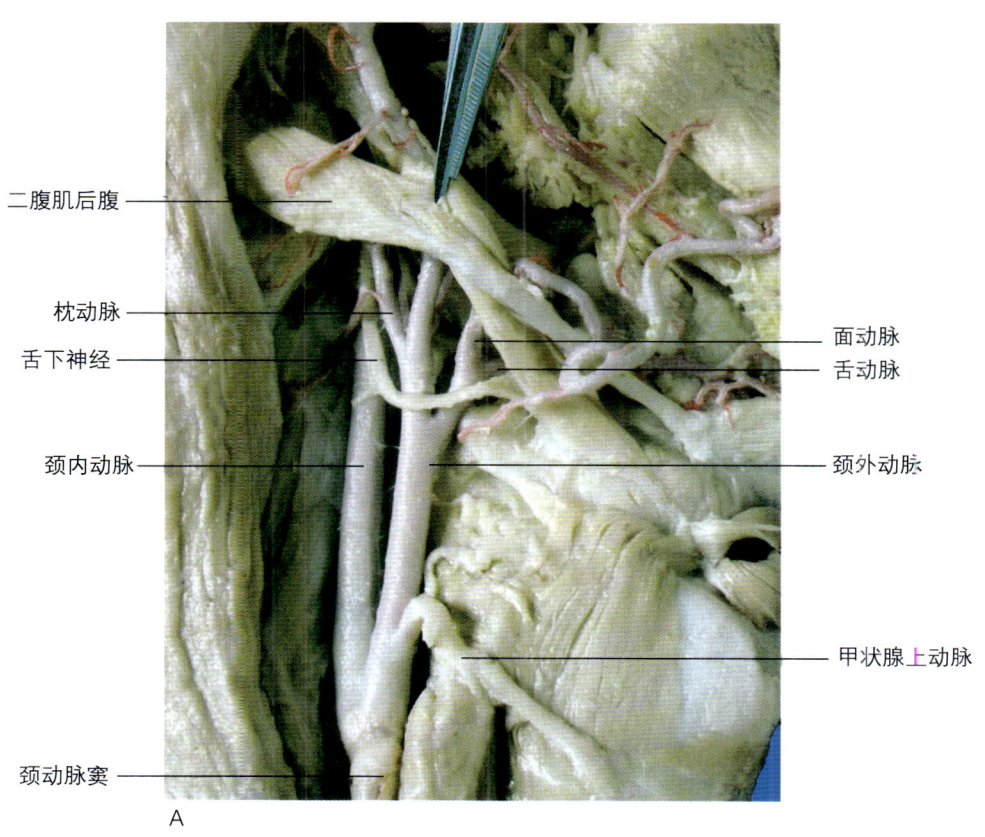

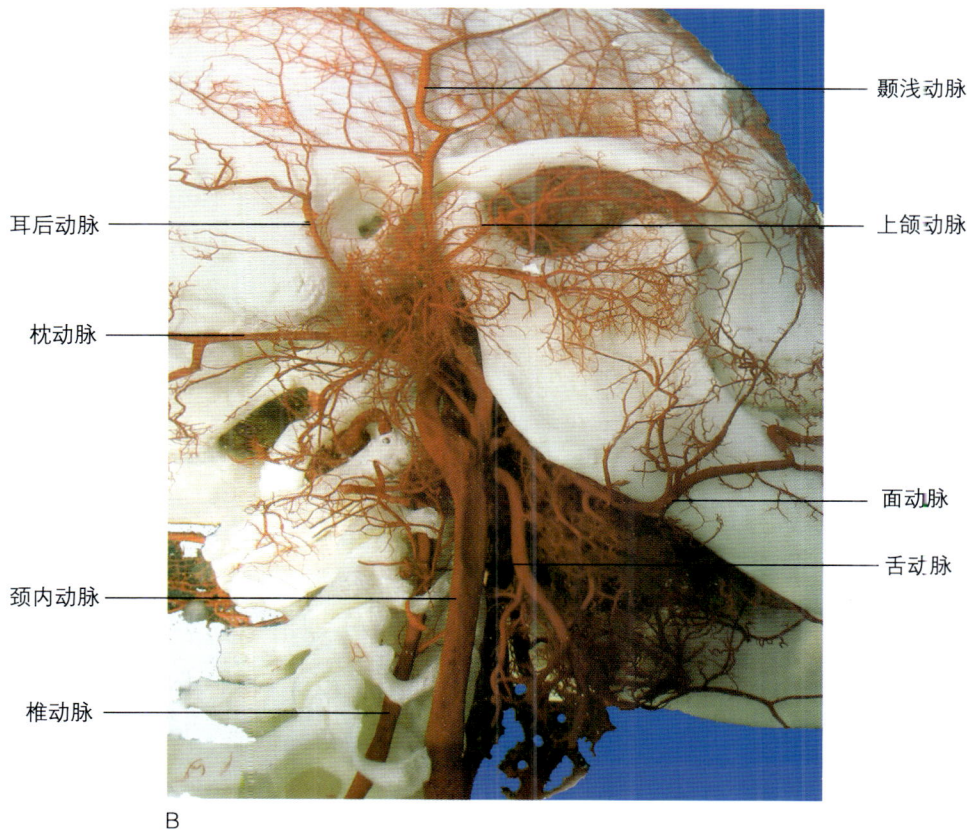

图2-12 颈部动脉
A.颈内动脉的走行；B.动脉铸型

的后方，降至颈根部，经锁骨下动、静脉之间进入胸腔（左迷走神经行经左颈总动脉和左头臂静脉之间）。迷走神经、颈总动脉和颈内静脉位置密切，因此在颈部行血管结扎术、切断颈内静脉近端或行血管分离时，都必须防止迷走神经的损伤。迷走神经在颈部的主要分支有喉上神经，其喉内支经甲状舌骨膜入喉，支配声门裂以上的喉黏膜；喉外支支配环甲肌。

6. 副神经（accessory n.） 经二腹肌后腹深面，自颈内动脉、颈内静脉之间穿出转向外侧，越过颈内静脉行于胸锁乳突肌深面，并支配该肌。

7. 舌下神经（hypoglossal n.） 在颈内动、静脉之间位于副神经内侧，沿二腹肌后腹下缘弓曲向前，越过颈内、外动脉及其分支浅面，发出舌下神经降支（实为第1颈神经分支），沿颈内动脉前方下行，与颈部第2、3颈神经分支形成舌下神经襻，行于颈动脉鞘浅面，支配舌骨下肌群。

8. 二腹肌后腹（posterior belly of digastric）是颈动脉三角与下颌下三角的分界，也是颌面部与颈部手术的重要标志。位于二腹肌后腹浅面的有面总静脉的属支、耳大神经及面神经颈支；位于其下缘和深面的除颈内动脉和颈内静脉外，3条脑神经（迷走神经、副神经和舌下神经）及交感干（位于椎前筋膜深面，一般都在此三角内）均经二腹肌后腹深面入颈动脉三角。

9. 颈交感干和交感神经节（sympathetic trunk and sympathetic ganglia） 颈交感干位于颈动脉鞘后内侧，椎前筋膜深面，颈椎横突尖端内侧，椎前肌前面。它与迷走神经在形态上有所区别，交感干较细，并有3~4个大小不等的颈交感神经节。中国人统计资料表明，以出现4个神经节多见，占53.9%，分别是颈上神经节、颈中神经节、颈中间神经节和颈下神经节。颈中间神经节又称椎动脉神经节，位于椎动脉前方或前内侧，出现率达78.9%。颈部手术时需防止损伤颈交感干。如果不慎切断交感干或麻醉颈下神经节，可导致霍纳综合征。

颈根部

颈根部（root of neck）是指颈部与胸部之间的接壤区域，由进出胸廓上口的诸结构占据。其前界为胸骨柄，后界为第1胸椎椎体，两侧为第1肋。前斜角肌（scalenus anterior）是颈根部的重要标志，其前内侧有胸膜顶和颈根部的纵行结构，前、后方及外侧有胸、颈与上肢间横行的血管和神经等（图2-13）。

1. 椎动脉三角（triangle of vertebral artery）其外侧界为前斜角肌，内侧界为颈长肌，下界为锁骨下动脉第1段围成的三角。该三角的尖为第6颈椎横突前结节；后方有胸膜顶、第7颈椎横突、第8颈神经前支和第1肋颈；前方有颈动脉鞘、膈神经、甲状腺下动脉及胸导管（左侧）等。三角内的主要结构有椎动、静脉，甲状腺下动脉，颈交感干和颈胸神经节等。

2. 锁骨下动脉（subclavian a.） 左侧起自主动脉弓，右侧为头臂干的分支。两支均呈弓形绕过胸膜顶的前上方外行，经斜角肌间隙至第1肋外缘处，移行为腋动脉。前斜角肌将其分为3段：第1段自起始处至前斜角肌内侧缘，第2段在前斜角肌后方，第3段自前斜角肌外侧缘至第1肋骨外侧缘。锁骨下动脉的主要分支如下。

（1）椎动脉（vertebral a.）：起自锁骨下动脉第1段，沿前斜角肌内侧上行于胸膜顶前面，穿经上位6个颈椎横突孔，经枕骨大孔入颅。

（2）胸廓内动脉（internal thoracic a.）：在胸膜顶前方，正对椎动脉起始部起自锁骨下动脉第1段，经锁骨下静脉之后入胸腔。

（3）甲状颈干（thyrocervical trunk）：起自锁骨下动脉第1段，沿前斜角肌内侧缘上升，其分支有甲状腺下动脉、肩胛上动脉和颈横动脉。

（4）肋颈干（costocervical trunk）：起自锁骨下动脉第1段或第2段，经胸膜顶上方弓形向后至第1肋颈处分为颈深动脉和最上肋间动脉。

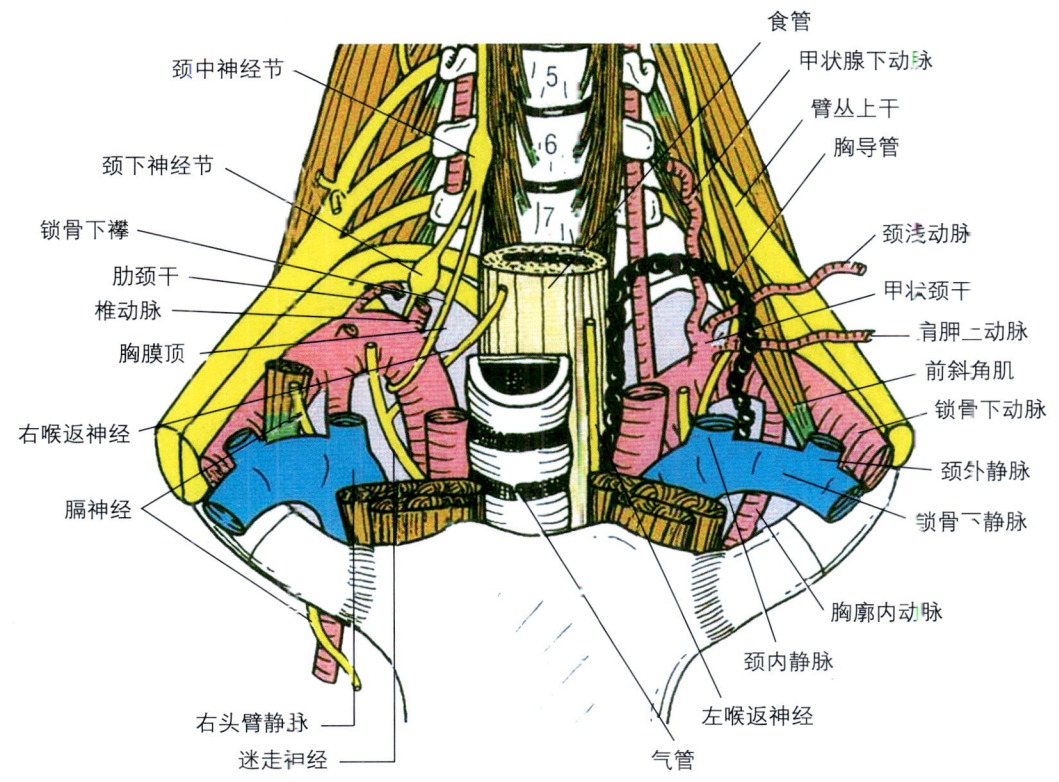

图2-13 颈根部结构

3. 胸膜顶（copular of pleura） 为突入颈根部的壁胸膜，其后方达第1肋骨颈水平，前方位于第1肋之上，高出锁骨上缘内侧1/3的上方2~3 cm。胸膜顶的前方有锁骨下动脉及其分支、前斜角肌、膈神经、迷走神经、锁骨下静脉，左侧还有胸导管颈部跨越；后方有颈交感干和第1胸神经前支；外侧有中斜角肌和臂丛；内侧左右不同，左侧有锁骨下静脉和左头臂静脉，右侧有头臂干、右头臂静脉和气管。

4. 胸导管（thoracic duct） 在颈根部沿食管颈段左缘上升，平第7颈椎高度呈弓形，跨过胸膜顶，再经颈动脉鞘后方在椎血管和交感干的前方，弯曲向下注入左静脉角。右淋巴导管注入右静脉角。

5. 锁骨下静脉（subclavian v.） 为腋静脉的延续，始于第1肋外缘，在锁骨后方和前斜角肌之间往内行，并向下与胸膜顶前面的颈内静脉汇合，形成头臂静脉。锁骨下静脉和颈内静脉汇合处形成颈静脉角。锁骨下静脉和锁骨下动脉的第1段与第1肋紧密相邻，如在颈根部同时伤及此两血管，可造成动、静脉瘘。临床上，还可经锁骨中点下方和第1肋之间行锁骨下静脉穿刺，进行长期输液、心导管插管及中心静脉压测定等。它主要收集颈外静脉和肩胛上静脉等属支。

6. 臂丛（brachial plexus） 第5~8颈神经和第1胸神经的前支构成此丛的根，穿过斜角肌间隙，位于锁骨下动脉第3段后上方。由第5、6颈神经瓣支合成上干，第7颈神经瓣支单独形成中干，第8颈神经和第1胸神经前支合成下干，位于锁骨下动脉和胸膜顶后方，向外行，之后进入腋腔。

7. 迷走神经（vagus n.） 在颈根部，右迷走神经行走于右颈总动脉与右颈内静脉之间，在锁骨下动脉第1段前面发出右喉返神经，绕经右锁骨下动脉的下面和后方返回颈部；左迷走神经在左颈总动脉和左颈内静脉之间下行入胸腔。

8. 膈神经（phrenic n.） 由第3~5颈神经前支的纤维组成，位于前斜角肌前面、椎前筋膜深面。膈神经在胸膜顶的前内侧、迷走神经外侧，穿经锁骨下动、静脉之间进入胸腔。

（姜晓华　李杰华）

颈动脉体瘤切除术

颈动脉体瘤（carotid body tumor，CBT）又称化学感受器瘤（chemodectoma），是发生于颈动脉体的一种少见的内分泌肿瘤（图2-14）。1743年，Vou Haller首次描述颈动脉体组织。1880年，Reigner首次进行颈动脉体瘤切除术，但患者术后死亡。1889年，Albert首次成功切除颈动脉体瘤而不结扎颈动脉。到目前为止，文献报道治疗颈动脉体瘤超过1 000例，人们对颈动脉体瘤的认识经历了从早期的形态变化到现代的分子生物学研究的逐步深入。

颈动脉体瘤的发病原因不明，可能与机体缺氧状态有关，高原地区人群发病率较高。其发病亦有遗传性因素，家族性病例约占总病例数的6.5%，多数为双侧发病；散发病例多为单侧发病。大多数颈动脉体瘤为良性肿瘤，少数可恶变，恶变概率为5%~9%。然而，单纯组织学检查难以鉴别良、恶性，一般诊断恶性颈动脉体瘤的依据为区域淋巴结内找到上皮样多角形细胞、远处转移和复发。

颈动脉体瘤临床上无特异症状，常表现为生长缓慢的无痛性颈部肿块。最典型的体征为

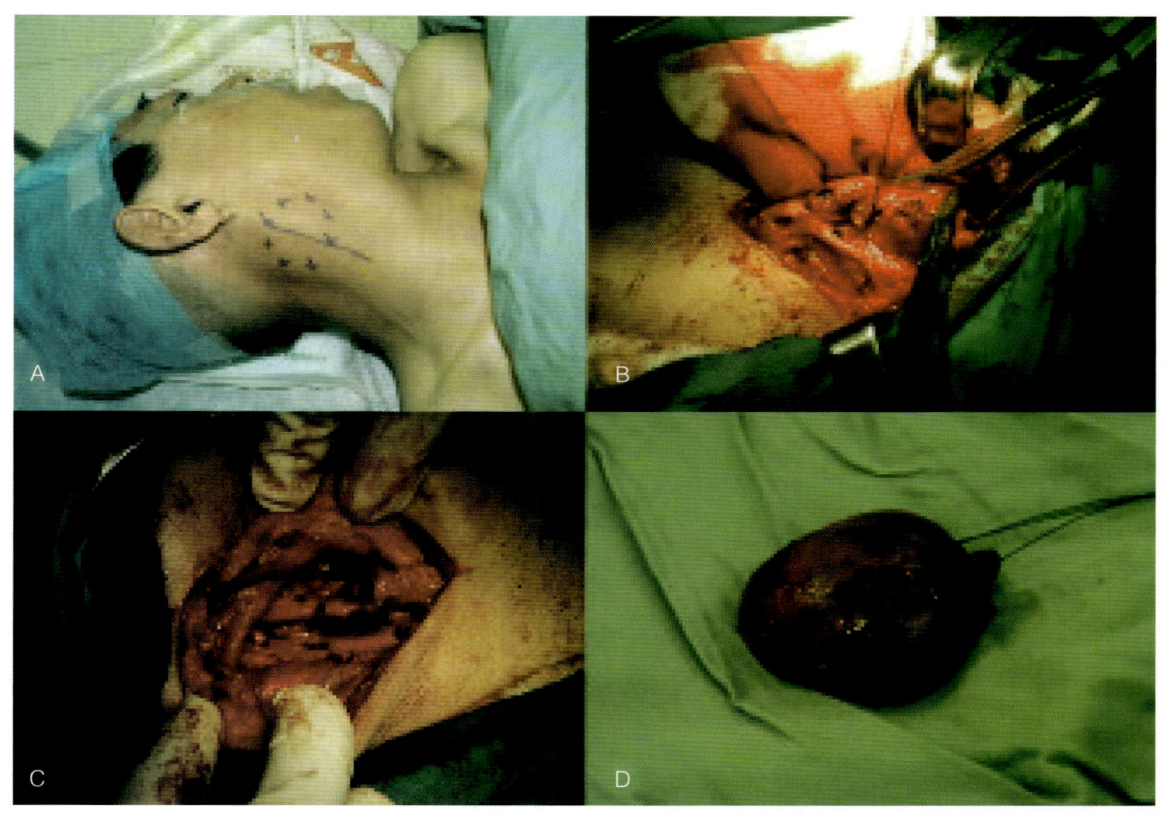

图2-14　颈动脉体瘤的表现（中南大学湘雅二医院病例资料）

Fontaine征，即下颌角下的颈部肿块附着于颈总动脉分叉部位，肿块可水平移动，而不能上下移动。CTA为诊断颈动脉体瘤的重要手段，其典型征象为颈内、颈外动脉起始部不样增宽；颈内、颈外动脉间密度增高的软组织影，呈多血管病变；滋养血管来自颈外动脉分支；颈动脉分叉处狭窄等（图2-15）。

Shamblin根据颈动脉体瘤与颈动脉的解剖关系，将颈动脉体瘤分为3型。Ⅰ型（局限型）：肿瘤小，局限于颈动脉分叉内，附着血管少，容易与颈动脉分开。Ⅱ型（部分包裹型）：肿瘤较大，包绕颈动脉，侵犯颈动脉外膜，未侵及血管壁，粘连甚多，尚能手术切除。Ⅲ型（包裹型）：肿瘤甚大，包绕颈动脉，侵犯颈动脉血管壁，很难与颈动脉分开，需行颈动脉切除和重建（图2-16）。

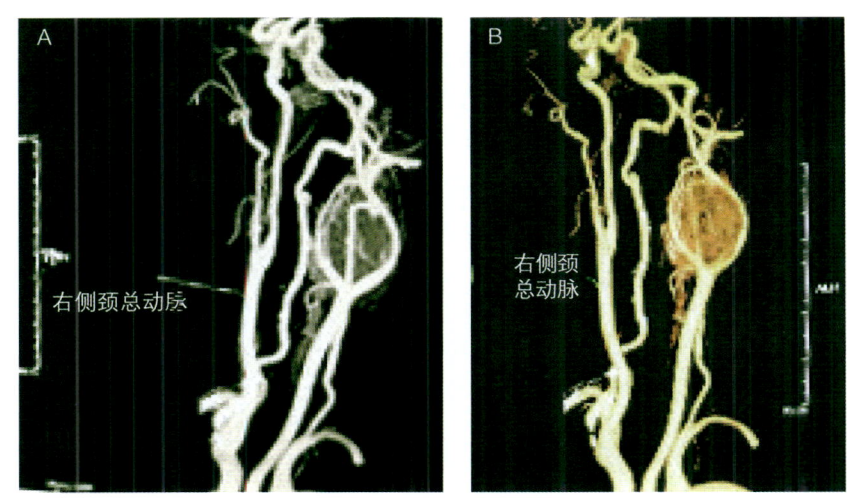

图2-15　颈动脉体瘤的CT特征（中南大学湘雅二医院病例资料）

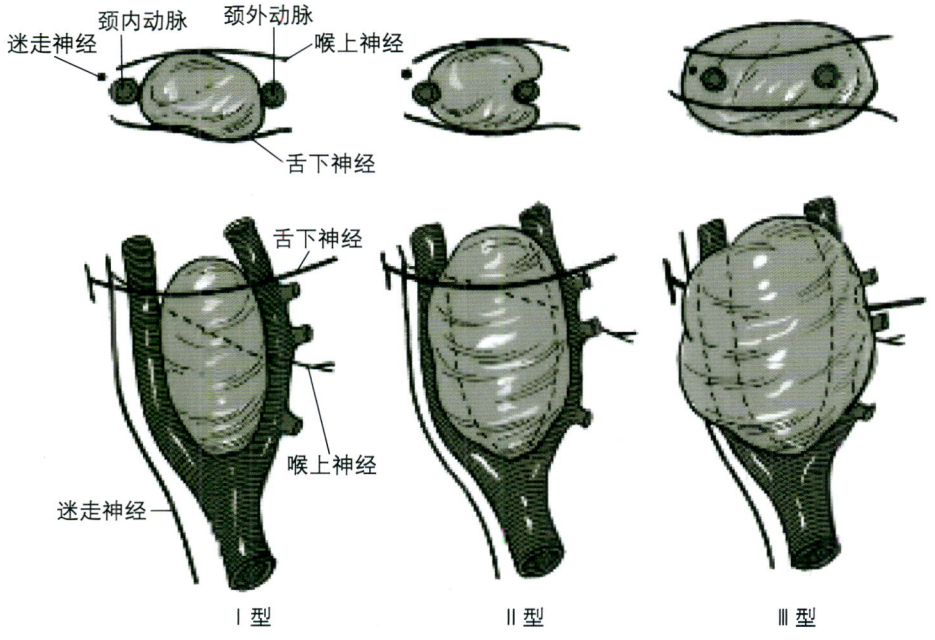

图2-16　颈动脉体瘤分型（Rutherford's vascular surgery）

■ 临床应用解剖

颈动脉窦为颈内动脉起始部的梭形膨大部分，舌咽神经的窦神经分布于窦壁内，其特殊的感觉末梢是压力感受器（图2-17）。颈动脉小球是一个棕红色稍扁的椭圆形小体，长4~7 mm，宽2~3 mm，常位于颈内、外动脉分叉处的后内方，借结缔组织连于动脉上，内含来自舌咽神经和颈上神经节的纤维，为化学感受器。

■ 颈动脉体瘤的术前栓塞

1980年，Schick等报道第1例术前栓塞辅助颈动脉体瘤切除术，随后，这项技术被越来越多地应用于临床。研究表明，术前选择性地栓塞供瘤动脉可以减少术中出血、缩短手术时间并降低脑神经损伤的发生率。然而，术前栓塞可增加卒中的发生风险，栓塞剂如进入脑或眼的微血管，可造成严重后果。除动脉内介入栓塞以外，也有报道采取瘤内直接注射栓塞的方式。

■ 手术解剖要点

手术切除是治疗颈动脉体瘤的唯一有效的方法。对于50岁以下的患者应争取早期手术。瘤体逐渐增大可压迫邻近脏器，还能使血管受到侵犯变脆，增加手术难度，而且有恶变可能。

手术应根据肿瘤大小、与颈动脉的关系选择不同术式。手术方法大致分为5种。

1. 单纯肿瘤剥离术。

2. 肿瘤切除，颈外动脉结扎术。此种术式适于肿瘤包绕颈外动脉，粘连紧密无法分离，且肿瘤血供丰富的病例。

3. 肿瘤切除，血管吻合术。适于肿瘤严密包绕颈总或颈内动脉，血供丰富剥离困难的病例，于肿瘤及受累血管段一并切除后行血管断端吻合术。

4. 肿瘤切除，颈总动脉结扎术。由于本手术方式极易发生急性脑缺血，死亡率极高，仅在颈部大出血没有血管外科手术条件抢救生命时

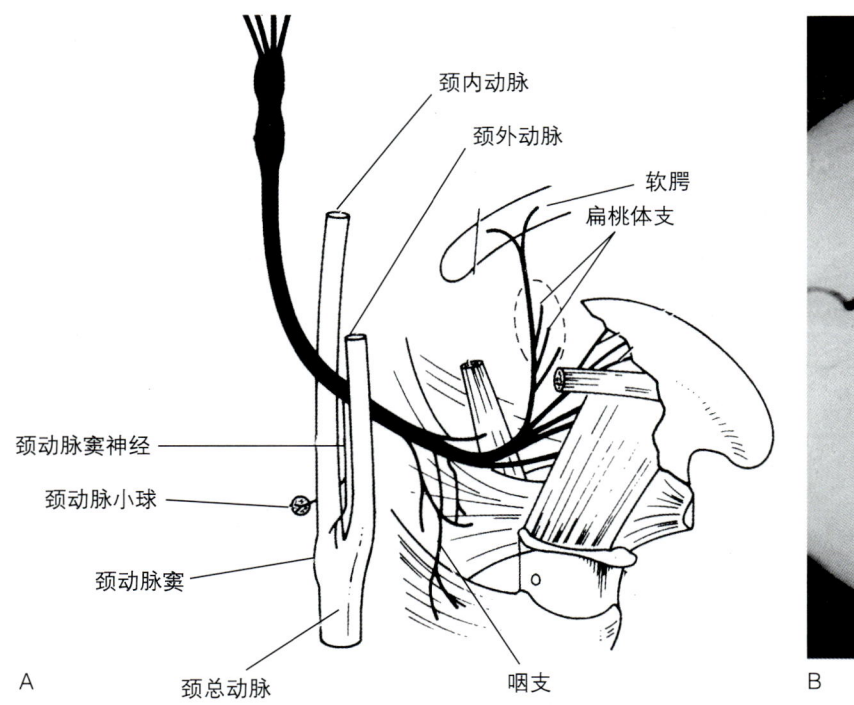
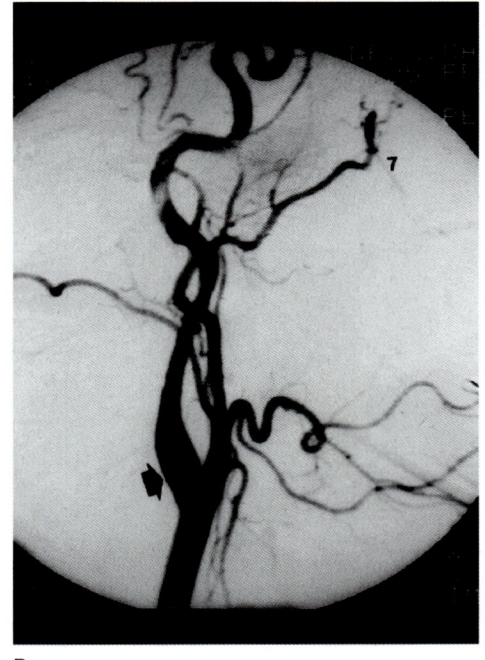

图2-17 颈动脉窦和颈动脉小球
A.示意图；B.颈动脉影像（箭头示颈动脉窦）

应用。

5. 肿瘤切除并颈内或颈总动脉行血管重建。目前血管重建术包括移植自体大隐静脉和人工血管，于血管断端进行吻合，成功率均较高。

手术方式

1. 体位与切口　肩垫甲状腺枕，过伸位，头转向健侧。采取胸锁乳突肌前缘切口（图2-18）。

2. 肿瘤剥除术　颈动脉体瘤和颈动脉之间的分离平面称为颈动脉鞘，在此平面进行剥离，一般不需要阻断颈动脉血流，无须血管重建，适用于ShamblinⅠ型、Ⅱ型患者。临床实践证明50%~70%的患者可采用此术式。

（1）切开皮肤、皮下及颈阔肌，显露胸锁乳突肌前缘和肩胛舌骨肌，并将后者切断，将胸锁乳突肌牵向外侧，切开颈深筋膜，并切断缝扎面总静脉，显露颈动脉鞘（图2-19）。

（2）切开颈动脉鞘，游离颈总动脉绕套细塑料带，并分离出颈内静脉及迷走神经，将其牵向外侧，然后将肿瘤显露。在解剖肿瘤顶部时，舌下神经往往从其表面下行，应注意小心保护，将其牵向外上方（图2-20）。

（3）在肿瘤顶部的内外侧将颈内、外动脉游离解剖，并套带备用。肿瘤深面组织疏松，故先从外后侧解剖游离肿瘤，然后解剖游离肿瘤内侧，必要时可将甲状腺上动脉切断结扎。分别沿颈内外动脉外鞘逐渐将肿瘤剥离（图2-21）。颈总动脉分叉处粘着最紧密，宜仔细剥离（图2-22）。肿瘤剥离时可间断阻断颈动脉血流和采用双极电凝，可明显减少出血。

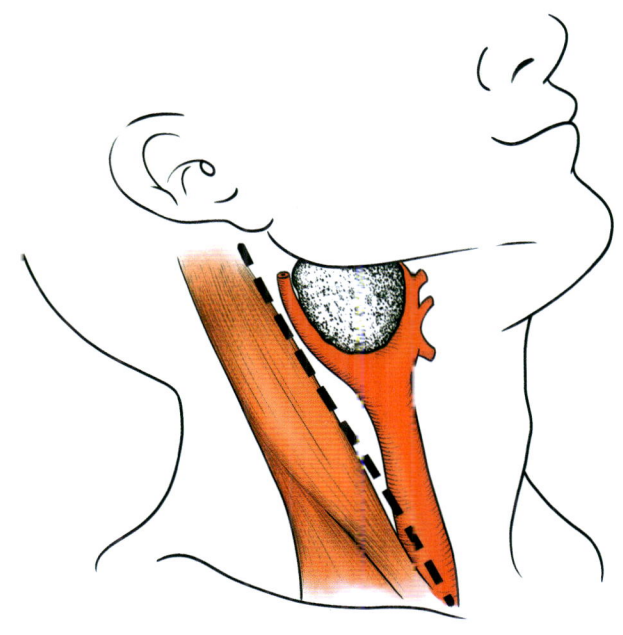

图2-18　切口位置

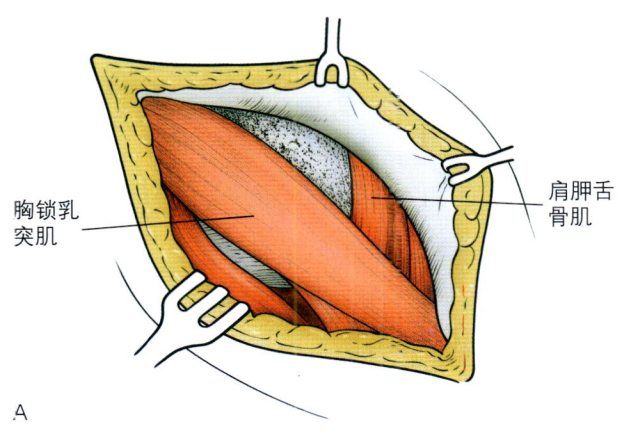

A

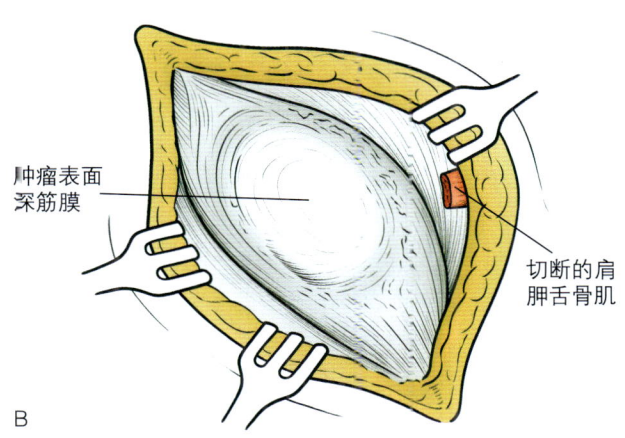

B

图2-19　显露颈动脉鞘
A.暴露胸锁乳突肌和肩胛舌骨肌；B.拉开胸锁乳突肌，切断肩胛舌骨肌

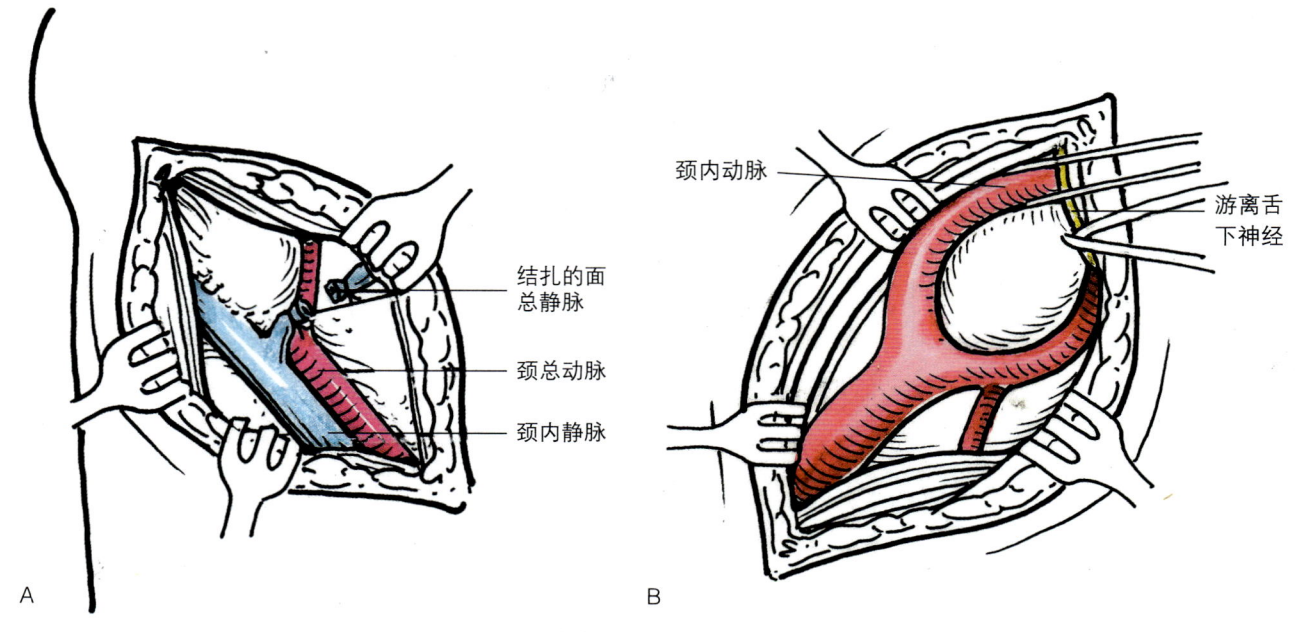

图2-20 显露瘤体
A.切断结扎面总静脉；B.游离舌下神经并向上牵拉

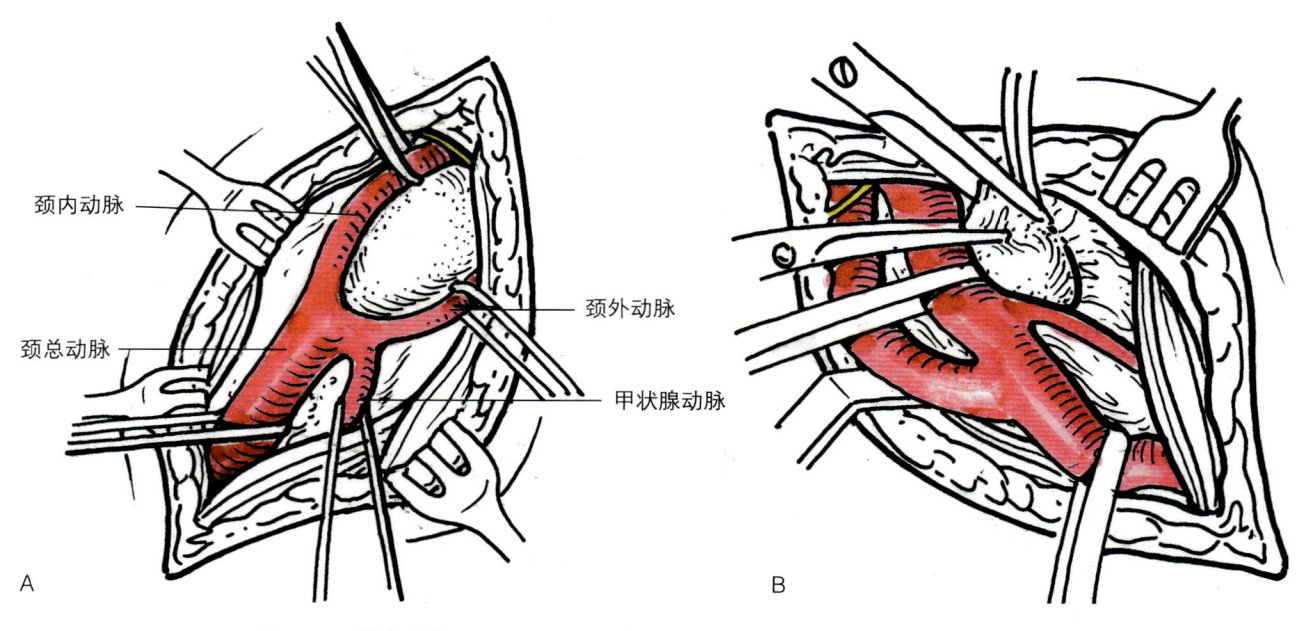

图2-21 游离瘤体
A.游离颈总动脉，颈内、外动脉，套绕塑料带；B.解剖游离颈动脉体瘤内侧筋膜

（4）肿瘤剥离后显露后面的喉上神经（图2-23）。

（5）如肿瘤仅包绕颈外动脉且与颈外动脉包绕不紧密，则可将肿瘤与颈内动脉分离后，连同颈外动脉一并切除（图2-24）。

（6）彻底止血后，创面置引流管，按层关闭切口。

3.肿瘤切除血管重建术 颈动脉体瘤紧密包绕颈总动脉、颈内动脉、颈外动脉，行动脉外鞘剥离困难，出血难以控制或肿瘤疑有恶变时，必

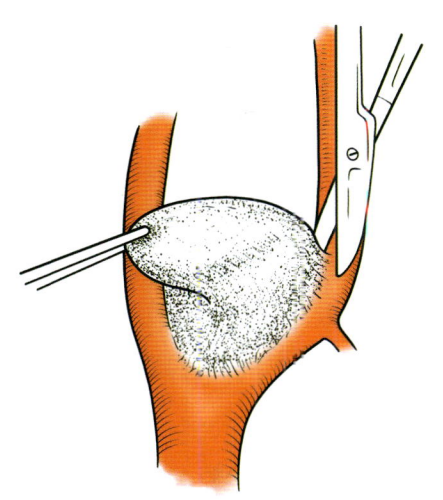

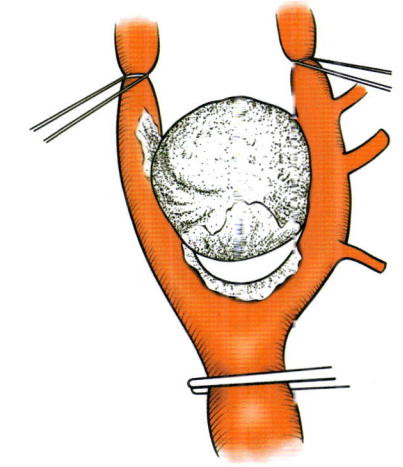

图2-22 分叉处剥离方法

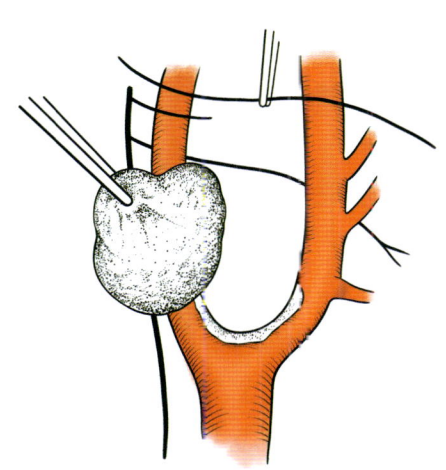

图2-23 显露喉上神经

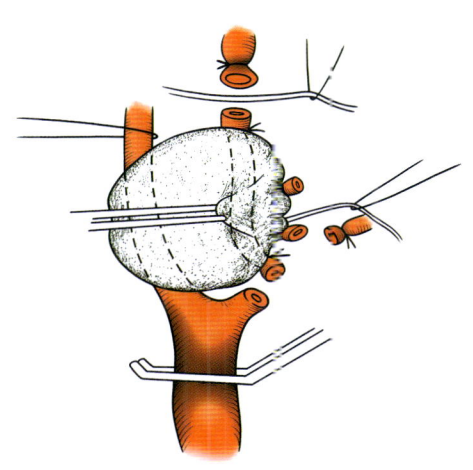

图2-24 瘤体连同颈外动脉一并切除

须将肿瘤连同部分颈总动脉和颈内、颈外动脉切除并施行颈动脉重建术。

（1）按上述方法将肿瘤近远端的颈总、颈内、颈外动脉游离，套绕塑料带，并将肿瘤与周围组织游离，先外侧后内侧。取对侧大隐静脉的一段，近远端做好记号，并用肝素溶液冲洗管腔使其扩张。静脉注射肝素2 000~4 000 U，用小号耳钳（Satinsky）部分阻断颈总动脉，将大隐静脉远心端剪成45°斜面与颈总动脉用6-0 Gore-Tex缝线做端侧吻合（图2-25）。取去颈总动脉上的心耳钳，用血管夹夹住移植的大隐静脉。

（2）迅速切断并结扎颈外动脉近远端。颈内动脉远端用小号的心耳钳阻断后切断，移去肿瘤，与大隐静脉另一端做端端吻合（图2-26）。在缝合最后1~2针前应暂时放松大隐静脉上的阻断夹，驱除空气和凝血块，之后完成吻合并打结。颈总动脉在吻合口的远端切断，将肿瘤连同包绕的颈总动脉和颈外动脉一并切除，颈总动脉残端结扎并缝扎。目前移植的血管多用人工血管替代大隐静脉。

（3）如果肿瘤与颈内动脉粘连很紧，而与

颈外动脉部分附着，则可将肿瘤从颈外动脉上剥离，然后连同颈内动脉一并切除，后将颈外动脉近端与颈内动脉远端进行对端吻合（图2-27）。

（4）创面彻底止血，置4 mm乳胶引流管，关闭切口。

4. 颈动脉体瘤剥离术内转流法　近年来，许多学者主张在进行颈动脉体瘤剥离术或切除肿瘤、血管移植术时，采用转流术以保持颈内动脉血流，避免脑组织受损，但内转流术有引起内膜损伤和血栓栓塞的危险。

游离颈总动脉和颈内、外动脉，绕以塑料带。静脉注射肝素，使全身部分肝素化。切开颈总动脉，插入充满肝素溶液的塑料管达颈内动脉。收紧外绕颈总、颈内动脉的塑料带，这样就可以从容不迫地进行肿瘤剥离术（图2-28）。肿瘤剥离后，拔出塑料管，缝合颈总动脉切口。

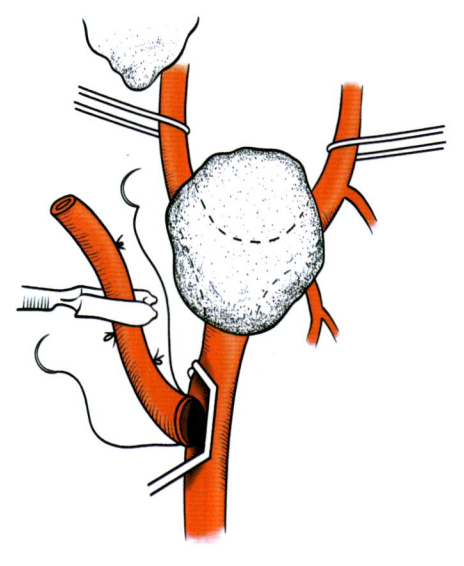

图2-25　大隐静脉-颈总动脉端侧吻合

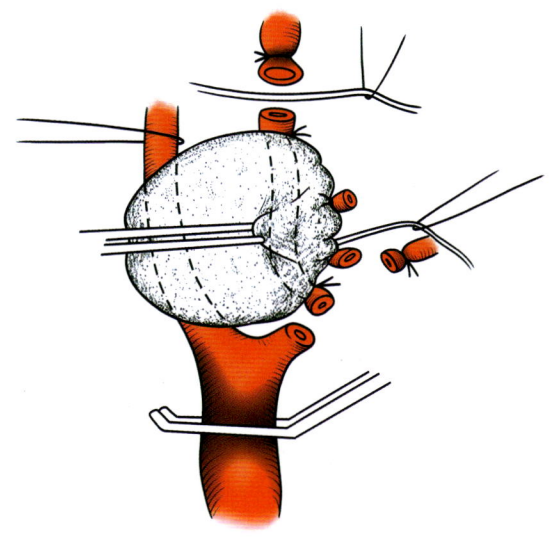

图2-26　大隐静脉-颈内动脉端端吻合，瘤体连同颈外动脉一并切除

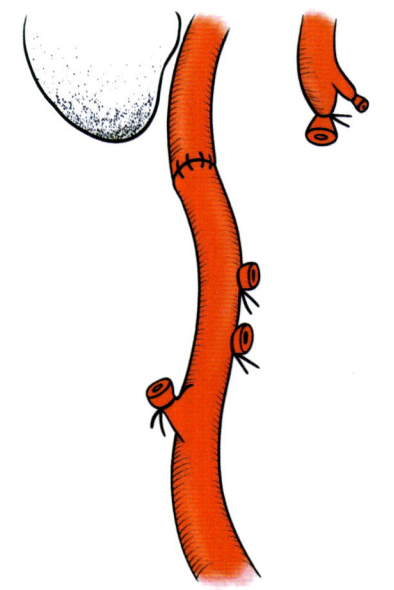

图2-27　颈外动脉近端与颈内动脉远端对端吻合

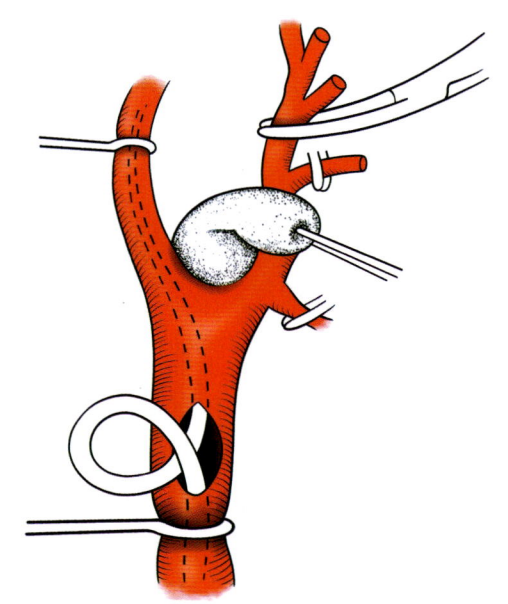

图2-28　转流管辅助下剥除瘤体

（姜晓华　李杰华）

颈动脉瘤、颈动脉假性动脉瘤切除术

颅外颈动脉瘤（extracranial carotid artery aneurysm，ECAA）是一种少见的动脉扩张性疾病（图2-29），仅占动脉瘤的1%~3%。颈动脉瘤在颈总动脉分叉处最为常见，其次为颈内动脉，而颈外动脉最少见（图2-30）。动脉瘤切除动脉重建术是治疗颈动脉瘤的最佳方法。

动脉瘤有真性和假性之分。真性动脉瘤系动脉腔局限性扩大，瘤壁为全层动脉壁。假性则是动脉壁破溃，血液外溢，形成与动脉腔相通的血肿，瘤壁实为血肿周围的肌肉、筋膜等纤维结缔组织。假性颈动脉瘤常由颈部之前接受过处理或损伤导致，如外伤等，临床少见，但病情凶险，病死率较高。

随着脑组织保护技术的进展，如局麻下颈动脉耐受缺血钳夹试验、颈动脉残端压力测定及颈动脉转流管的应用，颈动脉瘤切除术的死亡率不超过1%，永久性脑损害发生率低于5%。

■ 临床应用解剖

颈总动脉是头颈部的主要动脉干，是维系大脑活力的生命线。颈总动脉由主动脉弓（左侧）或头臂动脉（右侧）发出后，沿气管和喉外侧上行，行至甲状软骨上缘平面，分为颈内动脉和颈外动脉，与神经关系密切（图2-31）。颈外动脉发出若干分支，分布于颈部、面部、硬脑膜及颅骨。

颈内动脉直径约0.5 cm，于颈部平舌骨大角处，自颈总动脉分出后，入颈动脉管（岩骨段）。

■ 手术解剖要点

体位及切口

1. 体位　平卧，肩垫薄枕，头过伸位，转向对侧。
2. 切口　胸锁乳突肌前缘斜切口（图2-32）对颈总动脉靠近分叉处及以上部位的动脉瘤可获得良好的显露。颈总动脉根部或比较大的动脉瘤必须做颈胸联合切口（图2-33）。自胸锁乳突肌前缘做切口斜向内侧，正中劈开胸骨至第2肋间处或再向外侧做横行切口到腋窝处，进入胸腔才能获得良好的显露。

颈总动脉分叉处动脉瘤切除

1. 游离动脉瘤近端的颈总动脉，注意勿损伤其外侧的颈内静脉及动、静脉后面的神经。套绕细塑料带或用Satinsky钳阻断颈动脉血流（图2-34）。观察患者脑供血情况（是否出现头晕、头痛、眼花、神志不清），如10~15分钟患者无脑缺血表现，证明脑侧支循环丰富，手术比较安全。

2. 牵开舌下神经降支及神经襻，游离动脉瘤远侧的颈内、外动脉，同样套绕塑料带，以备控制血流（图2-35）。

3. 静脉内注入肝素0.5 mg/kg，等待5分钟。游离瘤体，将其与周围正常组织分开，分离过程中，若出血风险较高，可阻断颈动脉近远端血流。彻底游离瘤体后（图2-36），分别阻断动脉瘤近远端的颈总动脉和颈内动脉。可切开动脉瘤，迅速清除血块和斑块（图2-37），再沿瘤体与正常血管壁的交界处切除瘤体，并修剪近远端颈动脉残端（图2-38）。

颈动脉瘤切除后的血管重建

颈动脉瘤切除后的血管重建方法，主要根据动脉瘤的形状、大小和残存健康颈动脉的情况确定。对侧颈外动脉通畅时，患侧的颈外动脉近心端结扎导致末梢缺血的风险较小，必要时可结扎。颈总和颈内动脉重建的主要方法包括颈动脉修补术、颈动脉补片、颈动脉对端吻合、颈外动脉转位重建颈内动脉、颈动脉大隐静脉重建、颈动脉人工血管重建。

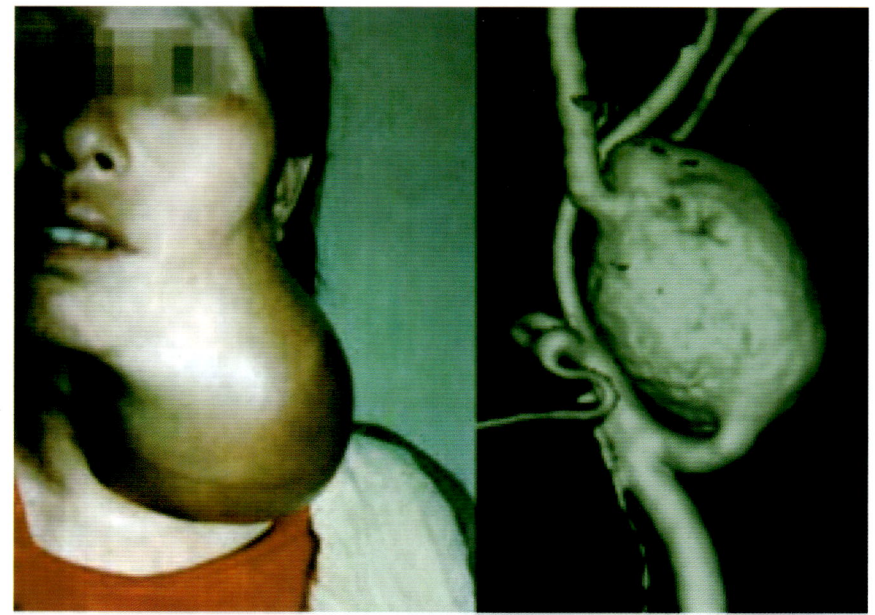

图2-29　左侧巨大颈动脉瘤患者和颈内动脉瘤CT

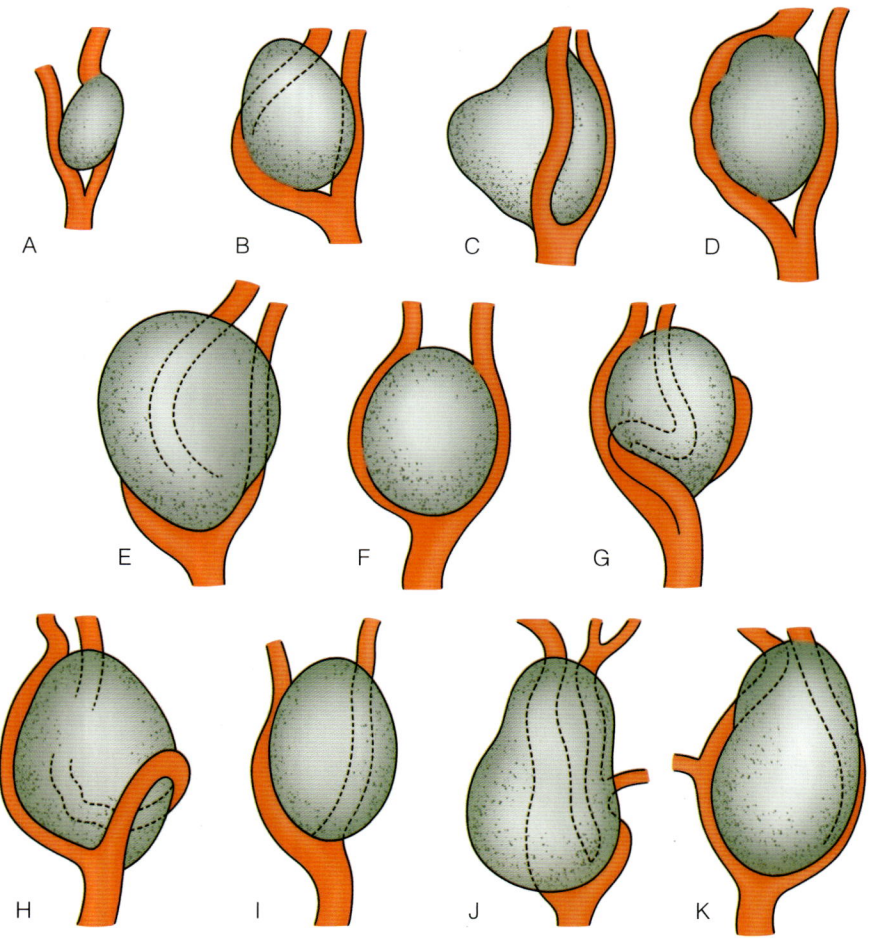

图2-30　颈动脉瘤的各种解剖学形态

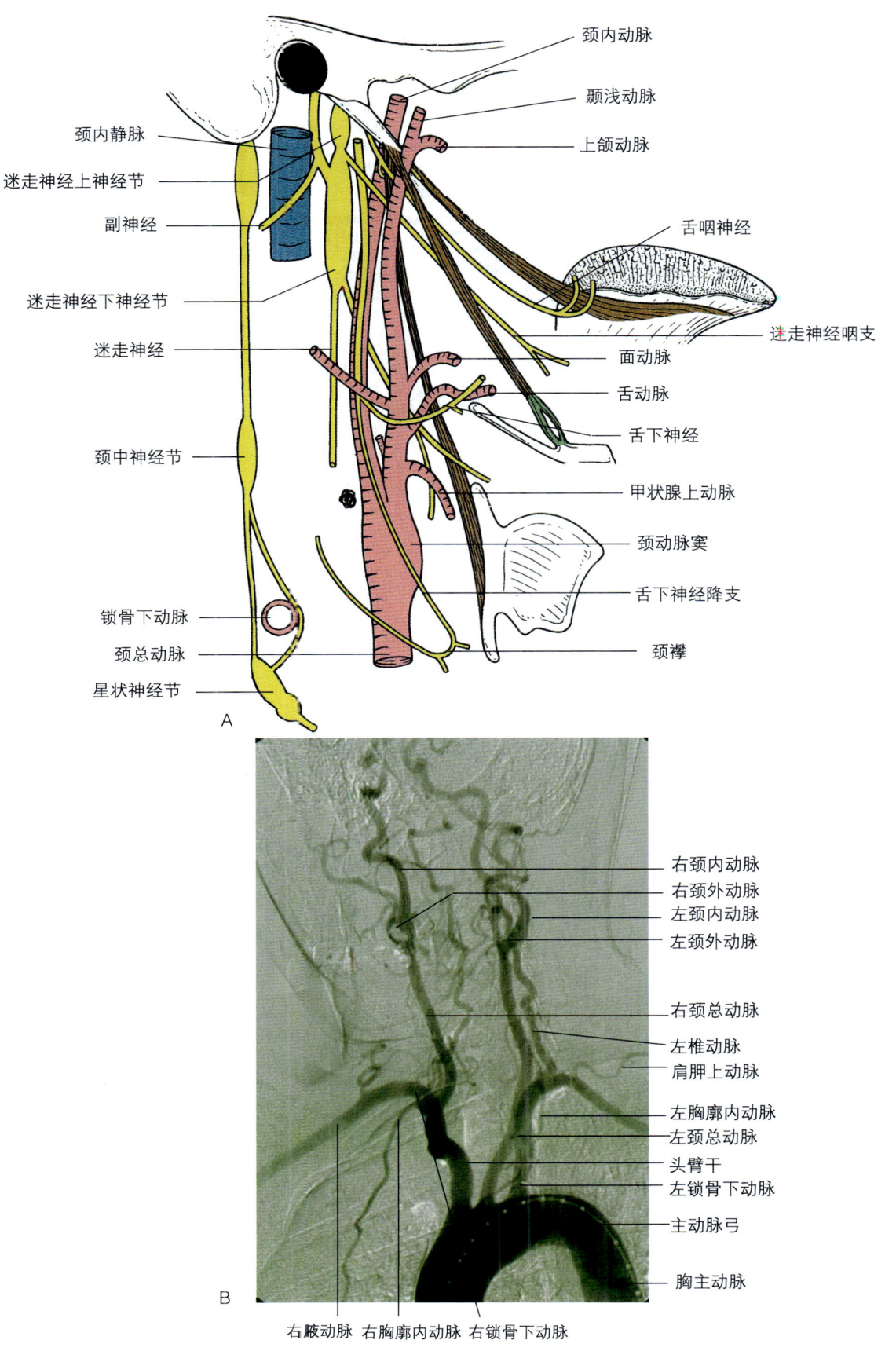

图2-31 颈内、外动脉
A.动脉与脑神经的关系；B.颈动脉影像

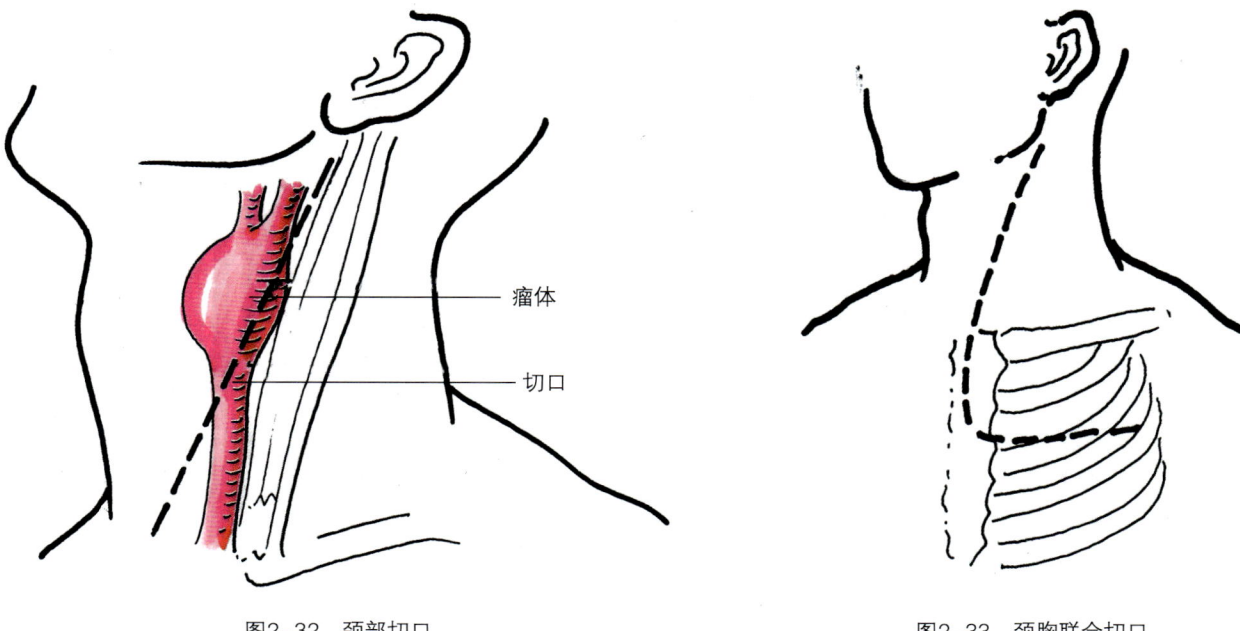

图2-32 颈部切口

图2-33 颈胸联合切口

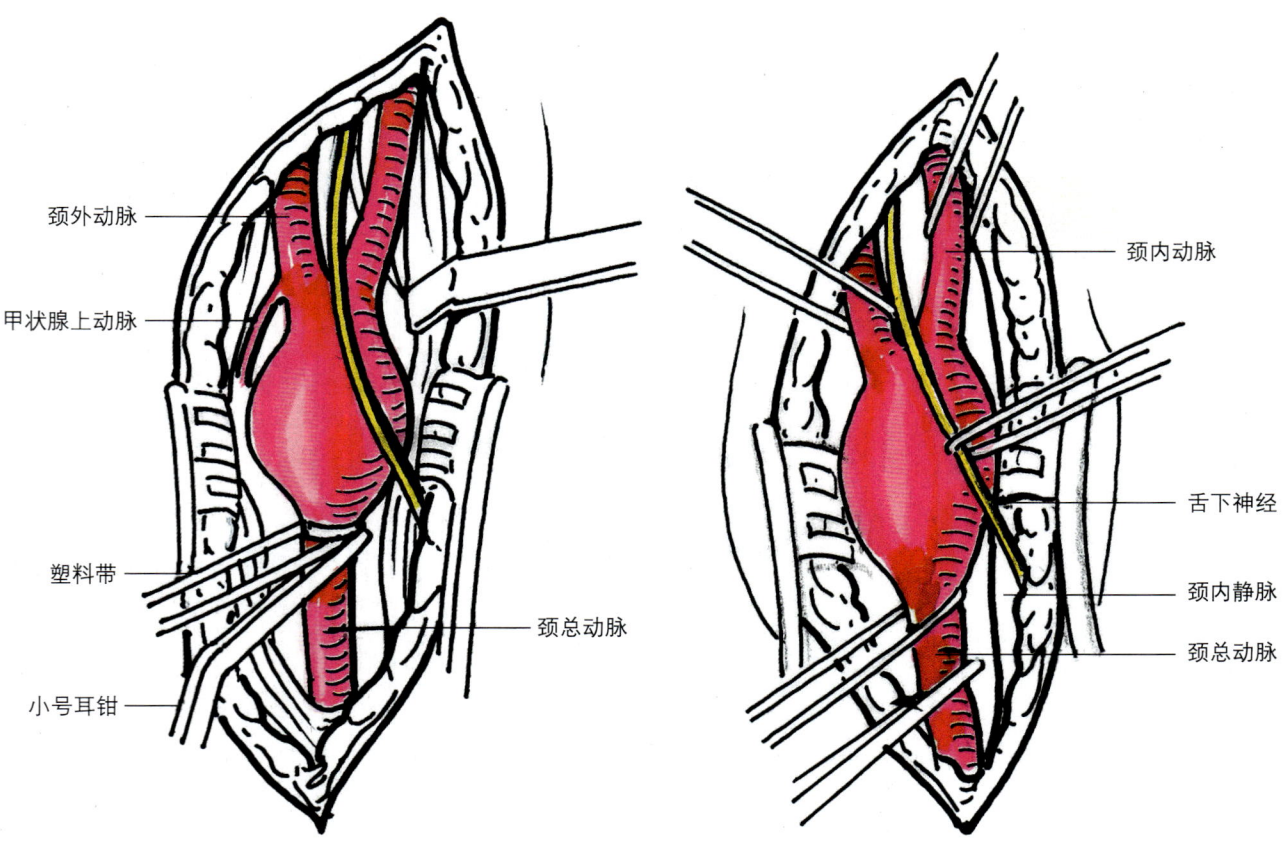

图2-34 颈动脉阻断试验

图2-35 颈总动脉和颈内、颈外动脉远心端分别套带，以备控制血流

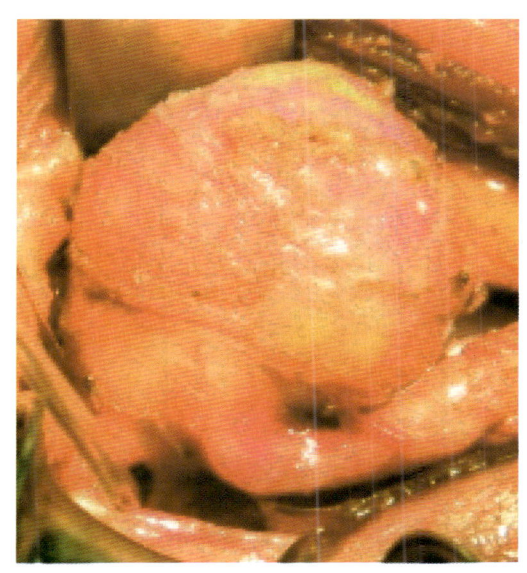

图2-36　充分游离颈动脉瘤

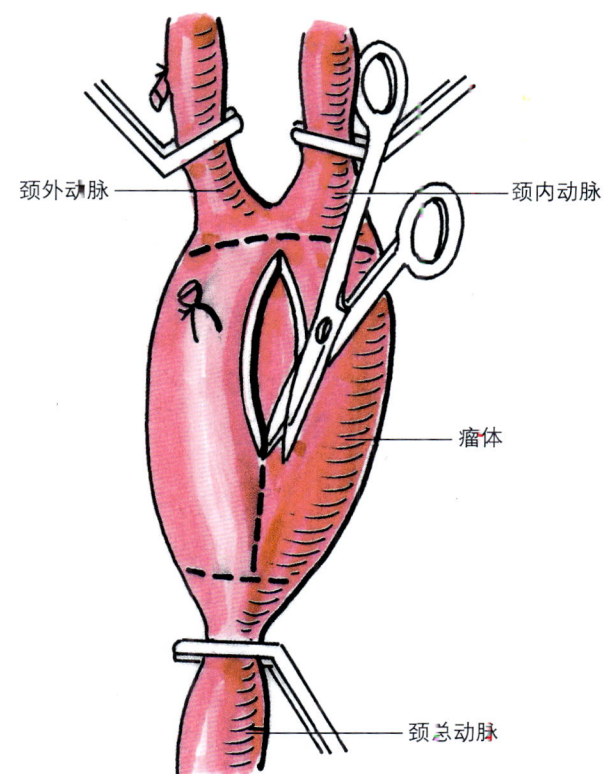

图2-37　切开颈动脉瘤，清除血块

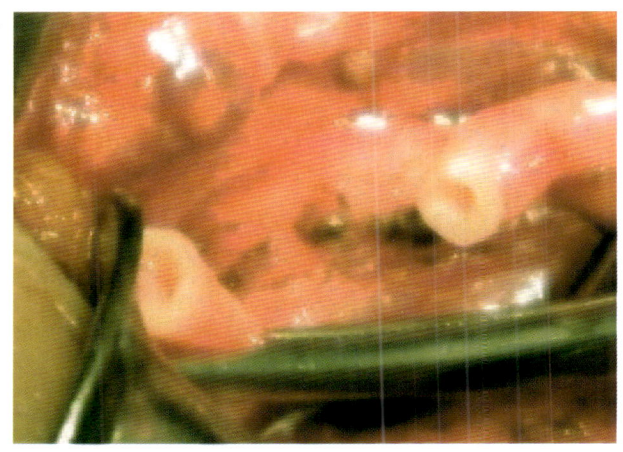

图2-38　切除瘤体后修剪颈动脉残端

当颈动脉仅为小破口，如假性动脉瘤的颈动脉破口或局部缺损时，可直接缝合损伤颈动脉或行颈动脉补片修复血管，注意避免颈动脉狭窄。当受累的颈动脉较短，颈动脉的长度在无牵张力的情况下满足对端吻合时，首选颈动脉对端吻合重建血流（图2-39）。当颈内动脉瘤累及颈总动脉和颈外动脉时，若残存的颈内动脉不足以行对端吻合，可在颈外动脉远端将其结扎、剪断，再将其转位与颈内动脉远心端行对端吻合（图2-40）。当颈动脉长段缺损

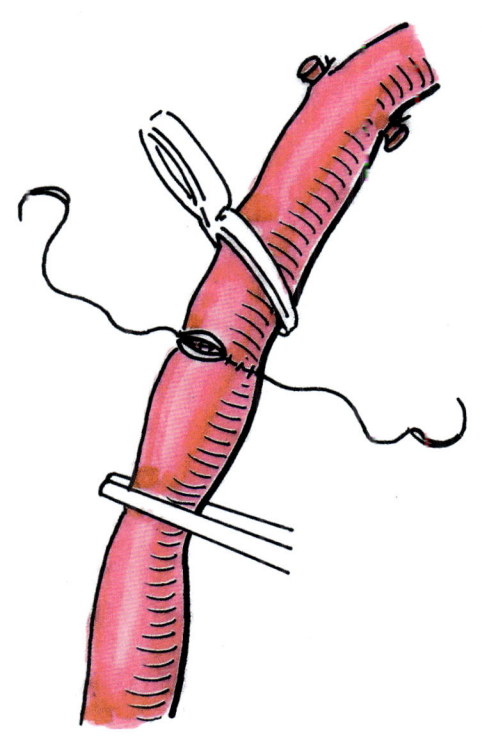

图2-39　颈动脉近远端对端吻合

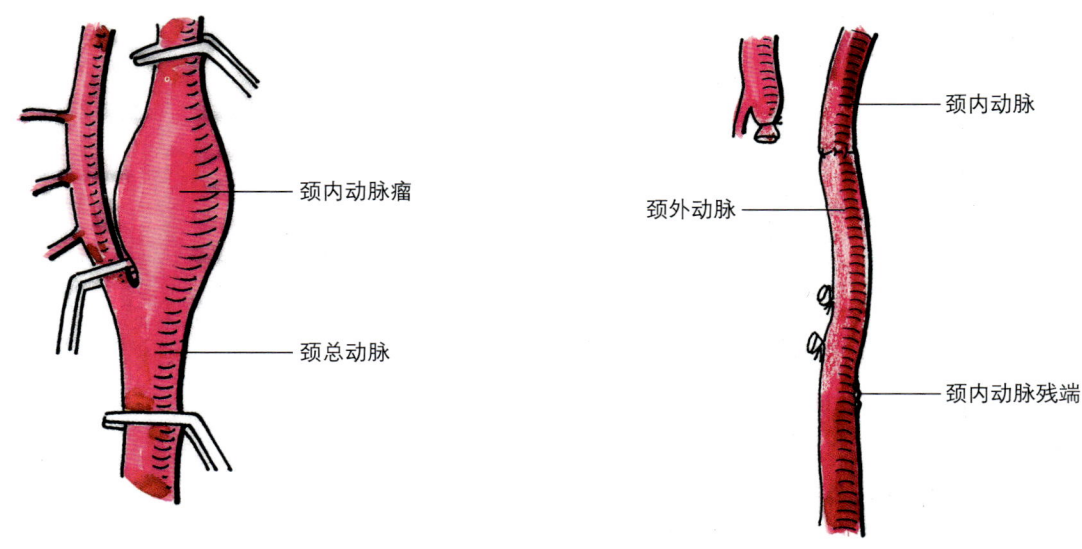

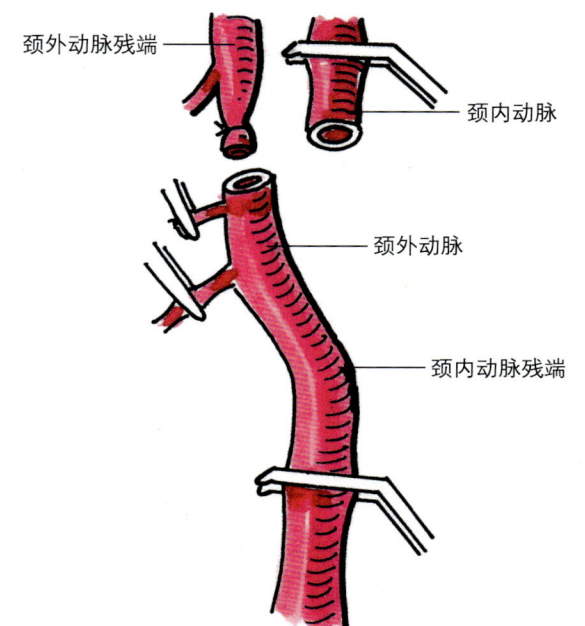

图2-40 颈内动脉瘤切除后,颈外动脉远端转位重建颈内动脉

时,可考虑采用大隐静脉反转(图2-41)或人工血管(图2-42),与颈动脉残端分别行对端吻合。

任何形式的颈动脉重建,松开阻断之前,必须排空血管腔内的空气和血块等固体,避免远端栓塞。

注意事项

手术方式以动脉瘤切除+动脉重建术为最佳,包括远、近端动脉直接吻合和移植物间置吻合术。如动脉瘤较大或位置较高,则瘤体远端动脉的显露和控制较为困难,必要时可取耳前后"V"形切口，显露并切除腮腺浅叶或行下颌关节半脱位术，以便于近颅底的颈内动脉瘤之远端颈内动脉的显露和控制。颈动脉结扎与颈动脉重建术相比，前者的术后死亡率和并发症发生率均高达30%~40%，而后者一般仅为2%~20%。因此，颈动脉结扎仅在无条件行动脉重建术、感染性动脉瘤不宜行血管重建术或患者病情不允许进行较复杂的重建术时应用。如术中测得CBP大于70 mmHg，则结扎术后脑缺血性损害的发生率较低。其他测定评估法，如动脉造影、多普勒和眼动脉血流描记（OPG）对大脑侧支循环的估计都不能作为颈动脉结扎安全性的评估标准。

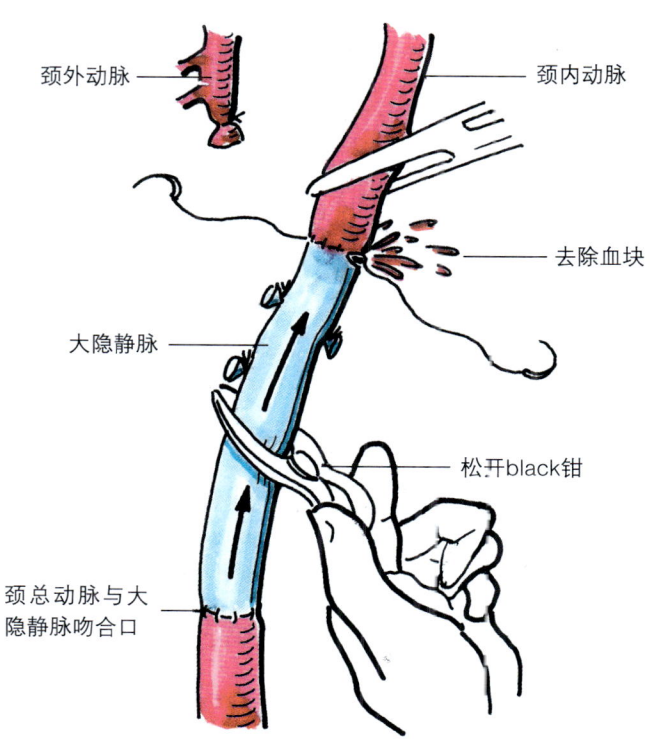

图2-41　大隐静脉重建颈总动脉-颈内动脉

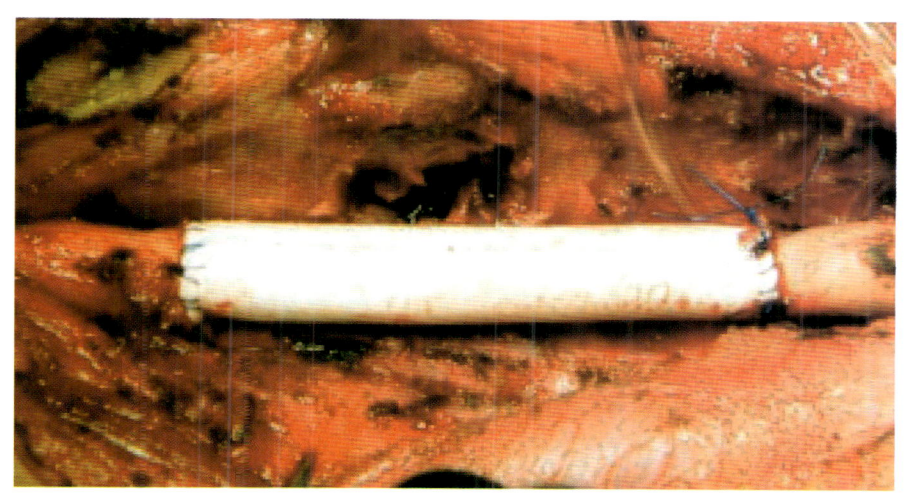

图2-42　颈动脉瘤切除人工血管重建

（王 暾　李 霜）

颈静脉扩张及颈静脉瘤切除术

颈静脉扩张（jugular phlebectasia），是指颈根部静脉呈现节段性梭形或串珠扩张畸形，是一种少见的静脉疾病。大部分病例为单侧病变，少部分为双侧病变。

本病病因尚不完全清楚，大部分学者认为这是一种先天性疾病，可能与先天性静脉壁缺陷（可观察到静脉壁肌层的薄弱、阙如或轻微的纤维化），以及颈静脉损伤或感染有关。但对切除的扩张静脉进行组织学检查，多数未见异常。先天性血管异常是颈静脉扩张及颈静脉瘤的主要病因，但另外一些因素如上纵隔部位射线照射后可引起前斜角肌紧张，锁骨头与右侧胸膜顶之间的颈静脉受压；创伤、颈静脉流出道受阻、胸廓出口综合征，以及少见的相关部位的炎症所致等。

大部分颈内静脉扩张及颈静脉瘤患者没有明显自觉症状，多表现为头低位或胸膜腔内压增高，如Valsalva's动作（关闭口鼻用力呼气）、哭喊时，颈根部隆起的质地较软的包块。到目前为止，尚未有颈内静脉扩张破裂出血的报道。所以有学者认为，对无症状患者应该采取保守治疗，不必手术治疗。也有学者认为，对于无症状患者，扩张段静脉内血液易产生涡流，导致附壁血栓的形成，有导致肺栓塞的倾向，故应手术治疗。

■ 临床应用解剖

颈部静脉基本上伴行颈部同名动脉。颈内静脉是头颈部静脉回流的主要干道，起自颈静脉孔，伴颈内动脉和颈总动脉的外侧下行至胸锁关节后方与锁骨下静脉汇合成头臂静脉。颅外颈内静脉下行途中主要接受面静脉、舌静脉等属支。颈内静脉和颈总动脉之间的稍后方为迷走神经，三者共同包绕在颈动脉鞘内。结扎一侧颈内静脉不会影响脑组织的血液回流，当颈静脉破裂时，由于胸腔负压对静脉回流的吸力，易发生静脉内空气栓塞。

1. 颈外静脉（external jugular v.） 由下颌后静脉的后支与耳后静脉和枕静脉在下颌角处汇合而成，沿胸锁乳突肌表面下行，在锁骨上方穿深筋膜，注入锁骨下静脉或静脉角。颈外静脉主要收集头皮和面部的静脉血。静脉末端有一对瓣膜，但不能防止血液逆流。正常人站位或坐位时，颈外静脉常不显露。当心脏疾病或上腔静脉阻塞引起颈外静脉回流不畅时，在体表可见静脉充盈轮廓，称静脉怒张。

2. 颈前静脉（anterior jugular v.） 起自颏下方的浅静脉，沿颈前正中线两侧下行，注入颈外静脉末端或锁骨下静脉。左、右颈前静脉在胸骨柄上方常吻合成颈静脉弓。

3. 颈内静脉（internal jugular v.） 于颈静脉裂孔处续于乙状窦，在颈动脉鞘内沿颈内动脉和颈总动脉下行，至胸锁关节后方与锁骨下静脉汇合成头臂静脉。颅外支包括面总静脉、舌静脉、咽静脉、甲状腺上静脉、甲状腺中静脉等。颈内静脉壁附着于颈动脉鞘，并通过颈动脉鞘与颈深筋膜和肩胛舌骨肌中间腱相连，故管腔经常处于开放状态，有利于血液回流。但当颈内静脉损伤时，由于管腔不能闭锁和胸腔负压对血液的吸引，可导致空气栓塞（图2-43~45）。

■ 手术解剖要点

治疗原则

大部分颈静脉扩张患者没有明显的症状，故并非所有的患者均需手术治疗，部分患者可采取保守治疗的方法。部分有症状的患者需手术治疗。

手术适应证

1. 出于美容角度要求手术。
2. 包块有逐渐增大的趋势。
3. 有头晕、头痛等并发症。
4. 患者对此有忧郁不安等心理负担。

手术方法

1. 体位及切口

（1）体位：仰卧，肩部垫高，仰颈，面部

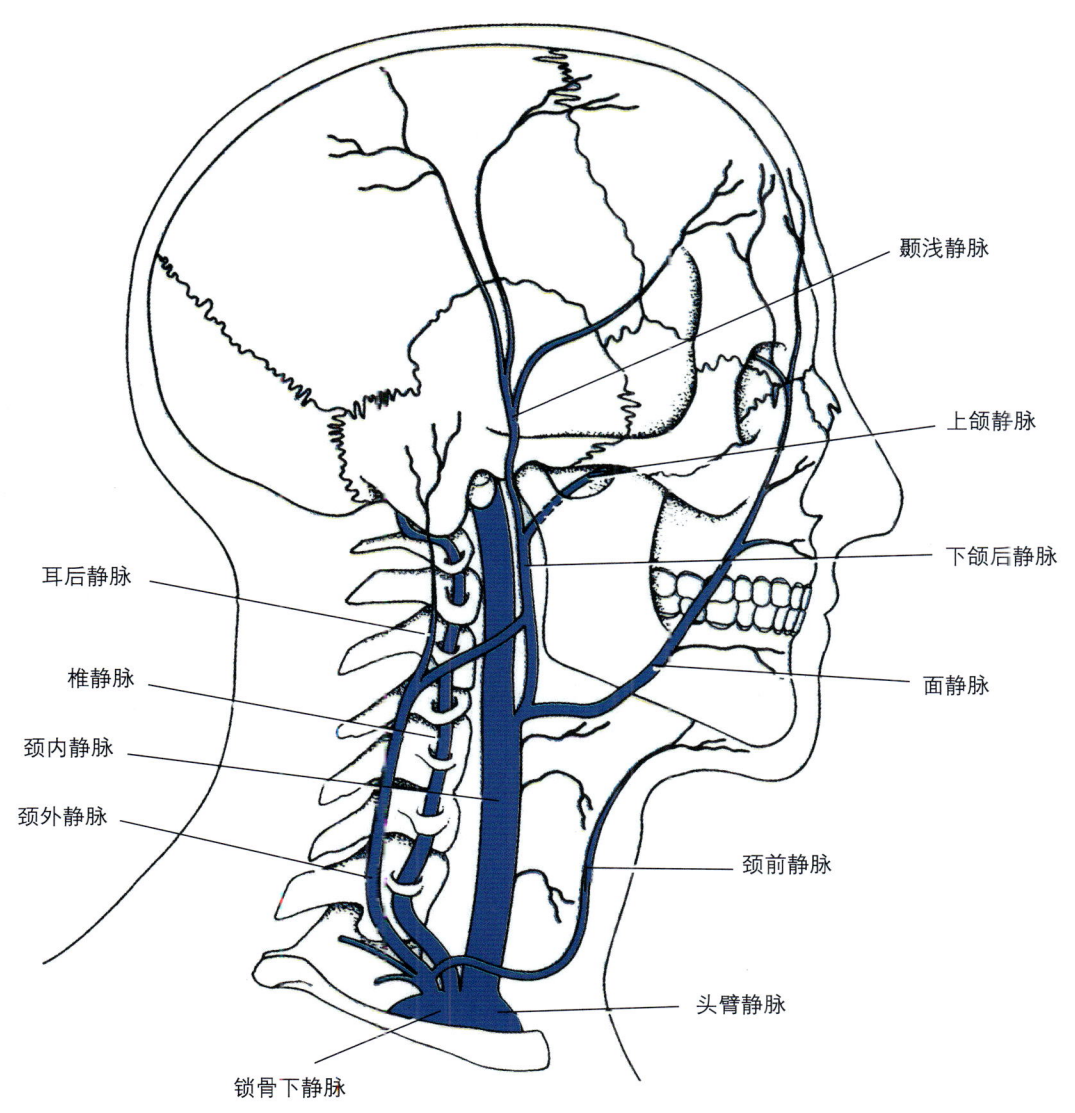

图2-43 头、颈部静脉的分布

转向健侧。

（2）切口：以甲状软骨为中心，沿胸锁乳突肌的前缘取斜切口（图2-46），切开皮肤、浅筋膜和颈阔肌。自下颌角到胸锁关节上方2横指处，切口长度可根据显露部位的需要而定。

2. 颈外静脉或颈前静脉扩张　显露扩张静脉，将病变静脉连同颅侧端正常静脉及其到锁骨下静脉汇合前一并切除。切口上端应防止面神经下颌缘支、腮腺和耳大神经的损伤（图2-47）。

3. 颈内静脉扩张　切断、结扎颈浅静脉。切口上端应防止面神经下颌缘支、腮腺和耳大神经的损伤。相当于胸锁乳突肌中点的浅部有颈横神经通过，如损伤此神经可出现颈前区感觉丧失。

将胸锁乳突肌拉向后方，可显露颈内静脉和面总静脉。切断后者，结扎后可显露颈内静脉

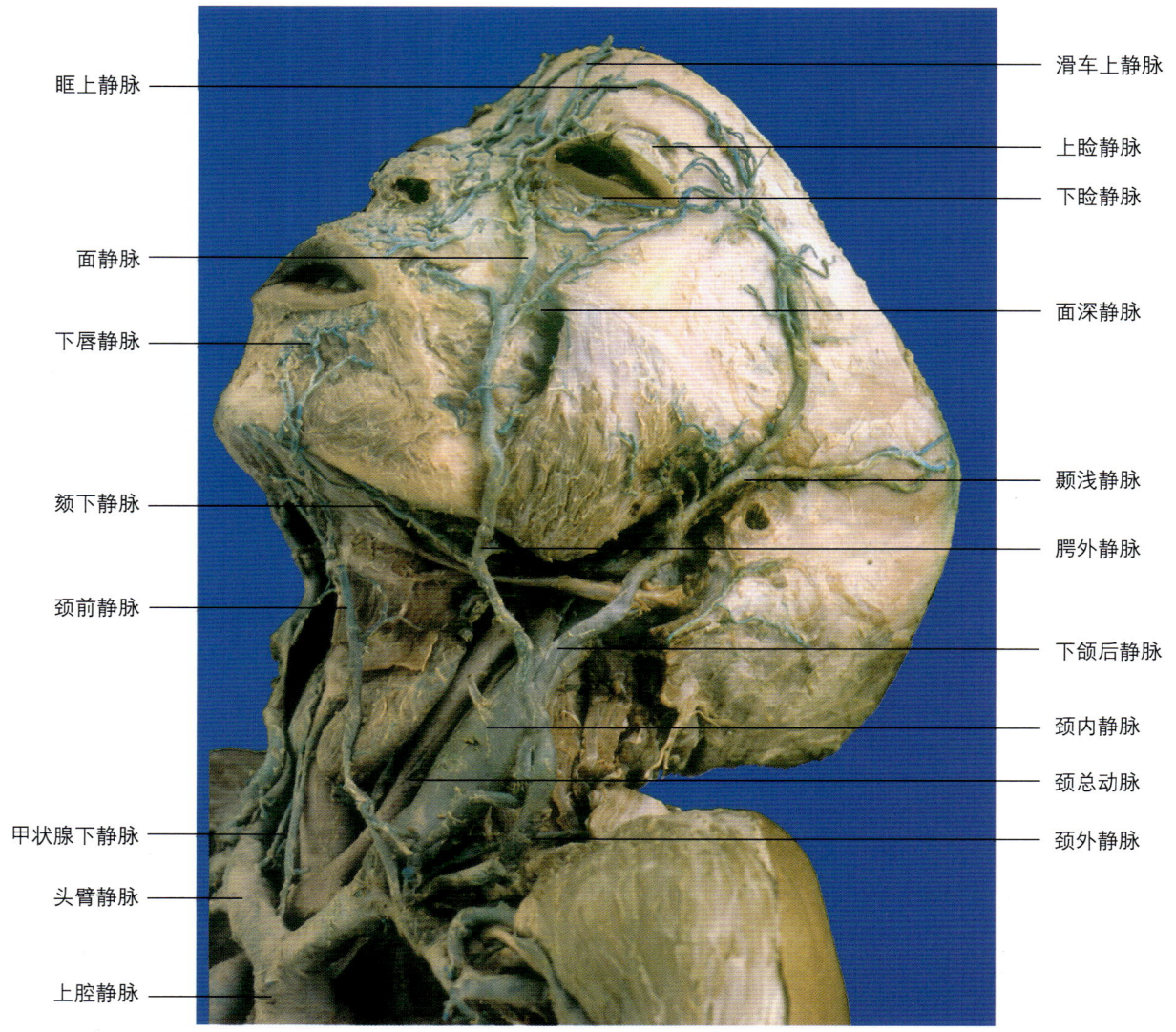

图2-44 颈内静脉位置

（图2-48）。显露扩张段静脉并对其远近端进行控制，用6-0无损伤血管缝合线纵向连续折叠内翻缝合，一般需缝2~3排，使静脉横径缩至1 cm左右（图2-49）。

颈内静脉纵向连续折叠内翻缝合，恢复血流后，术中需升高胸腔内压，检测手术效果。若提高胸腔内压后，颈内静脉未见明显扩张，手术效果满意，可关闭切口，手术结束；若提高胸腔内压后，仍存在明显的颈内静脉扩张，提示血管壁相对薄弱，术后复发的可能性较大，应切除病变段静脉，行自体静脉移植，重建血管，也可考虑用人工血管重建（图2-50）。

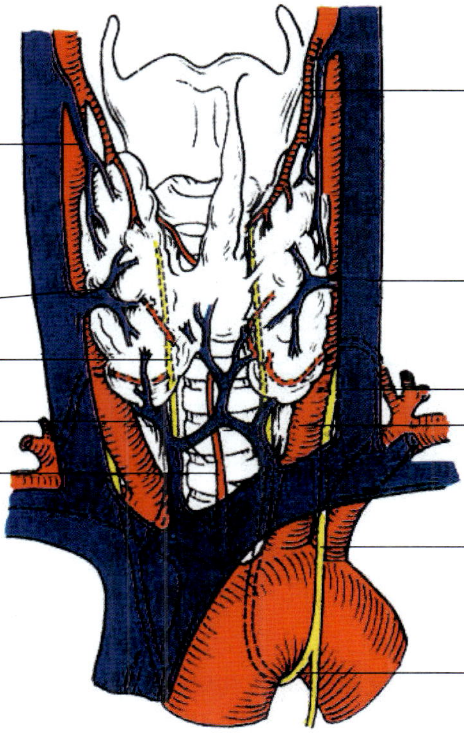

图2-45 颈内静脉的毗邻关系

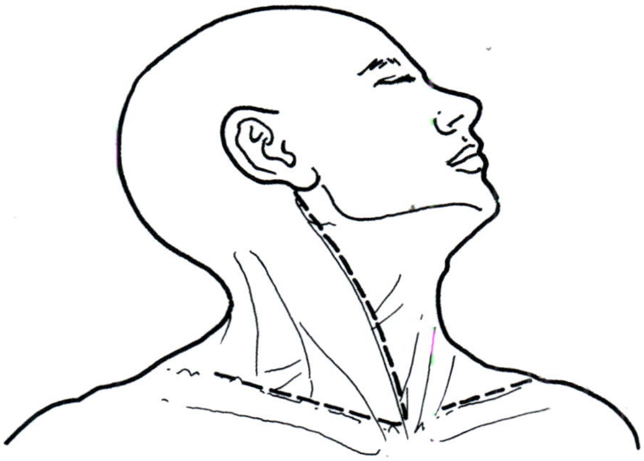

甲状腺上静脉
甲状腺中静脉
喉返神经
甲状腺下静脉
甲状腺最下动脉

甲状腺上动脉
颈内静脉
甲状腺下动脉
颈内动脉
迷走神经
喉返神经

图2-46 手术斜切口

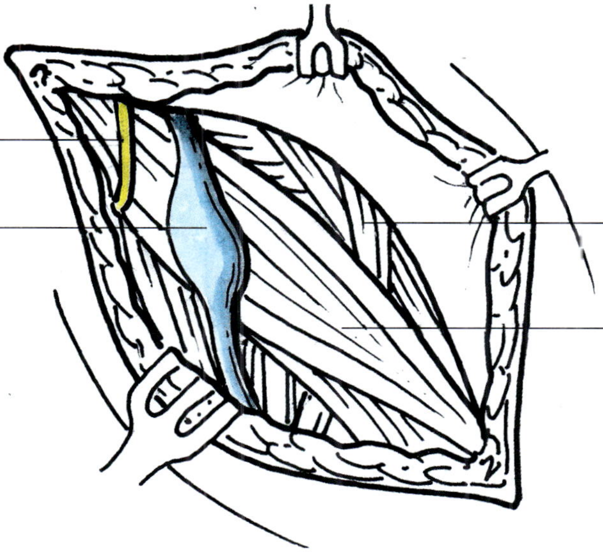

图2-47 显露扩张静脉，注意保护耳大神经

耳大神经
扩张的颈外静脉
肩胛舌骨肌
胸锁乳突肌

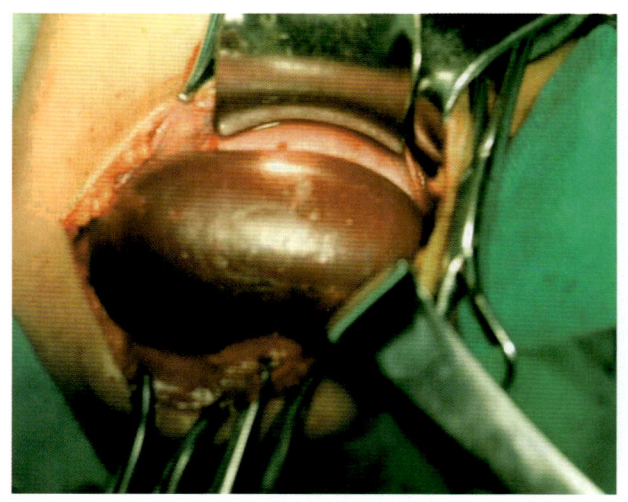
图2-48　显露颈内静脉病变段

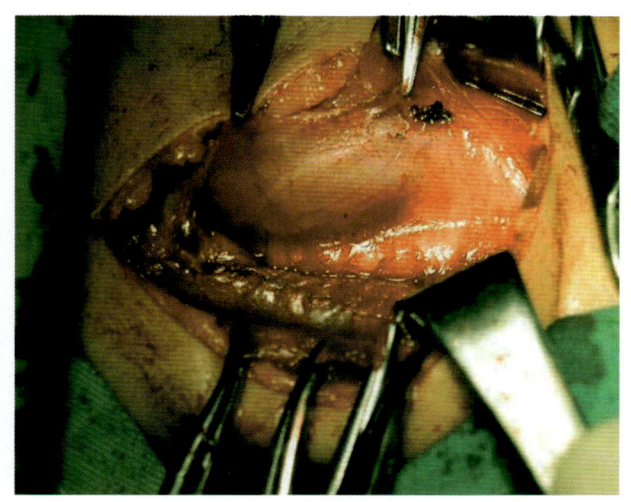
图2-49　颈静脉纵向连续折叠内翻缝合

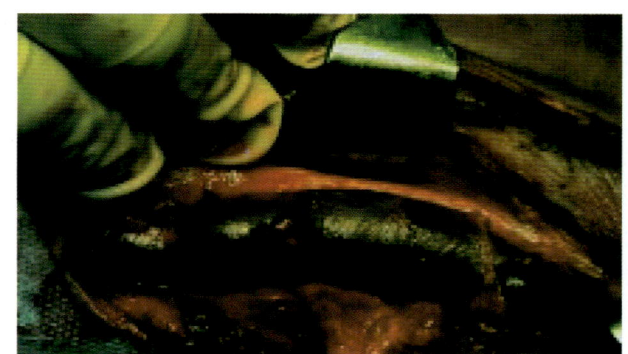

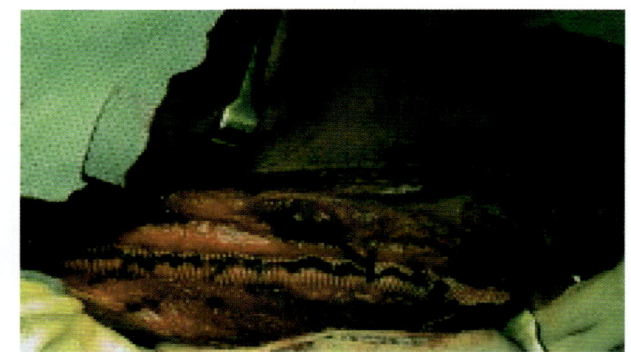

图2-50　颈内静脉扩张切除后，人工血管置换

（王　暾　李　霜）

颈部血管瘤和淋巴瘤切除术

■ 颈部血管瘤切除术

血管异常的分类

多年以来，对血管瘤的分类和命名多依据形态学特征，将其分为毛细血管瘤、海绵状血管瘤及蔓状血管瘤等，方法较混乱。1996年，International Society of Vascular Anomalies将该疾病命名为vascular anomalies，根据细胞动力学（cellular kinetics）和临床表现（clinical behavior）将其主要分为两大类：血管瘤（tumors），由血管内皮细胞增殖及细胞密度增高导致；血管畸形（malformation），为不具增殖倾向的正常扁平血管内皮细胞组成的扩张脉管。具体分类见表2-1。

表2-1 血管异常的分类

血管瘤	血管畸形
婴儿血管瘤	动脉畸形（动静脉畸形，动静脉瘘，动脉缩窄、扩张、动脉瘤等）
血管内皮细胞瘤	毛细血管畸形
血管肉瘤	淋巴管畸形
混合血管瘤	静脉畸形
	混合畸形

该分类中，血管瘤与血管畸形的临床区别在于：血管瘤在生后几周内出现，2年内快速增殖，随后缓慢消退，5岁时50%消退，7岁时70%消退，9岁时90%消退，但近半数患儿遗留纤维脂肪组织、毛细血管扩张等；血管畸形自出生时即有，但临床表现并不明显，而在生后某一时期明显，随身体成比例生长，无自行消退迹象，可在外伤、感染或青春期激素改变时明显。

此后，又进一步将血管畸形分为低流速血管畸形和高流速血管畸形。低流速血管畸形主要为静脉畸形、淋巴管畸形和毛细血管畸形，而动静脉畸形、动静脉瘘为高流速血管畸形。

由于这种新分类方法可反映病变组织结构和生物学特性，在血管病变的诊断、鉴别、治疗方案的选择及预后判断等方面有更实际的应用价值，目前已被普遍接受，成为国际血管性疾病研究协会采用的正式分类方法。

根据上述新分类方法，过去很多被称为"血管瘤"的疾病实际上是血管畸形，如"海绵状血管瘤"实际上大多数是低流量先天血管发育畸形，主要是海绵状静脉畸形；"蔓状血管瘤"实际上是先天性动静脉畸形。迄今为止，对传统及生物学两种分类法尚未找到完全统一的结合点，特别是传统的海绵状血管瘤，很难判断其为真性血管瘤或血管畸形。目前认为成年人的"血管瘤"多数为低流速血管畸形，但发生于婴幼儿的"血管瘤"须结合临床、病理加以鉴别。

血管瘤与血管畸形的CT及MRI表现

海绵状血管瘤多为低流速海绵状静脉畸形，CT平扫呈低密度或等密度，边界清楚，增强扫描后呈轻度强化或呈分隔状线条状强化，类似"静脉湖"征象。MR T_1WI 为均匀或不均匀低或等信号，T_2WI 为明亮高信号（图2-51）。

动静脉畸形或蔓状血管瘤为高流速血管畸形。影像表现为软组织内弥漫性生长的病变，无包膜，边界不清，其影像特点为可见粗大迂曲的血管影，尤其是MRI表现为 T_1WI 及 T_2WI 均为低信号的流空血管影。增强扫描后可见粗大的、强化的迂曲血管影（图2-52）。另外常可见静脉石。

手术方法

1. 体位及麻醉　根据不同的部位选择仰卧位、侧卧位或俯卧位等。根据年龄、肿瘤的大小及估计失血情况选择全身麻醉或局部麻醉。

2. 毛细血管瘤切除术

（1）表浅局限的毛细血管瘤：沿肿瘤边缘做切口，连同周围的软组织一并切除，最后做皮肤整形缝合。

（2）范围较大的毛细血管瘤：为了减少手术瘢痕，可分期切除或肿瘤下应用水囊扩张，二期手术切除。切除时可按颈部皮纹取切口，以减少瘢痕。

3. 海绵状血管瘤切除术

（1）沿肿瘤边缘做切口，对范围大、估计容易出血者，可在周围做周边缝扎一圈，减少局部出血。

（2）将肿瘤组织及周围的软组织一并切除，结扎供应大血管，防止复发，最后缝合创面。

（3）肿瘤较大时，切除组织后组织缺损较大者，可用附近肌瓣或转移皮瓣的方法进行修补。

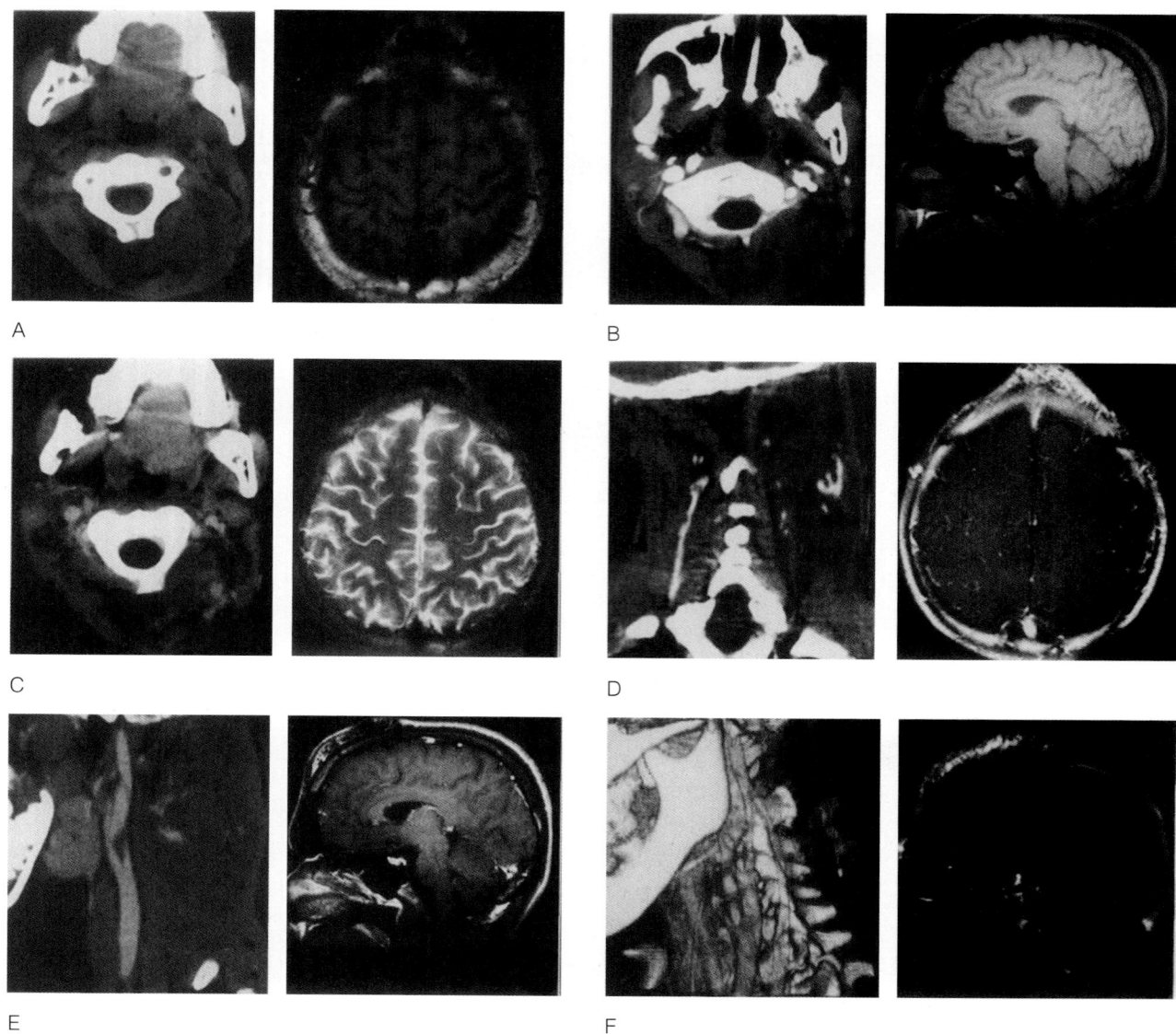

图2-51 左侧颈后三角区低流速血管畸形
A.CT平扫病灶呈低密度，低于肌肉；B.增强早期，病灶强化不明显；C.延迟5 min后增强扫描见病灶周边粗大血管影；D~F. MPR及VR病灶大部分无强化，可见增粗血管影

4.蔓状血管瘤切除术

（1）单纯性蔓状血管瘤的周围有纤维组织增生，较易分离；伴有广泛动静脉瘘的深部病变，手术较为困难，应仔细解剖、分离、结扎、切断各动静脉瘘管，完整切除。

（2）蔓状血管瘤侵及骨骼十分广泛出现肢体坏死、功能障碍者或严重影响肢体功能者，应行截肢手术。

注意事项

手术治疗血管瘤，必须基于良好的手术技巧，以保护周围神经组织。婴幼儿神经分支纤细、弹性大，常因血管瘤较大推压而移位。可采用从外周和从主干解剖相结合，以顺行法为主的方法。钝性分离，牵拉瘤体和腮腺时用力要轻。瘤体出血时，用含肾上腺素的纱条压迫以保持视野清楚。婴幼儿对出血较敏感，耐受力较差，因

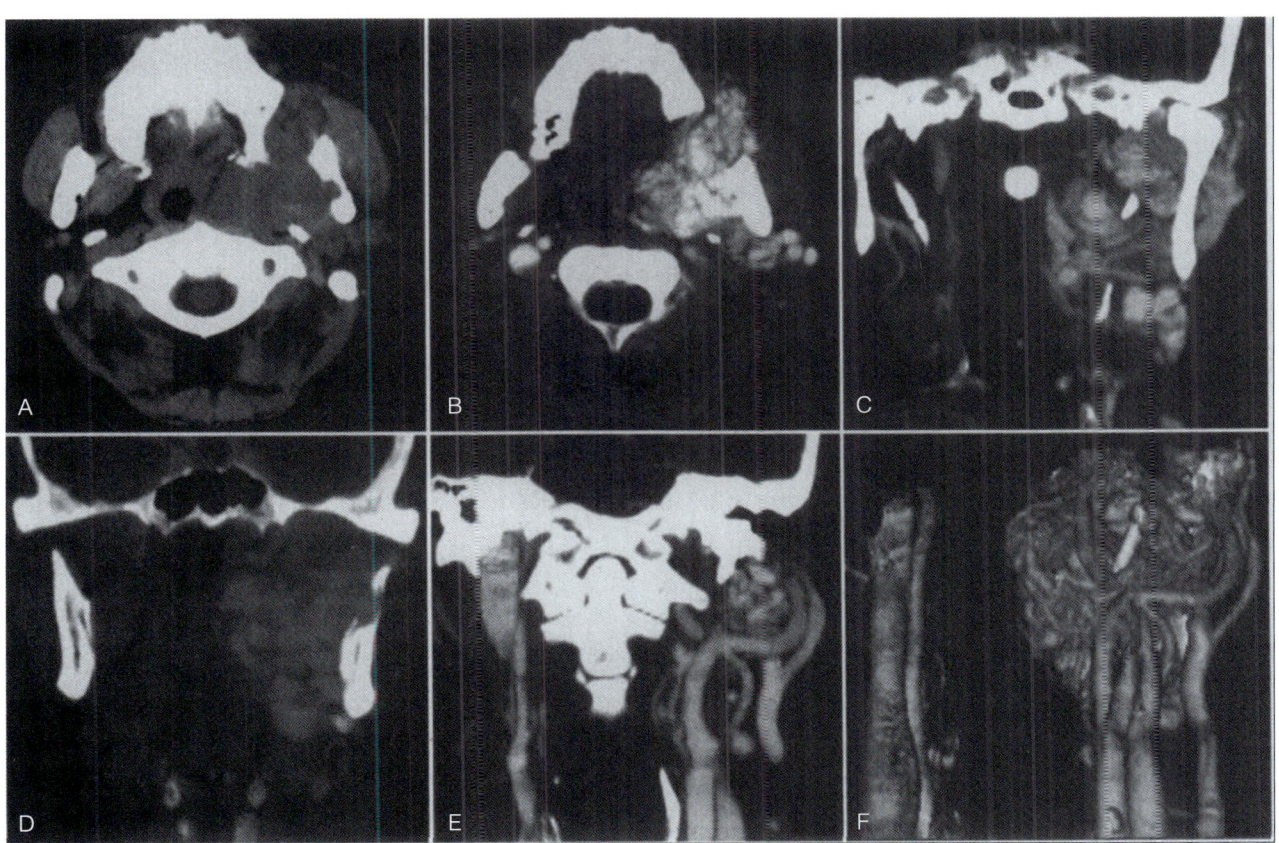

图2-52 额部高流速血管畸形（蔓状血管瘤）

A，B.MRI T_1WI病灶可见迂曲粗大的血管影，呈流空低信号；C.T_2WI仍为低信号；D，E.增强扫描，病变区明显强化，呈匍匐状为迂曲增粗的血管；F. MRV可见粗大血管

此控制出血量对婴幼儿手术很重要。切开前采用含肾上腺素的生理盐水在瘤区分层注射；然后由血管瘤包膜四周向基底部分离，寻找并结扎主要供血动静脉，阻断瘤体血供，减少出血。该点很重要，不仅控制了出血，而且在分离血管瘤内部时视野更清楚，不易损伤神经。电刀的应用是减少出血的一个重要保障。

■ 淋巴管瘤切除术

淋巴管瘤是小儿外科常见的先天性脉管畸形，具有畸形和肿瘤的双重特性，颈部为其好发部位（图2-53）。颈部淋巴管瘤虽属良性，但由于颈部解剖复杂、肿瘤可呈浸润性生长、广泛侵及组织间隙等特点，手术治疗难度大，术后并发症多。

临床应用解剖要点

同前述。

诊断要点

根据临床表现、透光试验与肿瘤穿刺等多数病例可获得诊断，但当囊内出血或感染时，透光试验可以呈阴性。肿瘤穿刺液也可因出血或感染由黄色透明而成血性或浑浊咖啡液。所以完全依靠临床表现与特殊检查对本病的诊断存在一定的局限。

手术方法

于肿瘤表面沿皮纹取横切口或梭形切口，切开各层，暴露肿瘤，沿其包膜由浅面渐向深面分离。肿瘤的深面常常深入血管鞘和肌腹间，此时仔细解剖动、静脉及神经，在直视下辨认清楚组

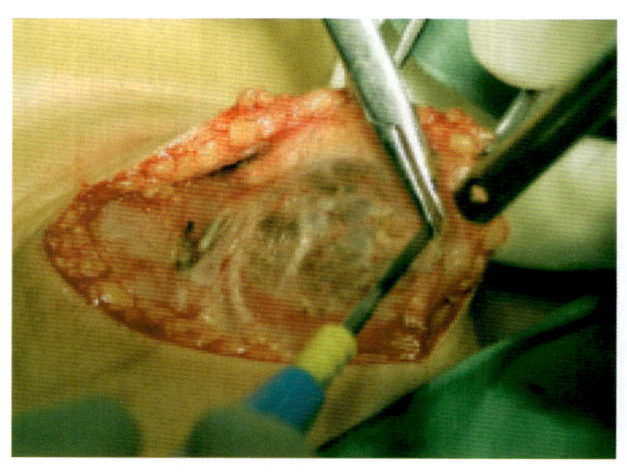 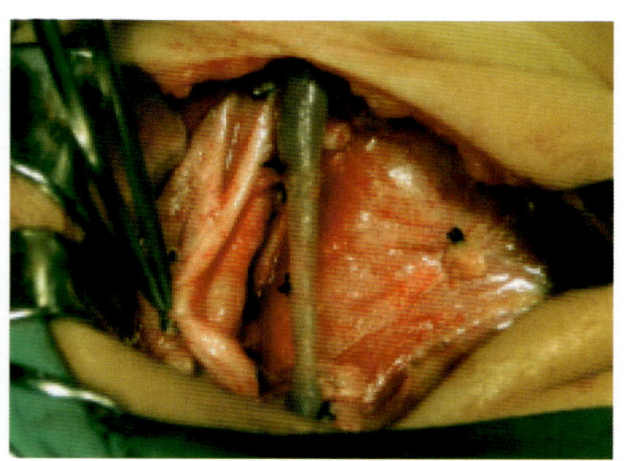

图2-53　1岁患者颈部淋巴管瘤，瘤腔内多房性囊腔。沿病变边界由浅入深将其与周围正常组织分离，避免损伤重要血管、神经

织后耐心操作，争取完整切除肿瘤。

囊内切除的手术方法：手术时切开囊壁，吸尽淋巴液，于囊内仔细剥离囊壁，如果肿瘤包绕重要神经、血管而剥离困难，可局部旷置。对于仅能进行次全切除者，术时用2%碘酒涂擦残留囊壁，使其瘢痕化，避免复发。

注意事项

淋巴管瘤常可广泛浸润，在生长过程中往往包绕动静脉、神经等。肿瘤基底部位置深，形状不规则，边界不清，有的手术切除难度较高，术后并发症常见。术前应对手术难度有充分估计，做好充足准备。对于瘤体巨大、估计其基底部位置较深者术前可行彩超、CT等影像学检查，帮助判断肿瘤位置、范围，是否混杂有血管瘤组织，是否合并出血等。

（王　暾　李　霜）

颈动脉狭窄的外科及腔内治疗

约1/3缺血性脑血管疾病患者是由颅外颈动脉硬化闭塞性疾病引起的，它的主要病理变化是颈动脉壁粥样斑块沉积、增厚，引起颈动脉管腔狭窄，当动脉口径狭窄＞50%时可引起脑血流减少。

颈动脉内膜切除术（carotid endarterectomy，CEA）可有效预防脑卒中并降低病死率。目前是颈动脉狭窄治疗的基本术式。随着腔内治疗的迅速发展，颈动脉支架植入术（carotid artery stent，CAS）越来越多地运用于临床，并且取得良好疗效。CEA及CAS的争议一直不断，手术适应证也在不断更新。本节主要从手术方法的角度进行阐述。

■ 颈动脉内膜切除术（CEA）

体位与切口

患者仰卧，旋肩，颈部伸展，头部向对侧旋转45°。如果选择性应用分流管，则持续行脑电图监测。胸锁乳突肌前缘切口可提供良好的术野显露，必要时可以向上和向下延长切口。也可以选颈部皮肤皱褶横切口（图2-54）。

显露颈动脉

1. 游离颈阔肌、胸锁乳突肌前缘，沿胸锁乳突肌前缘向下锐性游离可见颈外静脉分支（面静脉），切口上端注意保留耳大神经（图2-55）。于胸锁乳突肌前缘纵深分离，将该肌拉向外侧。

2. 以手指触诊确定颈总动脉位置，以锐性分离直抵颈动脉鞘并剪开，夹住颈总动脉前壁的结缔组织向上提起，使颈总动脉离开颈内静脉及迷走神经，紧贴颈动脉前壁锐性分离，钝性分离两侧及后壁，近端贯通后套绕止血带（图2-56）。

3. 紧贴颈总动脉壁向头侧锐性分离，剪断动脉前结缔组织。面总静脉需结扎离断。对舌下神经降支加以保护，如影响手术操作可以离断（图2-57）。

4. 分离至颈总动脉分叉处，立即以2%利多卡因1 mL封闭颈动脉窦神经丛，可防止术中心律异常及血压波动。维持术中血压平稳是防止术后脑功能损害加剧的重要措施。

5. 继续向上分离血管前结缔组织。注意识别横过颈内及颈外动脉前的舌下神经及其降支，加以保护。

6. 于甲状腺上动脉根部避开喉上神经，紧靠颈外动脉根部分离该动脉并绕阻断带。只有紧贴动脉根部分离颈外动脉，才能避免损伤颈动脉窦神经丛及遗漏阻断喉动脉。该动脉若未阻断，剥除内膜时出血较多会影响操作。

7. 颈动脉分叉较高时需剪断二腹肌，将舌下神经推向上方才能显露足够长度的颈内动脉。游离颈内动脉易损伤颈内静脉，需将颈内静脉拉向外侧，并夹住颈内动脉外结缔组织向外前牵引，紧贴动脉壁直视下分离3 cm即可，并于远侧套上止血带。如果斑块超越分叉，切断二腹肌有利于显露茎突水平的颈内动脉。为避免斑块脱落，此时不要游离颈动脉分叉。

8. 游离完毕颈总动脉、颈外动脉、颈内动脉，外科医生和麻醉医生沟通证实患者血流动力学平稳，阻断颈动脉时，血压维持正常水平或略

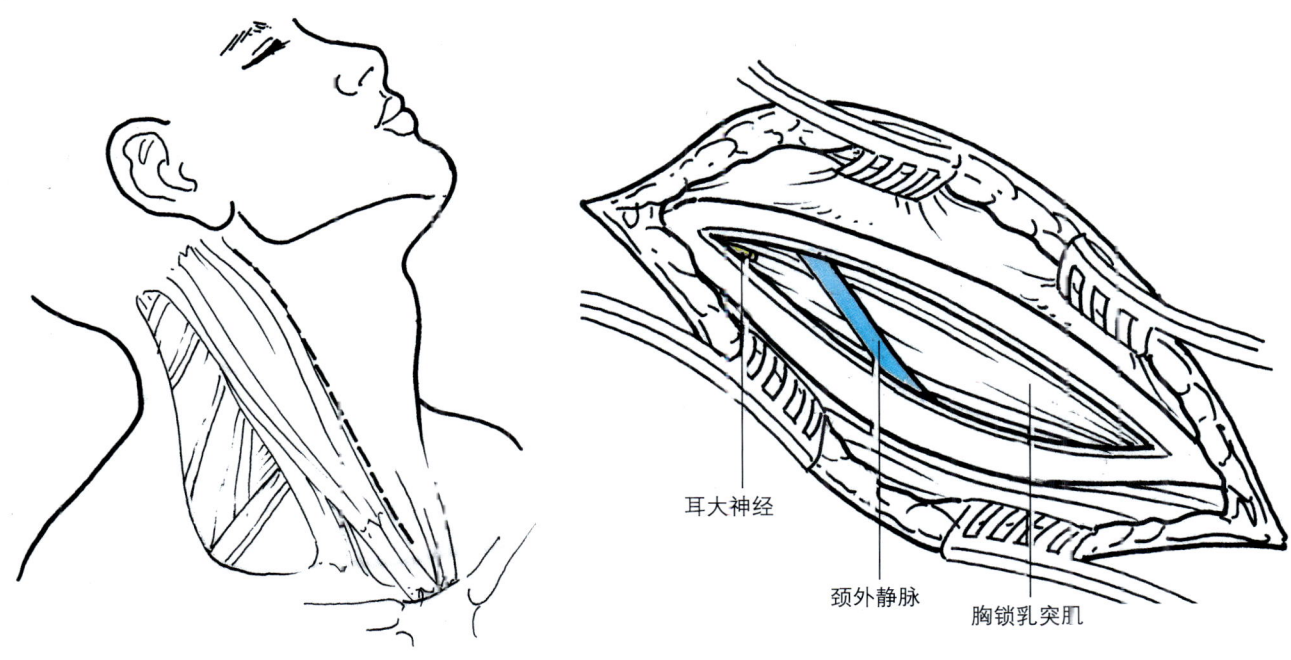

图2-54 体位及切口　　　　　　　　　　图2-55 切断颈外静脉，保留耳大神经

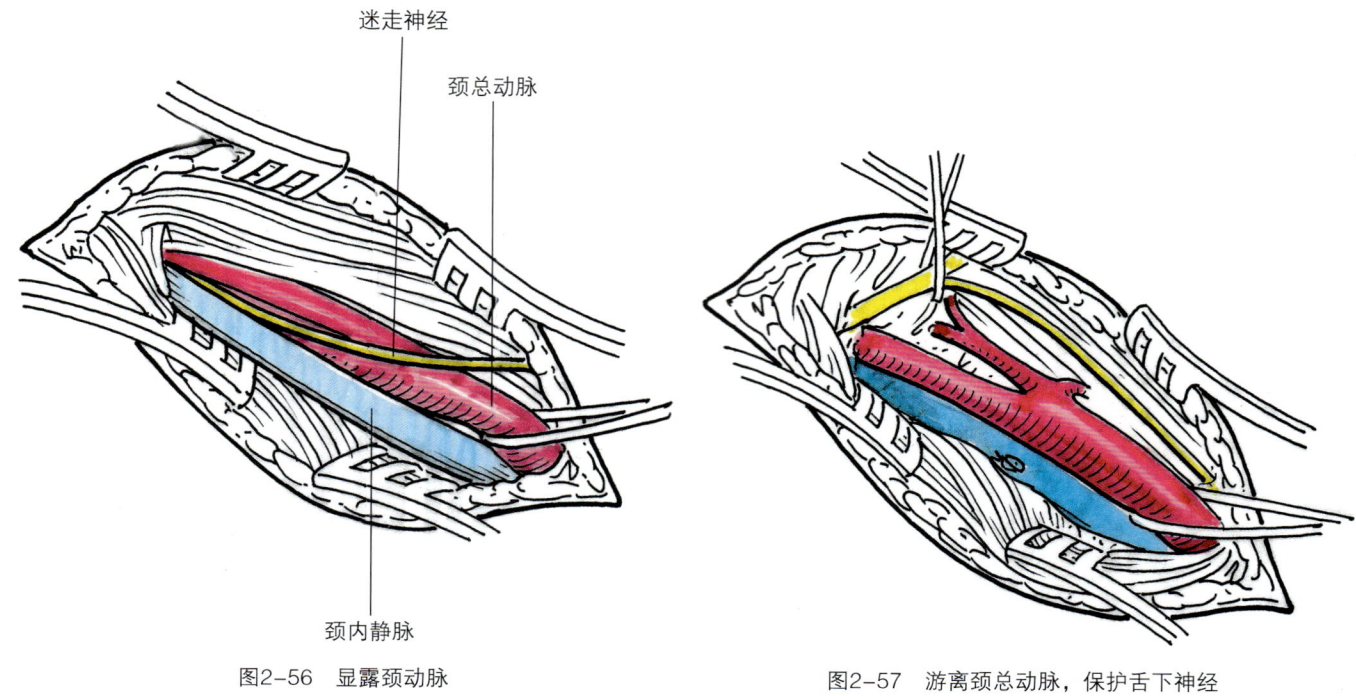

图2-56 显露颈动脉

图2-57 游离颈总动脉，保护舌下神经

高为佳。血管分离完毕后以0.5 mg/kg肝素静脉注入，使患者全身肝素化。持续行脑电图监测。依次阻断颈内动脉远端、颈外动脉、甲状腺上动脉和颈总动脉。阻断远端各分支动脉，颈总动脉阻断后，再游离和挪动颈总动脉分叉。

内膜剥离

1. 先取颈总动脉切口，沿颈总动脉分叉延长至颈内动脉。动脉切口刚好超越斑块。钙化严重者，有时候无法确定斑块和内膜的界限，只好延长切口超越远端狭窄，再次进入内膜腔。间歇性松开颈内动脉远端阻断钳，确保远端有逆行血流。如果脑电图有异常变化，植入腔内转流管（图2-58）。

2. 用肝素生理盐水冲洗颈动脉管腔，仔细检查管腔内，尤其注意溃疡和血栓。用血管镊夹住颈总动脉壁，通过无损伤剥离子游离颈总动脉处斑块，环绕血管壁1周，建立一个解剖间隙。该解剖间隙位于弹力层下，这一点尤为重要。正确的解剖层次在斑块最厚处容易辨认，一般管壁中层平滑肌与斑块粘连，随着剥离一并除去。锐性切断颈总动脉处斑块，颈外动脉和甲状腺上动脉内斑块外翻式切除。分离颈内动脉远端斑块，从血管壁侧面向中间游离斑块，最后将斑块掀起或轻柔平稳地拿出（图2-59）。斑块最厚处的血管中层，通常退行性变明显，容易与内膜一并去除。颈内动脉远端斑块逐渐变薄，轻轻附于内弹力层，而中层通常是正常的，此处斑块的自然过渡很容易区分。如果不容易区分，需要延长颈内动脉切口。

3. 再次用肝素生理盐水冲洗创面，残余的来源于中层平滑肌的碎屑必须清除。如果颈内动脉远端内膜没有牢固附着于中层，应用7-0缝线间断缝合消灭该创面，避免夹层和活瓣形成（图2-60）。缝线应平行于血管长轴，一端穿过正常内膜，一端穿过剥脱的创面，避免管腔狭窄，线结打在管腔外，勿太用力导致血管褶皱或缝线切割菲薄的内膜组织。颈总动脉处横断的斑块要仔细检查，如果残留有明显的斑块，应该向近端延长切口，尽量切除颈总动脉近端斑块或用滑线固定斑块，保证颈动脉总干近端的终点斑块切缘固定于内膜勿形成活瓣。颈动脉开口也要仔细检查，松开颈外动脉阻断钳，保证其开口有逆行血流流出。闭合动脉切口前彻底排出血管内空气及可能存留的血块及组织碎片，为此，应依次开放血流（图2-61）。

4. 恢复颈动脉血流

（1）开放颈总动脉血流0.5~1 min后，再开放颈外动脉。1 min后开放颈内动脉。按此顺序开放血流的目的在于将可能存留于血管内的组织碎片及空气排入颈外动脉系统防止发生脑梗死。

（2）血流恢复后立即观察是否有脑中风表现。

（3）再次封闭颈动脉窦神经丛，防止术后血压下降。

（4）颈动脉检测：血流恢复后以消毒的超声多普勒探头直接行颈动脉扫描，检查硬化斑是否剥除彻底。

5. 补片的应用　由于CEA术后常并发局部狭窄和术后血栓，如果动脉切口超越颈动脉窦，而且远端颈内动脉较小，应该应用补片修补，防止颈动脉狭窄。临床上具有适应证的患者大多采用涤纶补片或聚丙烯补片修补。补片的大小要适宜，避免因颈动脉分叉处加宽过多导致血液淤滞形成血栓（图2-62）。

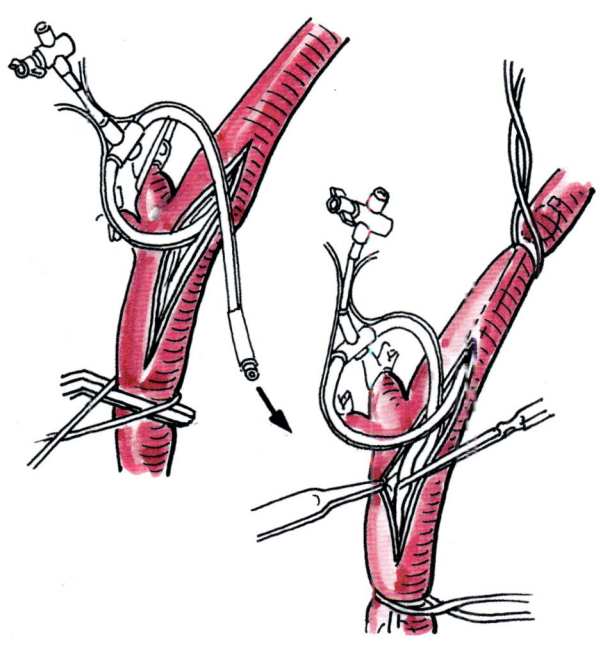

图2-58　转流管的运用

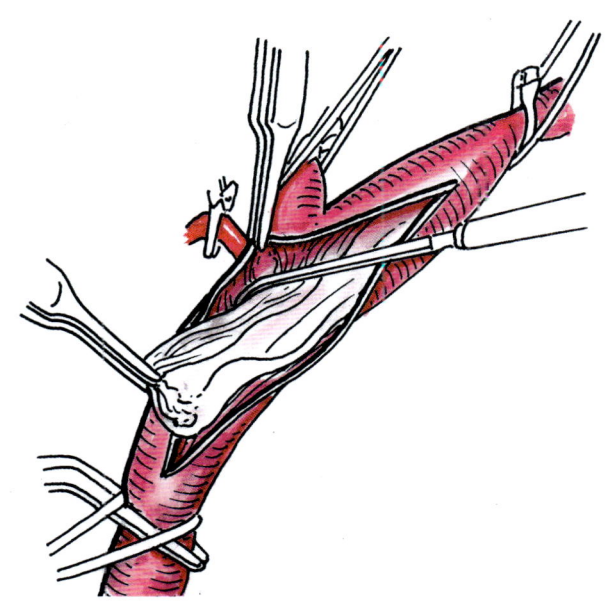

图2-59　切断硬化内膜，翻向头侧并继续剥离，在颈内动脉远端正常内膜处切断

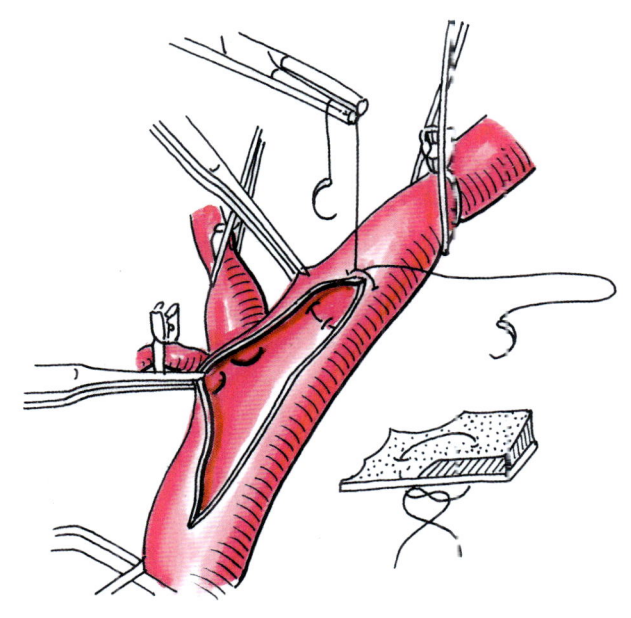

图2-60　漂浮内膜缝合固定

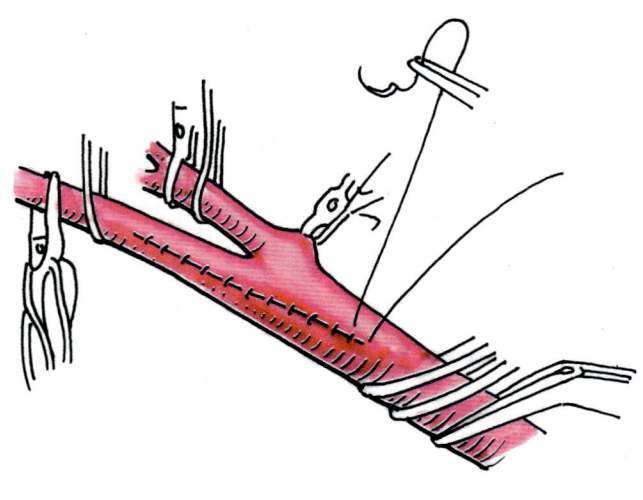

图2-61 连续缝合颈动脉切口

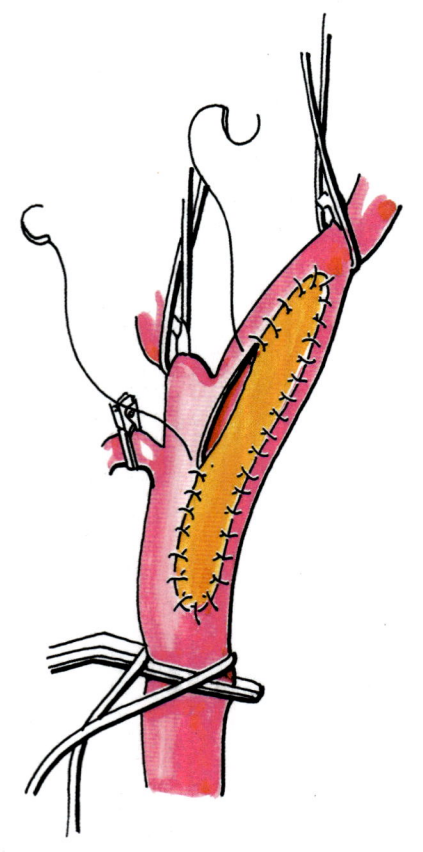

图2-62 血管补片的运用

颈动脉支架植入术（CAS）

入 路

常规选择股动脉入路，股动脉穿刺置8F动脉鞘。

导引导管到位

1. 选择导管、导丝　根据主动脉弓的分型、颈总动脉迂曲程度和颈总动脉血管壁的斑块情况选择导引导管。

2. 准备　冲洗，8F导引导管尾端连接Y阀+三通+加压滴注，泥鳅导丝经Y阀尾端插入导引导管，泥鳅导丝不出头，打开滴注持续冲洗。

3. 植入　导管进入动脉鞘后，进造影导丝20 cm左右，透视下将导引导管头端送至升主动脉远端。导丝回撤到导管内，翻转导管头回撤，弹入头臂动脉（或左颈内动脉）。固定导管，出导丝，泥鳅导丝在动脉腔内摆动前行，头端置于颈外动脉主干。固定泥鳅导丝，沿导丝送导管头端至颈总动脉距离病变近侧约2 cm处。导引导管头端轴线要与颈总动脉的走行轴线平行，避免直接抵住血管壁，避开颈总动脉的动脉粥样硬化斑块。

造 影

1. 导引导管到位后撤出泥鳅导丝，常规造影，选择最佳工作角度，再次分析评估病变（测量狭窄的病变的长度及血管的直径，计算狭窄率，分析成角、钙化、溃疡斑块等可能影响手术的因素），最后确认手术方案（图2-63）。

2. 同时进行颅内段造影，以便术后对比。

植入保护装置

1. 选择　根据病变结构特点选择合适的保护装置。如选择远端保护装置，保护伞的直径与狭窄远端颈内动脉直径一致或稍大一点（图2-64）。

2. 准备 肝素生理盐水冲洗，排气泡，保护伞收至输送导管内，根据病变形态将保护伞导丝头端塑形，将扭控子安装至保护伞导丝的尾端，准备好备用。

3. 到位 打开Y阀，沿保护伞导入鞘，将保护伞植入8F导引导管。在路图指引下，旋转扭控子将保护伞小心通过颈内动脉C1段狭窄处，将颈内动脉C1段远端较为平直的区域作为保护伞的目标"着陆区"（保护伞目标着陆区域：颈内动脉C1段远端，距离病变约4 cm，避免过高，会诱发痉挛；避免过低，会影响支架植入操作）。

4. 释放 左手拇指及食指在Y阀处固定保护伞导丝，右手撤下保护伞输送导管，保护伞顺利打开。继续撤出输送导管至快速交换孔处，以交换动作撤出输送导管，保护伞位置保持不动。

球囊预扩

1. 选择 根据病变结构特点选择合适的预扩球囊。

2. 准备 冲洗球囊导管头端，球囊导管尾端接三通、压力泵，压力泵中抽取1∶1的半量造影剂。旋转三通开关使压力泵与球囊导管相通，压力泵尾端向上，拉开形成负压，此时半量造影剂会流入球囊导管；旋转三通开关使压力泵与外界空气相通，压力泵头端向上，旋转排出泵中气体；旋转三通开关使压力泵与球囊导管相通备用。

3. 到位 将球囊导管穿入保护伞导丝尾端，助手固定保护伞导丝。旋开Y阀，右手送入球囊导管至快速交换孔进入Y阀内。适当旋小Y阀，左手拇指及食指在Y阀尾端固定保护伞导丝，右手

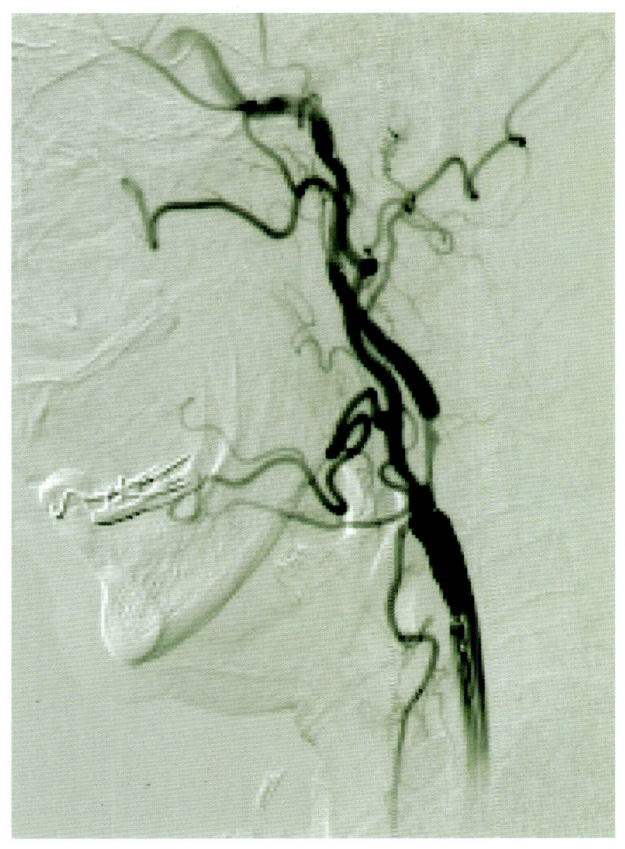

图2-63 造影见颈内动脉狭窄达90%

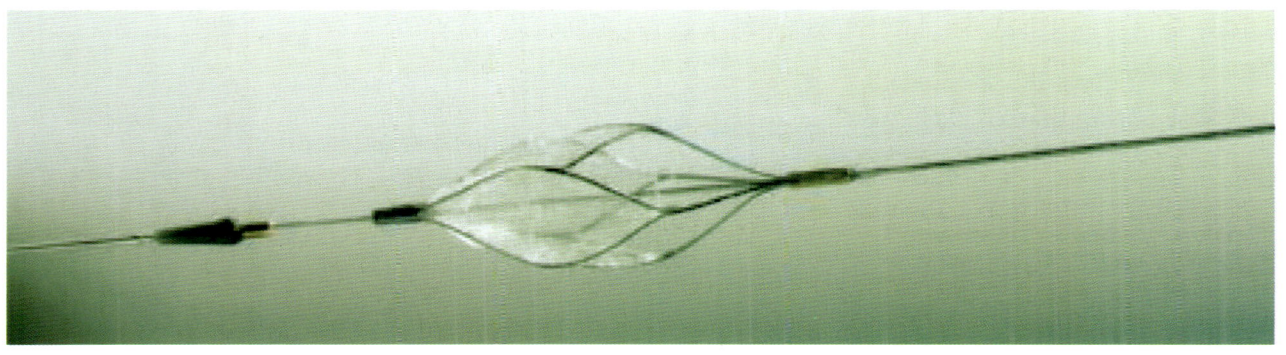

图2-64 颈动脉保护伞

推送球囊导管至病变狭窄处，冒烟定位准确后加压扩张。

4. 扩张　透视下旋转压力泵加压，球囊充盈呈柱状，停止踩透视、存图，同时迅速抽瘪球囊。注意扩张的时间应尽量短，只要球囊充分扩张（无局限性狭窄），无论扩张后造影残余狭窄是多少，都表明预扩成功需撤出球囊导管。观察心率、血压，必要时嘱患者咳嗽。如心率下降迅速，给予阿托品0.5~1 mg静脉推注，如血压下降，立即停止尼莫地平泵入，加快输液速度，必要时给予多巴胺升压（有经验者也可用10 mL注射器代替压力泵操作）。

5. 造影　球囊下撤至导引导管内，造影观察病变扩张情况、残余狭窄率、有无夹层和局部血栓形成，同时观察保护伞位置、有无血管痉挛、有无造影剂滞留（图2-65）。

6. 撤出　透视下观察保持保护伞位置不移动，左手拇指及食指在Y阀尾端固定保护伞导丝，右手撤下球囊导管至快速交换孔处，旋开Y阀，交换动作撤出球囊导管，球囊导管头端露出后旋紧Y阀，撤下球囊导管，肝素生理盐水纱布擦拭保护伞导丝。

支架植入

1. 选择　根据病变结构特点选择合适的支架。

2. 到位　支架穿入保护伞导丝尾端，助手固定保护伞导丝，旋开Y阀，右手送入支架输送系统至快速交换孔进入Y阀内。适当旋小Y阀，左手拇指及食指在Y阀尾端固定保护伞导丝，右手推送支架至病变狭窄处，定位准确后释放。

3. 释放　适当旋开Y阀，透视下右手固定支架输送系统操纵杆，左手下拉支架外鞘，平稳释放支架（不同支架释放方式大同小异）。

4. 撤出　透视下观察保持保护伞位置不移动，左手拇指及食指在Y阀尾端固定保护伞导丝，右手撤出支架输送系统至快速交换孔处，旋开Y阀，以交换动作撤出支架输送系统，支架输送系统头端露出后旋紧Y阀，撤下后用肝素生理盐水纱布擦拭保护伞导丝。

5. 造影　观察支架释放后残余狭窄率、支架贴壁情况、有无支架内局部血栓形成，同时观察保护伞位置、有无血管痉挛、有无造影剂滞留（图2-66）。支架植入的成功标准是残余狭窄率≤50%。

球囊后扩

选择支架释放后，若残余狭窄率≤50%，一般不需要后扩张。如果残余狭窄率＞50%或支架与血管壁贴和不佳，则需要球囊后扩张，使残余狭窄率达到≤50%的标准。后扩球囊一般选较短的球囊，最常用4 mm×20 mm及5 mm×20 mm球囊。准备球囊导管及压力泵。将球囊导管沿保护伞导丝送至残余狭窄最重或支架贴壁不良处，冒烟定位准确后加压扩张。后扩张前后同样需要立

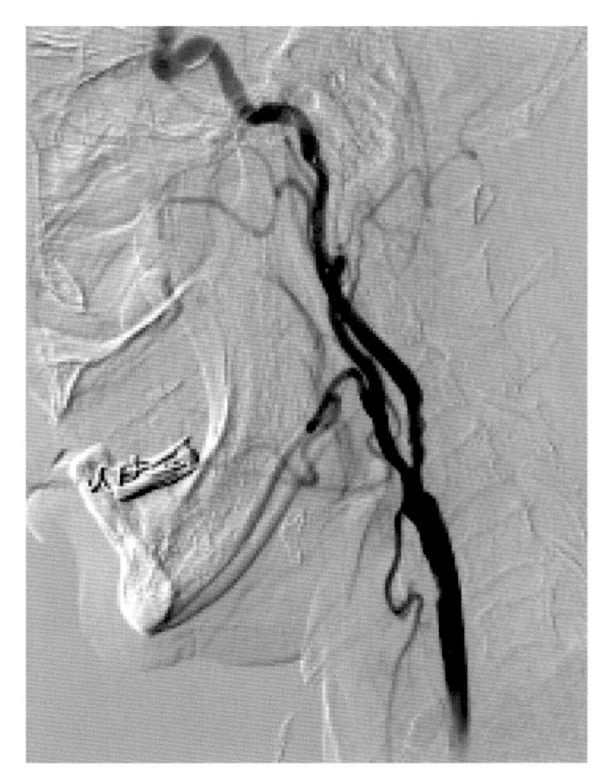

图2-65　球囊预扩后仍有狭窄

刻关注心率血压。撤出球囊导管，造影观察残余狭窄率、支架贴壁情况、有无支架内局部血栓形成，同时观察保护伞位置、有无血管痉挛、有无造影剂滞留。

保护伞回收

1. 准备　在准备保护伞时就准备好保护伞回收装置，通过注射器用肝素生理盐水从头端冲洗，至快速交换孔出水。

2. 到位　将保护伞回收装置穿入保护伞导丝尾端，助手固定保护伞导丝，旋开Y阀，右手送入保护伞回收装置至快速交换孔进入Y阀内。适当旋小Y阀，左手拇指及食指在Y阀尾端固定保护伞导丝，右手推送回收装置通过支架至保护伞处。使回收装置头端marker与保护伞marker重叠。部分回收到装置内，握住保护伞导丝和回收装置，一起撤出体外。

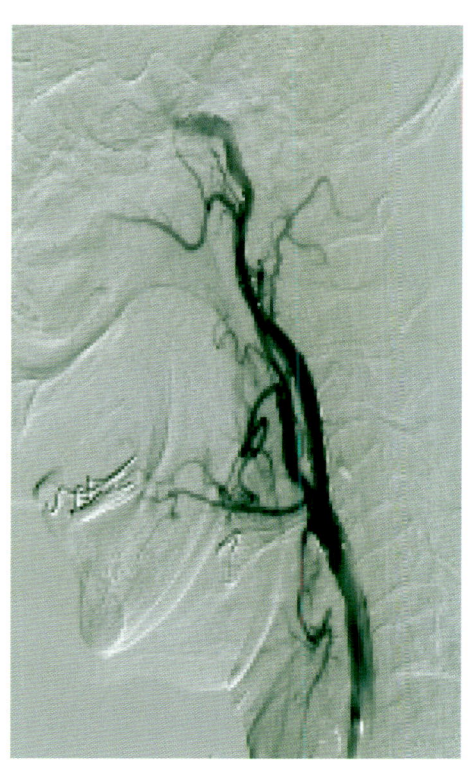

图2-66　支架植入后狭窄段血流恢复

（舒　畅　郭媛媛）

参考文献

1. 彭裕文. 局部解剖学. 8版. 北京: 人民卫生出版社, 2013.
2. Susan Standring. Gray's Anatomy: The Anatomical Basis of Clinical Practice. 41st ed. Philadelphia: Elsevier, 2015.
3. Jack L, Cronenwett K, Wayne Johnston. Rutherford's Vascular Surgery. 8th, ed. Philadelphia: Elsevier, 2014.
4. Elliot L, Richard P. Atlas of Vascular Surgery and Endovascular Therapy: Anatomy and Technique. Philadelphia: Elsevier, 2014.
5. Davila VJ, Chang JM, Stone WM, et al. Current surgical management of carotid body tumors. J VascSurg, 2016, 64(6): 1703-1710.
6. Economopoulos KP, Tzani A, Reifsnyder T. Adjunct endovascular interventions in carotid body tumors. J VascSurg, 2015, 61(4): 1081-1091.
7. 高金辉, 蔡铭智, 林小雷, 等. 颈动脉体瘤的外科治疗: 附24例报告. 中国普通外科杂志, 2015, 24(6): 843-846.
8. 吴梦涛, 张小桥. 颈静脉扩张症. 中国普通外科杂志, 2010, 19(6): 686-688.
9. Cremonesi A, Castriota F, Secco GG, et al. Carotid artery stenting an update. Eur Heart J, 2014, 36: 1-9.

腹部脏器血管外科解剖学

内脏动脉瘤的外科治疗

内脏动脉瘤是指腹主动脉所属的各内脏动脉及其分支的动脉瘤，约占所有腹内动脉瘤的5%，虽然相对罕见，但却是一种需要外科积极处理的血管疾病。内脏动脉瘤常位于脾动脉、肝动脉、腹腔干、肠系膜上动脉及肾动脉等，胃十二指肠动脉、胰十二指肠动脉及胃网膜动脉等亦有累及报道。其中，脾动脉瘤约占内脏动脉瘤的60%，肝动脉瘤约占20%，肠系膜上动脉主干、腹腔干动脉主干等成瘤的发病率依次各占5.5%、4%，而各内脏动脉的其他下级分支成瘤约占10%。内脏动脉瘤大多是单发的，也可以是多发的，有的可伴有胸和（或）腹主动脉瘤。

动脉瘤破裂是内脏动脉瘤最危险的并发症，其自发破裂发生率为22%~79%，瘤体破裂后病死率高达75%~80%，一旦确诊应尽早手术治疗。近年来，随着CTA、MRA和腹部动脉造影检查的增多，无症状内脏动脉瘤和破裂内脏动脉瘤的诊断率都得到了显著的提升。常见的手术方法包括单纯近远端动脉结扎和（或）动脉瘤切除、动脉瘤切除和动脉端端吻合、自体静脉移植、人工血管置换，手术方法应根据动脉瘤的部位、大小、局部解剖条件、侧支循环及原发病等具体情况而定。随着血管外科腔内技术的发展，弹簧圈栓塞、覆膜支架人工血管植入、凝血酶、胶或微粒注射等微创技术也在内脏动脉瘤的治疗中得到了应用，尤其是在存在开放手术禁忌证的患者中。

然而，血管腔内治疗特有的并发症如入路血管的损伤、动脉夹层、血栓形成、非靶器官栓塞等需要特殊注意，并且其远期治疗效果也需要进一步的临床观察和证实。

■ 临床应用解剖

腹主动脉（abdominal a.）的主要分支腹腔干（celiac trunk）、肠系膜上动脉（superior mesenteric a.）、肠系膜下动脉（inferior mesenteric a.）及髂动脉（iliac a.）之间形成丰富的侧支循环。腹腔干和肠系膜上动脉的起始部仅相隔数厘米，有的两者可以共干。腹腔干起始部上方有正中弓状韧带，构成横膈膜主动脉裂孔的一部分，在腹膜后，腹腔干被淋巴组织及腹腔神经丛所包绕，显露动脉需要锐性切断这些组织。一般腹腔干发出肝总动脉（commonhepatic a.）、脾动脉（splenic a.）和胃左动脉（left gastric a.）。而肝固有动脉的起源方式有许多变异，肝固有动脉大多起自腹腔干，偶尔起自肠系膜上动脉，其向右行至十二指肠上部的上缘进入肝十二指肠韧带，分为肝固有动脉和胃十二指肠动脉（图3-1~5）。

肠系膜上动脉在腹腔干稍下方，约平第1腰椎高度起自腹主动脉前壁，经胰头与胰体交界处后方下行，越过十二指肠水平部前面进入肠系膜根部，向右髂窝方向走行，分出胰十二指肠下动脉、空肠动脉、回肠动脉、回结肠动脉、右结肠动脉、中结肠动脉。

肠系膜下动脉大致在肾动脉起始部与腹主动脉分叉的中间发出，约平第3腰椎高度起自腹主动脉前壁，在腹后壁腹膜后面向左下走行，分出左结肠动脉、乙状结肠动脉、直肠上动脉分布于降结肠、乙状结肠和直肠。

腹腔干和肠系膜上动脉间的侧支循环有肝总动脉—胃十二指肠—胰十二指肠上动脉途径和脾

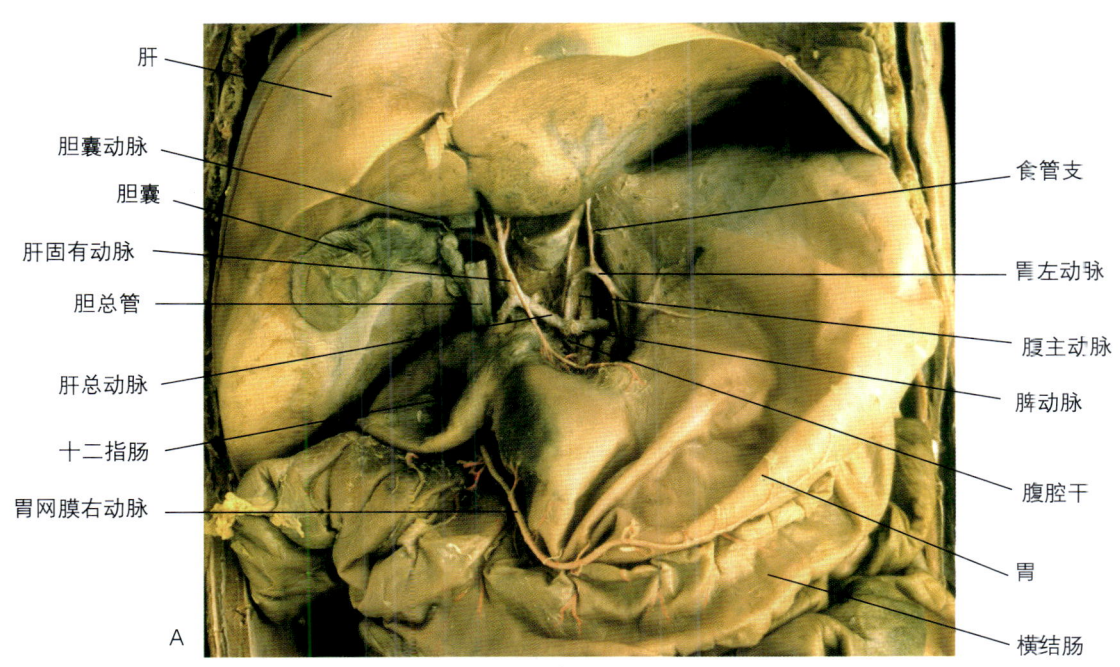

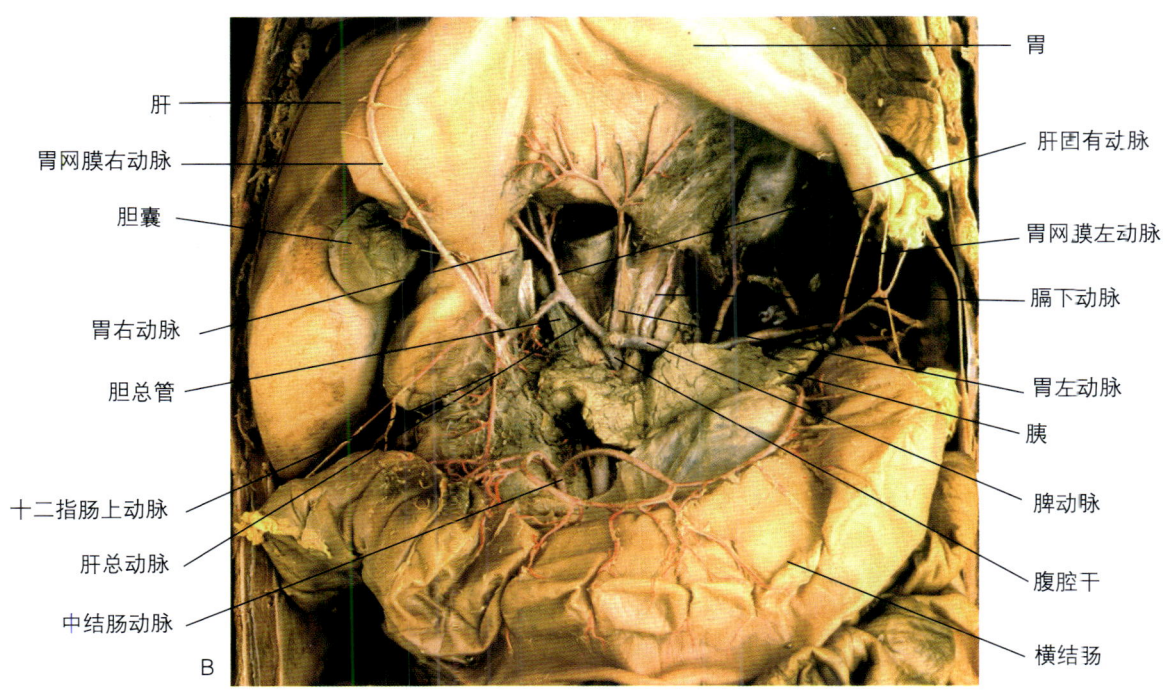

图3-1 腹腔干的位置
A.前面观；B.前下面观（胃向上翻起）

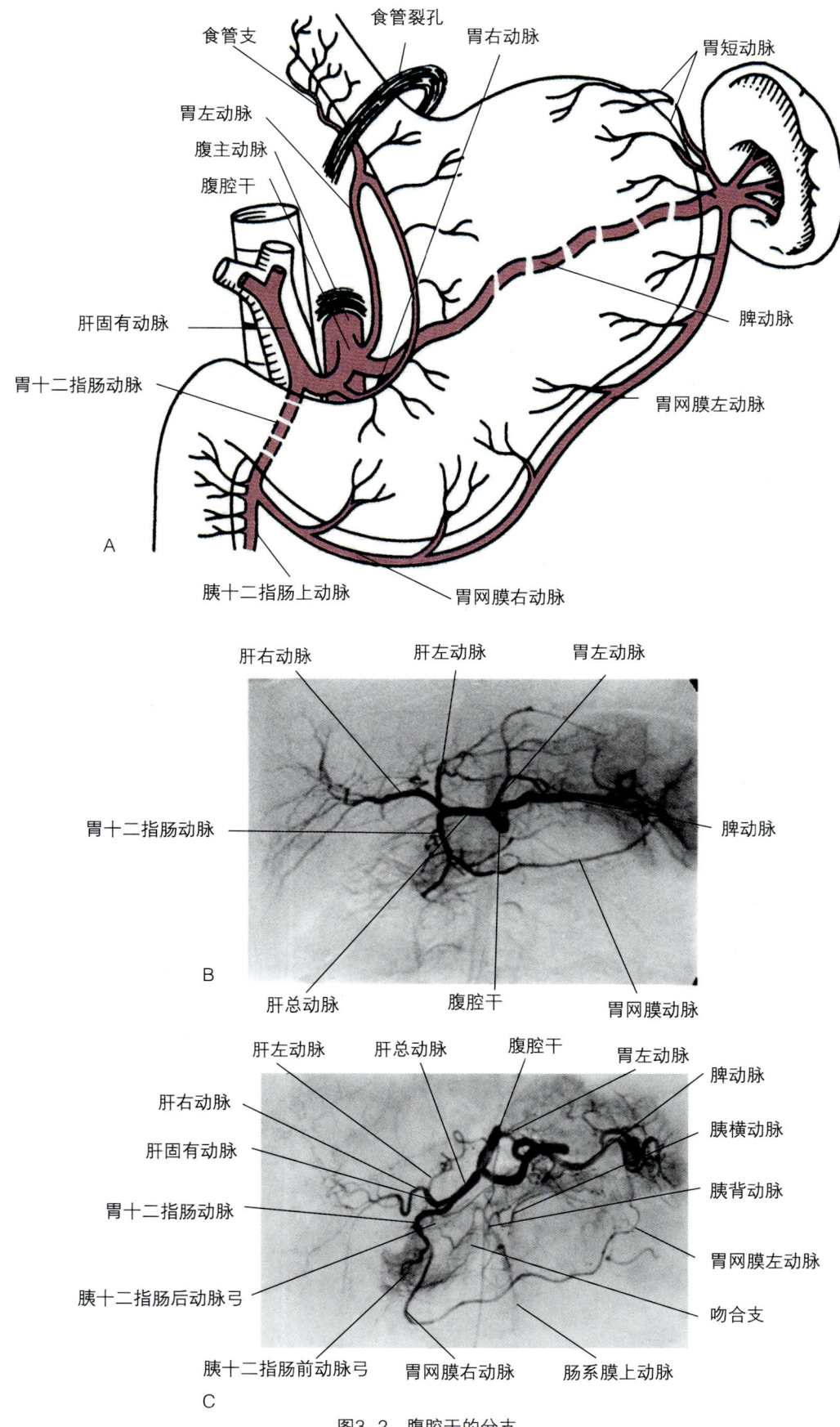

图3-2 腹腔干的分支
A.示意图；B，C.影像

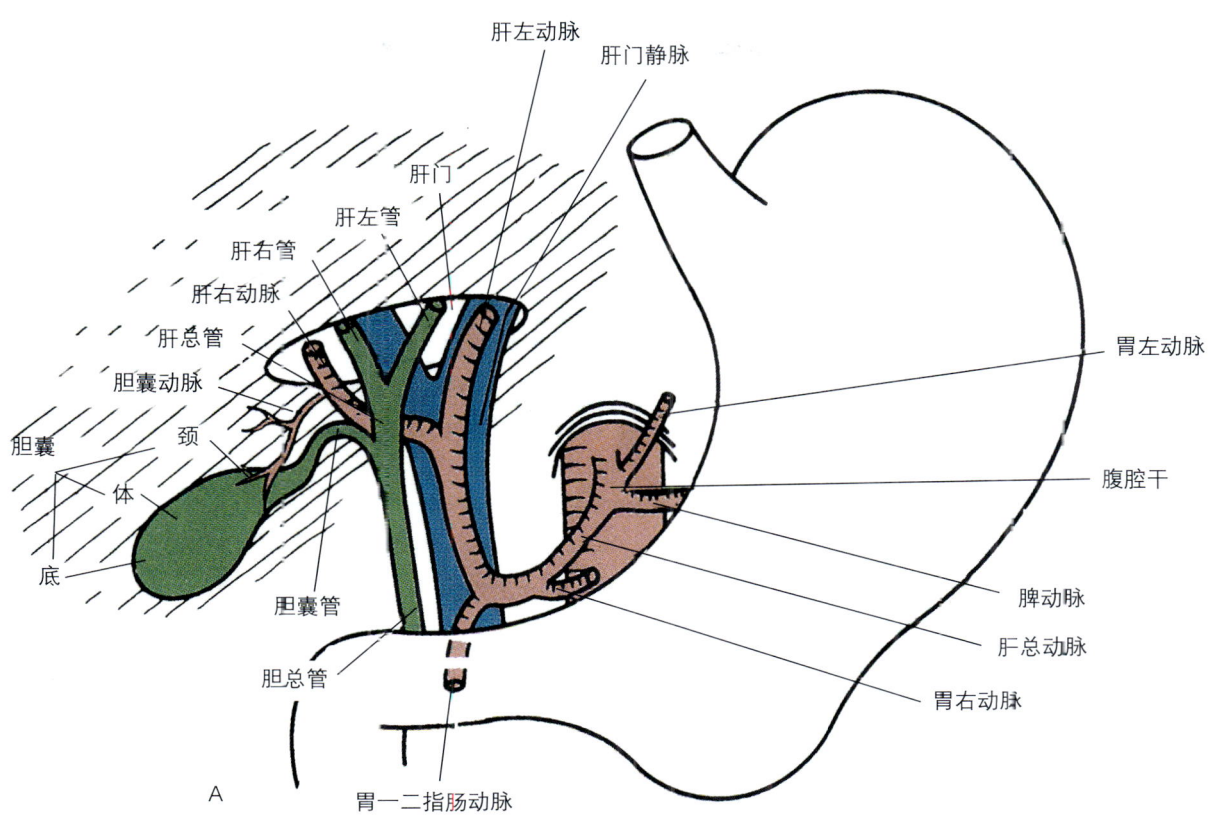

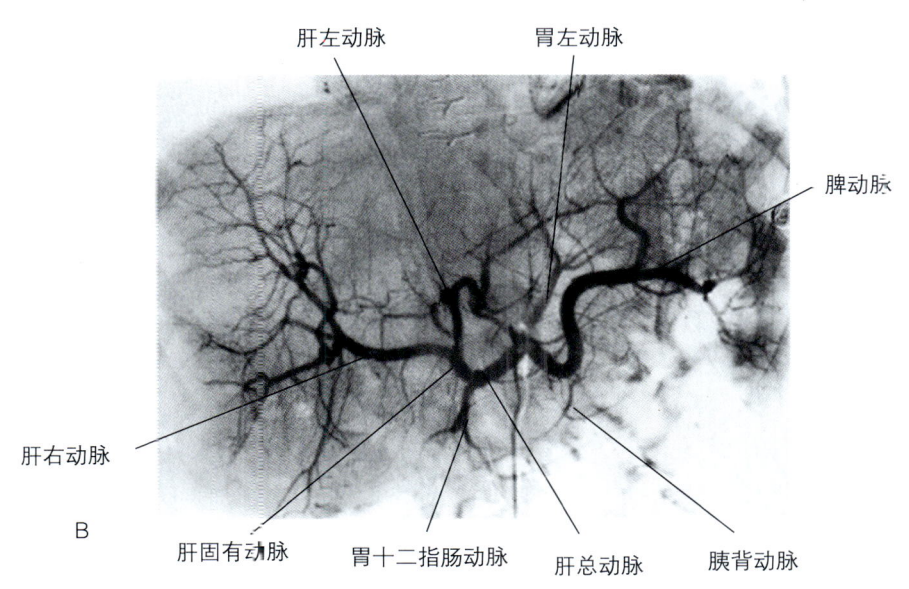

图3-3 肝总动脉
A.示意图；B.影像

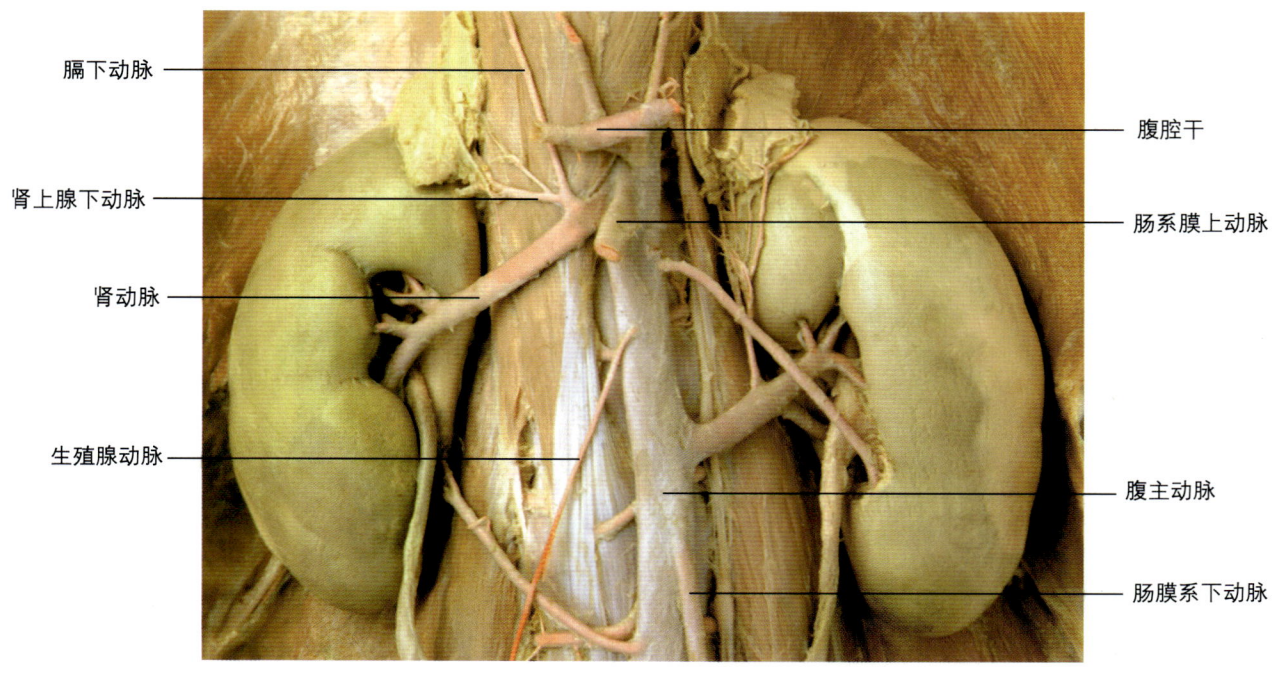

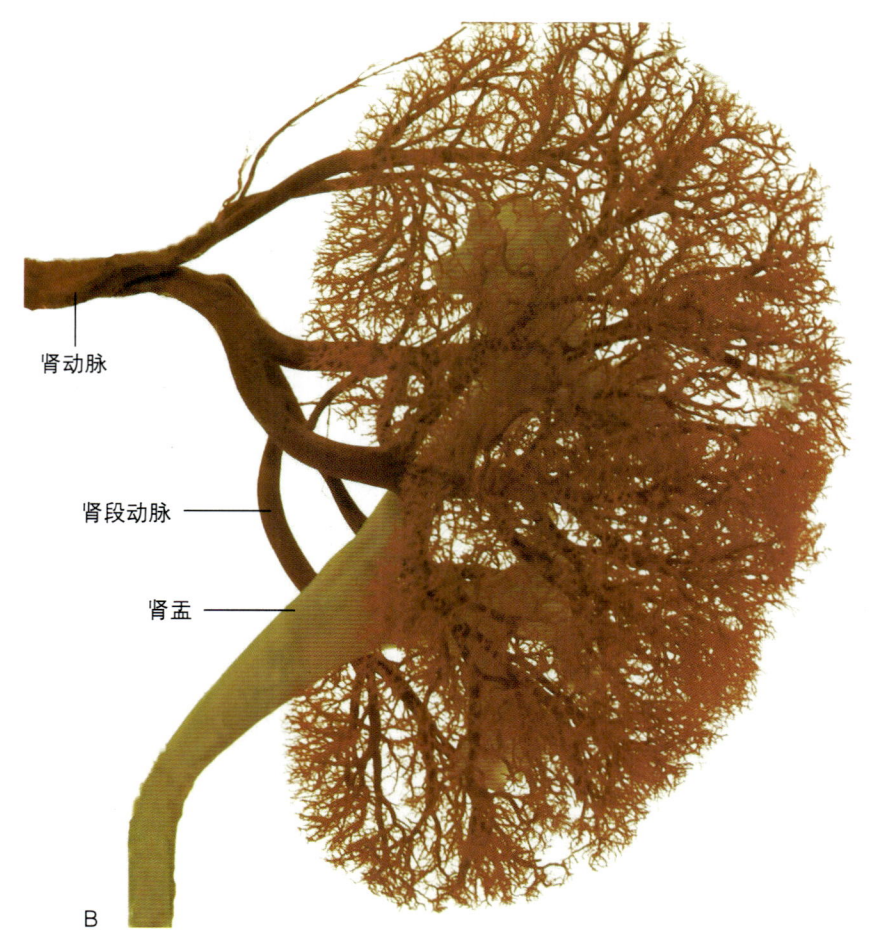

图3-4 肾动脉
A.肾动脉的位置；B.肾动脉铸型

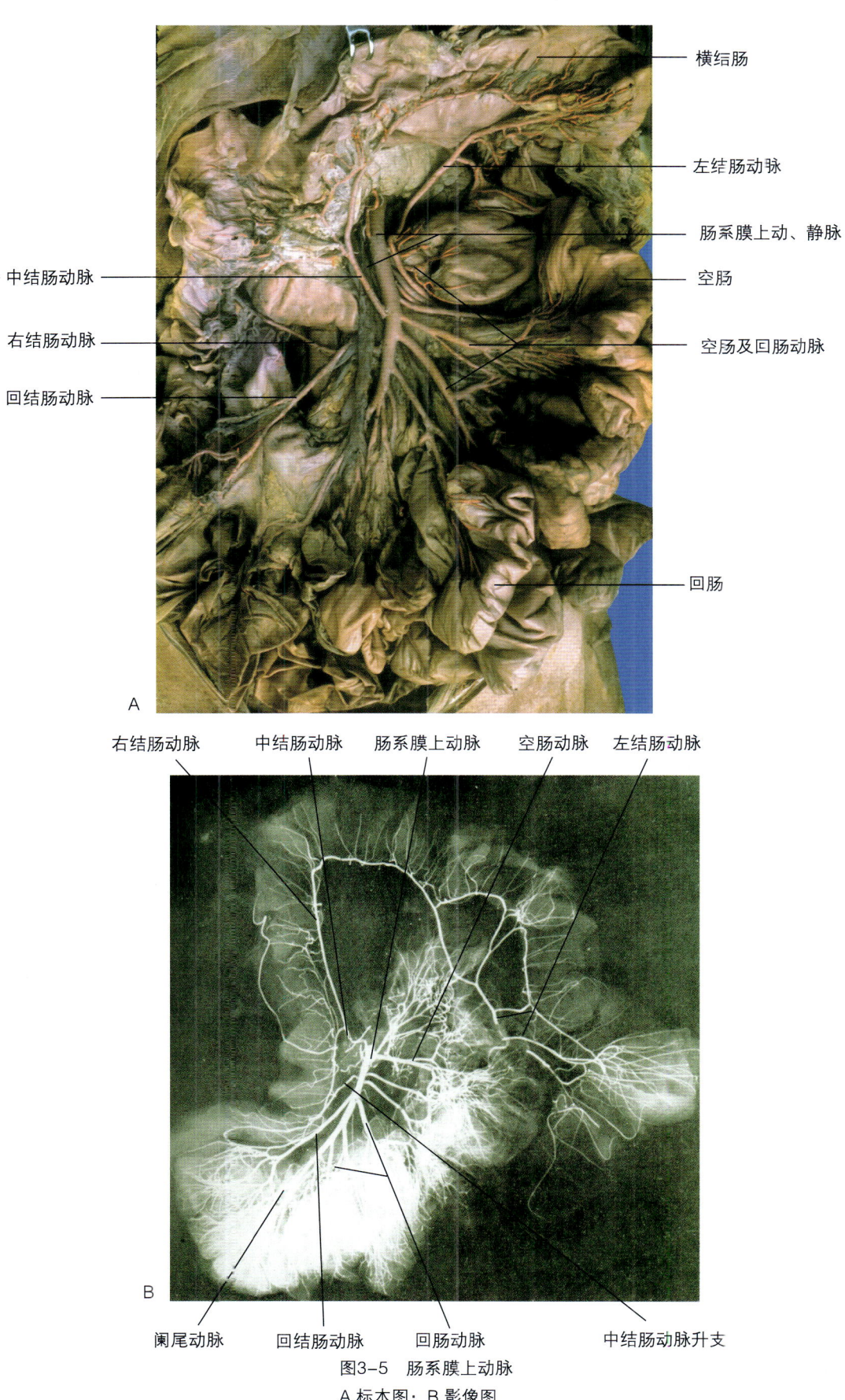

图3-5 肠系膜上动脉
A.标本图;B.影像图

动脉—胰后动脉—胰十二指肠上动脉途径，然后通过胰十二指肠下动脉与肠系膜上动脉相连。

肾动脉（renal a.）平第1~2腰椎椎间盘高度起自腹主动脉，横行向外，到肾门附近分为前后两干，经肾门入肾，在肾内再分为肾段动脉，至各个肾段组织。肾动脉在入肾门之前发出肾上腺下动脉至肾上腺，在腺内与肾上腺上、中动脉吻合。

内脏动脉瘤的外科治疗

脾动脉瘤

脾动脉瘤中约44%位于脾动脉中段，约35%位于脾动脉远端。治疗方式依据脾动脉瘤的位置而定。常见手术方式如下：①脾动脉瘤切除/旷置和近远端脾动脉结扎，而不予重建，由于脾脏还有胃短动脉等侧支循环供血，因此脾脏供血常不会有影响，术中待脾动脉结扎后观察脾脏无发白、体积缩小等缺血症状后可关腹，行脾动脉瘤旷置时可结扎瘤体近远端脾动脉后将瘤体切开缝扎瘤腔内返血的动脉；②脾动脉瘤切除和脾动脉重建，因脾动脉走行迂曲，切除瘤体游离近远端脾动脉后可直接行端端吻合，部分难以直接重建的，可将脾动脉行端侧吻合至腹腔干动脉或肠系膜上动脉；③脾动脉瘤切除和脾切除，脾动脉瘤近脾或位于脾门之内，无脾切除禁忌者，需连同脾脏一起切除；脾动脉瘤位于脾动脉远端，甚至累及脾门并与胰尾粘连紧密，可将瘤体、胰尾和脾一并切除。

近年来，脾动脉瘤血管腔内治疗技术的应用也得到了普及。包括动脉瘤近端和远端脾动脉瘤用弹簧线圈栓塞，使用弹簧线圈和（或）吸收性明胶海绵栓塞动脉瘤腔，支架人工血管治疗有足够锚定区的脾动脉中段动脉瘤。腔内技术具有微创优势，但栓塞术后存在脾梗死、血管再通、瘤体继续扩张破裂的可能。

腹腔镜治疗脾动脉瘤近年来也有报道，常在术中超声引导下进行，国内尚开展不多。

肝动脉瘤

肝外型肝动脉瘤可采取瘤体切除、结扎瘤体远近端动脉而无须血管重建。位于肝总动脉的动脉瘤可做动脉结扎，切除或旷置瘤体，不必重建（图3-6），胃十二指肠动脉可以维持足够血供至肝。缝扎远近端动脉后注意观察瘤体是否仍有搏动，因为肝动脉变异和侧支较多，可能存在结扎并不完全的情况。对于肝固有动脉及其分支的动脉瘤，切除后必须用大隐静脉或人造血管做

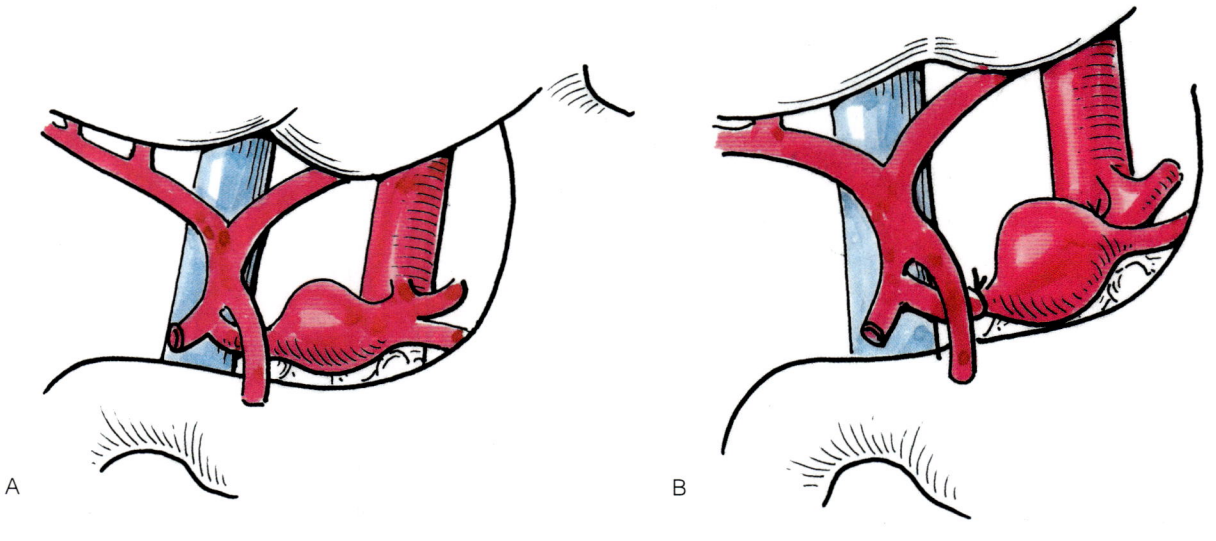

图3-6　肝总动脉瘤
A.瘤的位置；B.结扎

间置移植（图3-7）。肝内型肝动脉瘤可做肝叶切除术或肝动脉结扎术。肝内动脉瘤要结扎所有与之有关的侧支血管，并考虑重建肝动脉的完整性。

对不能耐受手术者可经导管做栓塞疗法，主要适合于肝总动脉瘤和肝内动脉瘤。

肾动脉瘤

肾动脉瘤的诊断主要依靠肾动脉CTA，特别是临床上出现高血压、腹痛和血尿且IVP检查有排泄延迟时，CTA和肾动脉造影常能发现肾动脉瘤的存在。超声对肾动脉瘤筛选诊断有积极的作用。

1. **肾动脉的显露**（图3-8）

（1）正中切开显露：两侧肾动脉起始部相距2 cm以内。上翻横结肠，右移小肠系膜，切开Treitz韧带后，显露其背侧的腹主动脉，沿腹主动脉的前面向上方游离，在腹主动脉前方找到左肾静脉并上阻断带。结扎切断汇入左肾静脉的血管（肾上腺静脉、睾丸静脉、腰升静脉等）并上提左肾静脉，亦可保留这些分支在靠近汇入下腔静脉处离断左肾静脉，显露出肾静脉后上方的左肾动脉起始部。切断1~2对腰静脉并牵拉下腔静脉可显露下腔静脉背侧的右肾动脉。

（2）外侧入路显露肾动脉：首先循下腔静脉外侧定位出右肾动脉。显露右肾动脉，用Kocher切口将十二指肠降部及升结肠肝曲翻向内侧。游离下腔静脉至右肾静脉的前方，分别上阻断带。于紧邻下腔静脉的外侧、右肾静脉的后上方找到右肾动脉。经过向两端游离可以基本显露出右肾动脉的全长。牵拉下腔静脉显露其背侧部分，同右侧的方法，内翻结肠脾曲，可以显露左肾动脉。

对于肾动脉主干部位的动脉瘤，可以行动脉瘤体切除、动脉重建，包括动脉修补术，补片成形术，动脉直接端端吻合术，自体大隐静脉、人造血管或髂内动脉间置术和腹主动脉肾动脉旁路转流术。切除肾动脉分叉处或第二级分支处动脉瘤时，可用肾动脉分支切开拼缝法修复和重建肾动脉。同时有主动脉病变的肾动脉瘤，可考虑行非原位肾移植术。

肠系膜动脉瘤

肠系膜上动脉瘤发生附壁血栓脱落致肠缺血坏死和动脉瘤破裂的风险较高。动脉瘤常发生于肠系膜上动脉起始部5 cm内，且因其近端主干短，手术显露时需游离腹主动脉至腹腔干开口上方及肠系膜上动脉开口下方。手术方式包括：瘤体近远端缝扎和瘤体旷置/切除，一般情况下需动脉重建。难以重建的情况下可直接行瘤体结扎，因为肠系膜上动脉、腹腔干、肠系膜下动脉存在侧支循环供血，并且研究报道动脉瘤形成过程中已存在缺血的症状从而促进了侧支循环的形成，但建议术中阻断肠系膜上动脉后密切观察肠道缺血情况。瘤体近远端缝扎、动脉瘤切除和动脉重建，应用自体大隐静脉进行血管重建术，术中注意肠管缺血情况，必要时将该动脉供血的肠管一并切除（图3-9）。

由于肠系膜下动脉经左结肠动脉和髂内动脉经直肠上动脉形成广泛的侧支循环，故对肠系膜下动脉瘤多数只做动脉瘤切除和动脉结扎术。

近年来国内弹簧圈栓塞和支架人工血管植入治疗的报道逐渐增多，但病例数仍少，远期效果尚需观察，需谨慎选用。

腹腔干动脉瘤

1. **腹腔干及其分支显露**　行正中切口，切开小网膜，将肝左叶向上、胃体部向下推移，在胰腺上缘切开后腹膜，找到脾动脉和肝总动脉，并循其走向向近端游离。切断腹腔干根部前方的神经丛方能显露其根部。然后，切断膈肌左脚向近端游离，可以将腹腔动脉上方的降主动脉也上阻断带。切断左侧肝三角韧带并将外侧段向右推移可以使视野更佳。

2. 手术方式 动脉瘤瘤体切除重建血管，恢复肝、脾等的血供，可以行近远端动脉直接吻合，也可用人工血管或自体静脉移植，亦可行腹腔干-主动脉端侧吻合（图3-10）。

图3-7 肝固有动脉瘤
A.瘤的位置；B.自体静脉移植

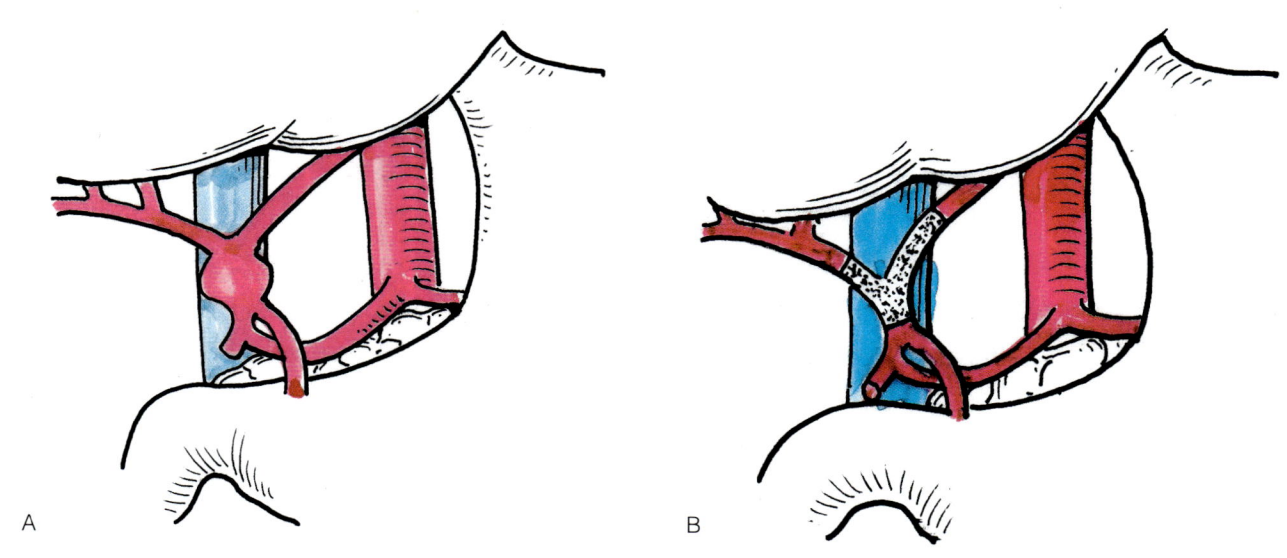

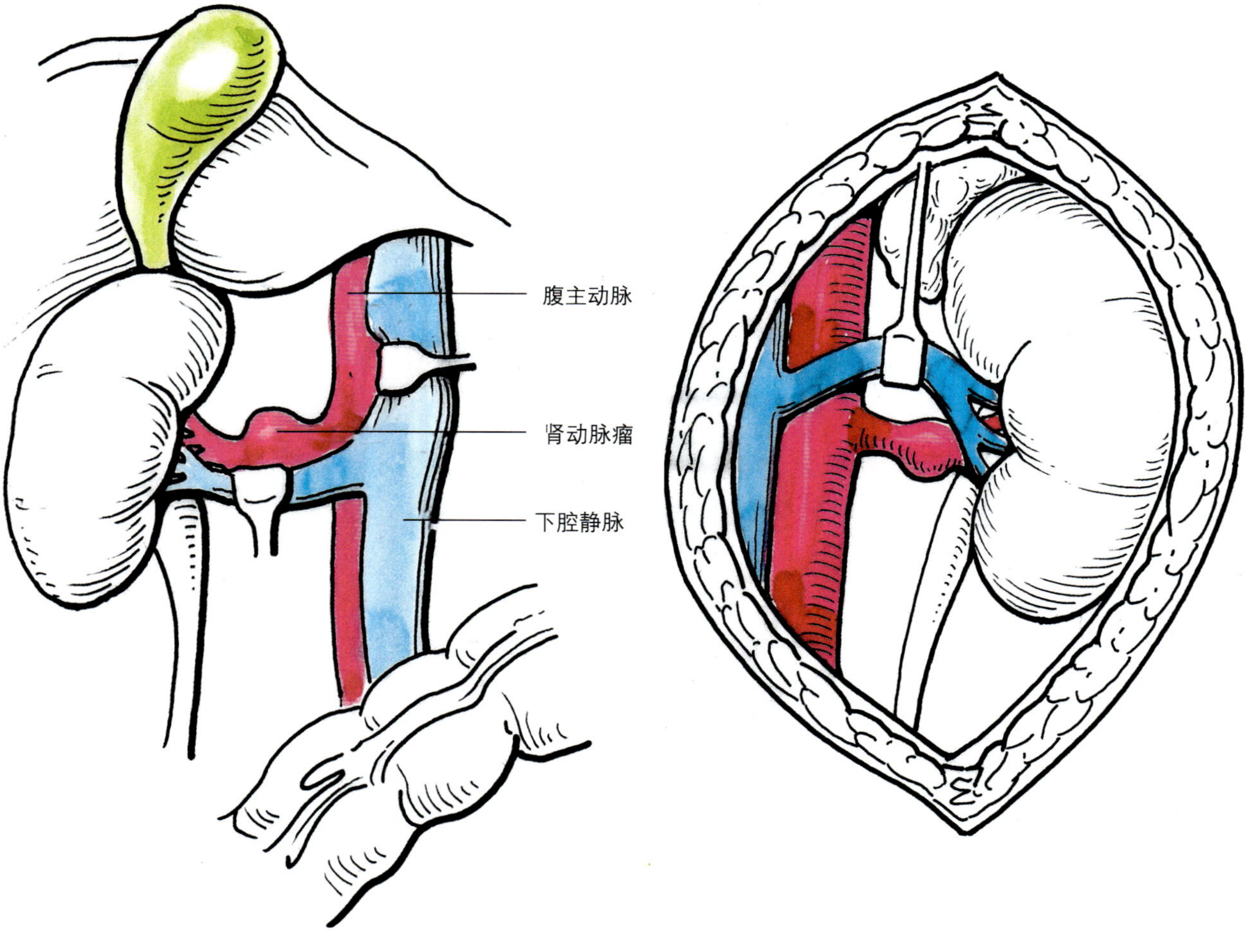

图3-8 肾动脉的显露

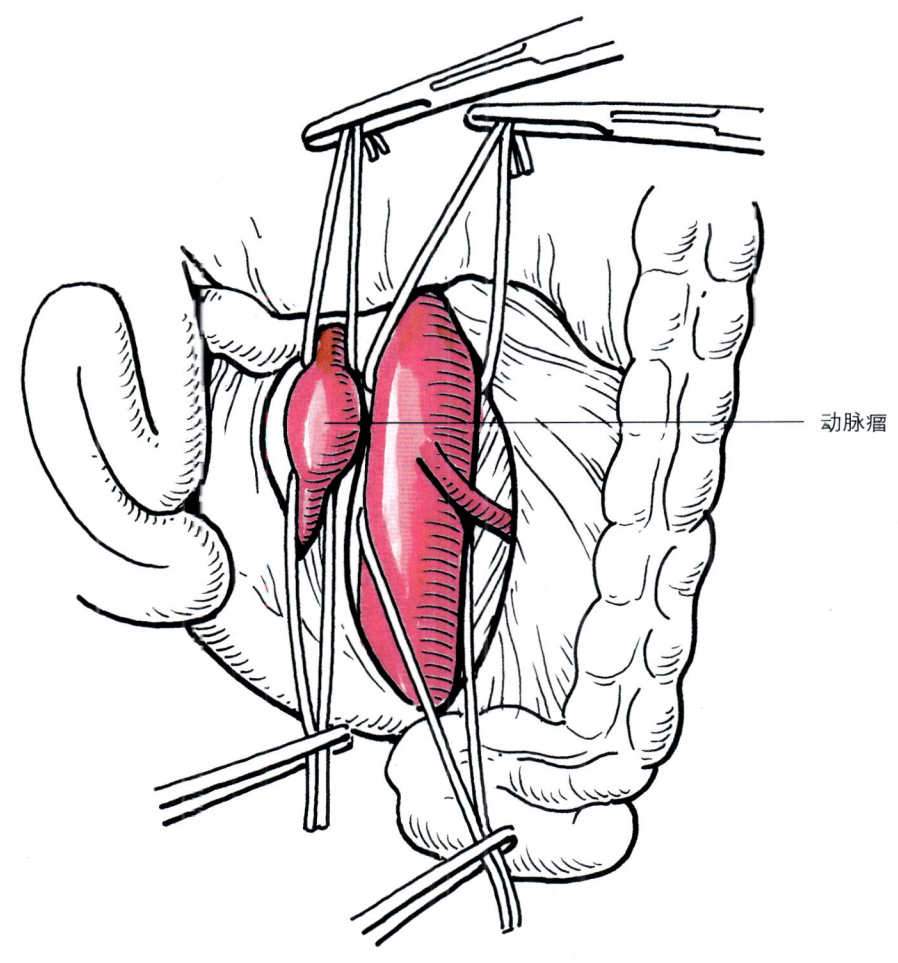

图3-9 肠系膜上动脉瘤的显露

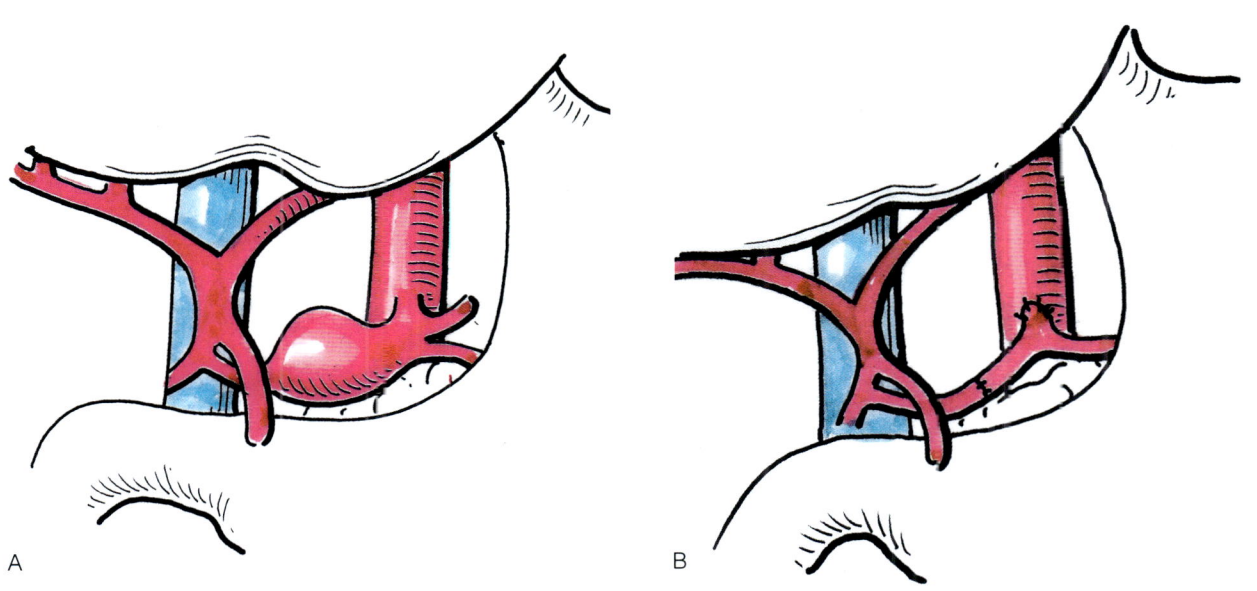

图3-10 腹腔干动脉瘤
A.瘤体显露；B.切除重建

（李全明　王伦常）

肾动脉成形和重建术

■ 临床应用解剖及流行病学研究

肾动脉（renal a.），左右各一，由腹主动脉分出，在肠系膜上动脉下方1~2 cm处，平第1~2腰椎椎间盘高度发出，左肾动脉起始部常高于右肾动脉。横行向外，到肾门附近分为前后两干，经肾门入肾，在肾内再分为肾段动脉，至各个肾段组织。肾动脉在入肾门之前发出肾上腺下动脉至肾上腺，在腺内与肾上腺上、中动脉吻合（图3-11）。

肾动脉疾病包括一系列影响肾供血的疾病，比公众认为的还要普遍，Balk在一篇综述中指出，约6.8%的美国老年人患有此病，动脉粥样硬化是引起肾动脉狭窄（renal artery stenosis，RAS）的最常见原因，也是我们此节的讨论重点。

■ 手术治疗

对于有症状的RAS患者较少行开放手术，其原因不仅是有血管腔内技术可供选择，且开放手术患者的选择是基于长期临床对照研究和数据得出的。因此主要对缺血性肾病的高血压患者行开放手术，同时对药物降压失败的双侧肾动脉病变的高危患者或分支血管病变患者也考虑行开放手术。

当患者有双侧肾动脉狭窄和高血压，决定单独行经验性开放肾动脉修复或与主动脉疾病校正结合的基础判定指征是：高血压的严重程度和肾动脉病变的严重程度。一侧肾动脉严重狭窄，对侧仅轻至中度狭窄时，单侧处理；如果两侧肾动脉有中重度病变（狭窄占直径的60%~80%），并且只合并严重的高血压和（或）肾功能不全，可采用血管成形术；患者有严重高血压且两侧肾动脉病变严重（狭窄>80%）同时存在肾功能不全时，行双侧肾血管重建术。

开放手术

1. 动脉内膜切除术　对于双侧肾动脉起始部位（肾动脉近1/3段）的动脉硬化，内膜切除术是较合适的治疗方法。内膜切除术可以在主动脉和肾动脉做横切口。横向切开主动脉直至肾动脉粥样硬化的最远点（图3-12）。通过这个方法，可进行远端的内膜切除并在必要的情况下在直视下行褥式缝合。完成内膜切除术后可缝合动脉切口。大部分患者使用人造的聚四氟乙烯（PTFE）或涤纶补片扩大管腔以保证近端肾动脉有足够的血流量（图3-12）。

多数肾动脉内膜切除术采用主动脉横行切口，这种切口尤其适用于伴有多个肾动脉起始处病变的患者。在这种情况下，可视的和可触的肾动脉粥样硬化斑块一般在距离主动脉开口处1 cm以内。通过主动脉纵向切口可对主动脉内膜进行切除，并对肾动脉内膜进行外翻剥脱（图3-13）。主动脉切口使用5-0聚丙烯缝线行连续缝合。充分的显露可以直视下对主动脉远端的病变进行彻底的处理。

将主动脉阻断钳置于肠系膜上动脉平面以上，部分阻断主动脉，充分显露两侧肾动脉开口部。纵行切开肾动脉开口部直达主动脉，分离并切除带有斑块的内膜。若为双侧病变，可以横行切开主动脉，并向双侧延伸并超过狭窄部位，在直视下切除内膜。

2. 主-肾动脉旁路移植术　是目前治疗肾血管性高血压较常用的手术，适用于肾动脉近端狭窄患者。

目前有3种材料可用于主-肾动脉旁路：自体大隐静脉、自体动脉及人造血管。应用何种移植物取决于很多因素。通常情况下，对于老年人，更倾向于使用自体大隐静脉。但是如果大隐静脉

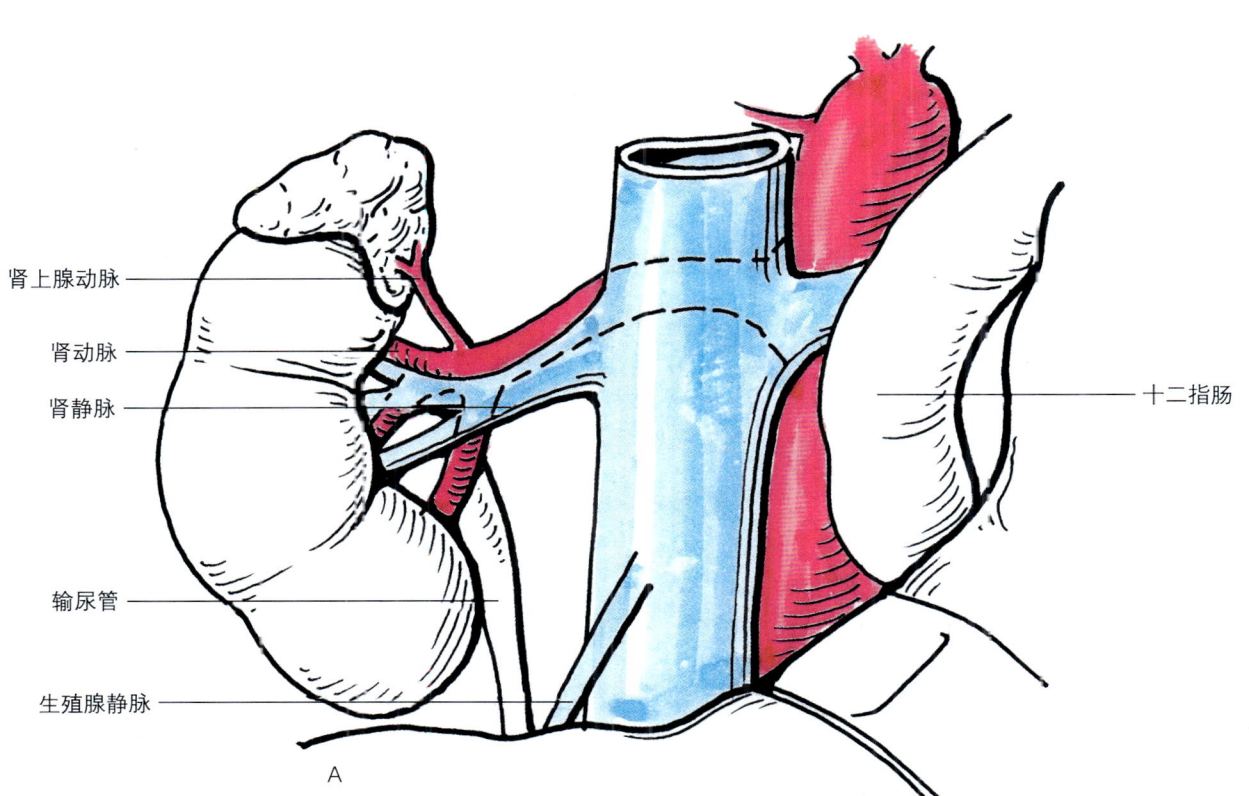
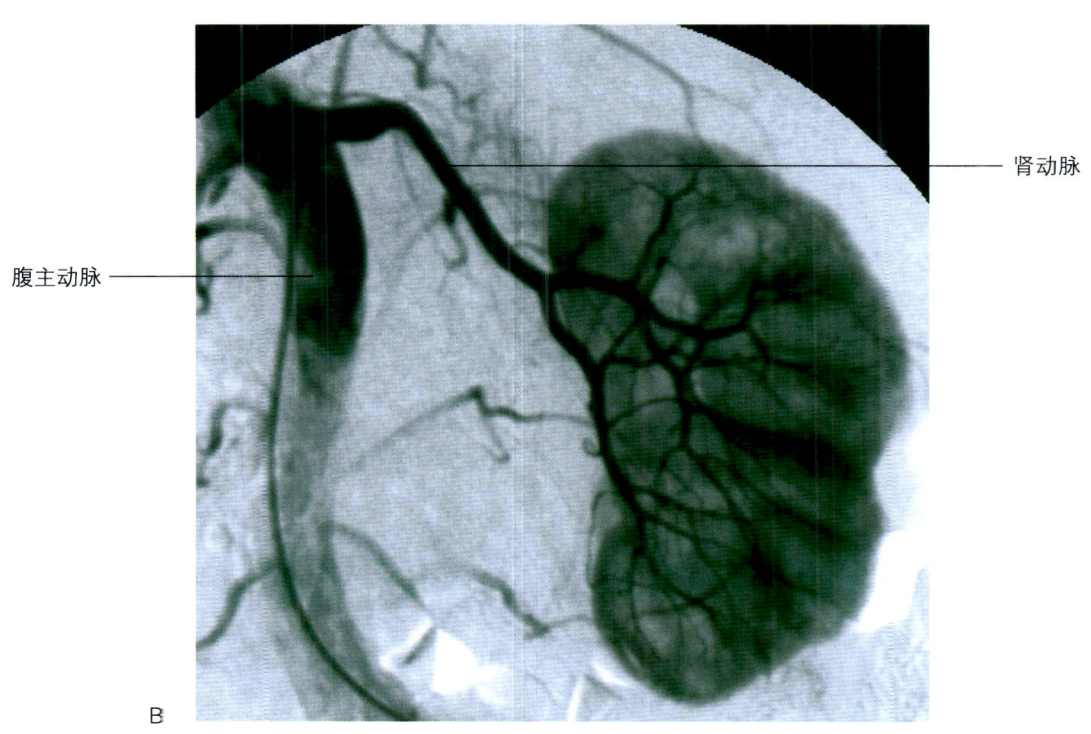

图3-11 肾动脉的毗邻
A.示意图；B.影像

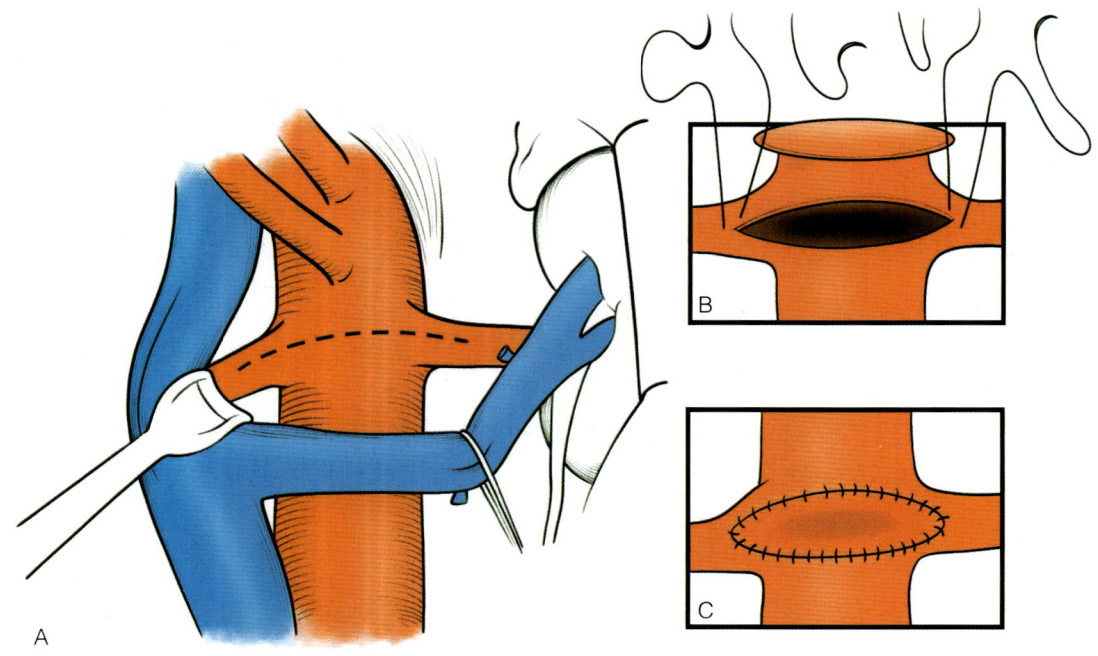

图3-12 动脉内膜切除术

A.显露主动脉及肾动脉起始段；B.当肾动脉硬化范围超过距离主动脉起始处1cm时，延长主动脉横切口直至到达肾动脉狭窄处；C.内膜切除术完成后，使用补片在超出内膜切除的远端进行成形

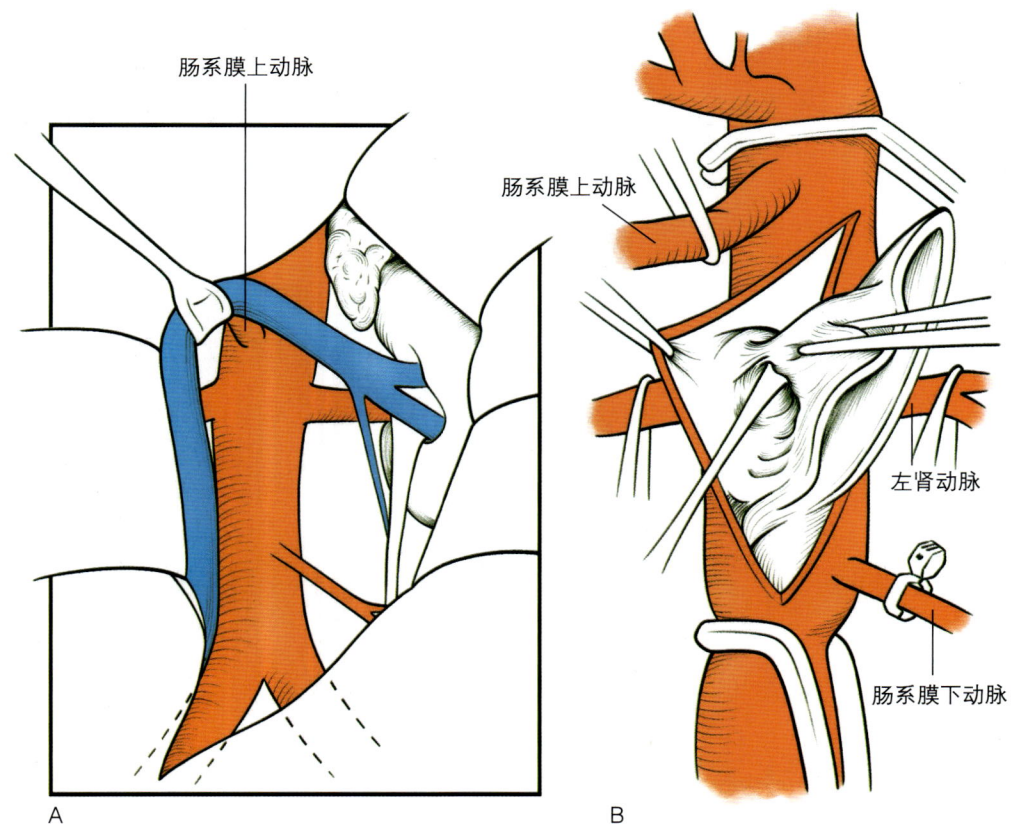

图3-13 主动脉纵行切开内膜切除术的显露

A.主动脉切开的定位；B.锐性分离斑块，同时外翻剥脱肾动脉内膜，并切除动脉粥样硬化斑块

太小（直径小于4 mm）或质量不佳（曲张等情况），自体动脉或者人工血管更加合适。此外，静脉扩张可发生在所有的年轻成人中。尽管静脉结构不成熟被认为是导致术后移植静脉扩张和瘤样改变的原因，但年轻人的正常肾动脉血流类似拥有持续血流的动静脉瘘，所以当大隐静脉应用于儿童的肾动脉重建时，可引起年轻患者移植静脉的扩张。当远端肾动脉直径大于4 mm时，直径为6 mm的薄壁聚四氟乙烯人工血管完全可作为自体静脉的替代物。对于不能行再次旁路的儿童，更倾向于使用自体动脉进行主肾动脉旁路手术。游离肾动脉起始部至腹主动脉分叉处的主动脉时，注意不要损伤肠系膜下动脉、下腔静脉、髂静脉等结构。若肾上腺动脉影响操作，可以切断结扎。

将移植物与肾动脉做端侧吻合（图3-14），也可将两者做端端吻合，再将移植物和腹主动脉做端侧吻合。自体血管可以随儿童生长而生长，需间断缝合。对双侧病变，可以用2支移植血管做两侧旁路术（图3-15），也可以用一"Y"形的人造血管，将两分支分别与左右肾动脉吻合（图3-16），而将其主干与腹主动脉吻合。移植血管长度要适合，避免发生扭曲。对双肾动脉联合主动脉重建，可以通过游离盲肠及升结肠获得更广泛的显露。将整个小肠及右半结肠游离至右上方（图3-17）。

3. 肾动脉再植术　暴露肾动脉后，血管会有些冗长。如果肾动脉狭窄为于口处狭窄并且有

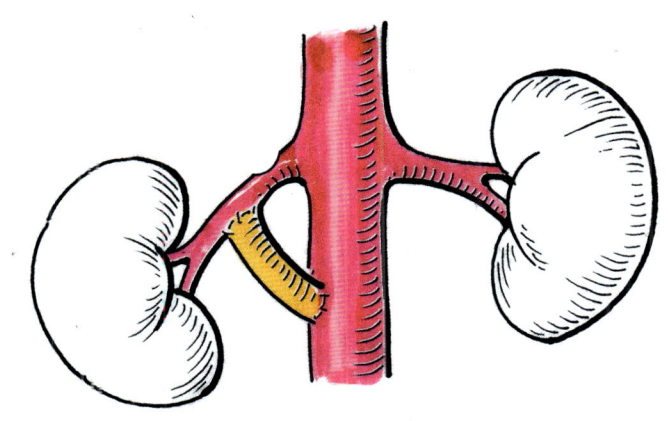

图3-14　腹主动脉与肾动脉单侧吻合

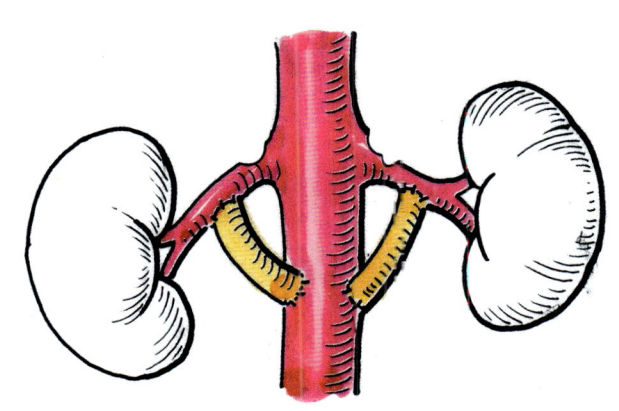

图3-15　腹主动脉与肾动脉双侧吻合

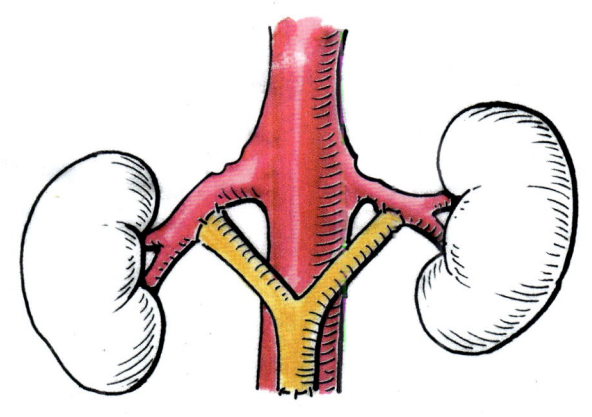

图3-16　腹主动脉与肾动脉Y形吻合

足够长的血管，可以切除局部肾动脉，然后在较低的位置与主动脉吻合重建。肾动脉残端必须是楔形的，并且切除一块主动脉壁以进行肾动脉旁路术（图3-18）。这种技术因可避免使用移植材料，尤其适用于肾动脉开门处病变的儿童。但是，这种技术不适用于某些动脉粥样硬化病变。与同时进行主动脉置换的成人肾动脉旁路不同，这种肾动脉-移植物吻合通常在近端主动脉吻合完成后立即进行，随后再进行远端主动脉重建。

4. 脾-肾动脉搭桥术　提起横结肠，在其系膜根部横向切开后腹膜。在胰腺下缘游离胰腺并向上牵开，于腹主动脉的前方触及腹腔动脉干、肝动脉、脾动脉。游离脾动脉，结扎细小的胰腺动脉支。脾动脉绕以血管阻断带，将其提起，游离脾动脉。将脾动脉近端游离至腹腔干动脉，远端游离至胃网膜左动脉起始部，此段脾动脉与肾动脉最接近。腹膜后组织分次结扎，以预防淋巴漏。

远端在狭窄远段切断肾动脉，与脾动脉行端端吻合（图3-19）。

腔内治疗

采用了各种诊断手段后，发现血流动力学明显改变的动脉粥样硬化性肾血管疾病（renal vascular diseases，RVD）引起的肾功能不全通常为缺血性肾病。研究支持肾动脉狭窄与临床表现之间存在因果关系，事实上，仅通过血管重建后的生理反应就能证实其因果关系，RVD合并肾功能不全是当前肾动脉重建的最佳适应证。

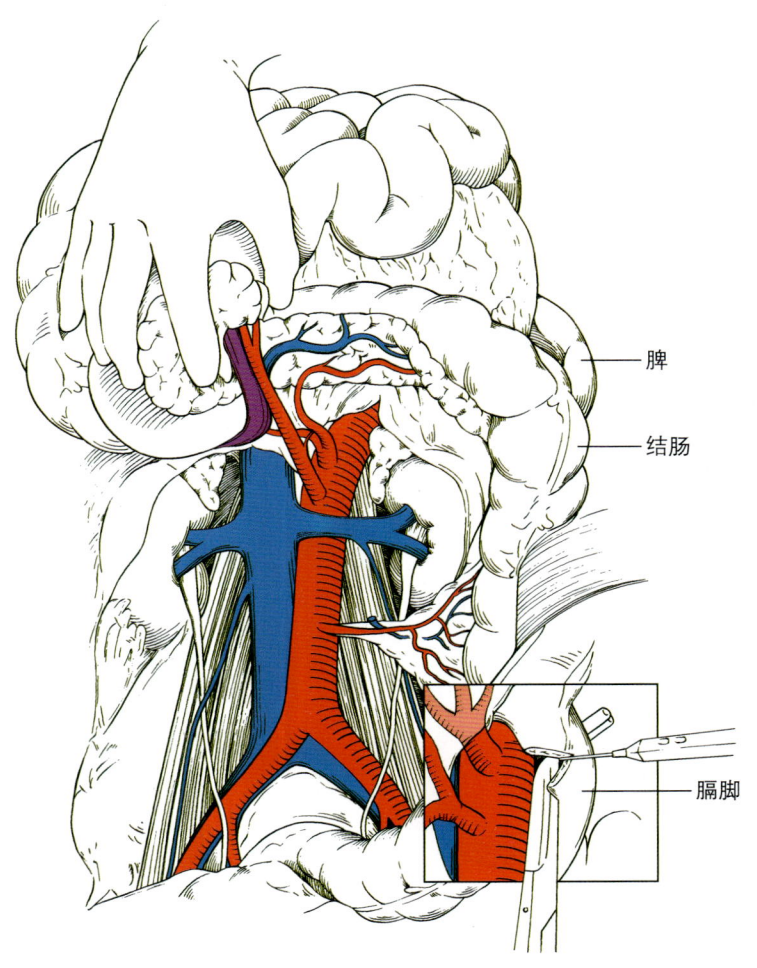

图3-17　双肾动脉联合主动脉重建

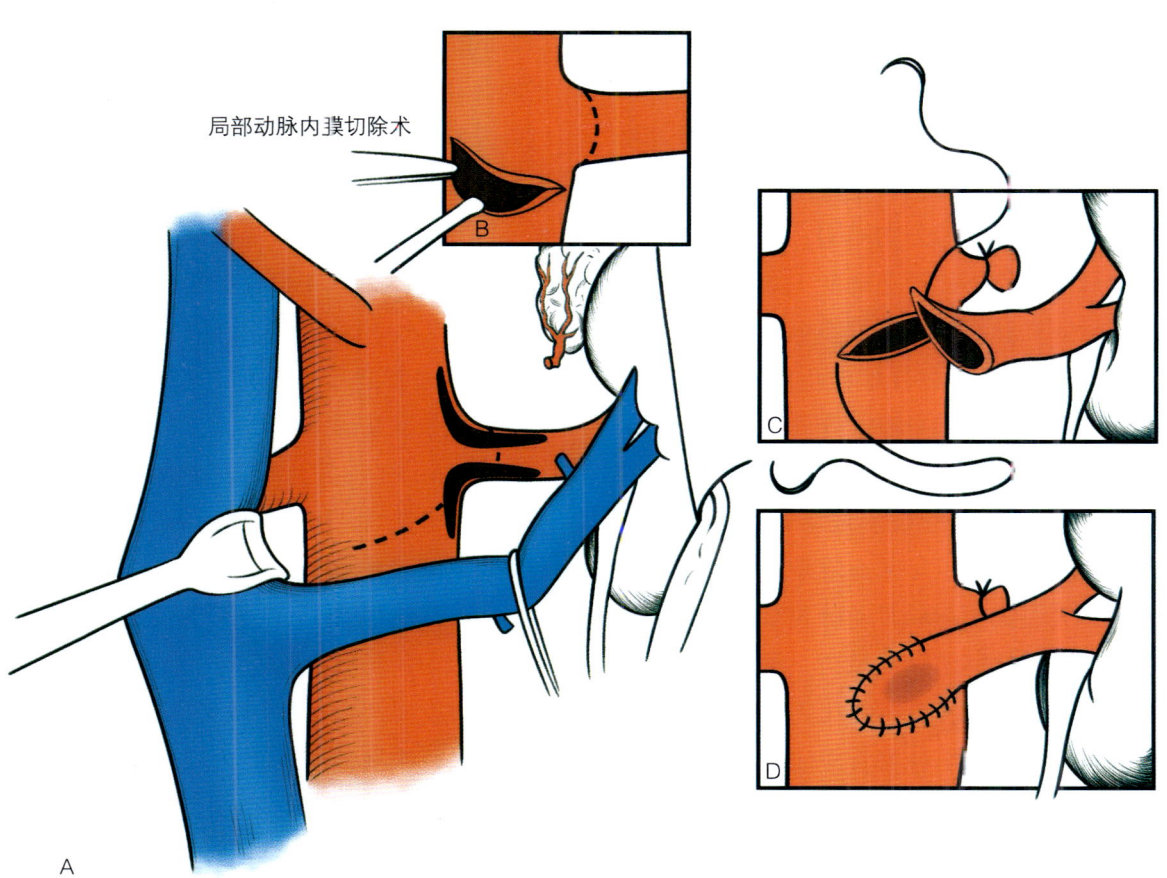

图3-18 肾动脉重建
A.局部内膜切除；B.在主动脉壁进行单纯缝合；C.结扎肾动脉；D.远端修剪后进行重建

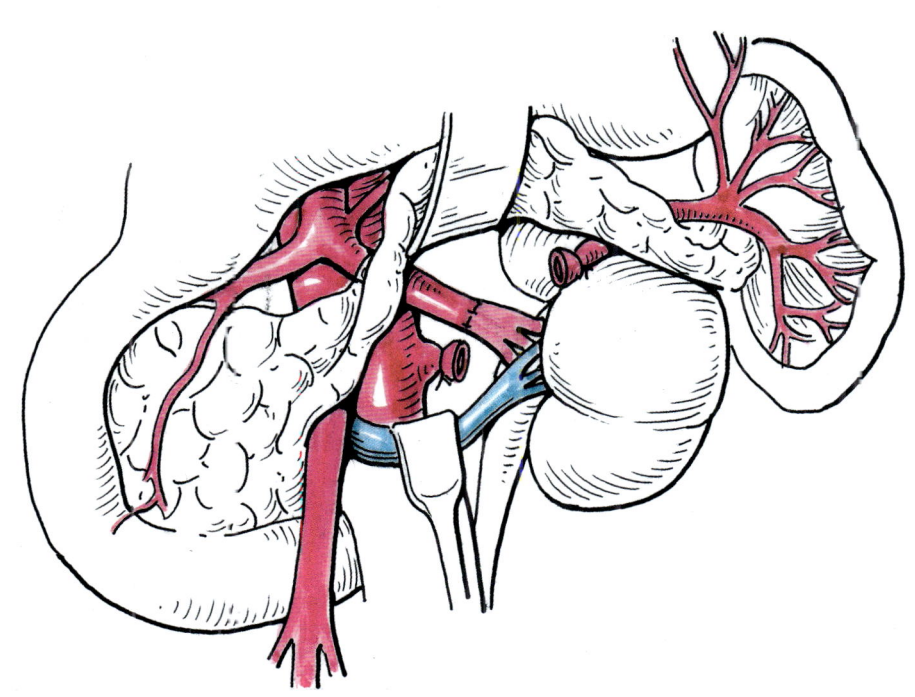

图3-19 脾动脉-肾动脉架桥

RVD解剖禁忌证包括腔内材料难以治疗的肾动脉病变或是腔内治疗不能达到预期效果。例如，若RVD累及肾动脉主干的终末部分或肾动脉主干非常短，用目前的材料进行治疗可能存在问题。肾动脉主干以外的分支RVD、多发小动脉病变、主动脉弥漫性粥样硬化病变（如珊瑚礁粥样斑）和儿童肾动脉病变（发育不全最常见）等因远期通畅率低而不适合行腔内治疗。在这些情况下，若患者无手术禁忌证，开放手术可能效果更好。

由于血管腔内治疗技术成功率高且围手术期并发症发生率低，近年来血管重建被人们所接受。考虑到大多数无症状肾动脉狭窄的良性病程和治疗引起的肾功能恶化的风险，结合目前已有的证据，对于肾功能正常、血压正常或易控制的无症状患者及拒绝预防性血管重建的患者应采用非手术治疗。

血管成形术和支架植入术：行主动脉造影后给予患者全身肝素化，选择合适的导管置于待处理的肾动脉。导管和鞘管通过0.018/0.014交换导丝交换为肾动脉。Guiding为导丝交换提供支撑和便于治疗器材输送到病变部位。有多种角度的长鞘可供选择。Guiding适合多数血管成形和支架系统。将Guiding头端置于肾动脉开口处或置于开口内，然后导丝通过狭窄部位。通常细导丝对肾动脉的损伤最小，通过严重狭窄部位时也有技术优势。一旦导丝通过狭窄部位，必须注意避免推进非锥形头端的鞘管或导管，否则可能损伤肾动脉内壁。

肾动脉经皮腔内血管成形术（RA-PTAS术）最常用球扩式支架，因为其径向支撑力更大且释放相对准确。自膨式支架顺应性好，但较少使用。开口或近端有病变时，支架近端突入主动脉1~2 mm为宜。过度向远侧植入支架不能支撑真正的肾动脉开口，会增加技术失败和狭窄复发的风险及随后开放手术重建的难度。可使用能够足够覆盖病变的最短支架，不断经导管或Guiding手推小剂量造影剂定位，完全扩张球囊释放球扩支架。目前应用的支架预置在输送系统中，通常能够行一期RA-PTAS而不用预扩张。如果支架植入后透视或血管造影见残余"掐腰征"，则可用球囊扩张残余狭窄（图3-20）。

行RA-PTAS后，可通过血管造影、血管内超声或压力梯度测定评估手术效果。若RA-PTAS术中应用了阻断球囊保护，可以通过抽吸导管测量压力梯度，在球囊抽瘪前，导管已经置于病变远端。在回撤过程中，利用抽吸导管测量压力梯度避免导管再次通过支架，否则将导致支架变形或移位和导丝脱出。一旦效果满意，撤出导丝和导管鞘，止血。治疗结果良好的证据包括血管造影显示残余狭窄＜30%，肾动脉收缩期峰值流速＜1.8 m/s或远端肾动脉与主动脉的压力梯度＜10 mmHg。

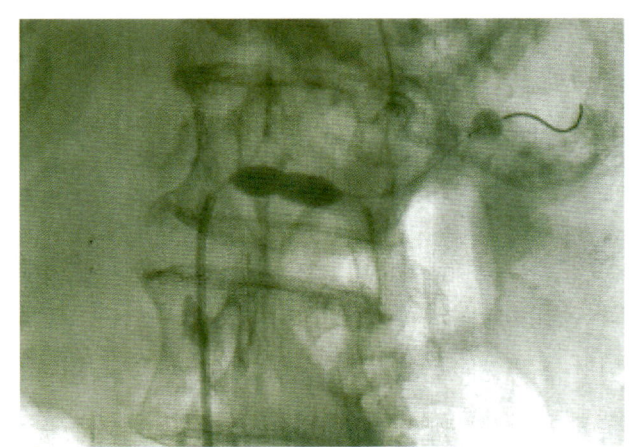

图3-20 支架植入后扩张支架"掐腰"现象

（郭媛媛 朱 凡）

门静脉和肠系膜上静脉血栓的手术治疗

门静脉血栓形成可造成门静脉阻塞，引起门静脉压力增高、肠管淤血，是导致肝前性门静脉高压的一个重要原因。肝外门静脉血栓形成主要见于儿童及青少年，大多继发于各种感染或炎症，在成人多因肿瘤直接压迫或侵犯门静脉所致。由于门静脉主干栓塞使门脉系统压力增高，形成肝外窦前型门脉高压，一般不引起肝功能损害，多数仅有上消化道静脉曲张破裂出血的表现，这是与肝内型门脉高压症的不同之处。因此，如何控制上消化道出血成为处理本病的关键。非手术治疗虽然能暂时控制上消化道出血，但再出血率较高，需反复输血，且多次大出血可危及生命，反复输血会增加感染其他疾病的机会。手术治疗效果肯定。血栓形成的早期，溶栓治疗是一种可行的方法，但需评估出血风险。

内脏静脉血栓形成的部位可以发生于门静脉，肠系膜上、下静脉和脾静脉。肠系膜静脉血栓形成（mesenteric venous thrombosis，MVT）是指肠系膜上静脉内的血栓形成。包括向门静脉或脾静脉的蔓延。Elliot于1895年首先报道了手术切除继发于肠系膜血管闭塞的肠管梗死。1935年，Warren和Eberhard指出MVT是不同于肠系膜动脉闭塞的另一种疾病。

MVT的最初定义为与其他疾病或病原学因素无关的自发的特发性肠系膜静脉血栓形成。肠缺血的程度与内脏静脉的血栓范围，以及是否存在闭塞及侧支循环有关。大多数病例中，未扩展至肠系膜上静脉的单纯MVT患者是无症状的，几乎无肠梗死发生。术中发现，MVT的特征是节段性肠缺血，伴有水肿、受累的小肠和毗邻的肠系膜由红变白、肠系膜上动脉（SMA）及其分支可触及搏动。而由于动脉闭塞或非闭塞性疾病导致的肠缺血，常以包括空肠、回肠和结肠在内的广泛缺血为主要特征，伴有斑片状青紫、红黑变色和不能触及搏动。MVT可在外科手术中切除梗死的肠管节段得以证实。切开毗邻的一小部分肠系膜可以显示静脉内的血栓，肠梗死的范围通常局限于空肠或回肠（图3-21）。

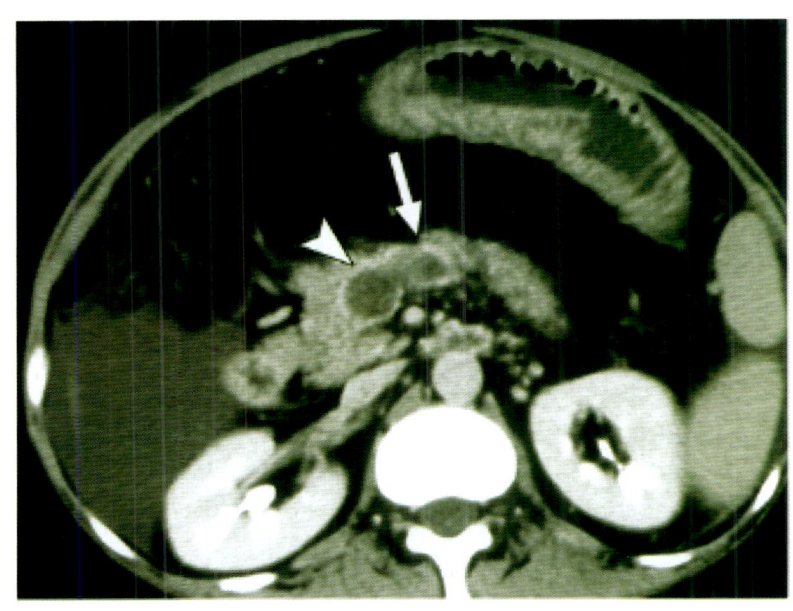

图3-21　肠系膜上静脉和脾静脉充盈缺损（箭头示）

■ 临床应用解剖

门静脉（portal v.）又称肝门静脉，主干长6~8 cm，直径1.0~1.2 cm，收集腹腔内消化器官及脾脏的血液进入肝脏，占肝脏血量的70%~75%。门静脉大多由肠系膜上静脉和脾静脉在胰头和胰尾交界处的后方汇合而成。向右上方经下腔静脉前方进入肝十二指肠韧带，在肝固有动脉和胆总管的后方上行至肝门，分成左右两支分别进入左右半肝（图3-22）。

肠系膜上静脉（superior mesenteric v.）由胰十二指肠下静脉、小肠静脉、回结肠静脉、中结肠静脉、右结肠静脉、胃网膜右静脉等汇合而成。与同名动脉伴行，在动脉右侧经肠系膜根部上升，在第2腰椎右侧胰腺颈部后面与脾静脉汇合组成门静脉。

■ 肠系膜上静脉血栓的治疗

一旦确诊，需要立即给予治疗。患者应禁食且经中心静脉插管给予全胃肠外营养。没有腹膜炎的患者，应用肝素进行初期抗凝是最佳的治疗方法。在初期的抗凝治疗之后，提倡应用低分子肝素或者维生素K拮抗剂（VKA）进行后续治疗。不确定肠管活性的患者可以通过剖腹探查或腹腔镜进行评估，对于有腹膜炎和反跳痛体征的患者，采用剖腹探查检查肠管活性更安全。对于严重缺血或坏死的肠段应予肠切除术。

腔内治疗联合应用肝素治疗，合并或不合并肠切除术亦是一种有效的治疗方法。不同的腔内技术，如抽吸或机械性血栓切除术、支架植入术和局部溶栓，对某些患者的疗效是很乐观的。在外科手术后，通过腔内技术放置导管行局部溶栓

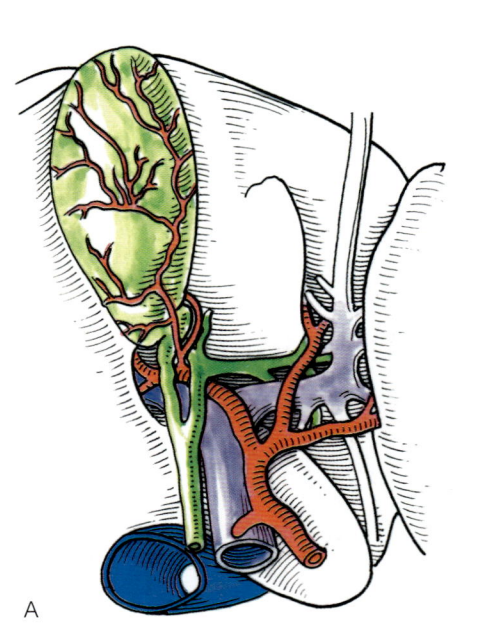

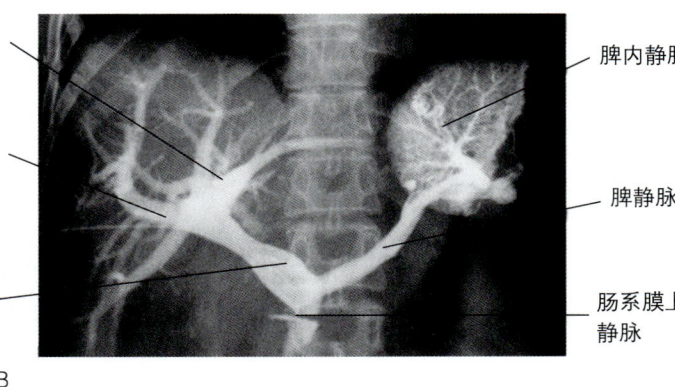

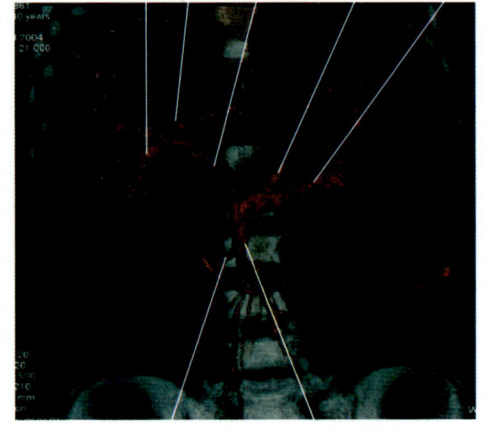

图3-22 门静脉的分支
A.示意图；B.影像；C.三维重建

治疗在一些病例中取得成功。然而，近期（6周内）有过脑梗死、脑出血、恶性肿瘤、脑内动静脉畸形、严重糖尿病性视网膜病、胃肠出血或食管静脉曲张的患者，不应行溶栓治疗。高龄是增加出血的危险因素，是溶栓的相对禁忌证。

对大多数没有腹膜炎的MVT患者，初期单独应用肝素治疗即可，少数合并腹膜炎的患者可能需要进行剖腹探查和肠管切除术。门静脉-肠系膜静脉系统内广泛血栓的病例，尽管已行肝素治疗，但血栓仍在进展或尽管行抗凝治疗但持续疼痛者，辅助的腔内治疗对于快速清除广泛的血栓栓子、迅速恢复血流是可行的。

外科治疗

外科手术的适应证是腹膜炎、严重的胃肠道出血、晚期小肠穿孔和肠管狭窄，后者往往与慢性腹泻有关。MVT患者有明确的临床恶化或腹膜炎进展是剖腹手术的指征。对明确的透壁性肠坏死、肠管活力不确定或严重肠缺血性病变，应该施行肠切除术。但是，腹膜炎的体征不一定与透壁性肠梗死相关，有些有反跳痛的患者可以进行保守治疗，这点值得临床医师关注。外科手术方式推荐行肠切除吻合术，在短段小肠受累的典型患者中，这是首选的治疗方法。目前随着腹腔镜技术的广泛开展，已可通过腹腔镜直接评估肠道缺血情况，必要时行坏死肠管手术切除加两端造口或腹腔开放等损伤控制性手术。在长段的肠管濒临坏死的情况下，一种可选择的方法是切除梗死的肠管，当其余小肠活力可以被评估时，二次开腹手术进行延迟重建。这是因为在二次开腹手术时，肠缺血的部位可能显示恢复活力或者与梗死的节段有更清楚的界限。

肠切除吻合术的方法如下。经上中腹正中绕脐左侧或右侧旁正中切口进入腹腔，有腹水时予以吸出并做培养。观察肠的受累范围及程度，明确是动脉供血障碍还是静脉血栓形成。肠系膜静脉血栓形成常累及周围分支，肠梗死多是部分局限性，要切除所有坏死的肠管行肠对端吻合，同时要切除所有存在静脉血栓的肠系膜（图3-23）。

1. 探查肠系膜上静脉的途径　经3个途径探查肠系膜上静脉。

（1）切开横结肠系膜并向腰椎右侧游离，在十二指肠的第3部可以见到肠系膜上静脉。

（2）切开大网膜进入网膜囊，顺结肠中静脉直至胰颈下方其汇入肠系膜上静脉。

（3）做Kocher切口，显露十二指肠上的门静脉，肠系膜上静脉血栓可以通过门静脉切开用Fogarty导管取栓。

取栓后难以确定肠管是否坏死者，可以将肠管留置于腹腔内关腹，24小时后再次开腹探查，切除坏死的肠管。

2. 注意事项

（1）若病情允许，可以行肠系膜上动脉造影，以排除肠系膜上动脉闭塞。但是不要一味追求肠系膜血管造影确定诊断，主要依靠临床判断及时剖腹探查。

（2）切除范围包括病变周围一部分外观正常的肠襻及其系膜。原则上应将含静脉血栓的组织完全切除。对于肠切除吻合口血供有疑问者，可以行肠外置或再次手术探查。

（3）对于临界性坏死和不易判断肠管生

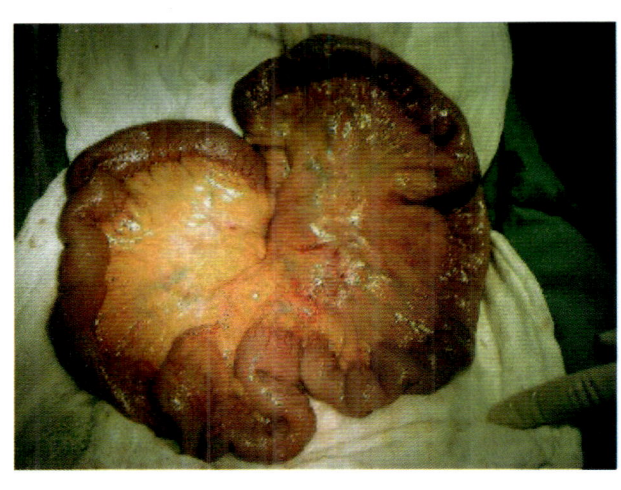

图3-23　手术切除的肠段

机，特别是广泛肠管受累，肠切除后有可能发生短肠综合征时，可从肠系膜上动脉近端注入罂粟碱30 mg和尿激酶50万U，缓解肠系膜血管痉挛、淤血、易栓状态和溶解新鲜血栓，观察30~60 min，如果静脉充盈，淤血（发绀）和水肿明显减轻，就可以将肠管保留，反之应切除以防吻合口瘘。

腔内治疗

近年来，腔内技术治疗MVT进展迅速，包括经颈静脉肝内门体分流术（TIPS）（图3-24）、联合机械性抽吸血栓清除术和导管接触性溶栓术、经皮肝穿刺机械性血栓清除术、经皮肝穿刺导管接触性溶栓、经SMA溶栓和通过手术植入的肠系膜静脉导管溶栓。通过这些技术可以快速清除或溶解血栓，尤其是TIPS与支架植入后可建立一个低压流出道。使用各种血栓清除设备进行机械性血栓清除对急性血栓病例最有效。经颈静脉或经肝途径进行门静脉-肠系膜静脉循环的局部导管接触性溶栓对清理残余栓子和恢复静脉血流有效。通过SMA的间接溶栓治疗有效性不高，而且费时，可能需要较长时间和较高的溶栓药物剂量，并可能增加出血的危险。手术关键点如下。

1. 穿刺门静脉分支为TIPS的技术难点。肝静脉与门静脉之间的空间关系复杂，而解剖变异和肝硬化的病理改变又可使其空间关系发生改变，使门静脉穿刺定位困难。因此，首先应了解正常的解剖关系及可能存在的变异。术前超声静脉定位及术中超声引导穿刺是实用、无创且经济的方法。穿刺最佳部位为门静脉右干距分叉1.5~2.0 cm处，过于靠近周边分支则难以达到理想的分流效果，过于靠近门静脉干则极易发生穿透致严重腹腔内出血。

2. 支架安放的位置至关重要。理想的位置应使支架端在血管腔内1~2 cm而又不凸出血管腔，靠近肝静脉侧应使之略呈喇叭状。肝组织内通道长短不一，取决于肝脏的大小和穿刺部位，这一分流通道必须全部由支架支撑，才会有利于完整的内膜形成。

3. 分流口径大小要根据患者的肝功能分级、术前肝血流动力学及门静脉压等情况而定。

4. 由于多次穿刺造影，术后可出现一过性血肌酐升高，但急性肾衰很少发生。

腔内治疗后，患者常规应用肝素抗凝并禁食。当胃肠功能正常时，用VKA替代肝素。TIPS后门脉系统通畅性应该在1个月和3个月时应用多普勒超声随访进行评估，在6个月时再次检查门静脉系统及分流道。所有患者应在6个月后通过CT扫描评估血栓状态以指导进一步抗凝治疗。

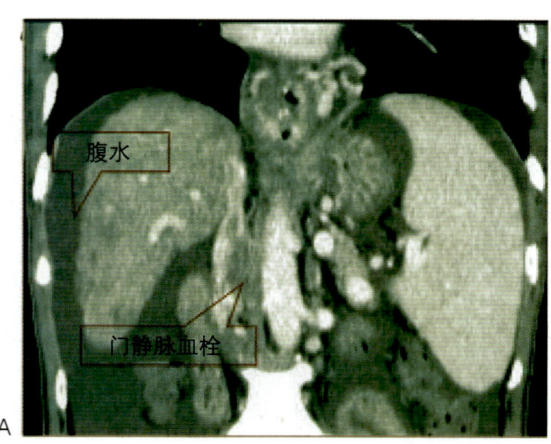
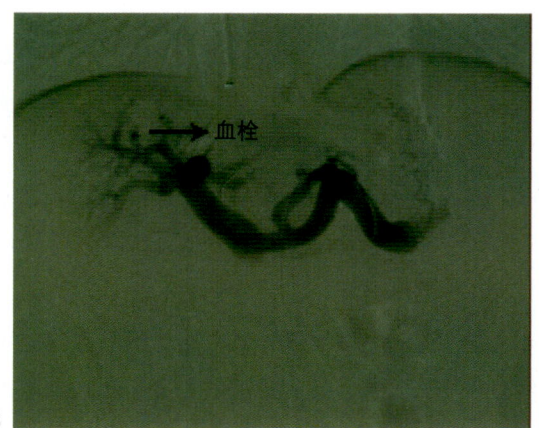

图3-24 门静脉血栓
A.门静脉血栓形成；B.行TIPS术中造影

（罗明尧　朱　凡）

门静脉高压的手术治疗

门静脉高压是门静脉系统血液回流受阻或血流淤滞而使其压力升高的一种病理状态。临床表现主要有肝大或肝硬化，肝功能异常，脾大，脾功能亢进，食管和胃底静脉曲张，静脉破裂引起的呕血、黑便、腹水等症状。

门静脉高压有两种类型：一是门静脉血液回流受阻；二是门静脉血流量增加。后者主要见于腹腔脏器动静脉瘘，较为少见。前者较为多见，可以分为肝内型和肝外型。肝外型又分肝前性和肝后性。肝前性门脉高压主要是门静脉或肠系膜上静脉血栓形成，脾静脉血栓形成引起的门脉高压常导致胃底食管静脉曲张；肝后性门静脉高压以布-加综合征为主。

■ 临床应用解剖

门静脉主干长6~8 cm，血液来自肠系膜上、下静脉，脾静脉，胃左（冠状）静脉。门静脉至第1肝门处分为2支分别进入肝左、右叶。门静脉系统两端都是毛细血管，其内无静脉瓣膜。门静脉与腔静脉系统之间存在广泛的侧支吻合（图3-25，26）。

1. 胃左（冠状）、胃短静脉通过胃底贲门至食管静脉丛与奇静脉沟通，血液流入上腔静脉。

2. 脐静脉与前腹壁吻合，血液经腹壁上静脉、胸壁静脉、腋静脉流入上腔静脉；经腹壁下静脉、大隐静脉流入股静脉至下腔静脉。有时在脐周可见放散状的曲张静脉，称为"海蛇头"。

3. 肠系膜下静脉的直肠上（痔上）静脉与体静脉的直肠下（痔中）静脉、痔下静脉沟通，血液经阴部内静脉、髂内静脉流入下腔静脉。

4. 在腹膜后，门静脉系统与体静脉系统之间形成丰富的侧支循环，称为Retzius静脉。

5. 其他交通支，如肝脏、脾的门静脉系与膈静脉沟通，脾、肾静脉之间吻合支，脾膈韧带内的脾、肾静脉吻合支等。

以上门体交通支在门静脉高压时可以开放形成侧支循环，使门静脉系统部分血液导入腔静脉。脾脏位于左季肋部深处，在胃底、膈肌和左肾之间，受第9~11肋骨掩盖，长轴与第10肋相一致。脾脏的位置可以因为体位、呼吸等有所改变。脾脏呈卵圆形，质软而脆。可以分为膈脏两面、前后两缘和上下两极。膈面平滑，向后外侧隆起，贴于膈。脏面凹陷，近中央处为脾门，呈裂隙状，是脾血管、淋巴管、神经出入之处。

脾动脉起自腹腔动脉，极少数起自肠系膜上动脉、腹主动脉、结肠中动脉、肝总动脉和胃左动脉等。脾动脉发出后，先向下到胰腺上缘，沿胰腺后上缘左行，一般在胰尾前抵达脾门。脾静脉依次由脾小梁静脉、亚段静脉、段静脉、叶静脉汇流而成，行程较恒定。主干在脾门外形成，多在脾动脉后下方胰后横沟中右行，沿途收纳胃短静脉、胃网膜左静脉、胃后静脉、肠系膜下静脉、脾静脉支等血流，在胰腺颈部与肠系膜上静脉汇合成门静脉（图3-27）。门静脉高压时，脾静脉增粗变薄，门静脉血也可以返流，形成脾周及门静脉走行区丰富的侧支循环。

■ 手术解剖要点

脾肾分流术

将脾静脉及部分门静脉系统的血液通过肾静脉流入下腔静脉，从而降低中心性或区域性门静脉系统的压力，减少腹水的发生和食管静脉破裂出血的机会。

1. 传统脾肾分流术（图3-28） 取左上腹"L"形切口或左肋缘下斜切口。先探查脾周有无粘连。如脾周无粘连，可以先托出脾脏，显露

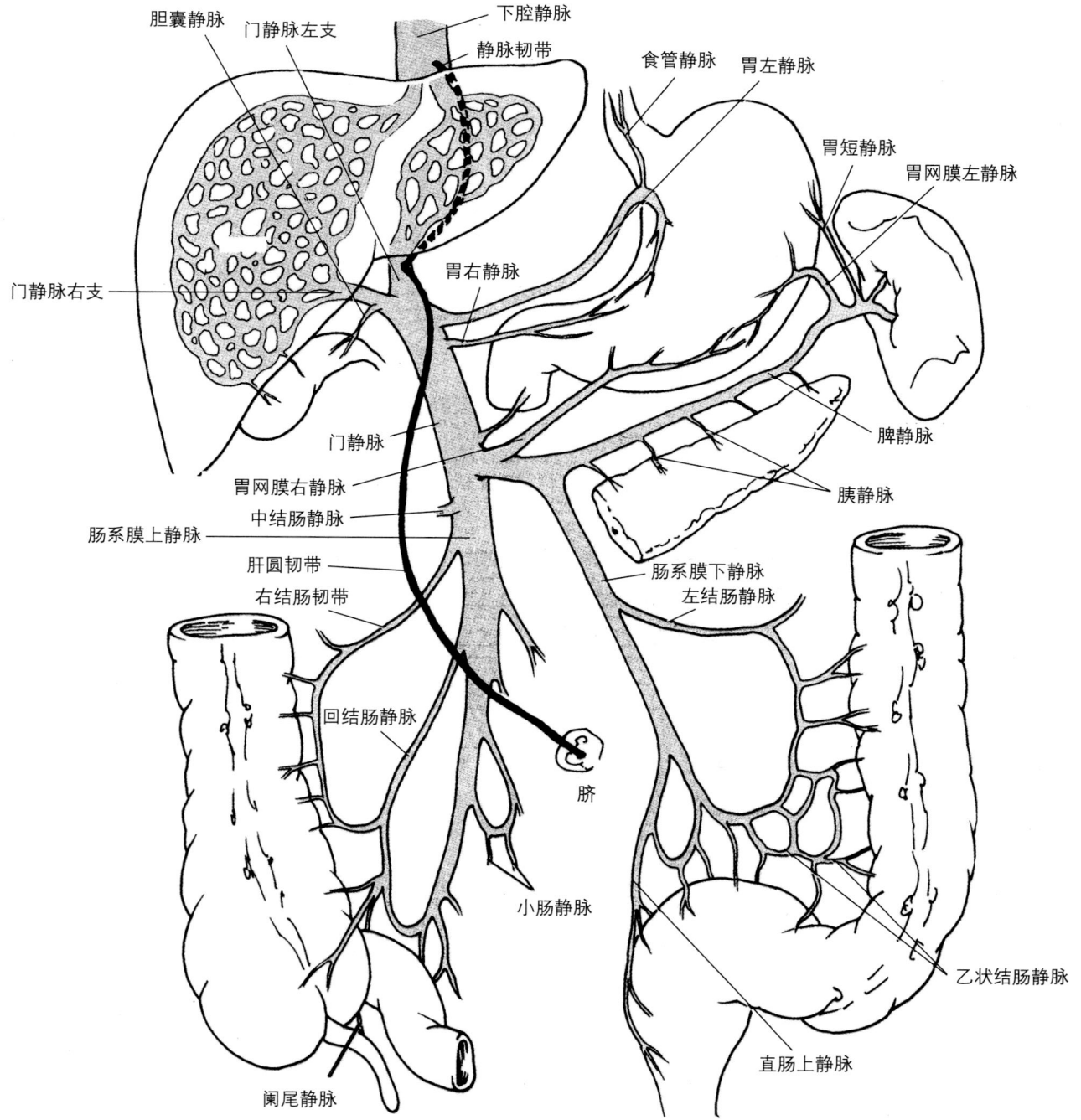

图3-25 门静脉的组成

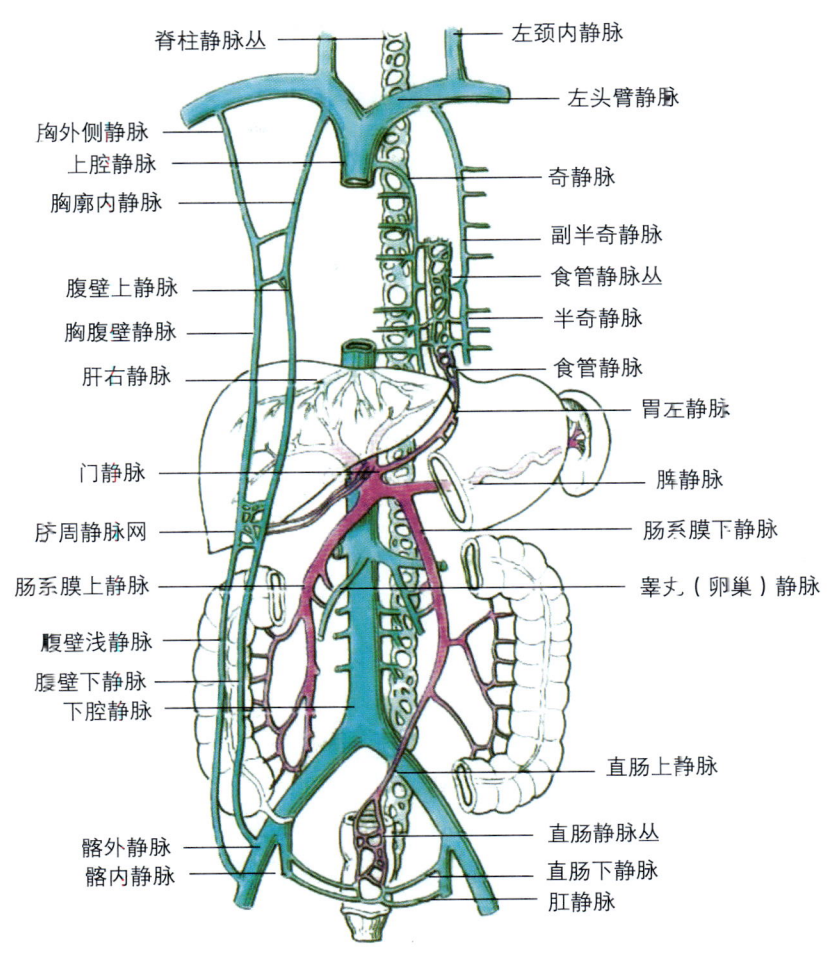

图3-26 门静脉高压时侧支循环

脾肾韧带，沿脾缘将其剪开，在肾和肾上腺前面分离，必要时切断脾结肠韧带，将脾脏托出切口外，近脾门处用手阻断控制脾蒂。如脾周粘连严重，则维持脾脏原位。从前方入路切开胃结肠韧带，将脾脏拉向左侧，胃和肝左叶牵向右侧，在胃大弯网膜血管弓下方依次切断、结扎胃结肠韧带、胃脾韧带、胃短血管，达脾上极。此时在不游离搬动脾脏的情况下，可以将脾动脉于胰腺上缘分离出来予以结扎。沿脾下极切断结扎脾结肠韧带，并找到脾肾韧带。依次剪开脾肾韧带及脾膈韧带。直视下分离处理脾蒂，以便切除脾脏。分离脾静脉和左肾静脉。夹住胰尾的脾静脉，紧靠脾门处切除脾脏。结扎切断来自胰腺的小静脉，使脾静脉从胰尾部游离3~4 cm，以便做吻合，必要时可以切除部分胰尾。

在左肾肾门处切开后腹膜，在横结肠系膜根部、腹主动脉左前方分离腹膜后脂肪组织，在肾动脉下方分离出肾静脉主干周长的2/3，长3~4 cm。必要时结扎、切断左侧生殖腺静脉。夹住肾静脉一半，将已游离的脾静脉移近左肾静脉。在左肾静脉的前壁做一相当于脾静脉残端口径的纵向切口，吻合两血管。检查吻合口有无狭窄、牵拉，脾静脉有无扭曲、成角等。最后于左膈下放置引流管。

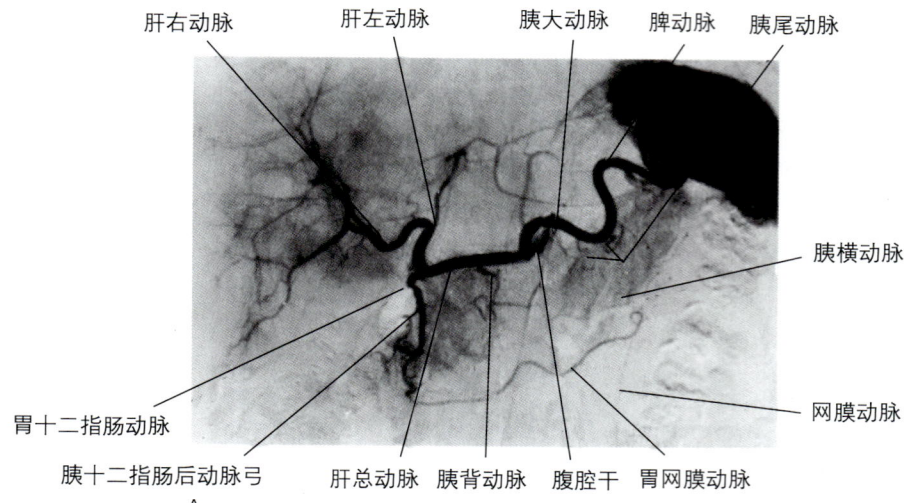

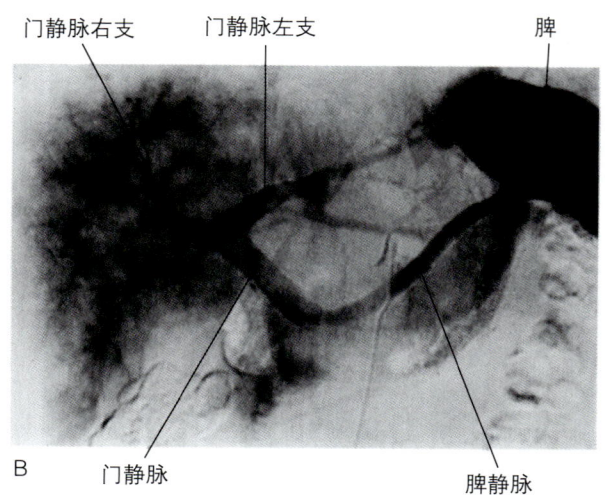

图3-27 脾血管影像
A.脾动脉；B.脾静脉

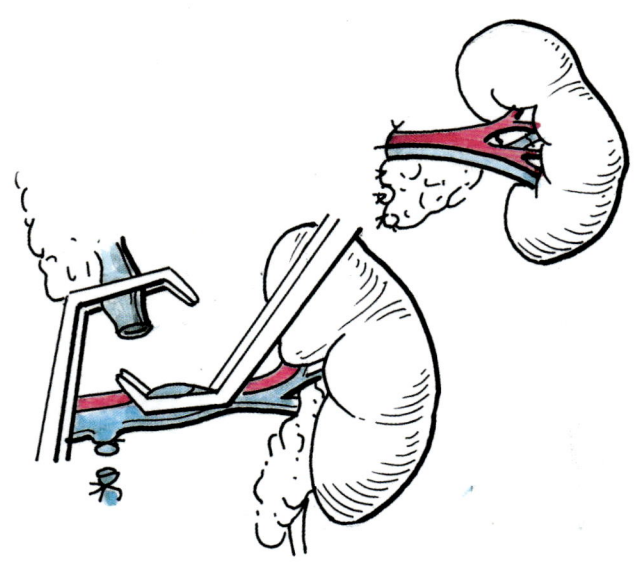

图3-28 传统脾肾分流术

2. 选择性远端脾肾静脉分流术（Warren手术）

（1）切口、探查、测门静脉压同近端脾-肾静脉分流术。

（2）入腹后，切开胃结肠韧带，将胃向上拉开显露胰腺。

（3）在横结肠系膜根部，于胰腺下缘剪开后腹膜，沿肠系膜下静脉在胰腺后显露脾静脉，分离、结扎自胰腺汇入脾静脉的多个小静脉。游离脾静脉5~7 cm。分离后腹膜和肾前脂肪组织，必要时可结扎左肾上腺静脉、精索（卵巢）静脉。游离肾静脉周长的2/3。在脾静脉和肠系膜上静脉汇合处切断脾静脉并结扎其近端。远端用Satinsky钳夹住，用钳部分夹住左肾静脉，前壁纵行切开，大小和脾静脉残端口相当，行血管吻合。结扎侧支血管，显露胃底贲门和肝胃韧带，从食管下方切断、结扎奇静脉各侧支，及从脾静脉自胰上缘走向胃底后壁的静脉。结扎冠状静脉、门奇静脉侧支和胃右静脉、胃网膜右静脉（图3-29）。

门腔分流

有端侧吻合和侧侧吻合两种方法。但因端侧吻合发生肝性脑病概率高，现多改用侧侧吻合术式。

取两侧十二肋软骨顶点连线的上腹部横切口或肋缘下斜切口，自剑突延伸到右肋缘。入腹探查，显露手术野。将肝脏牵向上，结肠肝曲牵向右下，胰头及十二指肠向内侧牵引，分离肝下与网膜、十二指肠之间的粘连，充分显露肝十二指肠韧带及小网膜孔。在十二指肠上缘，确认胆总管的位置，在其后剪开肝十二指肠韧带处的腹膜，向前、内侧方牵开胆总管（图3-30），显露并游离门静脉外侧壁，其间可见2~3根直径1 mm以上的淋巴管，应逐一分离、结扎、切断，以防止术后淋巴液漏。通常游离门静脉2/3周径，长度为4~5 cm，注意勿伤及细小分支。剪开十二指肠外侧的后腹膜，游离十二指肠第一、二段，显露下腔静脉。也可在肝尾叶处切开后腹膜显露下腔静脉。切开下腔静脉鞘，分离下腔静脉前壁

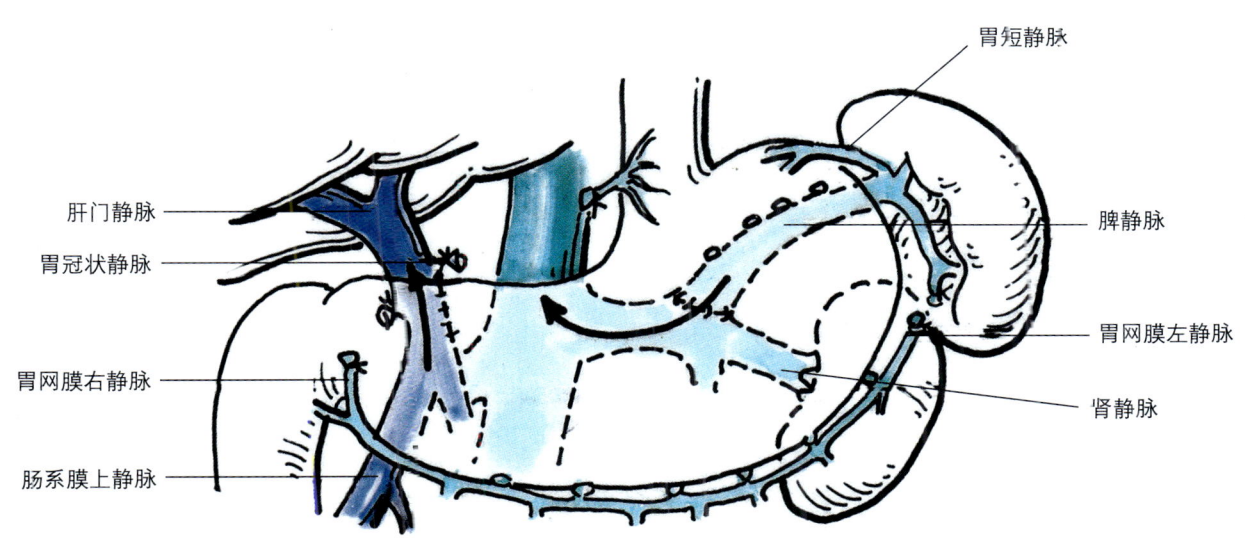

图3-29 选择性远端脾肾静脉分流术

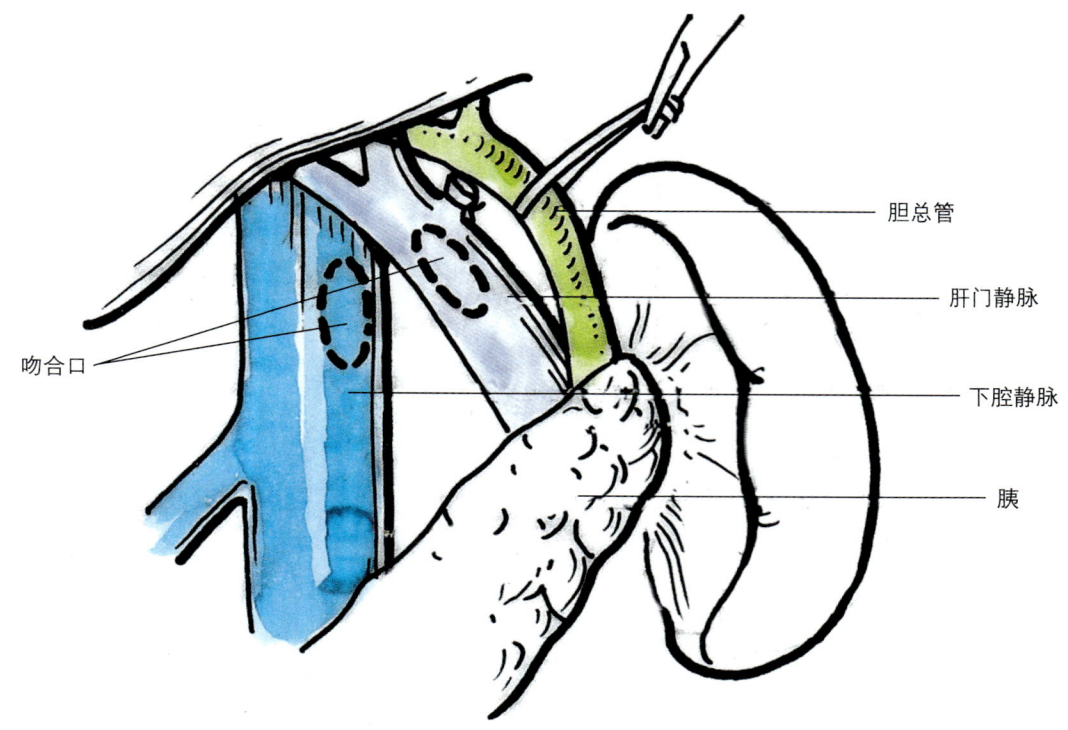

图3-30 侧侧门腔静脉分流

及左右侧壁，将其游离周径的2/3，长5~6 cm，注意不要损伤其前壁肝下方的细小分支和腰静脉。用直接穿刺法测定门静脉和下腔静脉压。用两把Satinsky钳分别阻断门静脉和斜行钳夹下腔静脉的前壁。在游离好的门静脉和下腔静脉前壁各做一椭圆形切口，直径是9 mm。用连续缝合法缝合门、下腔静脉后、前壁。吻合完成后，松开血管钳。

门-腔静脉架桥分流术

除了采用人造血管（或自体血管）架桥代替门-腔静脉的侧侧吻合外，其余同门腔静脉侧侧分流术。如图3-31，架桥血管用内径8 mm的人造血管，长3~5 cm，将血管的两端剪成斜面，两斜面之间形成90°旋转，从而适合门静脉和腔静脉吻合口的角度，同时加大了吻合口的横断面。先行下腔静脉与人造血管吻合。部分阻断腔静脉，剪一大小与人造血管斜面口径相等。吻合两血管后，暂时松开下腔静脉钳，检查是否有渗漏，必要时补针。再次钳夹下腔静脉，用肝素溶液冲净人造血管内血液，用Satinsky钳夹住门静脉，在此处剪开与人造血管段面口径相同的小圆孔。行人造血管与门静脉吻合。收紧最后缝线前，用肝素溶液冲洗出人造血管内的气泡。先后开放腔静脉和门静脉，人造血管通畅时，可在腔静脉靠近吻合口处扪及震颤。吻合后再次测定门静脉压。

肠腔分流

即肠系膜上静脉和下腔静脉吻合。做右腹直肌切口，以脐为中点，长14~16 cm。在肠系膜上动脉右侧垂直切开后腹膜，分离出肠系膜上静脉的右半周。也可在横结肠系膜根部右侧确定十二指肠第三段至小肠系膜根部，于肠系膜上动脉右前方解剖肠系膜上静脉右侧壁。将十二指肠水平部尽量向上牵开，充分游离下腔静脉内外侧、后侧及前壁，显露其上至十二指肠水平部的后方，

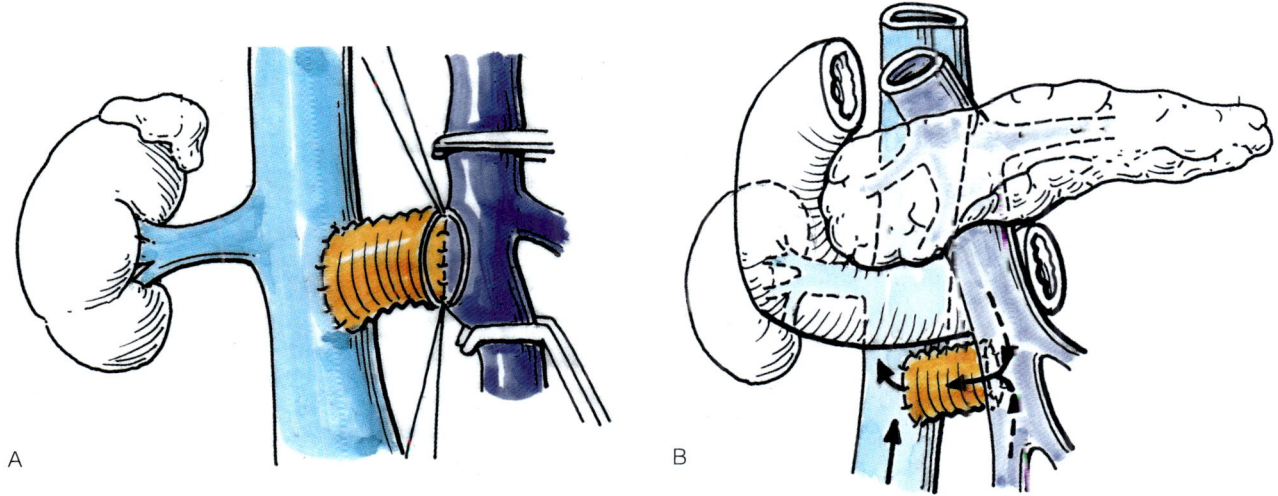

图3-31 门-腔静脉架桥分流
A.术式；B.血液分流

下至右髂总静脉，长8~10 cm。尽量靠近肠系膜上静脉和下腔静脉，以减少张力。在两静脉的前壁，分别做一卵圆形切口，即可连续缝合切口前后壁。

经颈静脉肝内门体分流术（TIPS）

经颈静脉途径在肝内肝静脉与门静脉主要分支之间建立通道，植入支架以实现门-体静脉分流（图3-32）。

局麻下穿刺右侧颈内静脉。于透视下插管至右肝静脉或中肝静脉，注入少量造影剂以了解肝静脉和下腔静脉的关系并测下腔静脉压。利用导丝送进气囊导管，外有金属网支架，到肝静脉和门静脉间的肝实质，扩张气囊达10 mm左右，在肝实质内挤压成一通道，可留置网状支架，支架两端分别植入肝静脉和门静脉右支腔内，完成分流。门静脉压力可降至1.6 kPa以下，术后静脉注射肝素5 000~15 000 U/d，持续12 h，共1周，以后皮下注射低分子量肝素0.3 mL，1~2个月。

脾-腔静脉分流术

1. 多用上腹正中向右绕脐切口。切断脾肾、脾胃、脾结肠韧带，以便将脾脏自脾床托出。紧靠脾门离断脾蒂，切除脾脏，自胰腺尾部游离脾静脉约3 cm。将胃向上牵开，切开胰腺上下缘的后腹膜，从左至右分离胰腺体尾部上下缘，下缘至肠系膜下静脉汇入脾静脉的根部，上缘至脾动脉根部。经充分游离后，脾静脉远段即可随胰体尾部向下方转移，长度足够供吻合用。

2. 游离下腔静脉，提起横结肠，剪开十二指肠悬韧带，沿空肠系膜左缘腹主动脉前方向右侧分离，显露位于腹主动脉右侧的下腔静脉。切开后腹膜纤维脂肪组织及下腔静脉前鞘膜，分离、切断、结扎来自腹膜后汇入下腔静脉的小分支，向两侧分离至腰静脉汇入处，腰静脉短而大，一般无须切断，充分游离下腔静脉前外侧壁6~8 cm，可以将其提起并向前左侧牵引而便于吻合（图3-33）。

3. 将胰腺及脾静脉端通过横结肠上无血管区造孔向右下方转移，使之接近下腔静脉。将下腔静脉前壁剪开一与脾静脉口径相等的椭圆形缺口，吻合两血管，将横结肠系膜切口边缘与胰腺被膜缝合固定，于左膈下置引流。若脾静脉长度不够与腔静脉直接吻合，可用人造血管间置于腔静脉与脾静脉之间。

食管下端静脉有4种静脉血管，即上皮下静

脉、表浅静脉丛、黏膜下深静脉和外膜静脉。黏膜下深静脉和外膜静脉有穿透支相连，上皮内静脉垂直上行至黏膜层与毛细血管床相连，向下恰在上皮层下方汇入表浅静脉处。表浅静脉丛和黏膜下深静脉与胃的相应静脉相接连，并以小静脉按纵轴方向延伸。胃上部的外膜静脉由浆膜下静脉伸延而成，并与黏膜下深静脉经穿透支通过肌层与之相连。

门静脉高压时，上述静脉明显迂曲、扩张。小的静脉曲张来自表浅静脉丛；大的静脉曲张则汇集表浅静脉丛、侧支血管和黏膜下深静脉而成，位于食管胃交界部上方2~3 cm处。这种大的静脉曲张紧贴上皮层或腐蚀上皮层，有些浅表静脉开口覆盖大的静脉曲张并与之相连，胃的黏膜下深静脉明显扩张并伸展至黏膜，并与食管黏膜下深静脉相连接。胃左静脉一属支在胃食管交界部下方2 cm处垂直穿过肌层与黏膜下深静脉相连接。

门体断流术

1. 贲门周围血管离断术（Hassab手术）

（1）一般采用经左侧肋缘下斜切口，上至剑突，向下达左侧腋中线附近。如遇到巨脾病例，则宜用左上腹"L"形切口。分别切开腹壁各层进腹，保护切口。测定门静脉压力。手术结束后再次测压予以对比。

（2）探查腹腔，观察有无腹水，肝脏大小、质地、硬化程度，脾脏大小与周围组织粘连程度，食管下段外周侧支循环情况及腹腔内其他脏器情况。

（3）直视下分离结扎切断脾胃韧带，显露

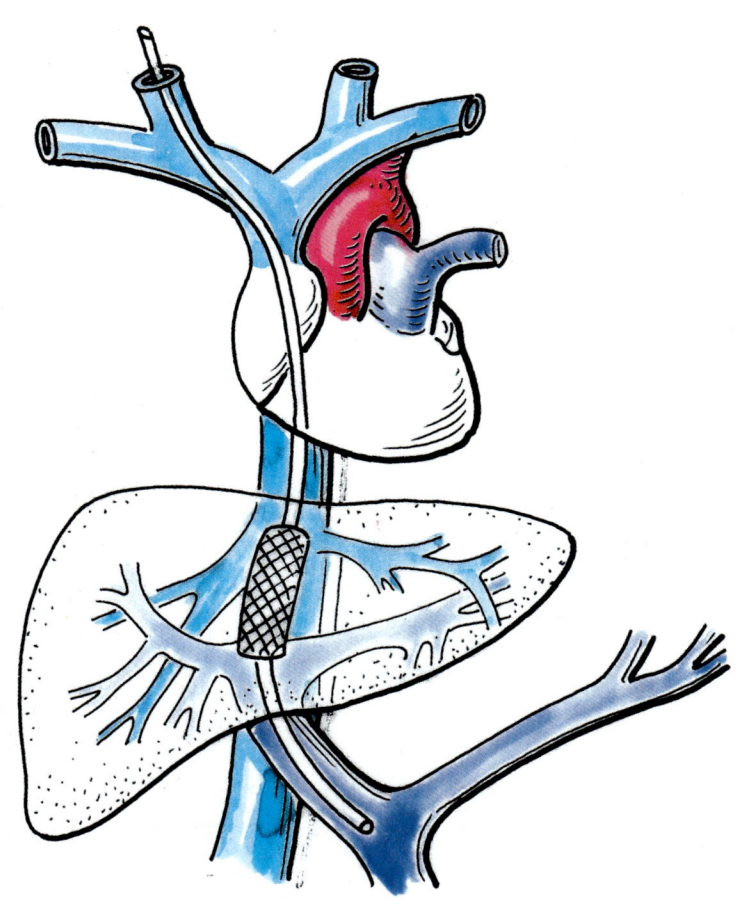

图3-32　经颈静脉肝内门体分流术

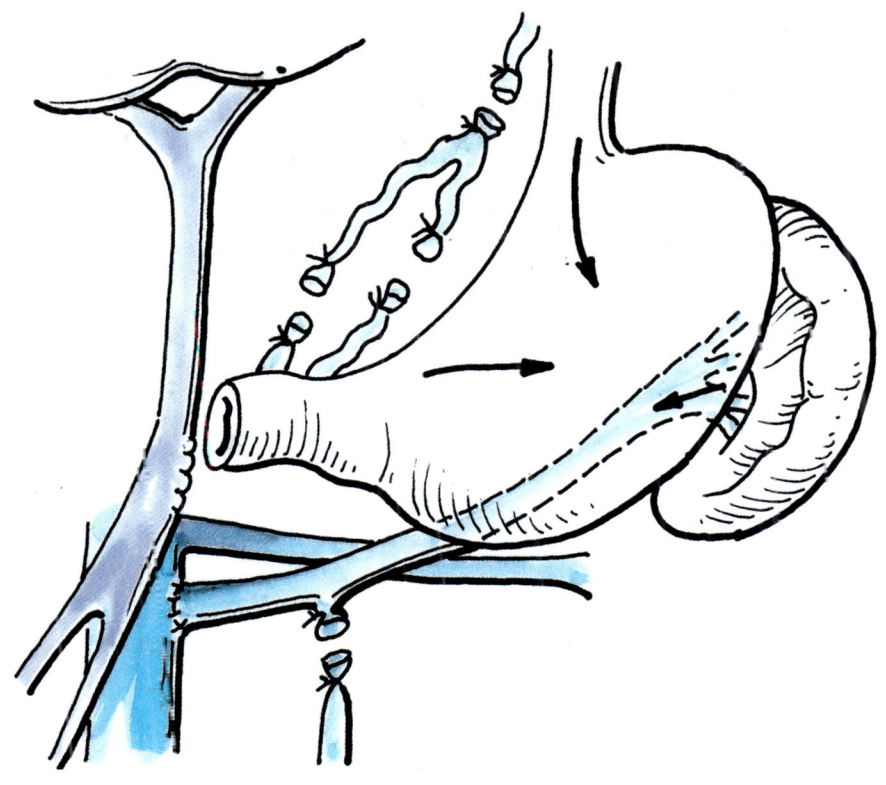

图3-33 脾-腔静脉分流术

其深面的脾动脉。沿胰腺上缘可扪及搏动的略带弯曲的脾动脉，切开上面的浆膜，分离探入脾动脉下方，将脾动脉游离。

从脾胃韧带的无血管区域开始直视下游离脾脏，分别切断脾胃韧带、脾结肠韧带。在处理脾脏上极的脾胃韧带时要注意该处的胃壁与脾脏上缘紧邻，该处脾胃韧带非常短，其中有数支胃短血管穿过。分离上述韧带后，处理脾肾韧带和脾膈韧带。巨大的脾脏、粘连及侧支循环较多，分离时若不仔细，很容易引起大量出血。以右手从脾脏的下缘将脾脏翻向内侧，充分显露脾肾韧带。如粘连不多，可用手指做钝性分离，然后托出脾脏。如粘连紧、侧支循环多，可沿脾的后外缘自下而上地剪开后腹膜，在腹膜外进行分离，将侧支血管予以钳夹、切断、结扎。然后分离、切断、结扎脾膈韧带，使脾脏得到充分游离，托出切口外。脾床以热盐水纱布垫填塞压迫止血。

处理脾蒂，将脾脏托出切口外后，仔细清理脾蒂周围的结缔组织，将脾门动、静脉分别结扎切断，将脾脏取出。

（4）处理胃周血管，沿胃大弯侧将胃网膜左动静脉入胃分支分别钳夹、切断、结扎，直至胃底部。从胃小弯中部起，切开肝胃韧带，结扎、切断胃左动静脉（图3-34）。在胃小弯中部用血管钳自小网膜夹层进钳分离，分别结扎切断小网膜前层。再依次结扎切断小网膜后层内的胃左动静脉的胃支。逐渐向上至贲门部位。到达贲门部位后要继续游离食管下段，范围至少包括食管下段10 cm，在此范围内要分离结扎左膈下动静脉、胃左静脉的高位食管支，部分患者尚需切断存在的高位异位食管支。彻底切断门-体循环的反常血流。处理完胃小弯侧血管后，尚须将胃体大弯侧向右上方牵开，将胃体上部后壁通向脾静

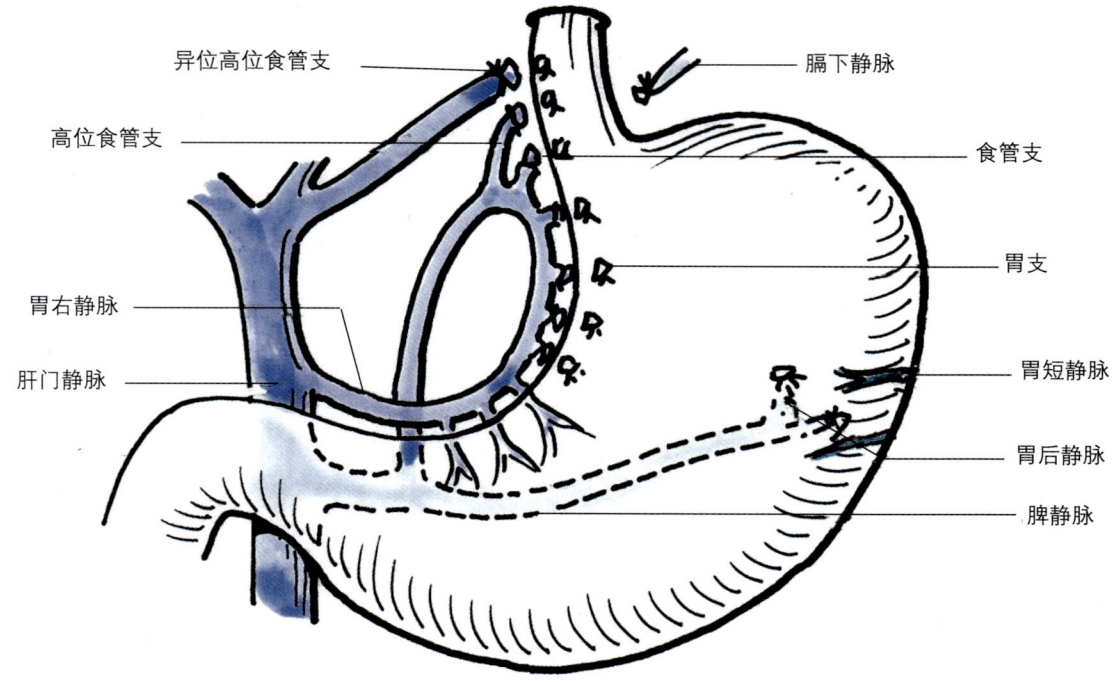

图3-34 贲门周围血管离断范围

脉的胃后静脉结扎切断，同时切断其伴行的胃后动脉。

在将贲门周围血管完全离断后，仔细检查有无出血。间断缝合胃大小弯侧前后壁的浆膜。

关腹前应再次测定门静脉压力，冲洗腹腔，在左膈下安置引流，缝合腹壁各层。

经胸、经腹食管下段胃底贲门周围血管离断术

1. 经胸途径手术　经第8~9肋后外侧切口开胸。扩大视野后先切断左下肺韧带，将左下肺向头侧牵开。注意左下肺韧带中带有较粗的血管穿行，需结扎牢靠。当左下肺被牵开后，纵隔随即显露。于降主动脉前方纵行切开覆盖的纵隔胸膜，显露食管下段。此时可见食管周围许多与迷走神经平行的侧支静脉，侧支静脉有许多分支穿入食管，门静脉压力明显增高后，这些平时细小的血管明显扩张，呈迂曲、怒张状。谨慎游离食管下段并环绕食管穿过一纱条。注意切忌损伤对

侧胸膜。发现损伤后要即刻给予修补。

将纱条轻轻向上提起，将侧支静脉通向食管的穿支血管逐一结扎、切断。范围上至肺下静脉下缘，下达膈肌上缘。注意切勿损伤迷走神经干和侧支静脉。

游离胸部下段食管后，在距膈肌平面上2~6 cm处钳夹食管。于两钳间膈肌上方3~5 cm处横行切断食管壁前半部全层，后半部仅横切断黏膜，显露黏膜下曲张血管，保留肌层完整性。关闭胸腔，于胸腔安置闭式引流管后，按常规方法关闭胸腔。

2. 经腹途径手术　腹部手术的方法和步骤与经腹贲门周围血管离断术相同，只是在最后要附加进行幽门成形术，以预防术后一过性胃潴留的发生。

改良Sugiura手术

1. 按Sugiura手术开胸，扩大视野，牵开肺，剪开纵隔胸膜，向下至食管裂孔处。向左侧切

开膈肌。食管下段血管贯穿结扎及食管横断按Sugiura手术要求进行。完成后经胸脾脏切除及贲门周围的血管离断，最后行幽门成形术。结束手术前，按常规安置胸腔引流管。

在贲门周围血管离断术开腹前，以及完成贲门周围血管离断手术操作后，加行经腹途径食管横断手术。

2. 常规方法吻合，用食指沿食管裂孔钝性游离食管，将迷走神经干牵开，将游离后的食管向腹腔牵拉。在贲门上3 cm横向切开食管前壁肌层。切开食管前层，将食管后壁黏膜下血管逐一结扎。

3. 采用食管自动吻合器行食管横断吻合术，于胃体中上部前壁做一小切口，植入合适型号的食管吻合器，将紧贴食管前后壁行走的双侧神经干牵开后，于贲门食管交界部上方的3 cm处，在吻合器的头部至张开的抵针座之间，沿食管全周做一荷包缝线，抽紧结扎，然后将自动吻合器的推进螺帽拧紧，按压击发手柄，即可完成食管的切除。应检查切下的食管环是否完整、吻合口是否完善、有无存在撕裂等现象，无误后关闭胃小弯前壁切口（图3-35）。

青木春夫手术（Aoki手术）

1. 体位　患者气管插管全麻，平卧位，左侧腰背部稍垫高，采用右肋缘下斜切口或左中上腹"L"形切口。开腹后常规测量门静脉压力，结束手术后再次测量。按脾切除手术切除脾脏。

2. 结扎切断胃贲门食管周围血管　包括高位食管支及胃后静脉。切断结扎胃小弯侧的胃左血管至胃壁和返行到食管的分支。然后沿左肝下缘切除包括已分离的胃左血管在内的肝胃韧带。显露高位食管支，逐一结扎。将食管剥离出6~10 cm长度。

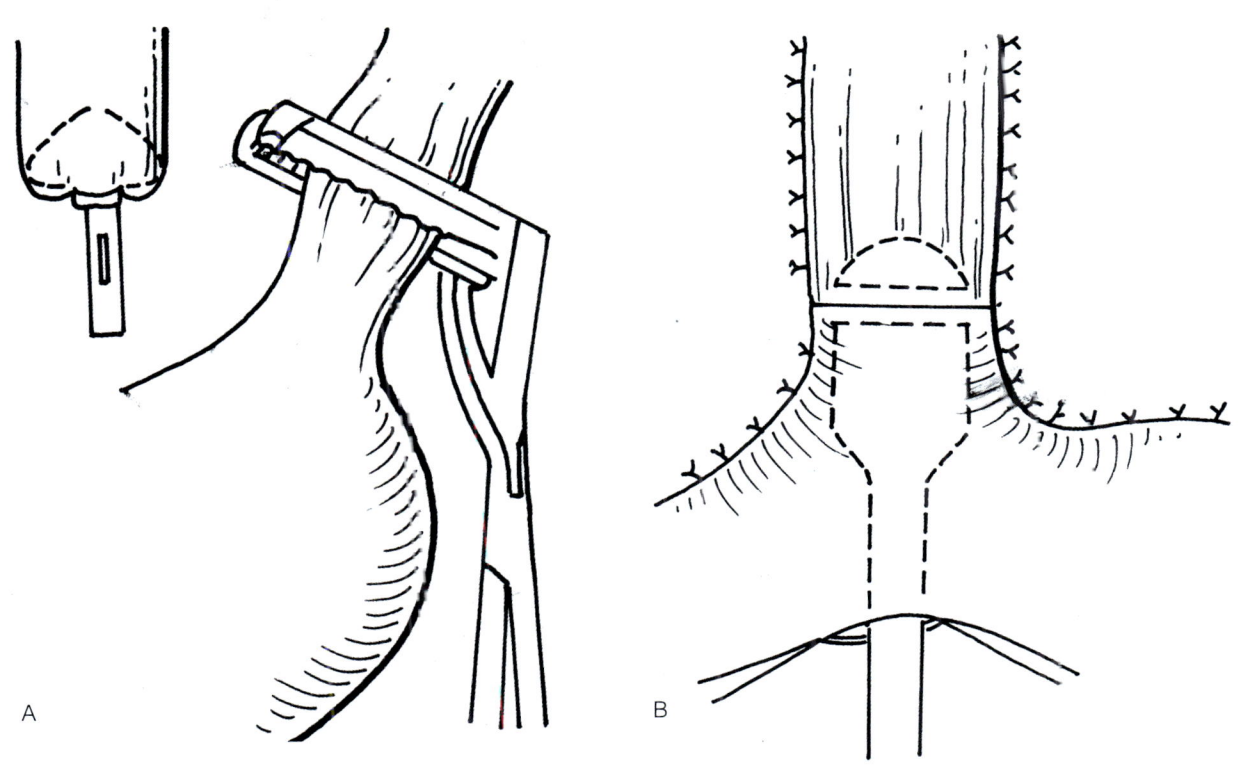

图3-35　改良Sugiura手术
A.离断食管；B.吻合器吻合

3. 结扎胃底贲门浆膜下血管　于贲门下2~3 cm处环形切开浆膜，用细丝线逐一缝扎血管后再将胃前后壁的浆膜层上下间断缝合。

4. 食管胃底折叠术　将食管下端套入胃底部。环周间断缝合胃底部与食管壁。注意进针的深度和宽度。

5. 幽门成形术　幽门处纵向切开浆膜后，横行间断缝合。

胃底和食管下端切除术（Phemister手术）

1. 取左肋缘下斜切口或"L"形切口。

2. 测门静脉压力。按脾脏切除步骤切除脾脏。

3. 胃贲门周围血管离断　脾脏切除后，从胃大弯侧中部向上分离，遇血管逐一结扎，直至食管下端的左侧，并在此处结扎切断左膈下动静脉，然后将胃向上方牵开，切断结扎胃后动静脉。再沿肝下切开肝胃韧带，分离出胃左动静脉，妥善结扎、切断。然后由胃小弯侧中部向上游离，紧贴小弯侧胃壁将胃左动静脉入胃分支切断、结扎。切除部分小网膜组织后，继续向上分离到食管下端。紧贴胃壁切断迷走神经，将食管向下牵拉，结扎高位食管支进入食管的各支血管。完成食管周围的分离。

4. 于贲门上2~3 cm处用直角钳钳夹，切断食管下端，于贲门下4~5 cm处用钳夹胃近端，予以切除。将食管下端和胃近端移出体外，将胃断端全层封闭浆肌层加固，待与食管吻合（图3-36）。

5. 将胃上提，在距断端2 cm处胃大弯侧前壁做食管断端后壁与胃浆肌层间断缝合。然后将胃前壁切开适当口径，行食管后壁与胃壁全层间断缝合。并由后向前将食管前壁与胃前壁缝合。为了减小吻合口张力，可以将吻合口以下的胃壁浆肌层与食管裂孔前缘间断缝合固定3~4针。将胃后壁与后腹膜缝合数针。

6. 幽门成形术　完成贲门胃底周围血管离断、食管分离后，于贲门上2~3 cm用荷包钳钳夹、切断食管，完成食管下端荷包缝合。将适合型号的自动吻合器抵针座插入食管内，抽紧

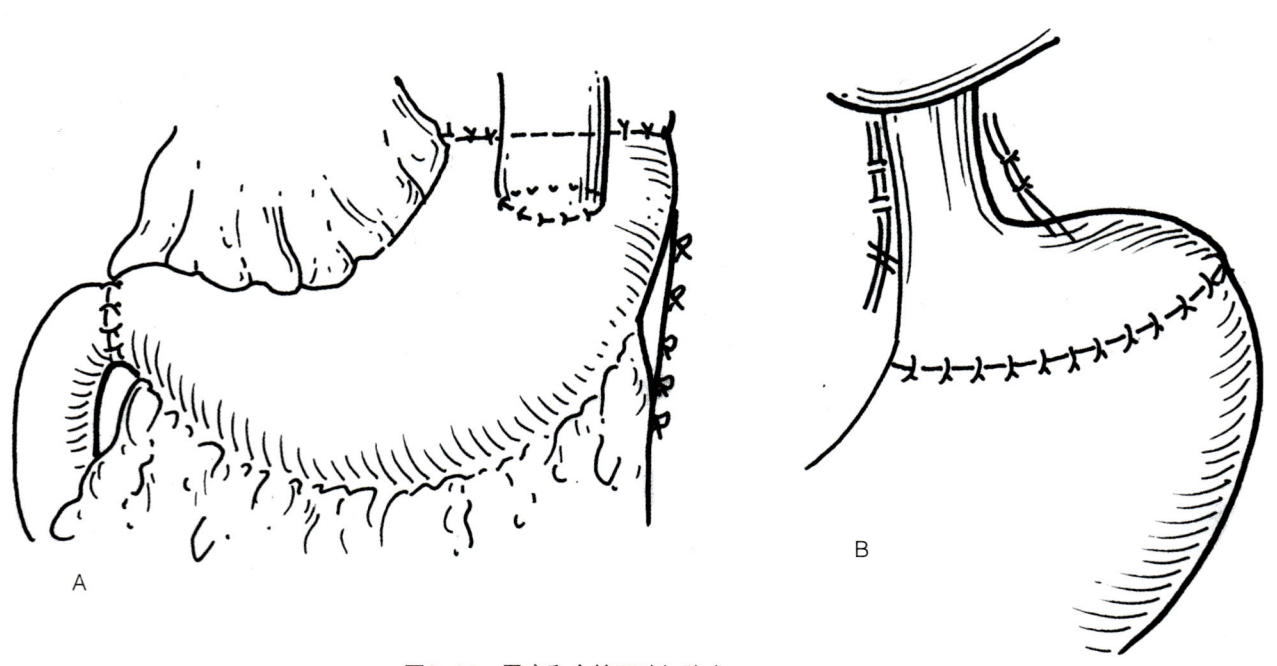

图3-36　胃底和食管下端切除术
A.胃底和食管下端切除；B.胃底部分切除吻合

荷包缝合、打结。在胃底部近切除部位上方胃大弯侧前壁切开胃壁，将食管吻合器推由胃壁后壁切除范围的下方穿透，拔除引导针，将抵针座与吻合器连接，拧紧推进螺丝，按压击发手柄，完成食管胃吻合，移出吻合器，用胃闭合器将所要切除的胃底部分夹闭、切除。最后将胃与食管裂孔及后腹膜缝合数针，以减小吻合张力。

直视下胃冠状静脉栓塞术

1. 切口上至剑突，下平脐或脐水平稍下。如遇脾脏粘连以致切除困难，可以在切口中部附加左侧横向切口。进腹探查，测门静脉压力。常规方法切除脾脏。切除脾后，胃大弯已基本游离，将胃向头端翻起，分离胃胰之间的粘连，结扎切断胃后动静脉，分离范围上至胃底，向右分离至胃小弯。切断结扎胃脾韧带，在胃小弯角切迹处，将胃右动静脉结扎切断。因肝胃韧带最上端附着于肝缘与食管腹段之间，门静脉高压时，其内的胃冠状静脉侧支常明显曲张，静脉壁变薄、迂曲、质脆易破，不可强行分离。

2. 将胃继续向上翻起，在胰腺上缘、腹腔动脉分出胃左动脉处找到胃左动脉。双重结扎后切断，并将与其相邻的胃左静脉结扎、切断。

3. 在胃后方胃底处切开胃膈韧带，紧贴贲门和食管向上分离食管后疏松结缔组织，将食管腹段后壁完全游离。在食管前方、食管裂孔处切开腹膜，沿食管前向上分离疏松结缔组织后，仅留食管两侧方的韧带。

4. 用无损伤的肠钳由下而上将食管两侧壁夹住，将胃向下牵拉，用无损伤钳夹住食管，完成栓塞区上端的阻断，最后用肠钳在胃上部处钳夹胃壁，完成栓塞下段的阻断。

5. 在封闭区内，用针头穿刺胃冠状静脉主干，抽吸血液至静脉塌陷，注入与血量等量的栓塞剂，完成静脉栓塞。依次去除胃周围所有阻断钳，结束手术。

脾动脉结扎术

沿胃大弯侧分离脾胃韧带，在脾门处、胰尾部上缘寻找脾动脉主干（正常脾动脉大多位于胰尾上缘，极少数位于胰尾后面或下方，脾静脉位于脾动脉的后下方），扪及脾动脉的搏动后，在脾动脉表面切开后腹膜15~20 cm，推开周围组织，分开脾动脉的外鞘，用直角钳沿脾动脉进一步分离，打开直角钳以扩张后壁间隙，将脾动脉挑起（图3-37）。

结扎脾动脉，钳夹后取出带线的直角钳，分别结扎两端，然后关闭切开后腹膜。结束手术。

脾切除术

1. 开腹脾切除术

（1）根据脾脏的大小选择切口，上腹纵切口包括正中切口、左腹直肌切口、左旁正中切口。当脾脏很大、显露困难时，可以将切口横向延长。

（2）常规探查，重点检查肝脏和门静脉系统，然后仔细了解脾肿大的程度、粘连情况和活动度，并与术前的影像学资料相对照，估计手术的难度，做好准备。

（3）切开脾胃韧带的下半部分，将胃大弯向内上方牵开，充分显露脾门及胰体尾部，于其上缘按搏动位置找到脾动脉主干。切开后腹膜和动脉鞘，用直角钳在动脉鞘内分离脾动脉长约1.5 cm，绕过2根7号线，在其间隔3~5 mm处分别结扎，但结扎后不切断血管。

注意，如脾胃韧带肥厚并与后腹膜粘连，一时不易找到正确的平面进入小网膜囊时，应耐心寻找，必要时切开部分胃结肠韧带进入小网膜囊，然后切开脾胃韧带。脾胃韧带切开要充分，如果暴露困难，可以暂时保留上极的脾胃韧带待以后处理。

（4）上段的脾胃韧带很短，且其内有胃短血管穿行，切断此韧带时，切勿盲目钳夹或切开胃壁。

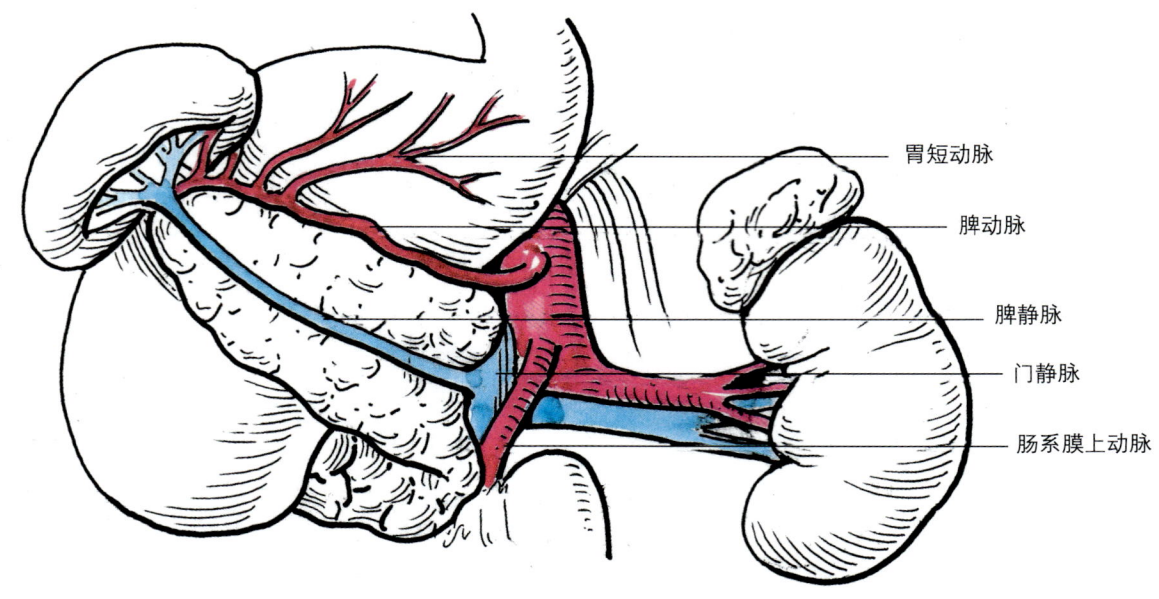

图3-37 脾动脉显露

（5）为了预防胃扩张时引起血管结扎线脱落，沿胃大弯的血管必须贯穿缝扎，必要时做胃浆肌层缝合，将胃短血管残端埋入胃壁内。

（6）结扎脾动脉的部位应在脾门的内侧、胰尾的上缘，因此处的动脉无明显的分支，且位置表浅。

（7）沿脾胃韧带向下切断脾结肠韧带，此韧带与大网膜相似，其内常有小的血管，应钳夹后再切断结扎，使脾下极游离。继续分离脾肾韧带和脾膈韧带，将腹壁和肋弓向外上方牵开，将脾脏扳向下内侧，使脾外侧腹膜紧张并充分显露，游离脾肾韧带、脾结肠韧带和脾膈韧带，注意结扎其内的血管。于脾包膜和侧腹膜返折约2 cm处纵行剪开腹膜，将脾和腹膜一起从腹膜后组织中钝性分离下来。在腹膜外分离中应注意保护胰尾部。

（8）正确处理脾蒂是脾脏切除术成败的关键之一。事先结扎脾动脉，但在切断动脉后，近端须再次依次结扎、缝扎。脾静脉亦须双重结扎。脾蒂血管结扎后加贯穿缝扎，必要时切断的动、静脉需再次分别结扎一次。处理脾蒂时，不要过分牵拉脾脏，以免撕裂脾静脉。每一把止血钳所钳夹的组织不宜过多，防止部分组织在结扎时滑脱在结扎线之外。

（9）结扎血管时，要注意在贯穿缝扎的近端还应有一道单纯结扎，两道结扎之间至少有0.5 cm距离。

2. 腹腔镜下脾脏切除术（LS） LS的步骤与常规开腹脾切除大致相同，根据手术操作熟练情况，可以先处理脾门，也可先处理脾周韧带，视医师熟练程度及习惯而定（图3-38）。LS步骤如下。

（1）脾下极与结肠脾曲的剥离。

（2）脾胃韧带的打开。

（3）脾门部脾动、静脉剥离。

（4）脾动、静脉双重结扎。

（5）脾背侧后腹膜的分离。

（6）脾上极后腹膜及胃大弯处的游离。

（7）应用Endo-GIA进行脾切除。

（8）尼龙袋收取脾脏。

（9）于左侧腹部做小切口取出脾脏。

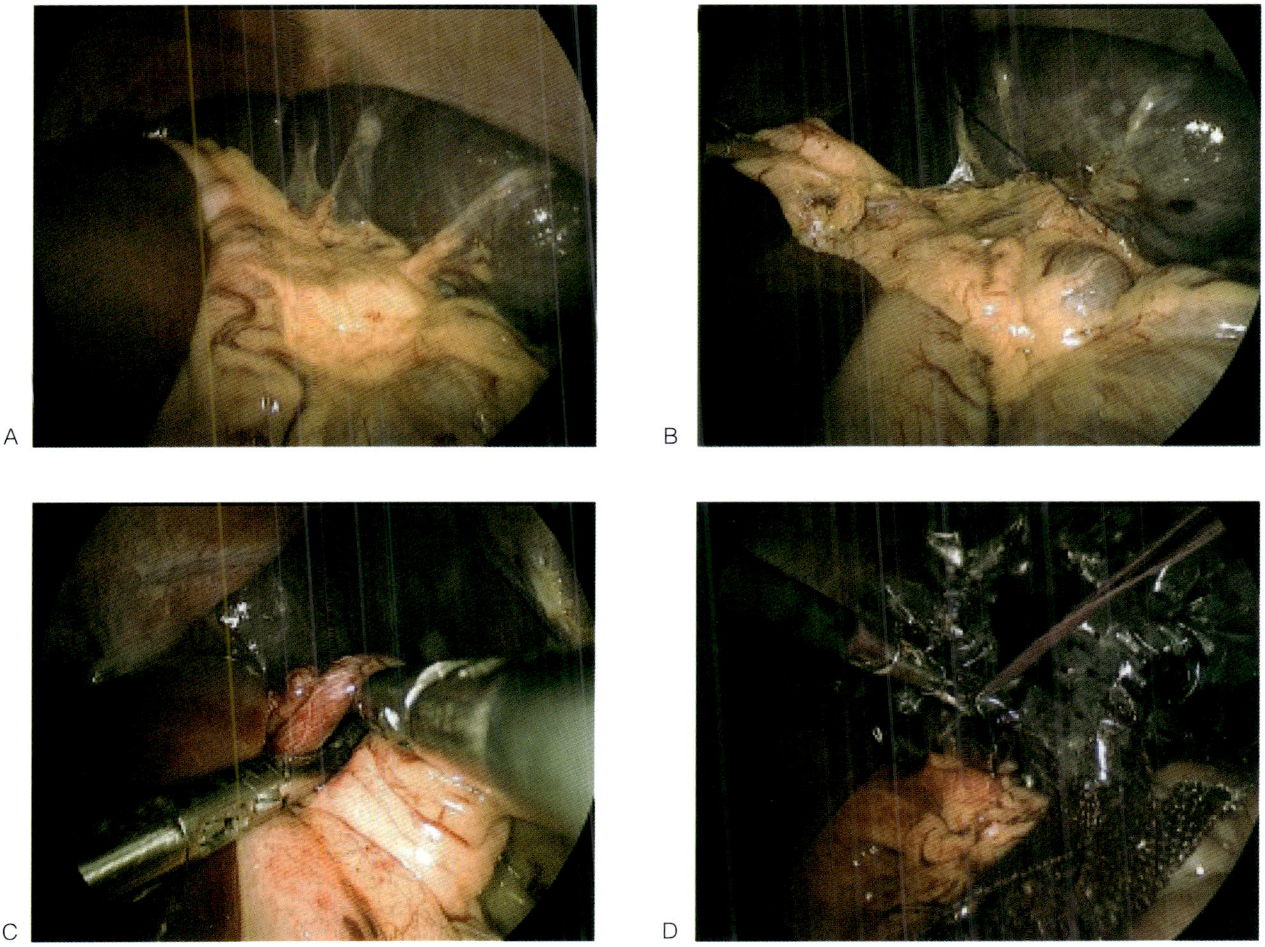

图3-38 腹腔镜脾脏切除术
A.肿大的脾脏；B.显露脾门；C.分离脾动脉；D.将脾脏装入标本袋

介入手术

肝硬化门静脉高压并上消化道出血的介入治疗近年来取得了令人瞩目的成就。常见的治疗术式有两种：经颈内静脉肝内门体分流术（TIPSS）和经皮经肝食管胃曲张静脉栓塞术（PTVE）联合部分性脾栓塞术（PSE）。

1. 经颈内静脉肝内门体分流术（TIPSS）（图3-39）

（1）局部麻醉后穿刺颈内静脉，穿刺成功后植入导丝，经上腔静脉、右心房至下腔静脉。

（2）行静脉穿刺。

（3）行门静脉造影和测压。

（4）扩张门静脉、肝实质及肝静脉，植入可扩张性内支撑。

（5）若食管静脉曲张仍有显示，选择性插管至冠状静脉行栓塞治疗。

（6）再行门静脉和肝静脉测压，拔除引导管。

2. 经皮经肝食管胃曲张静脉栓塞术

（1）肝区消毒铺巾及穿刺点局麻。

（2）经皮肝穿刺门静脉分支。

（3）交换入导管进行门静脉造影并测量压力。

（4）交换入导管超选择入胃冠状静脉并造影。

（5）栓塞胃冠状静脉。

（6）门静脉复查造影并测量压力。

（7）封闭穿刺路径。

3. 部分性脾栓塞术（图3-40）

（1）经股动脉或肱动脉穿刺插管行腹腔动脉造影，观察脾动脉走行。

（2）借助导丝将导管超选至脾动脉造影，观察脾脏的大小及脾内病变情况，脾破裂时可见造影剂外渗、血管离断等影像改变。

（3）根据脾脏病变及不同的栓塞方法选择栓塞材料。部分脾动脉栓塞多采用吸收性明胶海绵颗粒，约2 mm³；也有学者主张用吸收性明胶海绵短条，约2 mm×8 mm大小，插入2 mL注射器乳头中注入，一般为6~8条。栓塞时导管尽量超选至深处，最好越过胰背动脉，以防误栓造成医源性胰腺炎。全脾栓塞时多采用吸收性明胶海绵粉末或无水乙醇，导管超选应更为准确、深入，必要时可通过3F微导管或球囊导管注入无水乙醇等液态栓塞剂，以免反流。脾动脉主干栓塞时多选用不锈钢螺圈，栓子直径应略大于脾动脉管径，导管置于脾动脉近端，但仍应越过胰背动脉开口。

（4）再次行脾动脉造影，明确脾栓塞程度。若感不足，可补加栓塞，直至满意为止。退出导管，穿刺处压迫止血后加压包扎，平卧24 h。

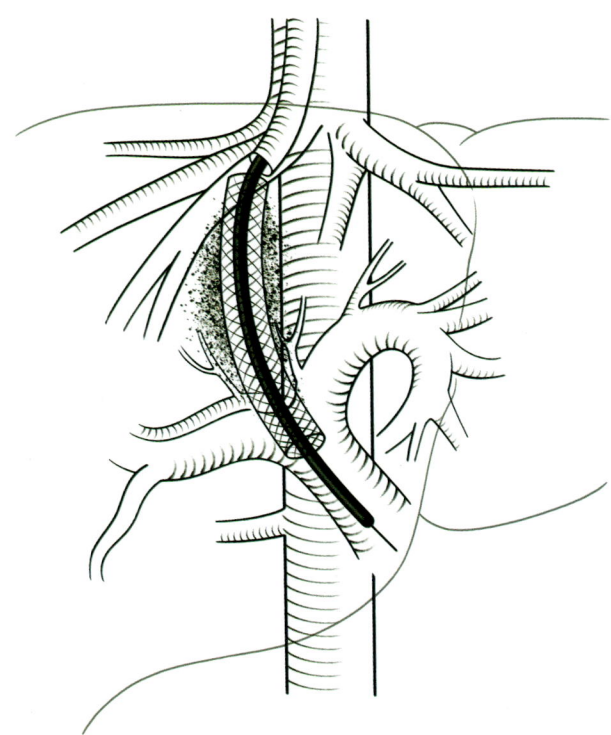

图3-39 经颈内静脉肝内门体分流术（TIPSS）

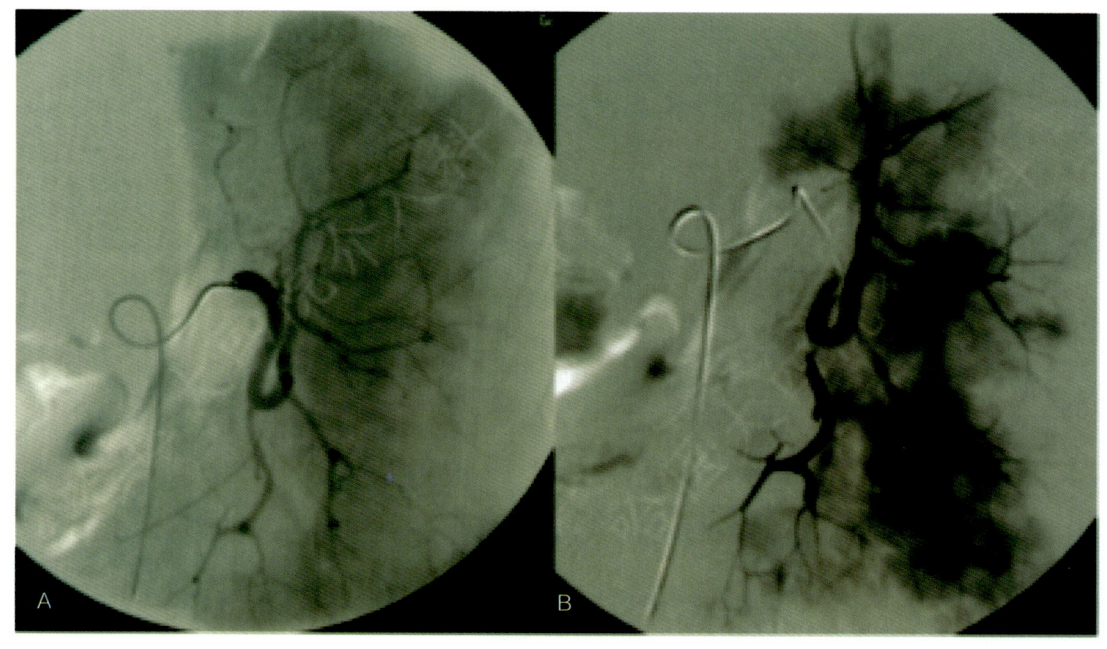

图3-40 造影下行部分性脾栓塞术
A.脾亢脾动脉栓塞前；B.脾动脉栓塞术后（部分脾实质无血供）

（方 坤 朱 凡）

胡桃夹综合征

胡桃夹综合征即左肾静脉压迫综合征（NCS），是指左肾静脉回流入下腔静脉过程中在穿经由腹主动脉和肠系膜上动脉形成的夹角或腹主动脉与脊柱之间的间隙内受到挤压，常伴有左肾静脉血流速度的下降、受压处远端静脉的扩张。当胡桃夹现象引起血尿、蛋白尿和左腰腹痛等一系列临床症状时，称为胡桃夹综合征。

1950年，El-Sadr和Mina首次描述了左肾静脉受压的现象，但当时并未引起重视。1972年，比利时医生De Schepper通过膀胱镜检分侧留取尿液证实左肾静脉受压可引起左肾出血，并首次将该病命名为"胡桃夹综合征"。胡桃夹综合征患者发病年龄在4~40岁之间，最常见的临床症状为血尿（包括肉眼或镜下血尿）、蛋白尿及左侧腰腹部疼痛。左肾静脉须经过腹主动脉与肠系膜上动脉之间的夹角，跨过腹主动脉的前方才能注入下腔静脉。正常情况下，这个夹角为45°~60°，被肠系膜脂肪、淋巴结、腹膜等组织填充使左肾静脉不致受压。胡桃夹现象/胡桃夹综合征患者此夹角一般小于16°。左睾丸静脉和左输尿管周围静脉是左肾静脉的两个重要属支，左肾静脉受压可导致其扩张和功能不全，临床可伴有精索静脉曲张等症状（图3-41）。

■ 诊断要点

仅影像学发现左肾静脉受压而无临床症状则称为胡桃夹现象。超声对胡桃夹综合征的诊断有着明显的优势（图3-42），超声检查可清晰显示腹主动脉、肠系膜上动脉及左肾静脉的解剖情况，在横断面可准确测量左肾静脉扩张近段的最大内径，同时可观察并测量肠系膜上动脉与腹主动脉夹角。彩超血流速度可提供更准确的血流动力学变化，有助于此病的诊断。超声检查还能除外先天性畸形、外伤、肿瘤、结石、感染性疾病及血管异常等造成的血尿。只有当影像学发现并发临床症状，如肉眼或镜下血尿、直立性蛋白尿、腰痛或左侧精索静脉曲张时才能诊断为NCS。

■ 治疗原则

有3种方法：保守治疗、手术治疗和介入治疗。

保守治疗

适用于大部分儿童患者。镜下血尿、短时间段肉眼血尿，只需随诊。肠系膜上动脉起始部脂肪、结缔组织增加，有效侧支循环建立，可使压迫减轻，血尿消失。措施：绝对卧床，抗炎，止血，出血量较大时可以给予持续膀胱冲洗，冲洗的速度根据出血量决定。

手术治疗

解除左肾静脉的压迫，去除肾静脉淤血，改善肾脏血供。分为经腹手术和腹腔镜手术。经腹手术大致有3种：左肾静脉移位术、肠系膜上动脉移位术和肠系膜上动脉悬吊外固定术，根据情况选择手术方式。腔镜手术一般为后腹腔镜下左肾静脉外支架术，国内使用该方法尚少。

1. 左肾静脉移位术　全麻，患者取过伸仰卧位，取经腹正中切口，游离十二指肠，切断Treitz韧带。注意Treitz韧带离断后，腹主动脉与肠系膜上动脉夹角处的左肾静脉周围被很多纤维条索束缚，须完全松解、离断。暴露左肾静脉及下腔静脉汇合处，分离结扎左侧肾上腺静脉、睾丸（卵巢）静脉及腰静脉，以确保左肾静脉下移无张力。分离显露左肾静脉后，左左肾静脉汇入口下方5~6 cm的下腔静脉左侧方做一与肾静脉口径相等的切口，管腔用肝素生理盐水冲洗，用Satinsky钳控制待用。同时，阻断左肾动脉、左肾静脉近心端和远心端，迅速离断肾静脉与下腔静脉做

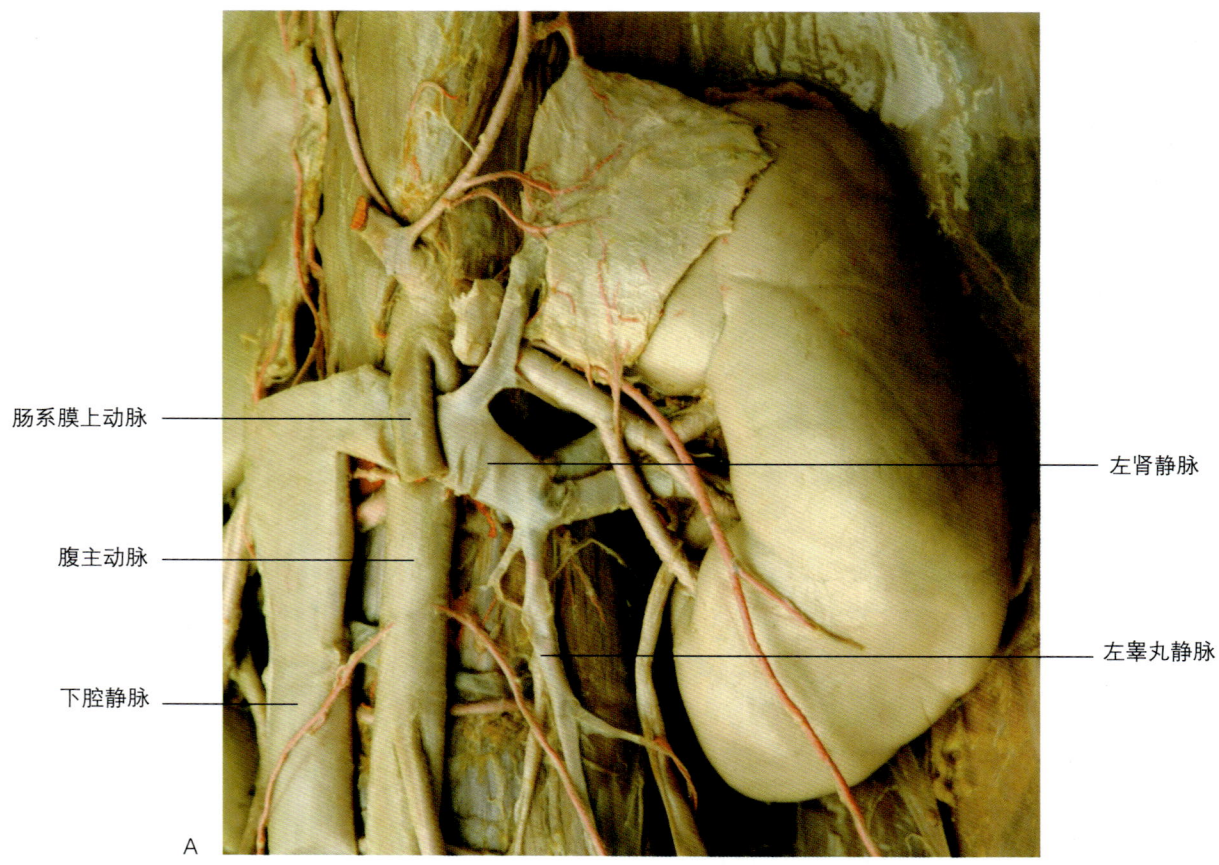

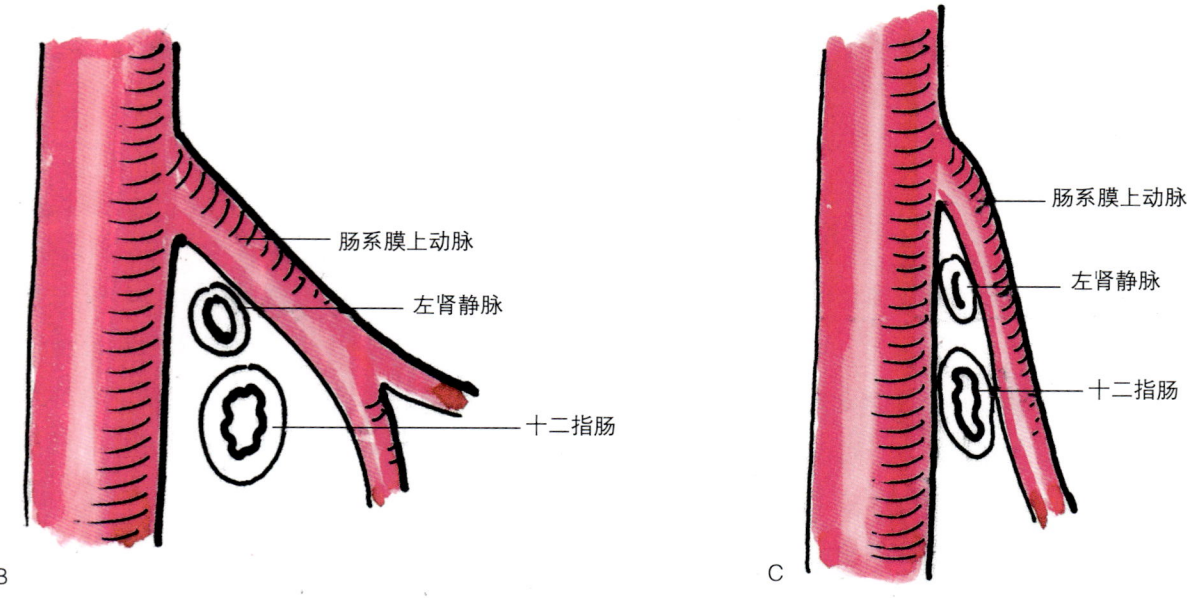

图3-41 左肾静脉与肠系膜上动脉的关系
A.与肠系膜上动脉分叉处的关系；B.正常关系示意图；C.异常关系示意图

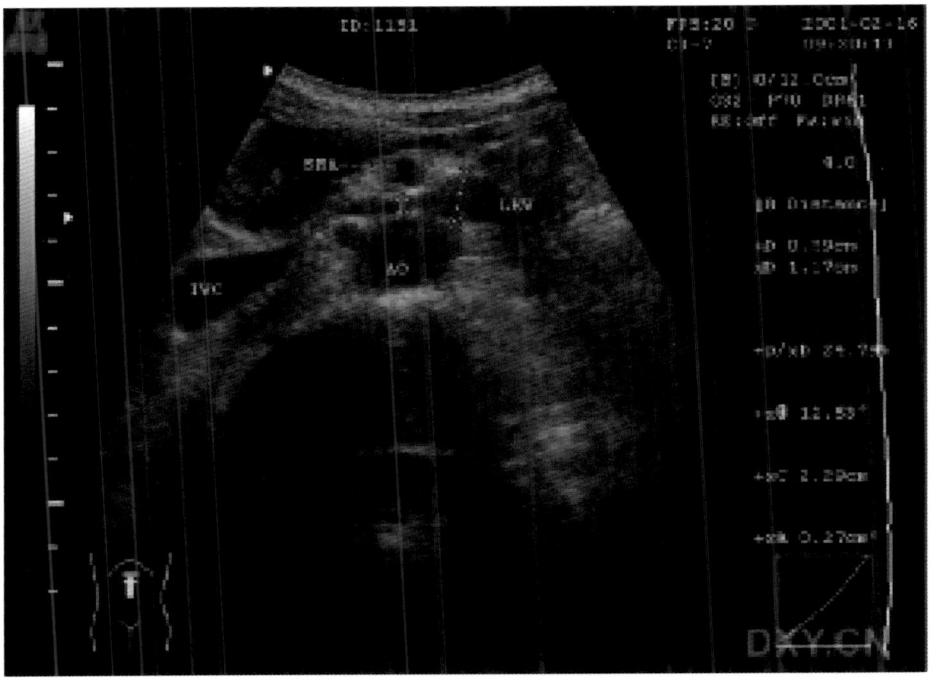

图3-42 超声下的胡桃夹现象

端侧吻合，减少肾缺血时间。肾血流阻断时间＜20 min，手术中应用冰袋局部降温。术中用肌苷2.0 g静脉滴入，保护肾功能，减少肾损害。术后予抗感染治疗，不使用抗凝剂。

2. 肠系膜上动脉再植术　患者取平卧位，取正中切口入腹，将横结肠及大网膜向上推开，小肠推向右侧。于横结肠系膜根部触及肠系膜上动脉搏动处切开后腹膜，循动脉搏动显露肠系膜上动脉主干，即可见左肾静脉受压处。以左肾静脉为中点，向上下分离肠系膜上动脉各2~3 cm。一般上端可以在胰颈部后切断，近端结扎，远端用Bulldog夹住。在肾动脉的下面，选择适当的位置与主动脉用5-oprolene做间断端侧吻合。如果游离肠系膜上动脉有困难，其长度不足以满足吻合的需要，可间置一段大隐静脉。完成吻合后，要进一步松解狭窄段肾静脉周围的纤维结缔组织使之充分扩张（图3-43）。

3. 肠系膜上动脉悬吊外固定术　全身麻醉，经腹正中切口自剑突至脐下1~2 cm，将横结肠及大网膜向上推开，小肠牵向右侧，在肠系膜上动脉根部纵行切开后腹膜长约10 cm，于其下方将肠系膜根部游离3~5 cm，之后将肠系膜上动脉向上、向前、向左提起，于其前方、两侧用丝线固定于胰腺表面软组织各3针，使肠系膜与腹主动脉之间的夹角增大，左肾静脉受压缓解。夹角之间可以适当填充周围组织，以起到支撑作用，同时向下游离左肾静脉，将其血管膜与腹主动脉外鞘缝合3针固定使之适当向下移位。精索静脉曲张者于高位结扎。关闭后腹膜切口。

4. 后腹腔镜下左肾静脉外支架术　全麻下行后腹腔镜下左肾静脉外支架术，术中松解左肾静脉近心端的粘连条索，提起肠系膜上动脉后可见左肾静脉明显塌陷，将6~8 cm人工血管套入左肾静脉近心端后固定形成外支架（图3-44）。

介入治疗

左肾静脉支架植入术，血管腔内治疗微创、简单，术中准确测量、精确放置支架及术后严格抗凝治疗是治疗成功的关键和保证。

肾静脉支架植入经股总静脉，选择性左肾

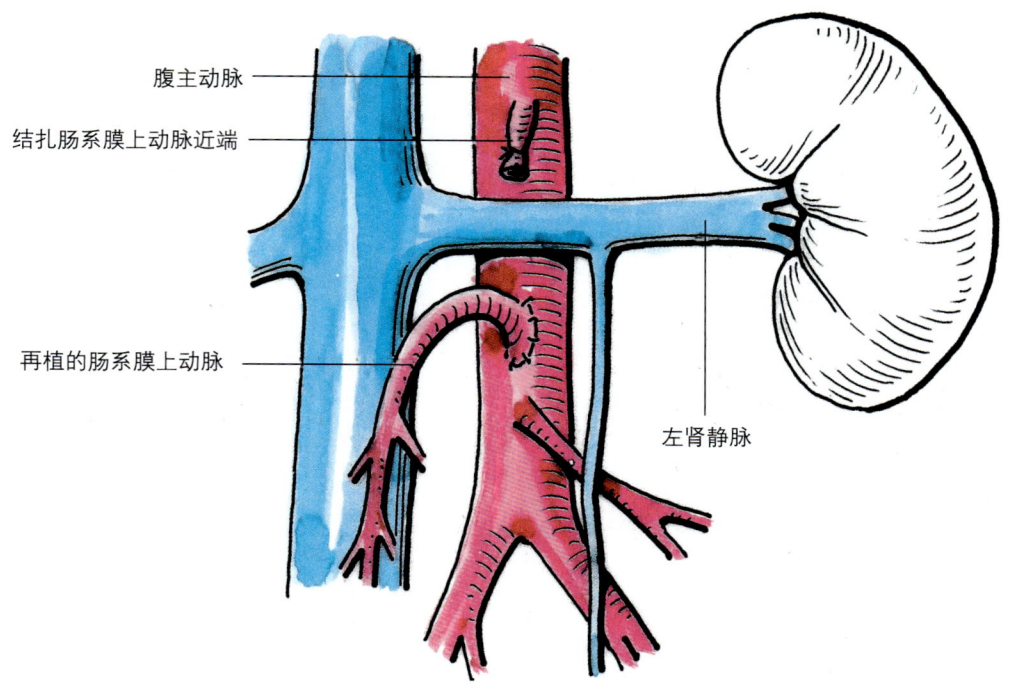

图3-43　肠系膜上动脉再植术

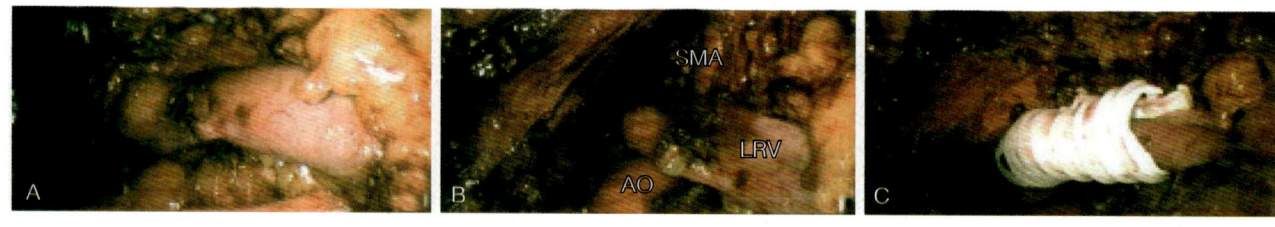

图3-44　后腹腔镜下左肾静脉外支架术
A.左肾静脉受压；B.提起肠系膜上动脉后见左肾静脉塌陷；C.外支架植入后肾静脉受压改善。SMA为肠系膜上动脉，AO为腹主动脉，LRV为左肾静脉

静脉置管，采用直径1 cm球囊扩张后，植入长4~6 cm、直径1 cm的支架，支架近端应在下腔静脉的左肾静脉开口处，再用球囊充分扩张支架，使其紧贴左肾静脉壁。严重的左肾静脉狭窄，难于插入导管和球囊，无法送入支架时，可以选择经腹切开下腔静脉前壁，直视下将球囊和支架植入（图3-45）。

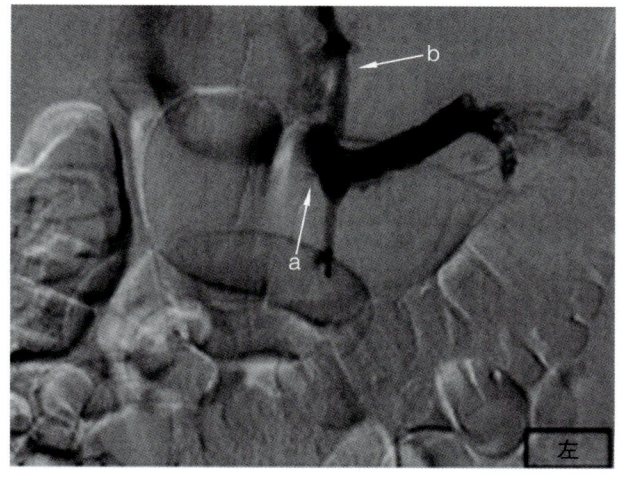

图3-45　左肾静脉造影。a为左肾静脉进入下腔静脉前狭窄，b为侧支动脉

（张小明　朱　凡）

参考文献

1. 张培华, 蒋米尔. 临床血管外科学. 4版. 北京: 科学出版社, 2014.
2. Jack L. Cronenwett K. Wayne Johnston. Rutherford's Vascular Surgery. 8th ed. Philadelphia: Elsevier, 2014.
3. 刘昌伟, 王深明, 血管外科手术学. 北京: 人民军医出版社, 2013.
4. ST Haller, CJ Cooper. Mechanisms and treatments for renal artery stenosis. Discovery Medicine, 2013, 16(90): 255-260.
5. Raman G, Adam GP, Halladay CW, et al. Comparative Effectiveness of Management Strategies for Renal Artery Stenosis: An Updated Systematic Review. Ann Intern Med, 2016, 165(9): 635-649.
6. Nikolaidou B, Reklou A, Doumas M. Stenting for Renal-Artery Stenosis. N Engl J Med, 2014, 370(19): 1852-1855.
7. 杨硕菲, 吴性江, 黎介寿. 急性肠系膜上静脉血栓的进阶式诊治. 中华胃肠外科杂志, 2014, 17(5): 516-520.
8. F Yanar. Local thrombolytic therapy in acute mesenteric ischemia. World J Emerg Surg, 2013, 8(1): 8.
9. 赵刚, 杨龙宝, 董蕾. 门静脉高压症的诊治现状. 中国医刊, 2017, 52(03): 1-4.
10. 王声政, 张雪培. 后腹腔镜下左肾静脉外支架术治疗胡桃夹综合征的疗效分析. 中华泌尿外科杂志, 2017, 38(3): 174-177.
11. 孙岩, 刘洋. 胡桃夹综合症的介入治疗. 医学影像学杂志, 2011, 21(10): 1509-1511.
12. 崔林刚, 孟庆军. 彩超及CTA对胡桃夹综合征的诊断价值. 现代泌尿外科杂志, 2012, 17(4): 371-373.

胸部血管外科解剖学

胸主动脉瘤的外科及腔内治疗

胸主动脉瘤是指胸主动脉呈瘤样扩张，直径达正常值的1.5倍以上。主要病因是动脉粥样硬化和主动脉中层变性，其次为梅毒、感染、损伤及结缔组织和主动脉夹层有关的病变，多数患者合并心脑血管疾病、糖尿病及其他部位动脉瘤。可发生在升主动脉、主动脉弓和降主动脉，有时胸降主动脉瘤可直接延伸入腹主动脉，不同部位的动脉瘤，治疗方法各有差异。

■ 临床应用解剖

胸主动脉分为升主动脉、主动脉弓和降主动脉。胸主动脉瘤或夹层因其发生部位而累及升主动脉、主动脉弓、降主动脉，甚至延伸至腹主动脉。各段走行及毗邻关系分述如下（图4-1）。

升主动脉

升主动脉长约5 cm，根部在心包内，发出

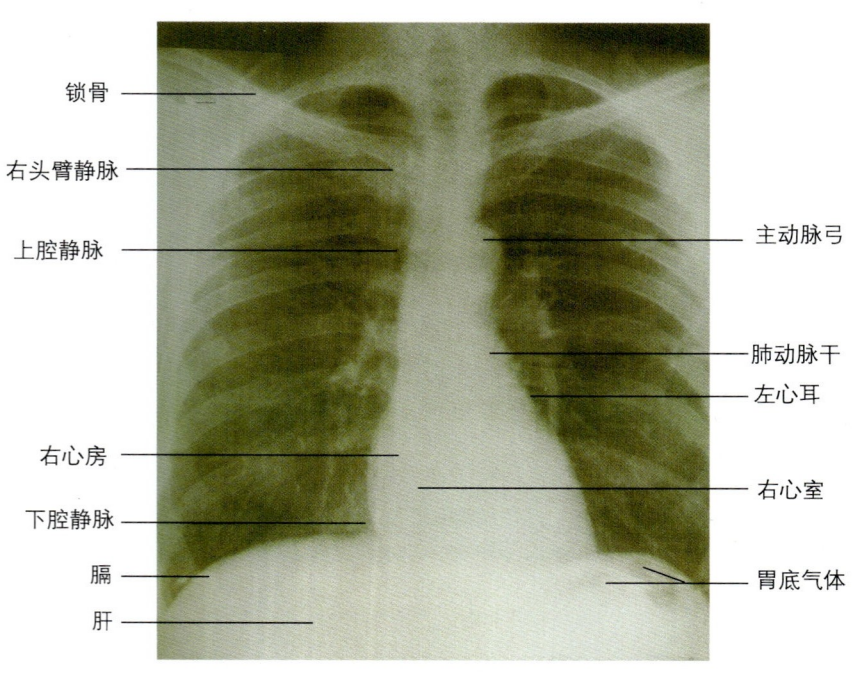

图4-1　胸主动脉的毗邻（X线像，正位）

后位于气管前面，稍偏向右侧，至胸骨角右半侧后面续为主动脉弓，弓部跨过气管前面向右，经左主支气管上方，至气管和食管左侧，在第4~5胸椎间盘左侧续为降主动脉，降主动脉以膈的主动脉裂孔为界又分为胸主动脉和腹主动脉（图4-2~4）。

升主动脉有左右冠状动脉两分支，升主动脉瘤可以根据窦管连接部、窦部及瓣膜扩张的关系分为冠状动脉分支开口上型和累及大动脉瓣膜的基底根部型。

主动脉弓

主动脉弓平右第2胸肋关节后方接升主动脉，呈弓形向左后行，至脊柱左侧第4胸椎下缘续为胸主动脉。弓的上缘平胸骨柄中部或稍上方，下缘平胸骨角，小儿主动脉弓位置略高。弓的上缘发出3大分支（图4-5）。

主动脉弓左前方有左纵隔胸膜、肺、左膈神经、心包膈血管、迷走神经及其发出的心支等。

左膈神经和迷走神经在主动脉弓与纵隔胸膜间下行，两神经间尚有来自左迷走神经和左颈交感干的心支，向下形成心浅丛；后方有气管、食管、左喉返神经、胸导管和心深丛。主动脉弓上缘向左有头臂干、左颈总动脉和左锁骨下动脉。弓的上份和3大分支根部前方有左头臂静脉和胸腺，下方有肺动脉、动脉韧带、左喉返神经、左主支气管和心浅丛。

由于弓部复杂的解剖关系，主动脉弓动脉瘤手术与升主动脉瘤和降主动脉瘤手术相比，脑并发症和呼吸并发症发病率高，应综合判断瘤体对气管和食管的压迫症状、疼痛等即将破裂的状况，确立治疗方案。

降主动脉

1. 降主动脉的走行　降主动脉续于主动脉弓后，先居脊柱左侧，向下渐行转至脊柱前面，至穿膈主动脉裂孔时则位于正中线上，以第12胸椎椎体下缘平面为界，向下续于腹主动脉（图4-4）。降

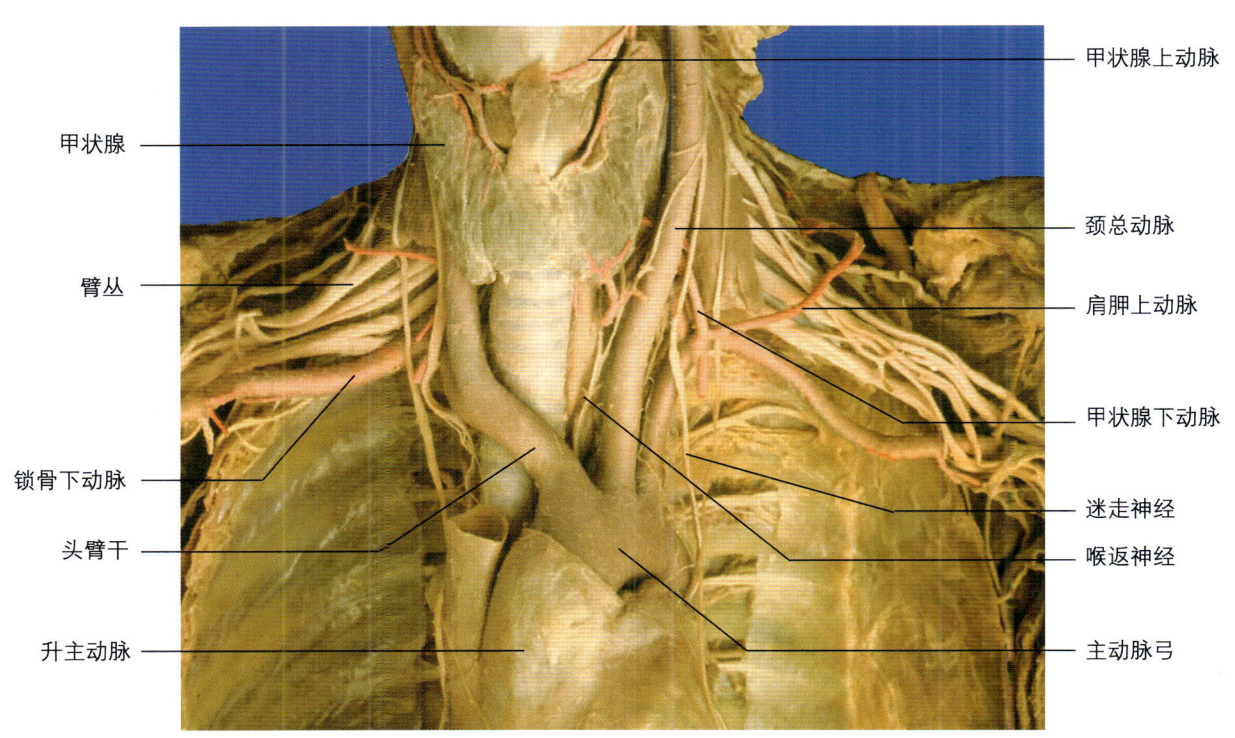

图4-2　升主动脉和主动脉弓

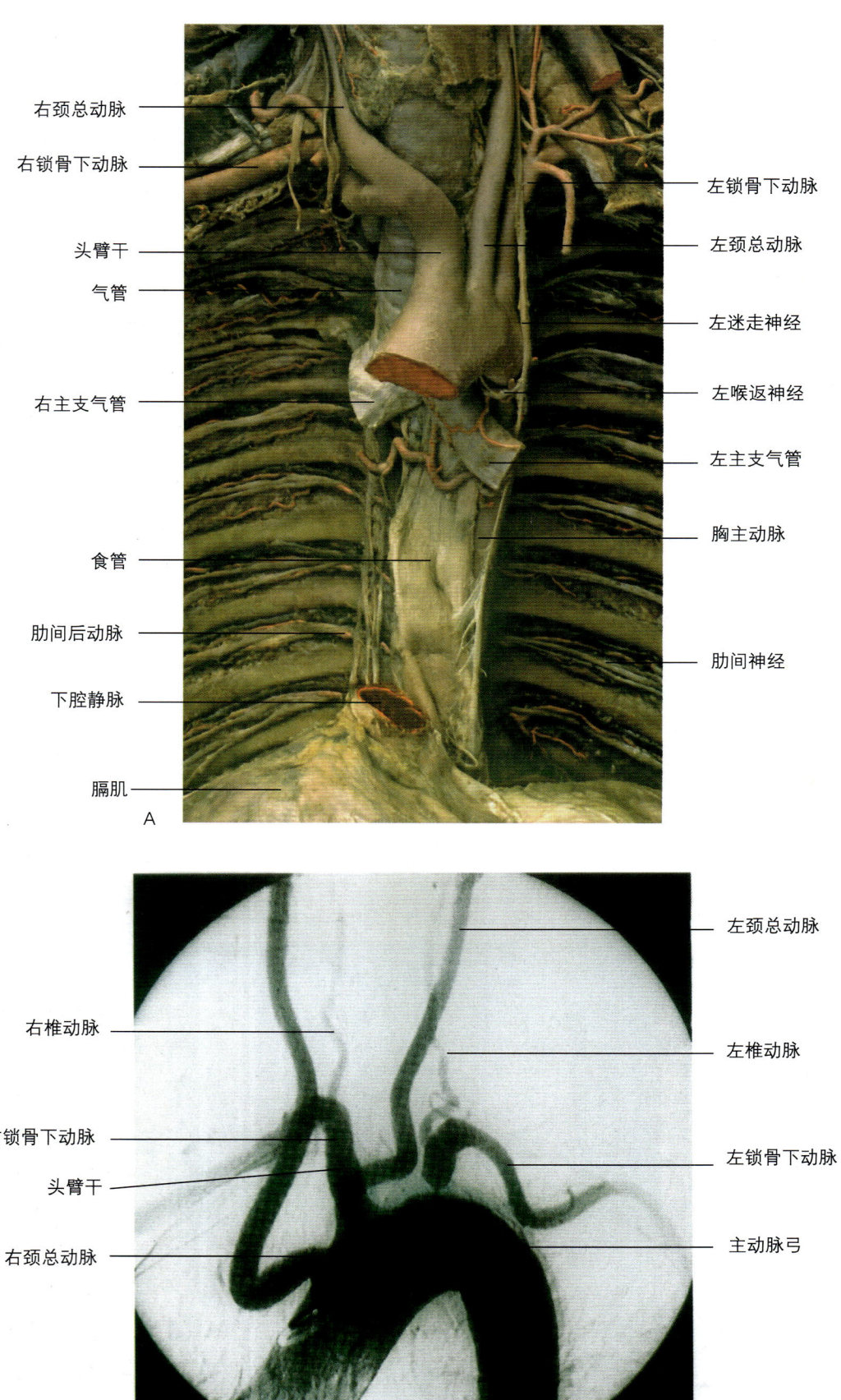

图4-3 主动脉弓及其分支
A.正常分支;B.异常分支影像

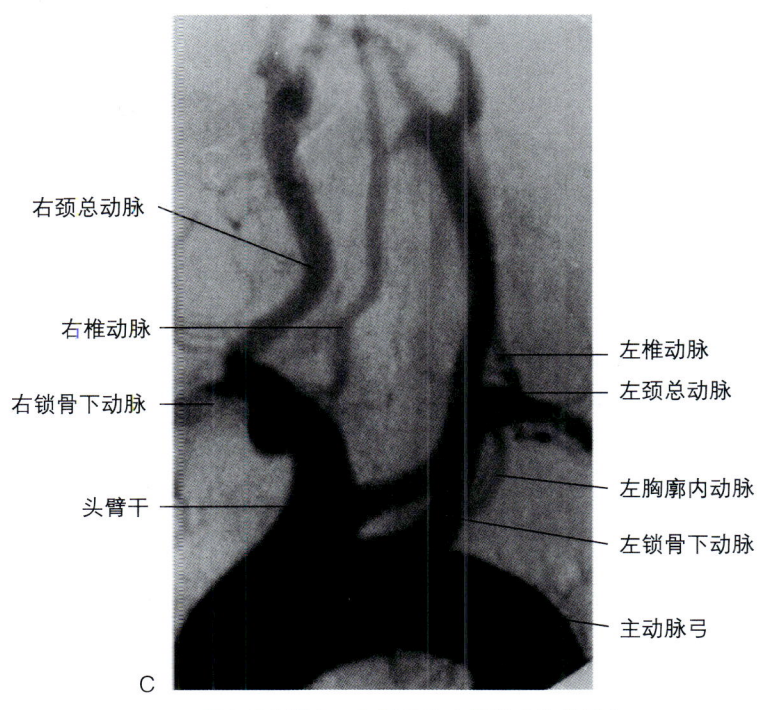

图4-3（续） C.异常分支影像（牛角弓）

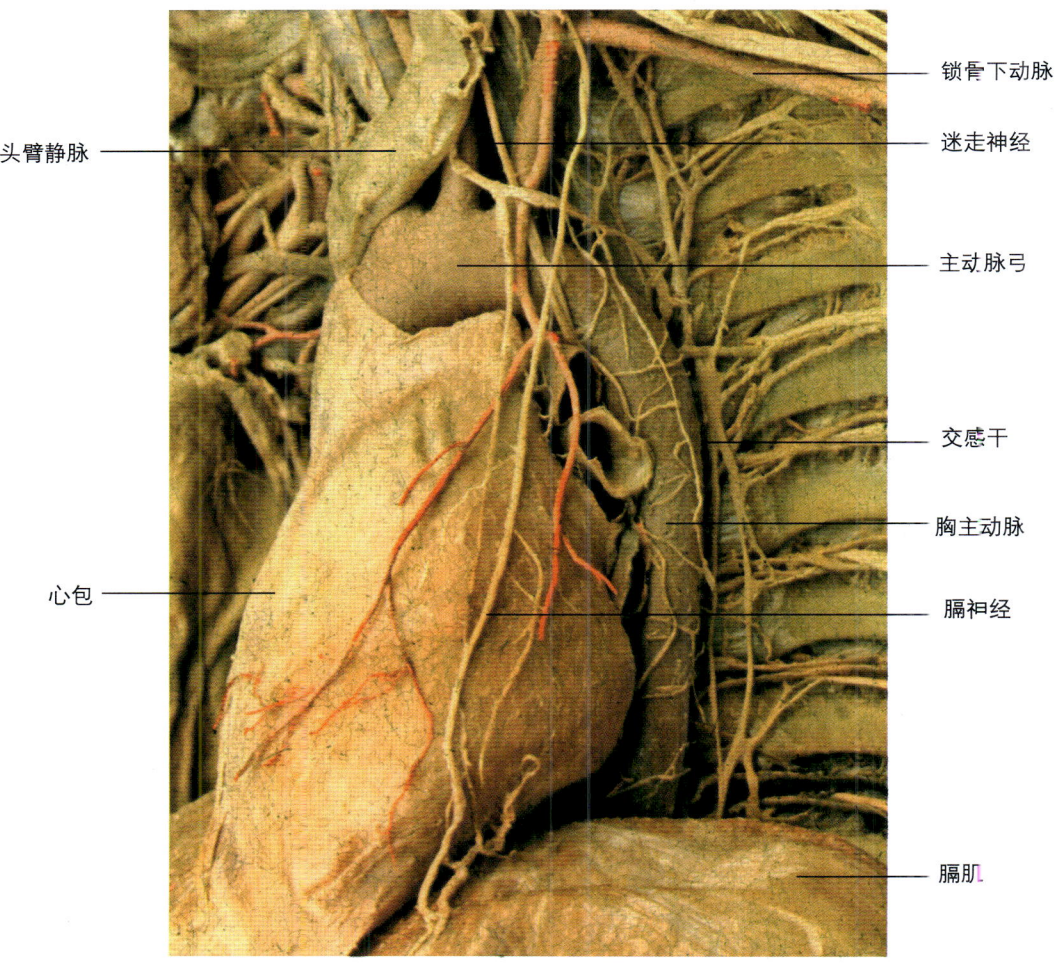

图4-4 胸主动脉（左侧面观）

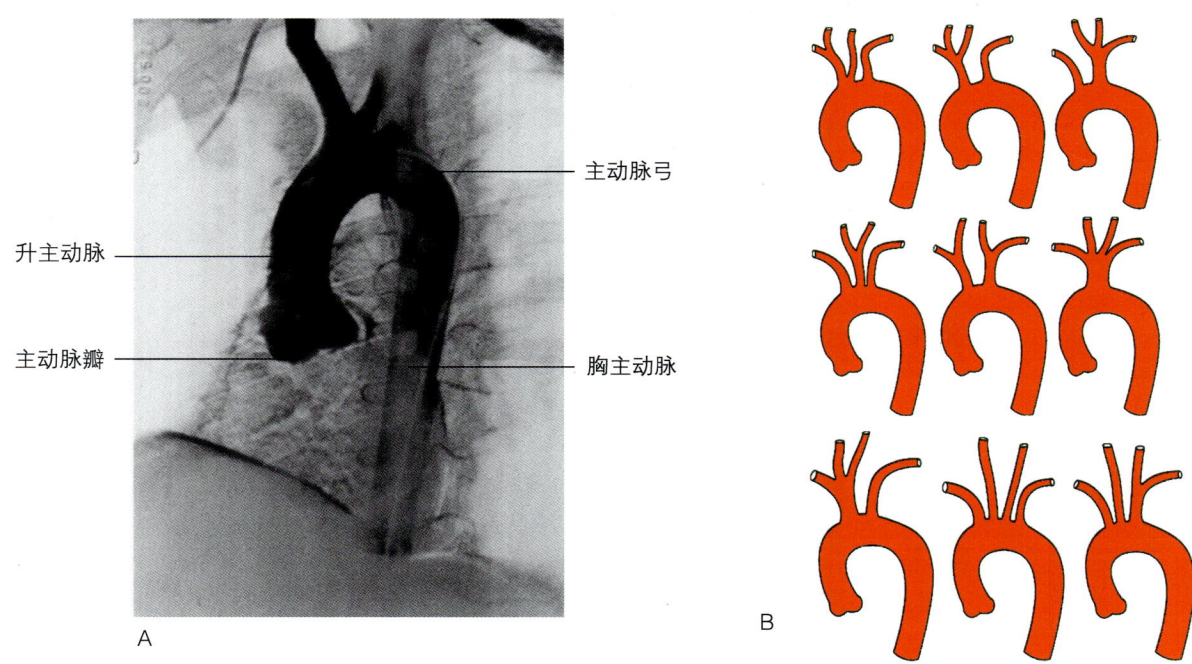

图4-5 主动脉弓的形态
A.主动脉弓X线像；B.主动脉弓分支类型

主动脉分支数目多而小，壁支有肋间动脉、膈上动脉、纵隔支等，其中肋间动脉是脊髓的主要供应血管，因此临床意义最大。在降主动脉或胸腹主动脉手术中，为保护脊髓，通常要求重建第2胸椎~第2腰椎间的肋间动脉。

2. 降主动脉的分支

（1）壁支：有第3~11肋间后动脉（第1、2肋间动脉来自锁骨下动脉的肋颈干）和肋下动脉，由胸主动脉后壁发出后，横行向外，在脊柱两侧分为前后两支，后支分布于脊髓及其被膜、背部皮肤和肌肉，前支在相应肋骨下缘前行，分支分布于第3肋间以下的胸壁和腹壁上部，并与胸廓内动脉的肋间分支吻合。

膈上动脉为2~3条小分支，分布于膈上面后部。

（2）脏支：包括支气管支、食管支和心包支，分别为相应脏器供血。

升主动脉瘤

升主动脉瘤的手术治疗

应根据动脉病变累及的范围、主动脉根部和主动脉瓣的情况，结合病因、病理改变及患者预期寿命制订不同手术方案。

1. 升主动脉和主动脉弓的显露

（1）体位：仰卧位。

（2）切口：自左侧胸锁乳突肌前缘开始，经胸骨至剑突（图4-6）。

（3）显露升主动脉：切开皮肤、皮下组织，暴露胸骨，钝性分离胸骨后软组织，锯开胸骨，切开心包，两侧各缝数针与胸壁切口旁软组织固定，即可暴露升主动脉和主动脉弓（图4-7）。

2. 升主动脉置换术　适用于冠状动脉开口远端的升主动脉瘤、单纯累及升主动脉段的主动脉

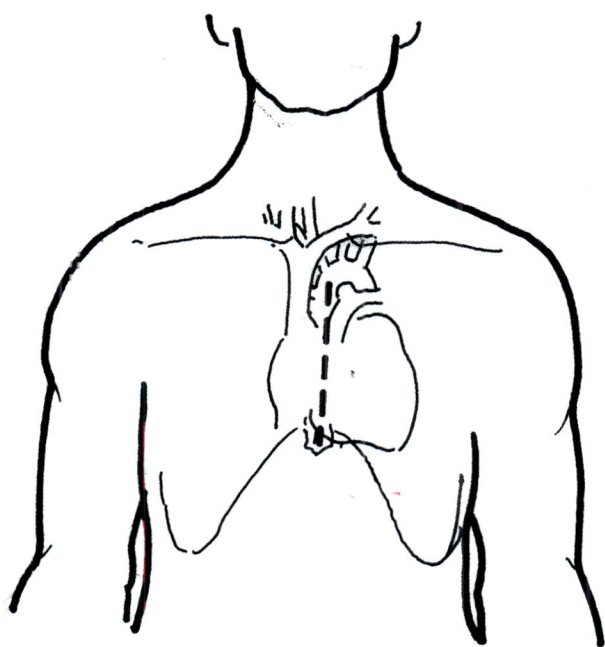

图4-6 升主动脉手术切口

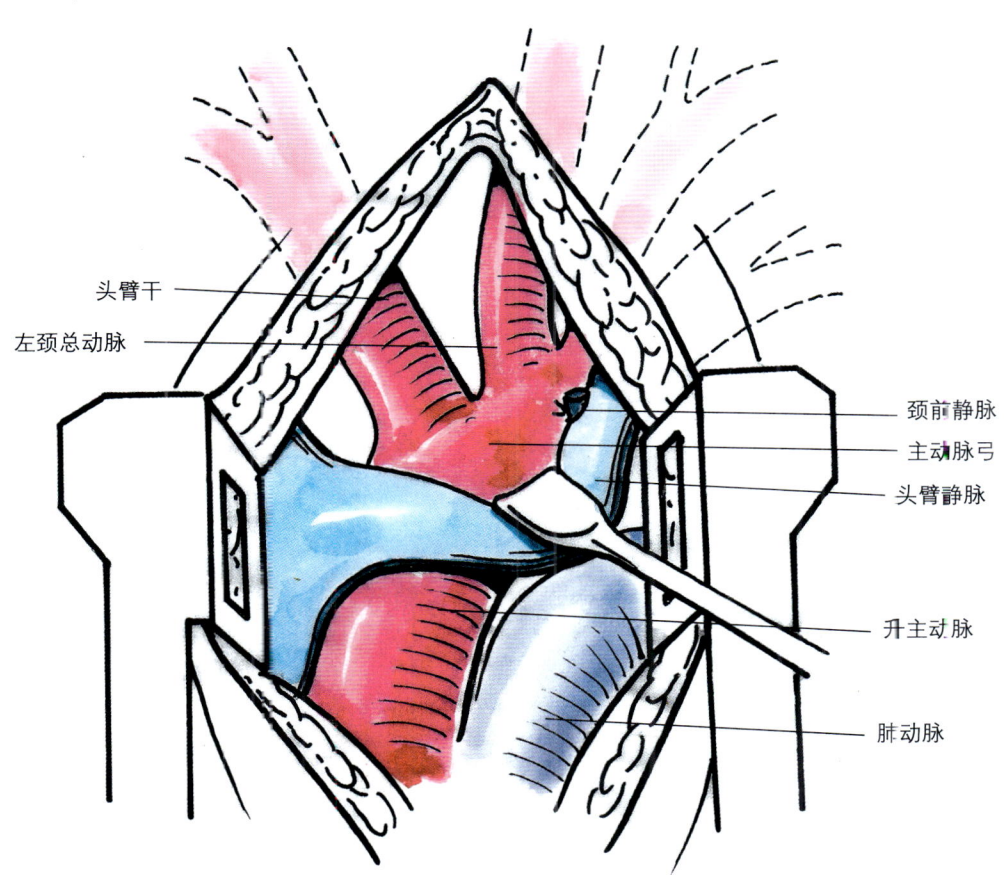

图4-7 暴露升主动脉和主动脉弓

夹层，而主动脉瓣和主动脉窦部均无病变者。不宜用于马方综合征患者。

（1）常温体外循环下进行。

（2）胸正中切口暴露心脏，经右房插上下腔静脉引流管。

（3）近头臂动脉处阻断升主动脉，纵向切开瘤样升主动脉，清除附壁血栓，冠脉灌注心脏停搏液。

（4）将人工血管分别与升主动脉近远端行端端吻合，排气后松钳，瘤壁可包绕在人造血管外。

3. Wheat手术（升主动脉和主动脉瓣置换术）　适用于升主动脉病变累及主动脉瓣关闭不全，主动脉窦部扩大不明显、主动脉根部近瓣环血管质地尚正常，左右冠状动脉开口无明显上移者。由于遗留了冠状动脉开口以下扩张的动脉壁，此处有潜在扩张甚至破裂的风险（图4-8）。

4. Bentall手术（升主动脉、主动脉瓣置换和冠状动脉开口移植术）　适用于主动脉根部病变导致瓣环扩大而产生瓣膜关闭不全，同时左右冠状动脉开口上移者。尤其多见于囊性中层坏死和马方综合征患者。

术中用带人工瓣膜的复合人工血管替换升主动脉和主动脉瓣，并进行管状动脉开口移植（图4-9）。此术式为马方综合征根部瘤首选的治疗方法。

5. Cabrol手术　与Bentall手术的差别在于将一段小管径的人工血管两端与左右冠状动脉开口吻合，再将此段人工血管吻合于升主动脉代用物上（图4-10）。

适用于冠状动脉开口位置低，与带瓣管道直接吻合有困难者，以及以前手术有瘢痕形成，需避免过多游离者。不足处为小口径人工血管易形成血栓或扭曲影响冠脉供血。

6. David手术（保留主动脉瓣的根部替换术）　适用于主动脉瓣叶结构和功能良好的患者，可避免带瓣人工血管替换术后抗凝血并发症的发生，但术后存在主动脉瓣反流需再次手术的风险。

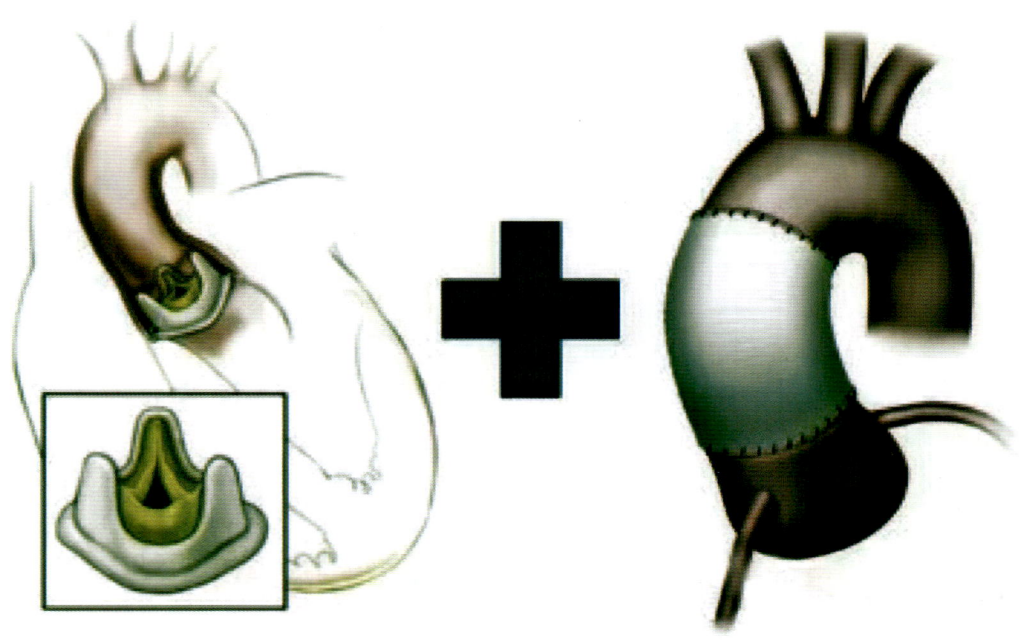

图4-8　Wheat手术

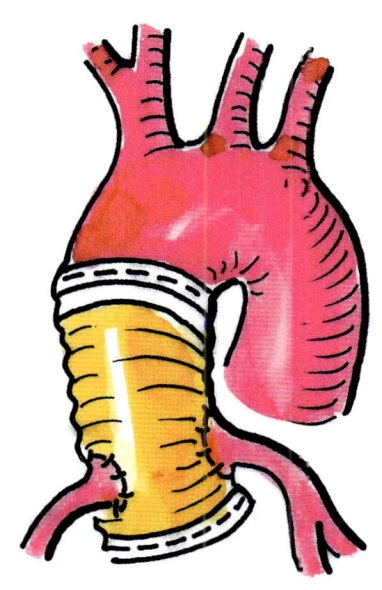

图4-9 Bentall手术

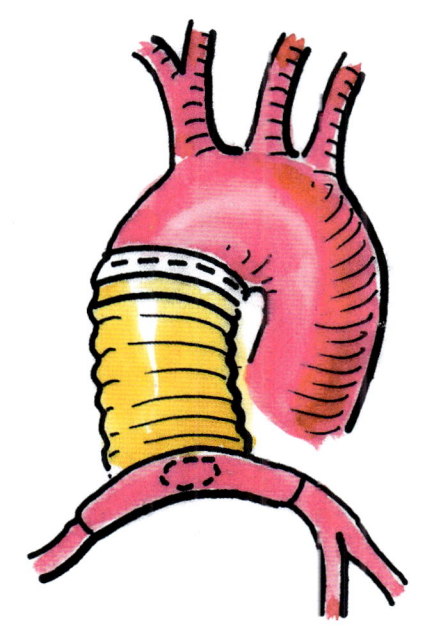

图4-10 Cabrol术

可分为David Ⅰ型手术和David Ⅱ型手术。David Ⅰ型手术是在主动脉瓣正下方的左室流经路外侧缝合人工血管，将自体主动脉瓣插入人工血管中缝合。David Ⅱ型手术是插入人工血管断端切口内，与主动脉瓣环正上方缝合再行构筑Valsalva窦（图4-11）。

7. 升主动脉成形术　适用于升主动脉最大直径＜60 mm，扩张部位未累计窦部、主动脉弓及降主动脉者。主要包括无外包裹升主动脉成形术、包裹成形术及改良包裹成形术。无外包裹升主动脉成形术是在升主动脉右缘呈椭圆形纵行切除部分主动脉壁连续缝合血管。包裹成形术及改良包裹成形术是用人工血管包裹升主动脉，两者的区别在于是否切除瘤样扩张的血管壁。

升主动脉瘤的腔内治疗

随着腔内治疗技术与器械的快速发展，越来越多的主动脉疾病可以通过腔内治疗得以解决，在某些主动脉疾病的治疗上腔内技术已逐渐取代传统开放手术。但升主动脉特殊的解剖使升主动脉腔内治疗需要满足严苛的条件：近远端锚定区距离冠状动脉开口≥20 mm；真腔直径≤38 mm，主动脉总直径≤46 mm；无3~4级主动脉瓣关闭不全；升主动脉上无冠脉旁路移植物；对于远端锚定区不足的情况，可对头臂动脉到左颈总动脉采用去分支技术来增加远端锚定区长度（图4-12）。

这类治疗方法仅见于少数报告，目前国际上达成的共识是：涉及升主动脉的动脉瘤或夹层，开放手术仍然是首选手术方案。

■ 主动脉弓动脉瘤

主动脉弓动脉瘤的外科手术

主动脉弓部病变因累及弓上3分支，手术操作比较复杂，常需体外循环合并深低温停循环技术，并通过顺行或逆行灌注进行脑保护。单纯弓部瘤少见，多为升主动脉瘤累及右半弓或全弓，升主动脉、主动脉弓及降主动脉均有病变，也可能为左半弓合并降主动脉病变。因此，术前应根据主动脉弓部的病理和近、远端累及情况，选择合适的手术方案。

1. 升主动脉病变合并右半弓受累　须行

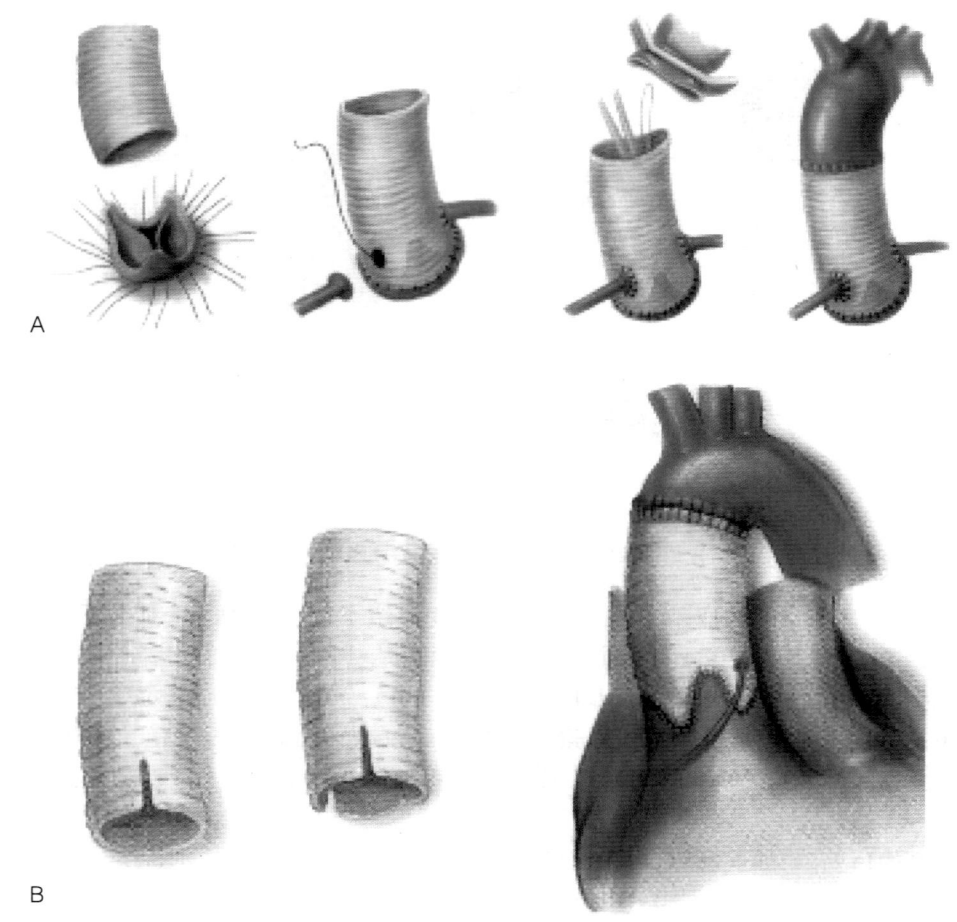

图4-11 David手术
A. David Ⅰ型手术；B. David Ⅱ型手术

Bentall、Wheat或升主动脉置换+右半弓置换术。心脏停搏后，先处理升主动脉，待鼻咽温降至18~20℃时，停循环并进行选择性脑灌注，开放状态下进行右半弓与人工血管吻合。弓部吻合完成后，恢复体外循环并复温，完成手术（图4-13）。

2. 单纯巨大主动脉弓部瘤 可行主动脉全弓置换。主动脉全弓替换术中须分别游离无名动脉、左颈总动脉及左锁骨下动脉，同时阻断弓部3分支后，经右腋动脉进行选择性脑灌注，根据头臂动脉是否受累，分别采用四分支人工血管吻合或头臂动脉"岛状"吻合技术进行弓部重建（图4-14）。

3. 升主动脉和主动脉弓部均有瘤样病变 须根据主动脉根部和主动脉瓣病变的情况选择Bentall、Wheat或升主动脉置换合并全弓置换术。手术需在深低温停循环及脑保护下进行。心脏停搏后，先处理升主动脉，待鼻咽温降至18~20℃时，进行弓部替换。若升主动脉和主动脉弓头臂血管均受累，宜采用四分支人工血管进行全弓替换和升主动脉置换术（图4-15）。

4. 左半主动脉弓合并降主动脉瘤

（1）左心转流下左半弓联合降主动脉置换术：主动脉弓部钙化不严重，能在左颈总动脉和左锁骨下动脉之间进行阻断，选择在股动脉和左心耳插管建立左心转流下进行左半弓联合降主动脉人工血管置换手术。

（2）深低温停循环下左半弓联合降主动脉置换术：对于无法左心转流或弓部显露较差的患

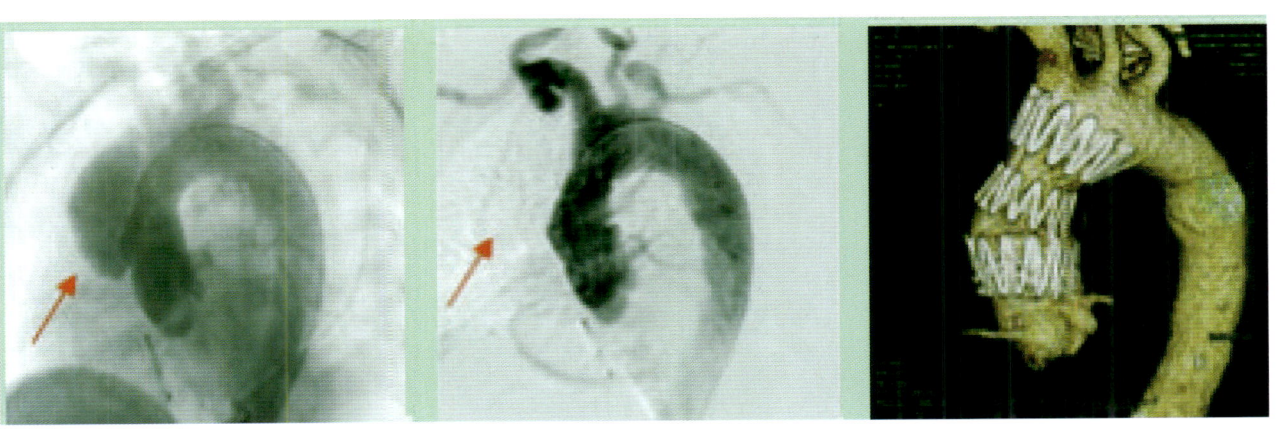

图4-12　局限于升主动脉的夹层动脉瘤,经腔内修复后假腔完全隔绝

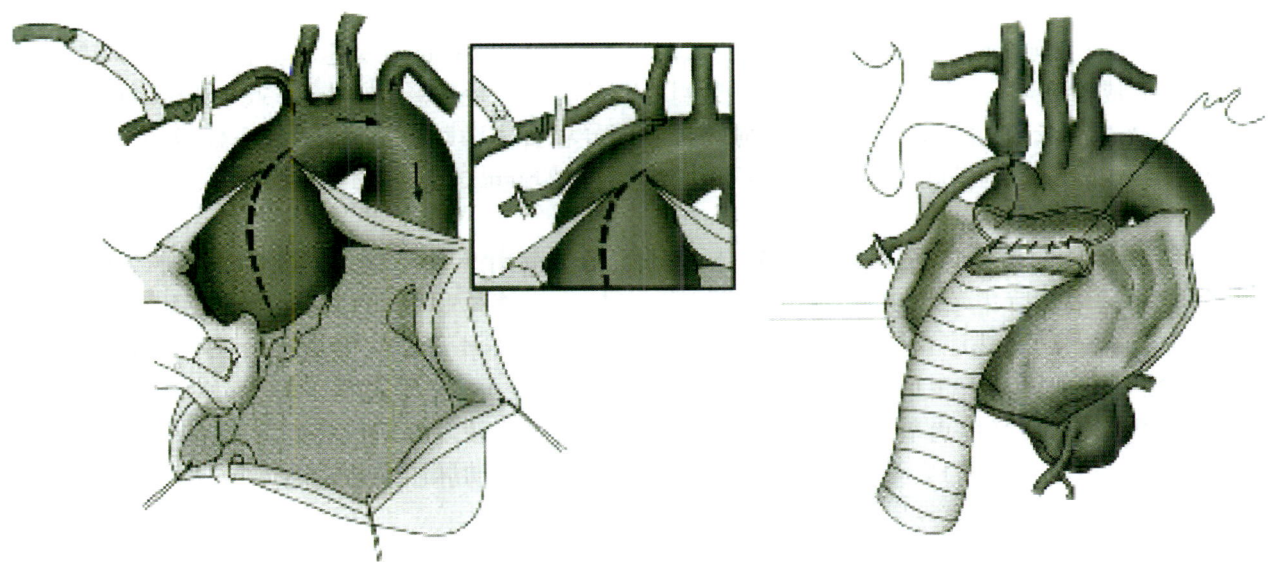

图4-13　升主动脉及右半弓置换术

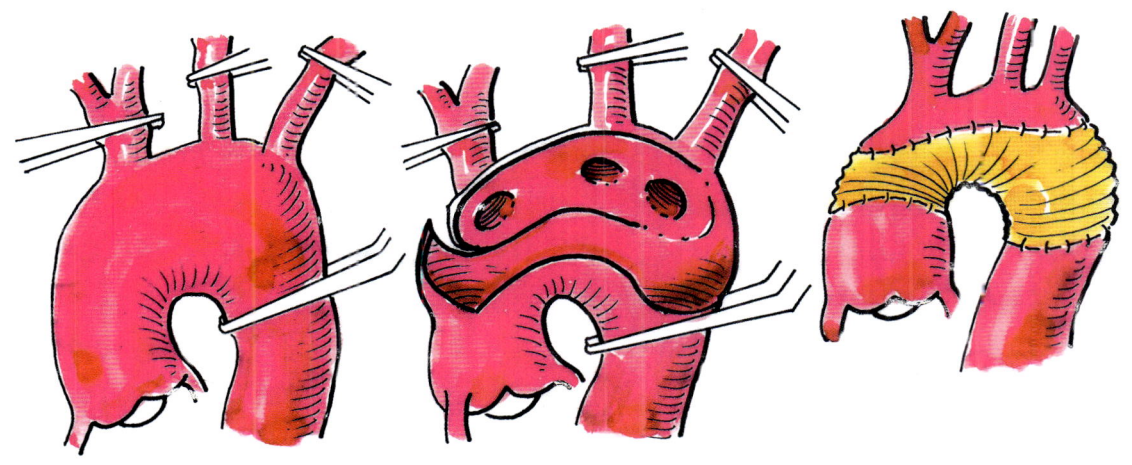

图4-14　升主动脉及主动脉弓替换术

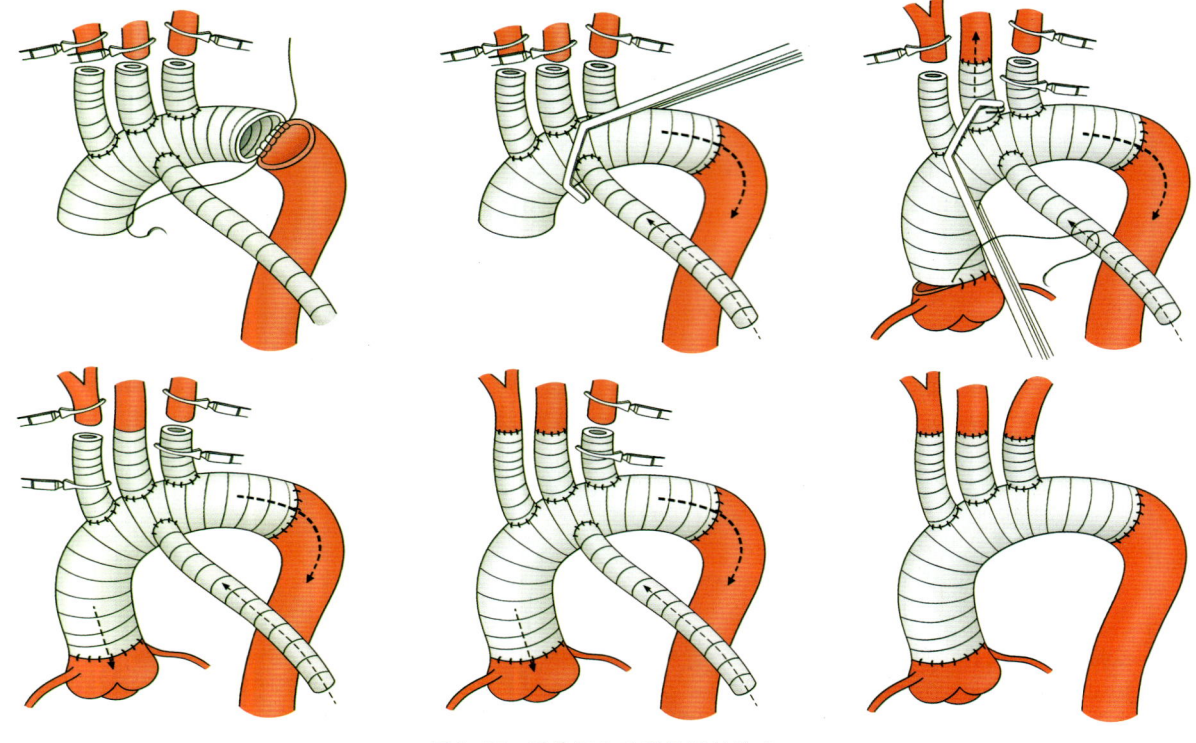

图4-15 四分叉主动脉弓部替换术

者,则需在深低温停循环下进行弓部及降主动脉替换手术。术中采用股动脉-股静脉插管建立体外循环。

5. 升主动脉、主动脉弓及降主动脉均有瘤样病变　可行传统的主动脉弓部替换术合并象鼻手术(经典象鼻手术)、弓部替换合并支架象鼻手术或全胸主动脉置换术。

(1) 经典象鼻手术:在深低温停循环的条件下,将人工血管的远端在直视下经降主动脉近端开口植入降主动脉,并进行弓部重建,将人工血管的近端与替换升主动脉的人工血管相吻合。二期手术则将人工血管与"象鼻"人工血管远端行端端吻合,再行降主动脉或胸腹主动脉置换。为减少手术间隔期内降主动脉瘤破裂危险,在患者可耐受的前提下,二期手术应在一期手术后3~6个月完成(图4-16)。

(2) 支架象鼻手术:与经典象鼻手术在降主动脉腔内植入人工血管不同,支架象鼻手术植入带膜支架的人工曲管,再完成动脉弓及升主动脉置换术(图4-17)。

(3) 全胸主动脉置换术:为减少象鼻手术间隔期内降主动脉瘤破裂风险,可采用双侧前外开胸切口一期置换升主动脉、主动脉弓和降主动脉。但目前已少用。

主动脉弓部动脉瘤的腔内治疗

随着血管腔内技术的成熟、发展和日益普及,国内外越来越多的中心逐渐开始采取全腔内胸主动脉覆膜支架修复手术(complete thoracic endovascular aortic repair, cTEVAR)挑战主动脉弓部病变,越来越多的开胸手术高危患者因而避免了开胸及体外循环。

通常支架近端锚定区需要有1.5~2.0 cm的长度,往往腔内治疗主动脉弓部动脉瘤需要覆盖部分弓上分支,这样就会导致严重的并发症,通过平行支架技术、分支支架技术,以及开窗、开槽

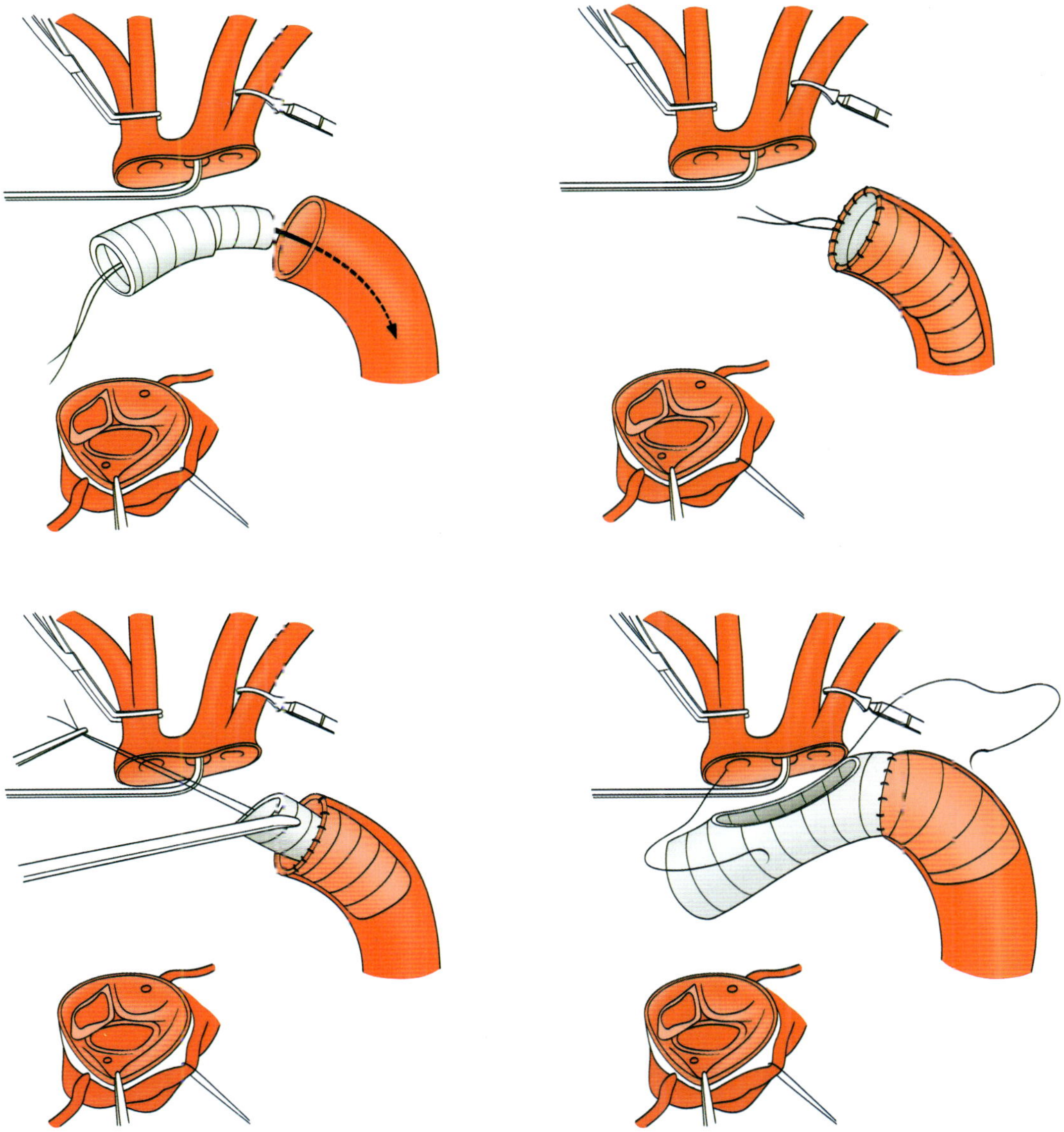

图4-16 经典象鼻手术

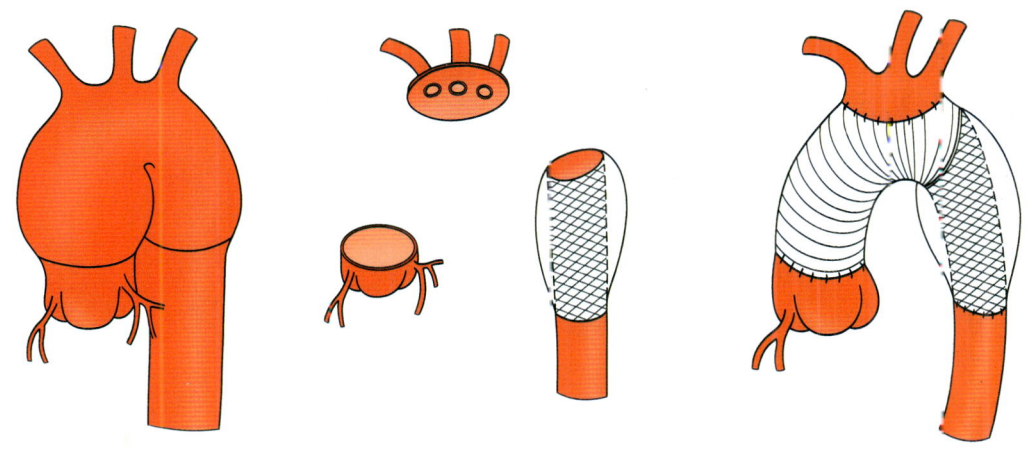

图4-17 支架象鼻手术

技术可以在保证弓上分支血流通畅的前提下延长近端锚定区的长度，达到腔内微创治疗的目的。

1. 平行支架技术　通常指"烟囱技术""潜望镜技术"。"烟囱技术"即在TEVAR技术实施过程中，采用分支动脉支架或覆膜支架将其前端开口于未被主动脉覆膜支架覆盖的主动脉管腔内，后端开口于分支动脉起始端内，从而使分支动脉起始端被主动脉覆膜支架封堵时，其血流依然保持通畅，实现累及分支动脉的主动脉病变的腔内治疗（图4-18）。需要注意的是，为了保证"烟囱"支架的通畅，术后需予以低分子肝素皮下注射抗凝治疗，1周后改用阿司匹林口服（100 mg，每天1次）或氯吡格雷（75 mg，每天1次）祛聚治疗至少6个月。"烟囱"支架的头端应超过主动脉覆膜支架覆膜部头端0.5~1.0 cm，"烟囱"支架的尾端要确保在分支动脉内至少2.0 cm，大支架与烟囱支架需至少重叠2.0 cm，选择大支架的oversize为15%~20%，烟囱支架的oversize为5%左右。

2. 分支支架技术　由于个体差异，分支型支架常需定制，时间长，费用高，不适用于急诊手术，技术难度较大，但其更符合人体血管的解剖结构，前景较好。目前上海微创公司的Castor分支型支架获得CFDA批准，成为全球首款"一体化"设计、专属主动脉弓部夹层的分支型支架，具有划时代的意义。

3. 开窗技术　分为预开窗和原位开窗两种。预开窗是指在覆膜支架释放入动脉内前，根据患者动脉造影情况，在支架上的覆膜材料上开孔。使用Prolene线在开孔边缘缝合加固同时缝合上显影标记，然后植入动脉内使开孔部位对准动脉分支开口以保证分支动脉的血流同时延长近端锚定区的距离（图4-19）。预开窗技术难度大，对术者的要求高，容易出现误封堵分支动脉的情况。原位开窗是指在覆膜支架释放到位后，通过被封堵的分支动脉利用激光、射频、针刺等方法破膜，然后植入覆膜支架或裸支架保持分支动脉的通畅，在左锁骨下动脉扭曲严重、开口与主动脉弓成角小时，原位开窗的成功率下降，体外实验表明，当穿刺针与支架表面呈90°时，穿刺破膜

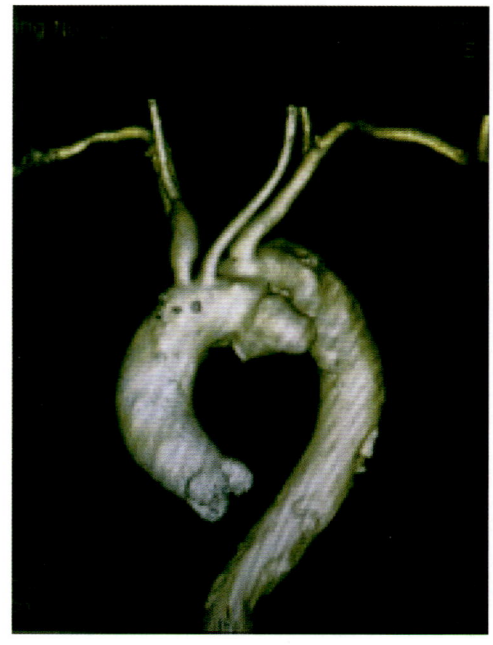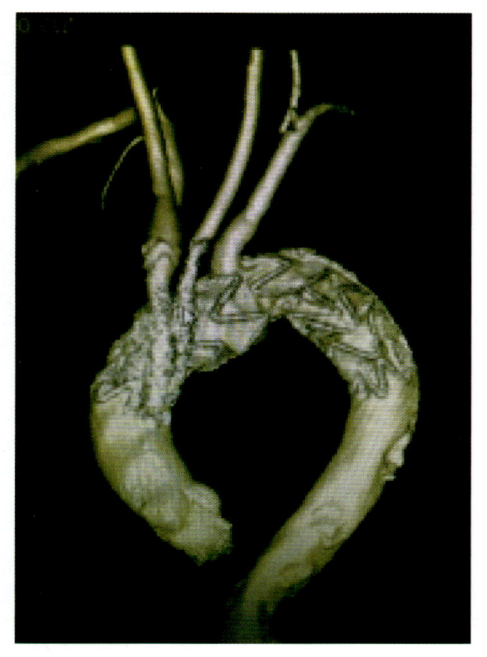

图4-18　"三烟囱"技术治疗主动脉弓部动脉瘤

最容易且不易导致撕裂。虽然开窗技术取得了较好的疗效，但其破坏了支架的完整性，属于超适应证使用，远期疗效仍需进一步观察。

主动脉弓部动脉瘤的杂交手术治疗

主动脉弓有3大分支，有时为了获得足够的锚定区需覆盖弓上分支，为了避免因此而出现的上肢、脊髓、脑缺血等症状的发生需重建部分弓上分支。根据支架锚定区位置的不同，其杂交手术的方式各不相同。Ishimaru将主动脉弓部分为5区：Z0区为主动脉根部至头臂干开口后缘，Z1区为头臂干开口后缘至左颈总动脉开口后缘，Z2区为左颈总动脉开口后缘至左锁骨下动脉开口后缘，Z3区为左锁骨下动脉开口后缘至第4胸椎水平的主动脉，Z4区为第4胸椎水平以远的主动脉（图4-20）。

1. 支架需锚定于Z0区时　当主动脉弓动脉瘤累及弓部近端时，支架需锚定于Z0区从而隔绝瘤体，但同时也覆盖了主动脉弓上3大分支，因此需行旁路手术来重建弓上3大分支。杂交手术方式为先行升主动脉-头臂干-左颈总动脉-左锁骨下动脉旁路术，同期或二期行覆膜支架腔内修复术。

当主动脉弓动脉瘤累及升主动脉时，支架需锚定于Z0区从而隔绝瘤体，但升主动脉同时受累，为使支架牢靠地固定于Z0区，需先用四分支人工血管行升主动脉置换，同时重建弓上3大分支，同期行覆膜支架腔内修复术。

2. 支架需锚定于Z1区时　若主动脉弓动脉瘤累及弓部，支架需锚定于Z1区从而隔绝瘤体，但同时也覆盖了左颈总动脉及左锁骨下动脉，因此需行旁路手术来重建分支。杂交手术方式为先行右颈总动脉-左颈总动脉旁路术或右颈总动脉-左颈总动脉-左锁骨下动脉旁路术，同期或二期行覆膜支架腔内修复术。是否重建左锁骨下动脉取决于椎动脉的优势支及Willis动脉环的通畅性。如为右椎动脉优势且Willis动脉环通畅则通常无须重建左锁骨下动脉，如左椎动脉优势则需重建左锁骨下动脉。

3. 支架需锚定于Z2区时　当主动脉弓动脉瘤累及弓部远端或降主动脉近端时，支架需锚定于Z2区从而隔绝瘤体，但同时也覆盖了左锁骨下动脉，当左椎动脉为优势动脉时需行旁路手术来重建左锁骨下动脉。杂交手术方式为先行左颈总动脉-左锁骨下动脉旁路术，同期或二期行覆膜支架腔内修复术（图4-21）。

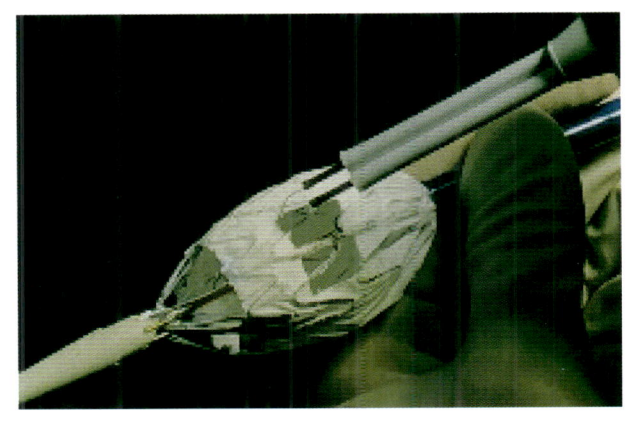

图4-19　体外预开窗

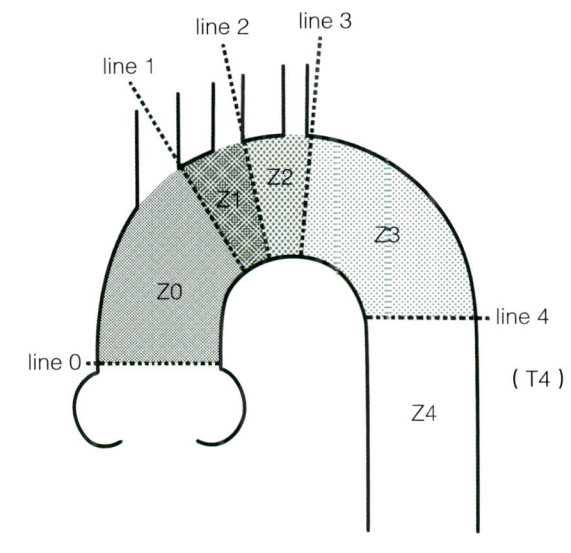

图4-20　Ishimaru主动脉弓分区法

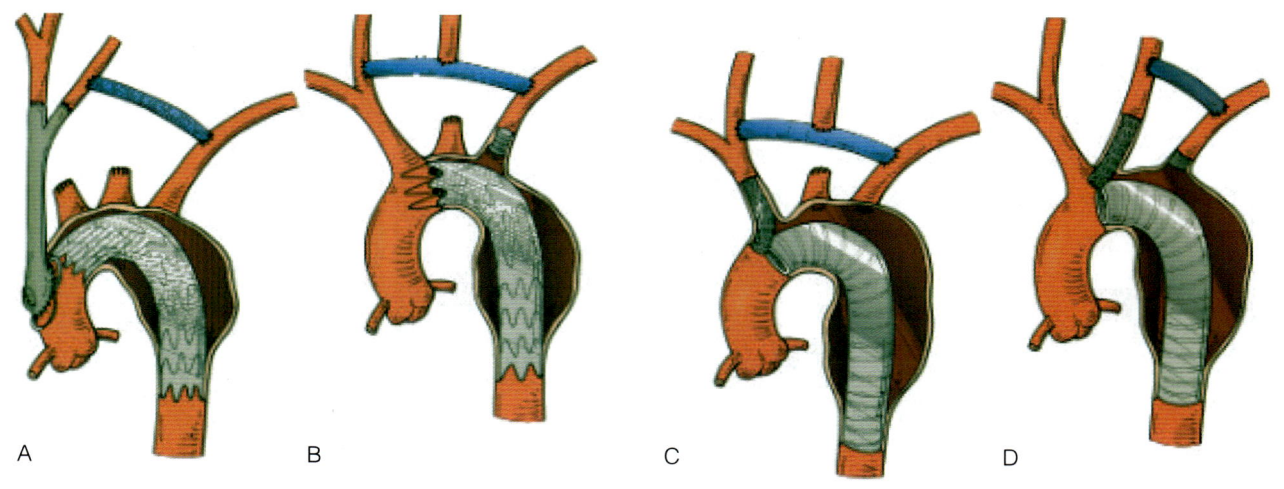

图4-21 各类杂交手术

A. Z0区使用开放手术去分支的方式将头臂干动脉转移至升主动脉，同时行左颈总动脉和左锁骨下动脉搭桥，再将主动脉支架植入升主动脉隔绝胸主动脉瘤；B. Z1区采用右侧颈总动脉-左锁骨下动脉搭桥、左颈总动脉再植术，再将主动脉支架植入主动脉弓部隔绝胸主动脉瘤；C. Z0区腔内去分支技术，右颈总动脉-左锁骨下动脉搭桥、左颈总动脉再植，头臂干动脉中植入"烟囱"支架平行于主动脉覆膜支架以保证头臂干动脉内血流供应；D. Z1区腔内去分支技术，左颈总动脉-左锁骨下动脉搭桥，左颈总动脉内植入"烟囱"支架平行于主动脉覆膜支架以保证左颈总动脉内血流供应

胸降主动脉瘤的外科及腔内处理

胸降主动脉瘤的分型

胸降主动脉瘤分为3种类型：A型是指病变起始于左锁骨下动脉，远端至T6水平；B型是指病变起始于T6，远端至膈肌水平；C型是指病变累及整个胸降主动脉（图4-22）。

胸降主动脉的外科手术治疗

1. 体位　右侧卧位，右腋部适当垫高，以使肋间隙增宽，两上肢均应向前伸直，右下肢稍屈曲，左下肢伸直，在两下肢之间垫以软枕。

2. 切口　起于肩胛间部，根据需要采用第4~7肋间切口。

3. 显露　切开皮肤、皮下组织、筋膜、各层肌肉组织，剥离相应的肋骨骨膜和切除该肋骨，切开胸膜，牵开肋间隙，将肺组织推向内侧，分离粘连部分，即可暴露降主动脉中上段。远端主动脉的游离平面根据病变范围及人造血管替换长度决定。

4. 人工血管替换　纵行切开主动脉壁，清除血栓，取适当口径人工血管与主动脉行端端吻合。

5. 肋间动脉重建　再建/保存第4~5胸椎间肋间动脉1对，第8~12胸椎间肋间动脉2对以上（图4-23）。

胸降主动脉瘤的腔内治疗

降主动脉瘤的治疗关键在于扩张的瘤体是否累及重要的内脏动脉，通常是腹腔干动脉和肠系膜上动脉，腹腔干动脉是否需要重建要看肠系膜上动脉和腹腔干动脉之间交通相连的胃十二指肠动脉或肝右动脉是否代偿良好。在代偿良好的情况下，覆膜支架覆盖腹腔干的中远期效果良好，无内脏缺血等并发症发生。

但在术前评估患者无法耐受封闭上述分支血管的情况下，我们必须考虑重建腹腔干和肠系膜上动脉。通常腔内治疗胸主动脉瘤时使用TEVAR+"潜望镜"技术（烟囱技术）、三明治技术重建腹腔干动脉和肠系膜上动脉（图4-24）。

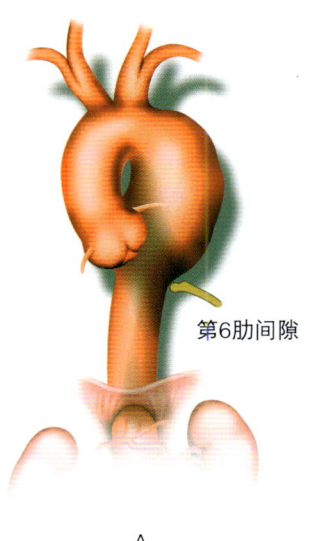 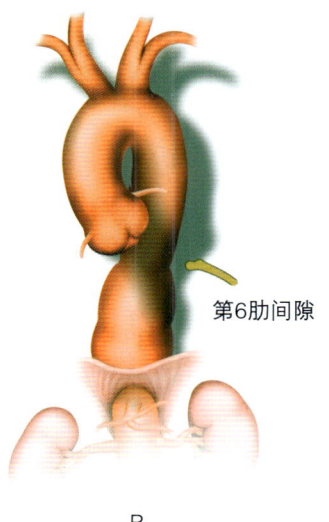 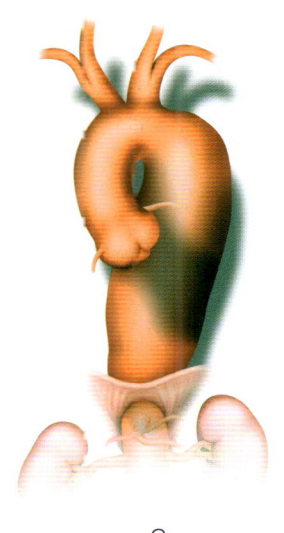

A　　　　　　　　　　B　　　　　　　　　　C

图4-22　降主动脉瘤分型

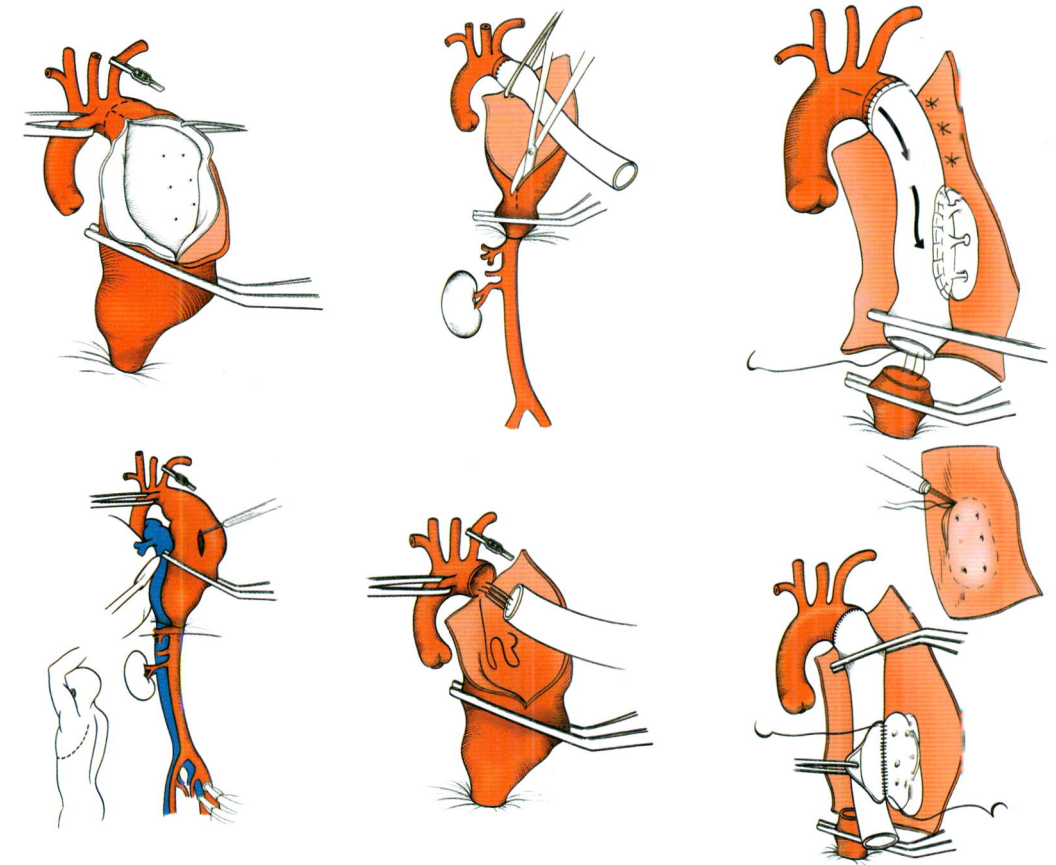

图4-23　胸降主动脉外科手术治疗

胸腹主动脉瘤

胸腹主动脉瘤的手术由于需要充分暴露大动脉及进行肋间动脉和腹腔脏器动脉的重建，目前为止，仍然是死亡率和并发症发生率较高的疾病之一。修复原则与其他部位一样，用人工血管将动脉瘤置换，并维持重要脏器的血供。由于脊髓前动脉常发自从动脉瘤发出的肋间动脉，因此对维持脊髓血流造成了特殊困难，目前仍然难以确定将较大的肋间动脉和腰动脉吻合到移植物上是否可降低截瘫危险。

胸腹主动脉瘤的分型

Crawford根据动脉瘤累及的范围将胸腹主动脉瘤分为4型，Safi将Crawford分型进一步分为5型（图4-25）。

Ⅰ型：主动脉瘤位于左锁骨下动脉开口以远至肾动脉开口以上的主动脉。

Ⅱ型：主动脉瘤累及整个降主动脉和大部分或全部腹主动脉（即主动脉瘤起始于左锁骨下动脉开口远端至肾动脉以下）。

Ⅲ型：主动脉瘤位于第6肋间隙至肾动脉以下。

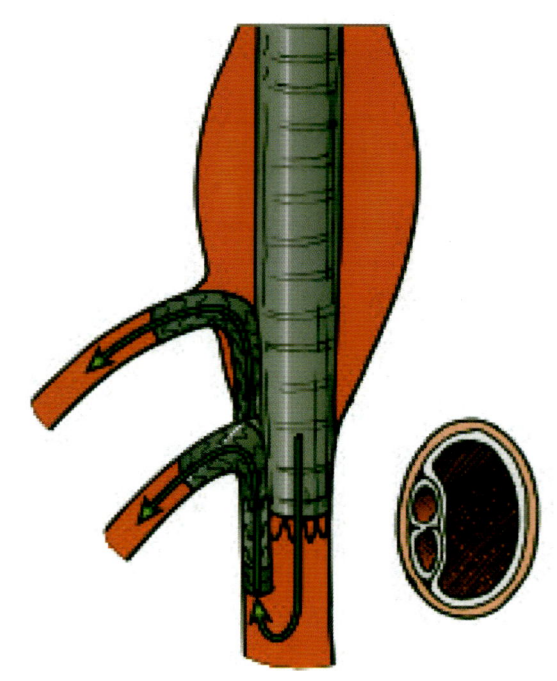

图4-24　胸降主动脉瘤腔内修复术，采用"潜望镜"技术重建腹腔分支

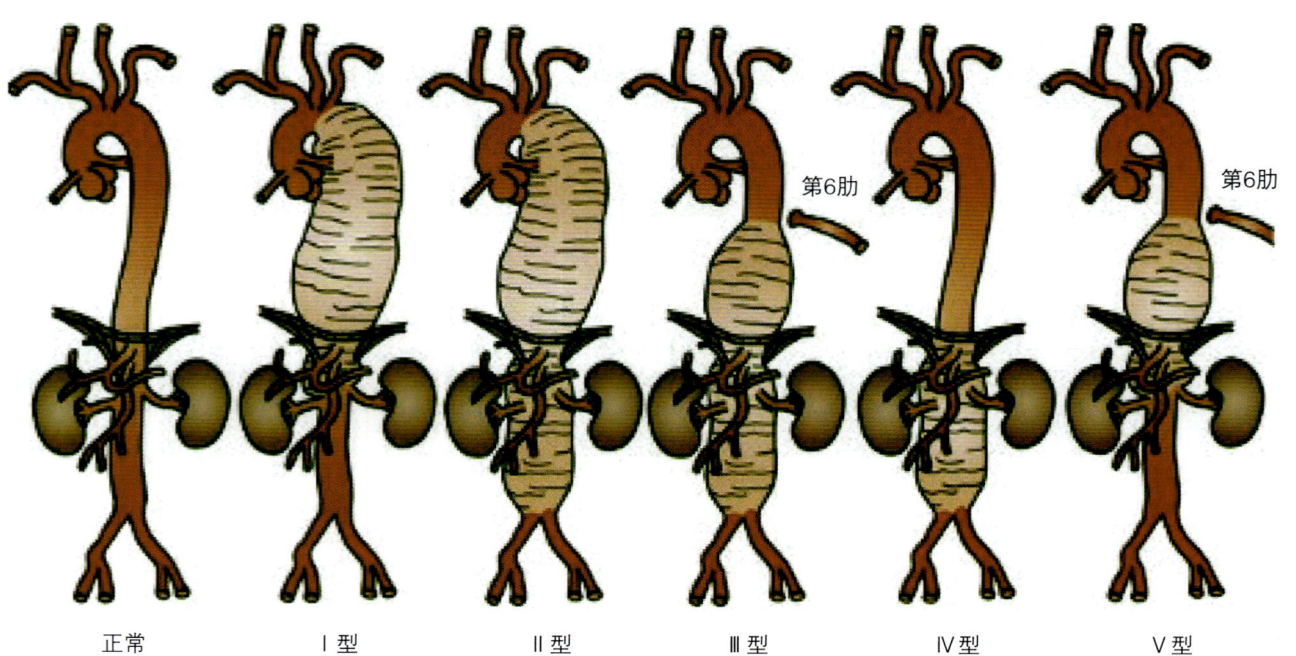

图4-25　胸腹主动脉瘤的Crawford分型

Ⅳ型：主动脉瘤累及大部分或全部腹主动脉（即主动脉瘤位于第12肋间隙至肾动脉以下）。

Ⅴ型：主动脉瘤位于第6肋间隙至肾动脉以上。

胸腹主动脉瘤切除人工血管置换术

胸腹主动脉瘤的开放手术方式主要包括Crawford法、改良Crawford法、Debakey法、Etheredge法。Crawford法及改良Crawford法是目前常用的治疗胸腹主动脉瘤的手术方式，而Debakey法和Etheredge法已少用。现将Crawford法的主要手术步骤叙述如下。

1. 患者取右侧卧位，采取胸腹联合切口，肋间切口依瘤体累及范围而定（图4-26）。

2. 放射状或环行切开膈肌，至主动脉裂孔，萎陷左肺，显露后方的纵隔，在瘤体近端切开纵隔胸膜，解剖主动脉，仅限于游离出足以安放动脉钳的一小段正常动脉，应避免损伤食管和肋间动脉。

3. 经腹膜外显露腹主动脉段，切开左结肠处的侧腹膜，进入腹膜后间隙，将左结肠、肾、脾、胰体尾部和胃底游离，并推向右侧，可显露自膈肌至分叉处主动脉全长。解剖瘤体远端的腹主动脉，严密监测血流动力学的情况下钳闭近远端主动脉，切开动脉瘤。

4. 插入腔内球囊导管控制内脏动脉支的出血。肋间动脉支的出血控制，除了用于与移植物做吻合的大的肋间动脉和腰动脉外，均"8"字缝合。

5. 人工血管与近端未受侵犯的胸主动脉做端端吻合，后壁从动脉瘤内进行缝合，如可能，应保留近端肋间动脉开口（图4-27）。

6. 适度张力下展开人工血管，在其侧壁，于内脏动脉开口的相应位置做卵圆形切口，将内脏动脉再植到人工血管上。

7. 内脏动脉再植后，将手术台头放低，暂时松开近端主动脉钳，冲出碎屑和气体，拔除球囊导管，在内脏血管以远夹闭人工血管，移去近端主动脉钳恢复内脏供血，再吻合远端主动脉。

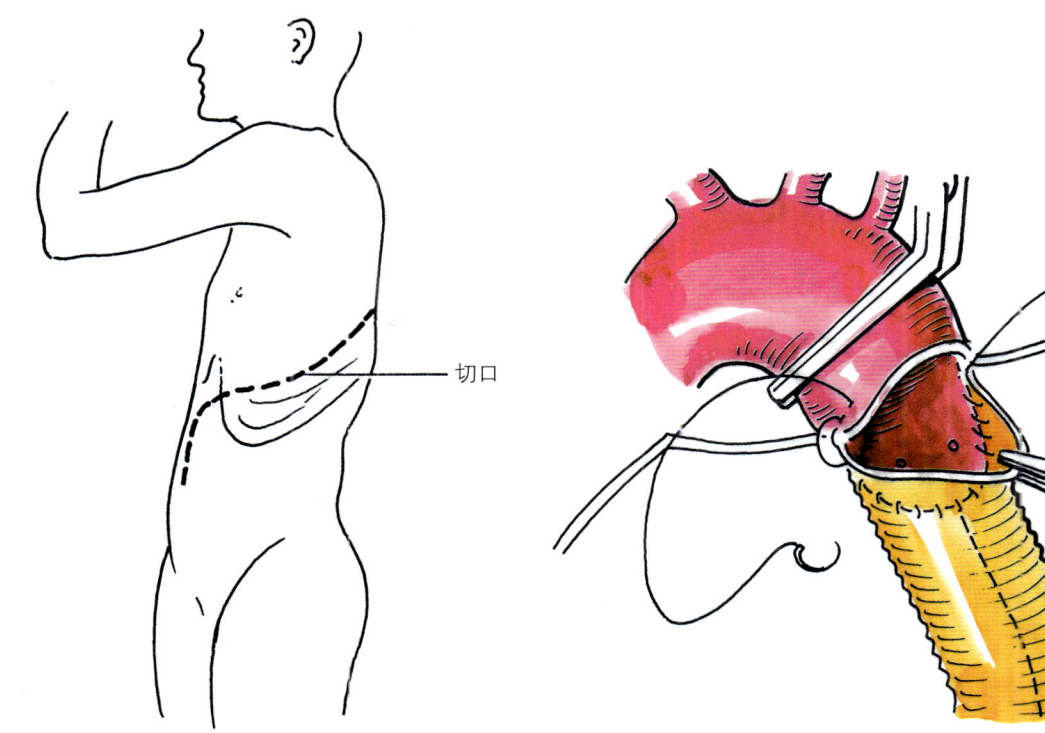

图4-26 胸腹主动脉瘤开放手术体位

图4-27 人工血管与近端胸主动脉端端吻合

8. 大的肋间动脉可吻合至人工血管侧面，但很少有证据表明这种做法可显著降低截瘫发生率。

9. 瘤壁包绕重建后的主动脉，修补膈肌，关胸关腹（图4-28）。

胸腹主动脉瘤的杂交手术

杂交手术避免了开胸，使手术创伤得以缩小；避免了完全阻断主动脉而减少了腹腔脏器及脊髓的缺血；避免了广泛游离主动脉而造成的脊髓供血动脉的侧支损伤；杂交手术可同期或二期进行，尽管对于同期或二期手术存在很多争议，但即使同期手术，手术时间也短于传统开放手术。但杂交手术并未重建肋间动脉及腰动脉，术后仍有截瘫的风险。杂交手术根据重建内脏动脉后血流的方向可分为顺行内脏动脉旁路术和逆行内脏动脉旁路术。

1. 顺行内脏动脉旁路的杂交手术　顺行内脏动脉旁路术重建内脏动脉后血流方向为从上而下，符合原有的血流动力学，能够保证内脏充足的血供。杂交手术设计的初衷之一就是减少创伤，而为求行顺行内脏动脉旁路术将吻合口的位置选择在胸主动脉是不可取的，因此为了避免行开胸手术，吻合口位置多选择在膈肌主动脉裂孔下方，因而顺行内脏动脉旁路的杂交手术仅适用于Ⅳ型胸腹主动脉瘤。用主动脉侧壁钳部分阻断主动脉壁，从而避免了完全阻断主动脉而造成的内脏及脊髓的缺血。由于腹腔干较短，直接重建的难度较大，所以多选用肝总动脉来重建，需要注意的是，完成内脏动脉的重建后需结扎内脏动脉的近端，防止同期或二期腔内修复术后Ⅱ型内漏的产生。

2. 逆行内脏动脉旁路的杂交手术　顾名思义，逆行内脏动脉旁路术重建内脏动脉后血流方向为从下而上，改变原有的血流动力学，虽然相

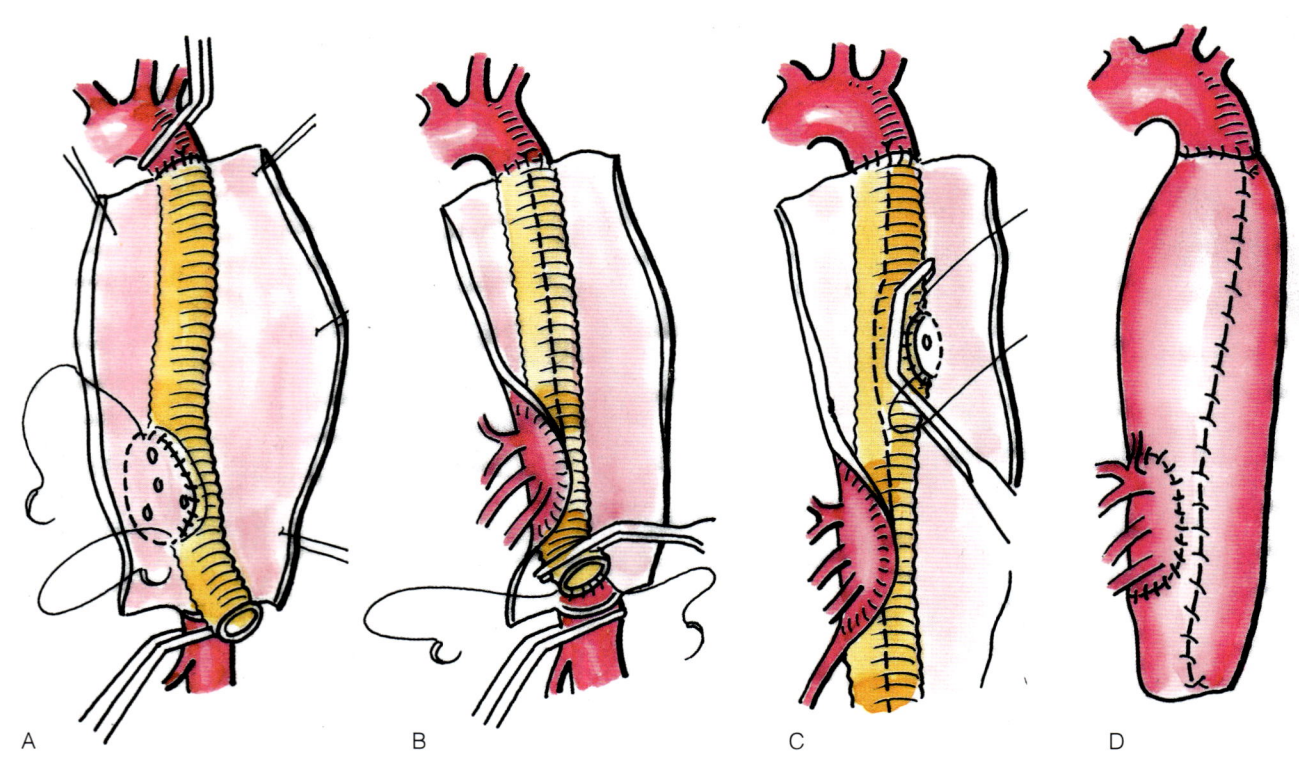

图4-28　内脏动脉和肋间动脉再植
A，B.将内脏动脉再植到人工血管上；C.将肋间动脉再植到人工血管侧面；D.瘤壁包绕重建后的腹主动脉

关文献报道术后能维持内脏的血供,但远期疗效未知。吻合口位置多选择在肾动脉下方腹主动脉或髂动脉,所有类型的胸腹主动脉瘤均适用于此种手术方式。内脏动脉的重建及注意事项与顺行内脏动脉旁路术相同,可同期或二期行腔内修复术,同期行腔内修复术通常在杂交手术室内完成,但国内多数医院未建设杂交手术室,因此国内也有分站式杂交手术的报道。

(何 昊 张惟常)

主动脉夹层的腔内治疗

主动脉夹层指主动脉内膜和(或)中膜因各种病理因素撕裂,血流从裂口进入主动脉壁内,顺行或逆行向远端或近端发展,使中膜出现分层或中外膜分离继而扩张成瘤,甚至破裂。主动脉原管腔为真腔,新形成的主动脉壁内的腔隙为假腔。随主动脉内高压血流的冲击,假腔可持续向远端或近端扩展。

主动脉夹层的分型根据内膜裂口位置和夹层累及范围,分为两种分型方法:DeBakey分型和Stanford分型(图4-29)。DeBakey分型:Ⅰ型,内膜裂口位于升主动脉,夹层累及升主动脉及其以远主动脉;Ⅱ型,内膜裂口位于升主动脉,夹层限于升主动脉;Ⅲ型,内膜裂口位于降主动脉,夹层累及降主动脉(ⅢA型)和(或)降主动脉以远的腹主动脉、髂动脉(ⅢB型)。

Stanford分型与临床手术方式的选择尤其是开放手术还是腔内手术的选择密切相关,即累及升主动脉的夹层为Stanford A型,未累及升主动脉的夹层为Stanford B型。近年来,在临床工作中遇到较多内膜裂口位于降主动脉但向近心端撕裂至主动脉弓部的夹层。但严格按照定义可归于Stanford B型夹层。

■ 临床应用解剖

升主动脉(ascending aorta)长约5 cm,直

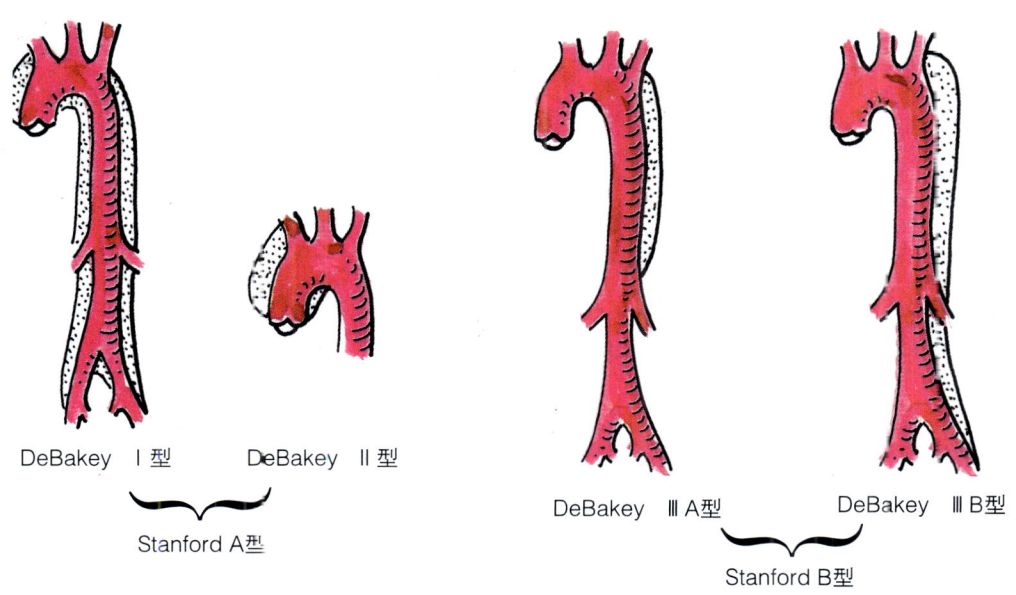

图4-29 主动脉夹层的分型

径3.5~4 cm。升主动脉从窦管交界向近心端成为管道状结构。升主动脉位于气管前方，稍偏向右侧，至胸骨角右侧后方延续为主动脉弓（aortic arch），主动脉弓跨过气管前面向右，经左主支气管上方，至气管和食管左侧，在第4~5胸椎左侧延续为降主动脉（descending aorta）。降主动脉以膈肌主动脉裂孔为界分为胸主动脉（thoracic aorta）和腹主动脉（abdominal aorta）。胸主动脉为第12腰椎下缘前方至髂总动脉（图4-30）。

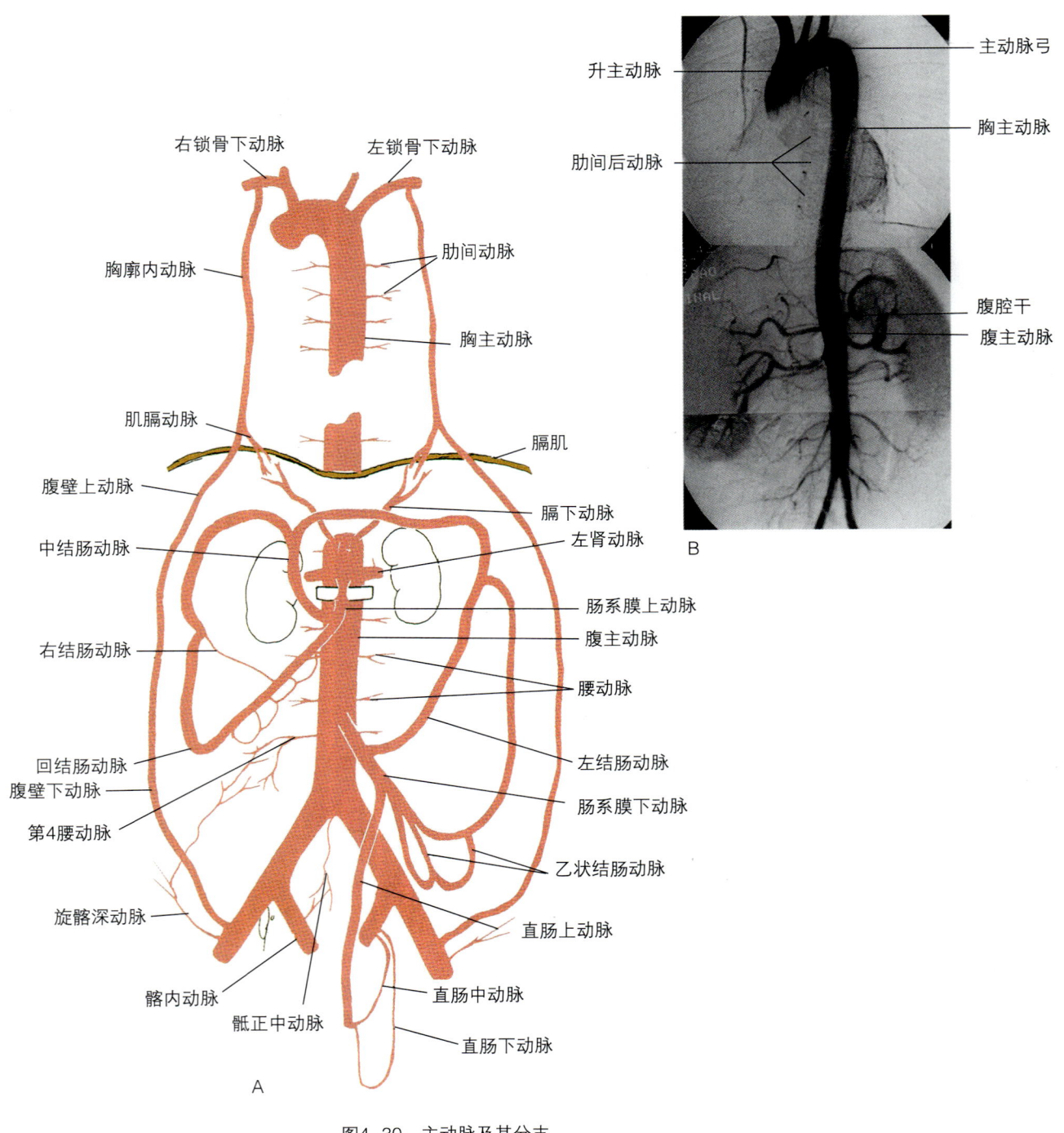

图4-30　主动脉及其分支
A. 示意图；B. 影像图

随着主动脉夹层的腔内治疗趋向更加精准，烟囱、开窗、分支支架等技术的应用越来越多，主动脉的分支动脉的解剖也愈发重要。主动脉的第一对分支为左、右冠状动脉（coronary a.），主动脉弓部发出无名动脉（inominate a.）、左颈总动脉（left common carotid a.）和左锁骨下动脉（left subclavian a.）。一般情况下，主动脉弓发出以上3支分支，但也有7.2%~21.1%的概率头臂动脉和左颈总动脉共干发出，称为"牛角型主动脉弓"（bovine aortic arch）。也有一侧椎动脉单独从主动脉弓上发出的情况。此外，还有0.4%~2.3%的概率右锁骨下动脉单独从左锁骨下动脉以远发出，这种情况称为迷走锁骨下动脉（aberrant subclavian a.）。同时，在迷走锁骨下动脉起始部约60%的概率可见到膨大的情况，称为Kommerell憩室。降主动脉腹侧有成对分布的肋间动脉。腹主动脉在膈肌以下重要的分支为腹腔干动脉、肠系膜上动脉、左右肾动脉和肠系膜下动脉。与肋间动脉相同，腰动脉分布于腹主动脉腹侧，亦成对分布（图4-31）。

夹层形成后真假腔的病理改变

主动脉夹层在形成之后的病理变化有以下几种。①夹层形成后，假腔内很快形成血栓，继而转化为壁间血肿（intramural hematoma）。壁间血肿属于急性主动脉综合征的范畴，血肿可以进一步机化，血管壁重塑，患者症状减轻。相反，一部分壁间血肿内并不稳定，主动脉内膜可能再次撕裂形成主动脉夹层或假性动脉瘤，甚至连同外膜完全破裂，造成患者大出血死亡。②多数患者的夹层会继续向远端进展，在假腔内形成持续活动性的血流。夹层在向远端形成的过程中遇到较大的分支动脉时可再次破入真腔，形成真假腔之间的第2、第3交通（破口）。所以，主动脉夹层除原发内膜撕裂口外，可在远端形成若干继发内膜撕裂口。

正是由于这些撕裂口的存在，假腔内血流保持动态平衡，才可形成夹层的相对稳定存在的状态，否则极易形成假腔血流"只进不出"，其内压力持续升高最终破裂的情况（图4-32）。

Stanford B型夹层内膜第1撕裂口常位于降主

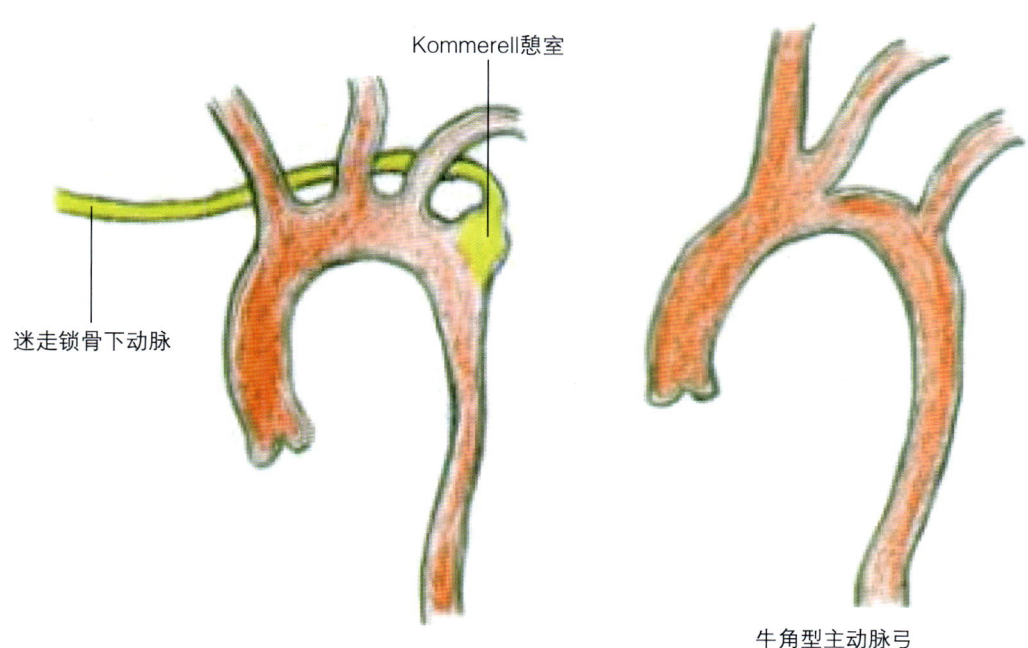

图4-31 常见的主动脉弓分支变异

动脉峡部。只有5%左右的夹层第1撕裂口位于胸主动脉下段或腹主动脉。原因与主动脉峡部血流方向与主动脉壁的高剪切力相关。第一裂口的部位多见于峡部的外侧、前方和后方，以左后方常见。在裂口的近端夹层可逆向撕裂直达左锁骨下动脉开口水平。在有逆向撕裂的夹层顶端有部分血栓形成。如果顶端无任何血栓形成则近端可能存在其他裂口。弓部夹层常累及左锁骨下动脉甚至左颈总动脉和头臂动脉。在腔内治疗这些部位的夹层时可能需要烟囱、开窗或者分支支架等辅助技术才能完成内膜撕裂口的封堵且又保持弓上分支动脉的通畅。10%~15%的患者夹层可逆向撕裂至主动脉弓和升主动脉。这些病变在传统外科手术中具有极大的挑战性。而对于有诸多辅助技术和高效器材的腔内治疗而言，技术难度的增加并不大。

主动脉夹层可以引起各种不同的临床症状与其引起的器官灌注不良有关。结合主动脉行程上的重要分支动脉，不难理解当夹层累及这些分支动脉引起其远端供血出现问题时即表现为相应的器官灌注不良表现。如累及冠状动脉引起心肌梗死，累及肾动脉引起肌酐升高、少尿甚至急性肾功能衰竭等，累及下肢血管可引起5P征等下肢缺血表现。主动脉夹层引起分支动脉缺血的原因可分为以下几种。

1. 完全真腔供血型　尽管假腔累及分支血管，但假腔血流与分支动脉真腔内血流并无沟通，分支动脉的血流全部来自真腔。分支动脉可能因假腔压迫出现狭窄但脏器无明显供血障碍。该种形式在腔内治疗完成后分支动脉供血无明显变化。

2. 真假腔供血型　主动脉夹层在向远端撕裂的过程中造成分支动脉内膜的破裂，夹层可深入分支动脉引起分支动脉夹层。破裂可发生于分支动脉开口及其以远的数厘米以内。假腔与分支动脉管腔相通，分支动脉远端的血流同时来自真腔和假腔。真假腔之间的内膜片形成"活瓣"。腔内治疗完成后由于假腔内压力的降低，分支动脉很快恢复为完全的真腔供血。另一种少见的情况是夹层造成了分支动脉开口内膜的完全断裂，此时分支动脉也可表现为真假腔供血。

3. 完全假腔供血型　夹层压迫分支动脉开口造成分支动脉闭塞或血栓形成，同时夹层造成分支动脉内膜破裂，分支动脉血流完全来自假腔。腔内治疗后分支血管可恢复真腔供血，也可能供血形式无任何变化。

4. 无供血型　夹层压迫分支动脉开口造成分支动脉闭塞、血栓形成至分支动脉无血流，另一种情况是夹层造成分支动脉内膜断裂，但远端断裂的内膜完全阻断了分支动脉，造成无供血现象。腔内治疗后分支动脉通常不易恢复真腔供血。

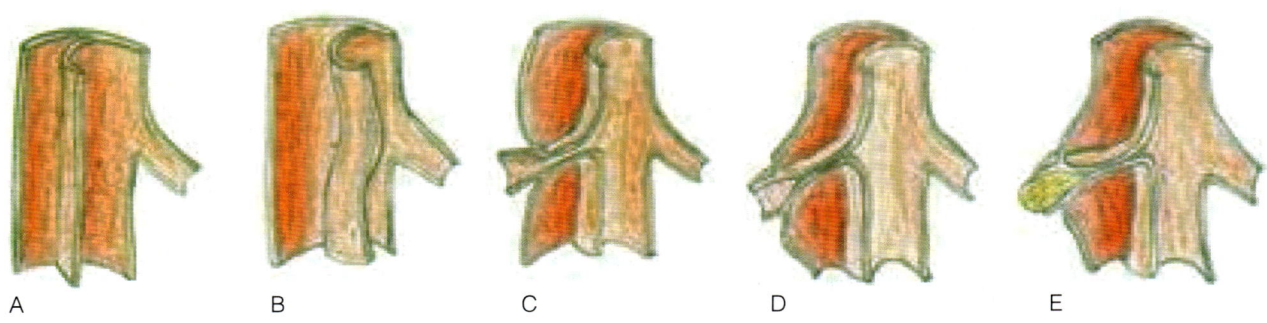

图4-32　主动脉夹层状态下分支动脉供血情况示意图
A.分支动脉真腔供血；B.分支动脉真腔供血内膜活瓣；C.分支动脉真腔供血受假腔压迫；D.分支动脉由真假腔同时供血，真腔受压；E.分支动脉远端完全血栓

主动脉夹层的治疗

内科治疗

内科药物治疗主要在两个方面：①降低收缩压；②降低左室射血速度（dp/dt）。两者均为作用于主动脉壁形成夹层并使其扩展的重要因素。

早期治疗的目的是降低血压、减慢心率、减轻疼痛、对症治疗相关并发症等。降低血压尤其是收缩压尤为重要。将收缩压降至100~110 mmHg甚至更低，只要患者能够耐受，并可维持心、脑、肾等重要器官的灌注水平即可。使用β受体阻滞剂控制心率在60次/分左右对于降低dp/dt有显著作用，可有效稳定或终止夹层的继续扩展。使用哌替啶等强效止痛剂对于剧烈疼痛的夹层患者具有显著的作用，可有效止痛并有镇静作用。此外，如出现肠道缺血等并发症，需严格禁食，肠外营养，使用抑酸药物和生长抑素等药物并密切观察肠道缺血情况。

值得注意的是，合并大动脉分支阻塞的高血压患者，降低血压后能使缺血加重，不可过度降压治疗；对血压不高的患者也不宜进行降压治疗，但可使用β受体阻滞剂减慢心率。另外，术前血压控制较好的患者，在实施腔内修复术的当天可适当减少降压药物，并可适当补液。临床上很多患者在麻醉后可能出现低血压，可能与大量降压药物的应用及术前禁食、饮有关。

腔内治疗

内科治疗是外科治疗的准备。传统的外科治疗方法是病变段血管行人工血管置换术，原则是切除重建夹层近端包括内膜裂口的主动脉段，恢复远端真腔供血，血管吻合处去除假腔。近年来，胸主动脉腔内修复术（TEVAR）已广泛应用于Stanford B型主动脉夹层的治疗。很大一部分患者接受了免于开胸和体外循环的微创腔内治疗并获得理想的效果。TEVAR结合"烟囱"、开窗、分支支架等技术更使得腔内治疗的适应证得到进一步扩展。累及主动脉弓部甚至升主动脉的夹层腔内修复已达到一定数量，目前已有部分中远期随访结果反映出满意的效果。

从解剖学角度来说，只要不影响重要分支的血供，腔内治疗的覆膜支架可以在主动脉任意段应用。覆膜支架治疗主动脉夹层的原理是支架的带膜部分封堵了主动脉内膜的撕裂口，挡住了主动脉内高压血流进入假腔，致使假腔内压力迅速降低，假腔内形成血栓，从而降低假腔因持续压力升高而导致破裂的概率。远期来看，假腔内血栓逐渐机化，动脉壁重塑，从而修复主动脉壁。早期的夹层修复术强调内膜破口的即时封堵，并由于器材所限需要避开弓部分支动脉和远端的内脏动脉。随着腔内治疗理念和腔内器材的进步，累及弓部分支动脉的夹层可以使用烟囱、开窗和分支支架技术（图4-33）。

1. 术前评估内容

（1）对病变进行分期和分型。

（2）确认内膜破裂口位置：术前能够清楚辨别第一破口的位置对于腔内手术的顺利进行具有重要意义。CTA、MRA等可提供破口准确位置的判断。但术中DSA可更加精确地反映第一破口的位置。判断第一破口位置对于术中是否需要重建弓上大分支具有非常重要的作用。此外，还需要判断椎动脉的供血情况。如果左侧椎动脉为优势供血动脉，则左侧锁骨下动脉要予以保留或重建，否则，在有需要的情况下可以考虑使用带膜支架直接封堵左锁骨下动脉开口。

（3）确认真假腔：在CTA图像上真假腔的特点通常表现为真腔小、假腔大，真腔造影剂浓、假腔造影剂淡，真腔无血栓、假腔有部分血栓，真腔近端与正常主动脉延续、假腔近端表现为逆向撕裂，真腔呈直型、假腔呈螺旋形，等等。但是主动脉夹层的形态学变化多种多样，术中造影对真假腔的判断具有决定性意义。此外，判断真假腔对于术中选择哪一侧股动脉作为入路也非常重要。若夹层假腔累及一侧股动脉，选择这一侧

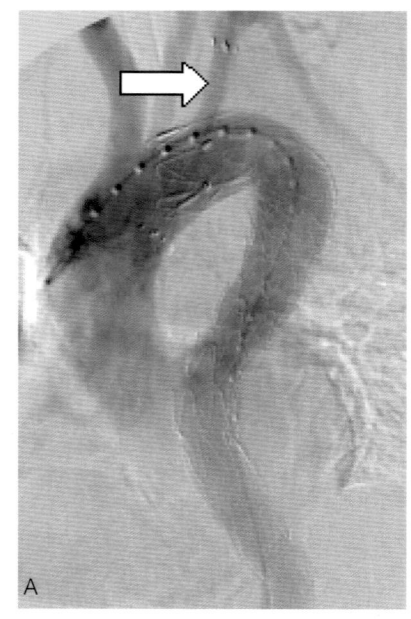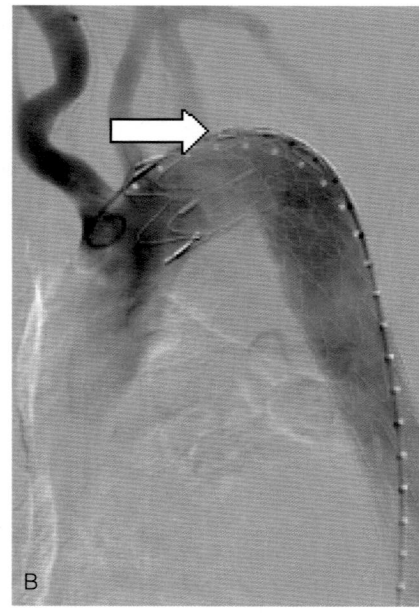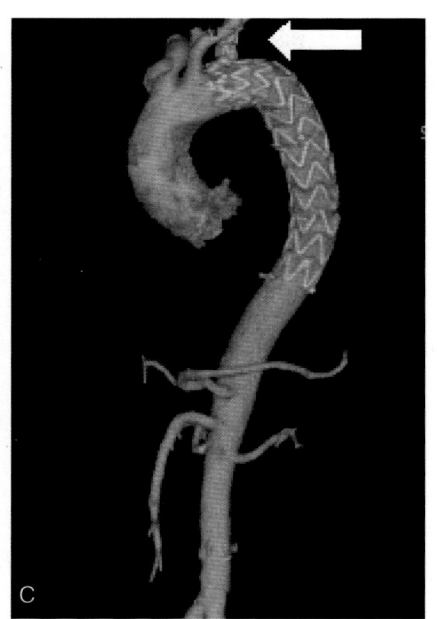

图4-33 腔内修复主动脉弓部病变
A.烟囱技术；B.开窗技术；C.分支支架技术

股动脉作为入路则很有可能无法进入或非常难进入近端的真腔，给腔内治疗增加了难度，增加了手术时间。

（4）确认病变累及的范围：术前确认病变的范围有利于预判腔内修复术的预后。如有的夹层有流入破口而缺乏流出破口，压力可能持续增大，破裂风险较高，需要仔细研究CTA，必要时行急诊TEVAR。

（5）确认分支血管供血的状况：了解夹层病变的血流动力学变化和腔内修复术存在的潜在风险。在CTA、MRA上常能观察到分支血管是真腔、假腔或真假腔供血。严重的内脏供血不足如肝脏、肠道等常可危及生命。判断有无此类情况对于指定术前的治疗方案有重要意义。

（6）评估入路血管条件：判断入路血管能否通过输送器，是否存在严重狭窄、钙化甚至闭塞或动脉瘤等情况。

（7）测量近端和远端主动脉的直径，决定所用覆膜支架的直径。通常支架的选择存在一定"放大率"的问题。得到主动脉直径后，选择支架时通常需要有10%~15%的放大，但也需要根据真腔受压程度、血管老化程度、是否需要辅助烟囱技术等情况综合判断。

2. 手术解剖要点

（1）入路血管准备

1）左肱动脉：早期的腔内修复术为了便于真假腔的辨别和方便术中造影，会在左侧肱动脉进行穿刺，放置5F穿刺鞘后使用5F标记猪尾导管由左侧肱动脉经左腋动脉和锁骨下动脉将0.035导丝和导管送至升主动脉造影，确定破口位置和进行主动脉数据测量。

2）左颈总动脉：如需在左颈总动脉内植入支架，则需要预先解剖左颈总动脉。一般采用胸锁乳突肌前缘切开，向外侧牵拉开胸锁乳突肌，在其深面暴露颈总动脉，过带控制。也可采用经胸锁乳突肌切口切开部分胸锁乳突肌。颈部血运丰富，且术中需要使用肝素，故解剖和缝合时一定注意彻底止血。

3）右肱动脉：需要在无名动脉内植入支架时，可以从右侧肘窝尺侧切开暴露右侧肱动脉

（见图8-4）。过带控制后一般需要放置10F穿刺鞘，导管导丝进入右腋动脉、右锁骨下动脉直至头臂干动脉。应选择合适支架长度，远端避免达到右颈总动脉和右锁骨下动脉分叉处。支架释放完毕后退出10F穿刺鞘，必须使用Prolene线缝合穿刺口。

4）股动脉：后期由于真假腔判断的熟练，多数TEVAR可以直接切开股动脉，穿刺成功置5F鞘后从股动脉送入0.035导丝和5F标记猪尾导管直接至升主动脉造影（见图7-3）。

（2）确认第一破口：在动脉造影的动态图像中可以见到真腔有一处犹如喷发的火山状的造影剂向外溢出口，充填假腔，延时后使整个假腔显影。这一"火山口"处便是内膜破口（图4-34）。喷血量的多少是由通过裂口血液的流量和流速决定的。多数患者很容易发现第一破口。因为破口多见于胸主动脉的外侧，只要X线的投照方向与裂口处真假腔隔膜呈切线位就很容易观察到破口的部位。多数情况下使用左前斜45°~50°可以较好地将主动脉弓展开，也可较清楚地明确破口位置和弓上3分支的具体位置关系。但有的患者因破口位置特殊，较难用合适的投照角度分辨破口位置，此时需要结合CTA，以及术中导管导丝推进感觉和经常手推造影剂"冒烟"仔细分辨真假腔和辨明破口位置。务必保证导管导丝进入真腔，100%确定真腔之前切不可贸然释放支架。

（3）术中定位：确定进入真腔和破口位置后，在释放支架之前必须确定好支架释放位置。定位方法包括利用体内标记物（如骨性标志物、气管插管等）、在显示屏上进行标记或利用软件进行标记等。根据需要对左锁骨下动脉开口、左颈总动脉或头臂干动脉开口进行标记。

3. 腔内修复术后假腔的转归形式　腔内修复第一内膜破口后，基于多个破口之间的相互关系和是否存在内漏，假腔的转归呈现出复杂的类型。假腔内压力迅速降低，远端破口遂成为入口，血液可自远端破口返流至假腔。所以，假腔内的血栓是自夹层顶部向远端逐步形成的。但在随诊的过程中可能发现仍未完全形成血栓的远端假腔。由假腔或真腔供血的内脏动脉可以恢复真腔供血，也可以没有变化，其转归形式可分为5种类型。

（1）假腔完全消失，主动脉修复成正常的血管。这种状况通常发生在进行了良好腔内修复的急性期夹层。由于主动脉未发生明显扩张，假腔较小，而远端无裂口或裂口较小。近端裂口修复后不存在内漏。术后假腔完全血栓并在一定时期内吸收，主动脉壁重塑成为正常的主动脉。这是腔内修复后最好的一种转归形式。

（2）假腔完全血栓形成但并不消失。发生原理与第1种状况相同，但由于假腔较大或其他原因，假腔血栓在术后数年内无法消失。

（3）假腔近段完全血栓，远段无血栓。这是随诊中最常见的一种状况。其原因在于第1破

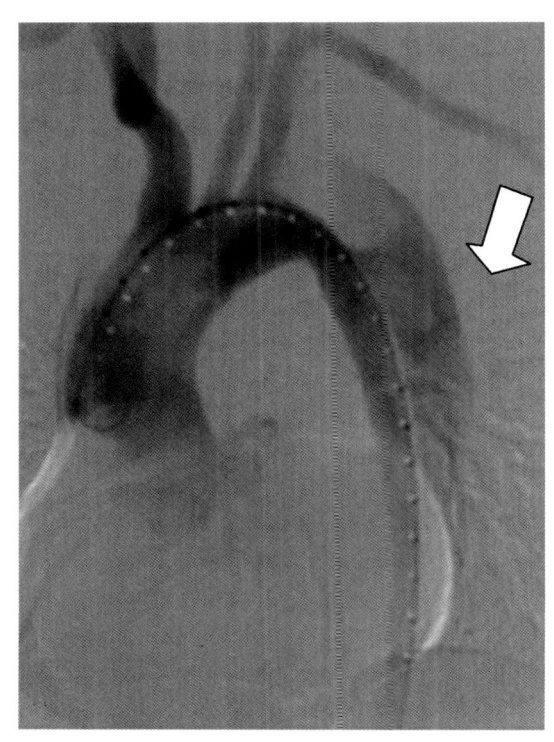

图4-34　造影显示破口位置

口完全封堵后，由于假腔压力的降低，远端裂口由出口转化为入口，假腔远段呈现反向搏动性血流。血栓形成只发生在假腔的近段，长度与远端裂口的大小和压力有关。这种转归从理论上讲已完全达到区域性血管置换的传统外科手术方式应达到的效果。

（4）假腔中段部分血栓而近、远段仍存在持续性血流。这种状况的可能原因在于第1破口修复术后存在内漏，由于假腔压力较术前降低，远端破口转化为入口，近、远端血流在假腔中段某区域压力差消失从而形成血栓。其结果是近端漏血血流的流出道丧失，可能会进一步加速近端形成夹层动脉瘤的病程。因此，防治内漏是腔内修复术中重要的工作。术者不仅要顺利安全地将支架放置在预定位置，而且更应追求完全封闭裂口的效果。而后者与术前的决策有极大关系。

（5）假腔无血栓形成。当修复术后存在严重的内漏时，假腔可能一直存在活动性血流而无血栓形成，这种状况下，假腔内压力是否降低值得进一步研究。

4. 并发症及防治措施

（1）内漏：主动脉夹层腔内修复术最常见也是最特有的并发症是内漏。最多见和最需要处理的是近端内漏，这种内漏通常量较大，如果不处理，则其在较长时间内较难自行血栓化（图4-35）。且大量的内漏持续造成假腔内的压力增大，甚至有引起假腔破裂导致患者死亡的潜在风险。引起近端内漏的可能原因包括以下几点。①明显的第一破口之前还存在小的内膜破口，术前由于原发破口的大流量未引起注意，而一旦大破口封堵后，近端小破口显示出来，此时由于支架近端没有覆盖该小破口，引起持续近端内漏；②近端锚定区的主动脉存在成角、钙化等情况，支架与主动脉管壁贴合不良；③支架近端与主动脉小弯侧顺应差，造成"鸟嘴征"；④若使用烟囱技术，烟囱支架的小支架与大动脉支架之间存在的间隙容易造成内漏。防止内漏最重要的措施是必须要有充分的锚定区域。判断第一破口位置对于选择支架放置到哪个区域至关重要。如果发生内漏，球囊扩张、近端加短段支架增加锚定区，甚至是加用烟囱技术等都是解决方案。值得一提的是，近端内漏的处理并不绝对地追求完美，流量不高的内漏仍然可以考虑观察。临床随访有很多病例在中远期内漏消失。

（2）逆撕夹层：TEVAR术后，破口以远的降主动脉夹层修复，但出现支架近端内膜再次

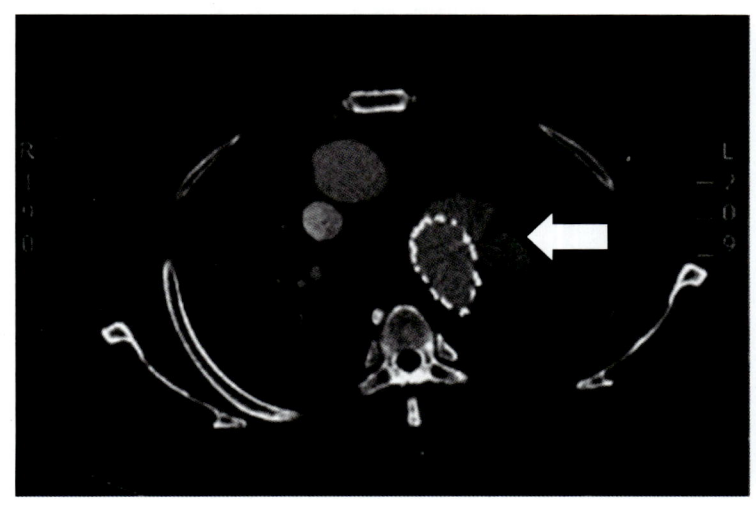
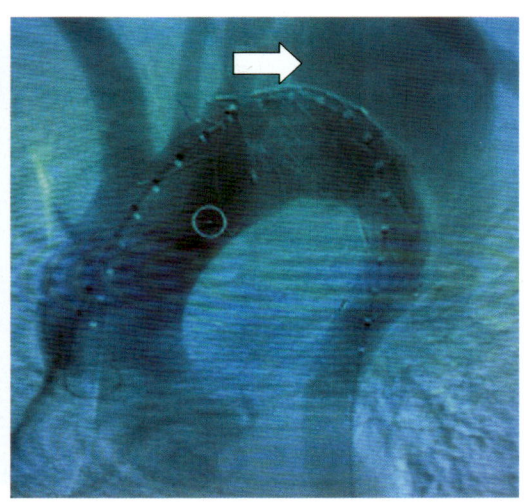

图4-35 术后内漏

破裂，并向升主动脉方向撕裂为逆撕夹层（图4-36）。这种夹层在TEVAR术后发生的概率约为0.5%。支架近端新的夹层发生后，由于其远端有带膜支架的支撑，进入假腔的血流难以向远端进展，只能向近端发展，甚至直至心包内，引起大量心包积液等严重并发症。往往需要行急诊开胸体外循环手术来解决，创伤巨大、风险较高。在此类开放手术中，由于远端吻合口可能存在之前植入支架的干扰，进一步加大了手术难度。逆撕夹层的发生较难预测，早期认识考虑其与急性期有关，但之后发现非急性期进行腔内修复术同样也出现该类问题。也有可能与支架近端的力学设计和材料结构相关。因此，对于支架放置后其与主动脉壁之间的力学关系需要更多的研究。

（3）其他并发症：夹层破裂、肾功能不全、肠道缺血、截瘫、肺部感染等其他并发症在此不予赘述。

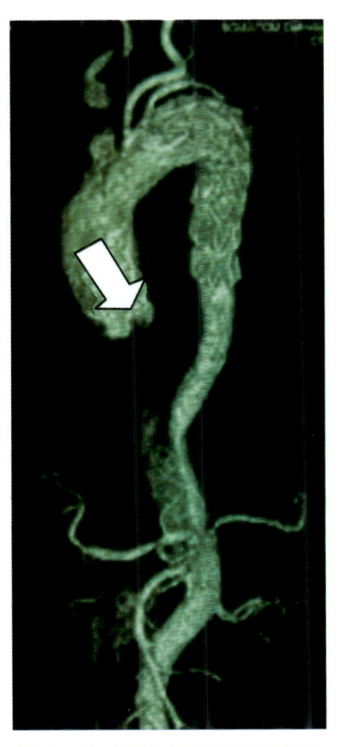

图4-36　TEVAR术后逆撕夹层

（李　鑫　刘鼎骁）

头臂干、锁骨下动脉瘤切除术

头臂干、锁骨下动脉瘤相当少见，锁骨下动脉解剖上分为3部分，位于前斜角肌之后方部分为第2段，其近侧为第1段，远侧为第3段。锁骨下动脉第1段的动脉瘤及头臂干动脉瘤常由动脉硬化等病理性原因引起，其余段多为外伤所致假性动脉瘤，锁骨下动脉第3段动脉瘤也可能是由胸廓出口综合征导致的狭窄后扩张性动脉瘤。

■ 临床应用解剖

1. 胸廓出口的境界　上界为锁骨，下界为第1肋骨，前方为肋锁韧带，后方为中斜角肌，上臂血管神经从胸腔穿出，经锁肋间隙到达腋窝三角底部（图4-37）。

2. 锁骨下血管的解剖　右锁骨下动脉在胸锁关节深面起于头臂动脉，左锁骨下动脉直接起自主动脉弓，因前斜角肌在动脉前方经过而将其分为3段。第1段经胸膜顶前上方，外侧为前斜角肌内侧缘，内侧为颈总动脉，深面为第1肋骨，浅面为锁骨。迷走神经和膈神经在此段跨越该动脉，在锁骨下动静脉间穿过进入胸腔。该段动脉上缘发出椎动脉和甲状颈干，甲状颈干再发出甲状腺下动脉、肩胛上动脉、颈横动脉。其下缘发出胸廓内动脉和肋颈干，后者又发出颈深动脉和最上肋间动脉。锁骨下动脉第2段位于前斜角肌后面和中斜角肌前面的肌间隙中，上面与颈丛相邻，后下为第1肋。第3段位于前斜角肌外侧缘、第1肋上面，该动脉于第1肋外缘续于腋动脉，此段血管较1、2段浅表，利于手术显露（图4-38~40）。锁骨下静脉自第1肋外缘续于腋静脉，位于锁骨内侧半的后方，在锁骨下动脉前下方与之伴行，经

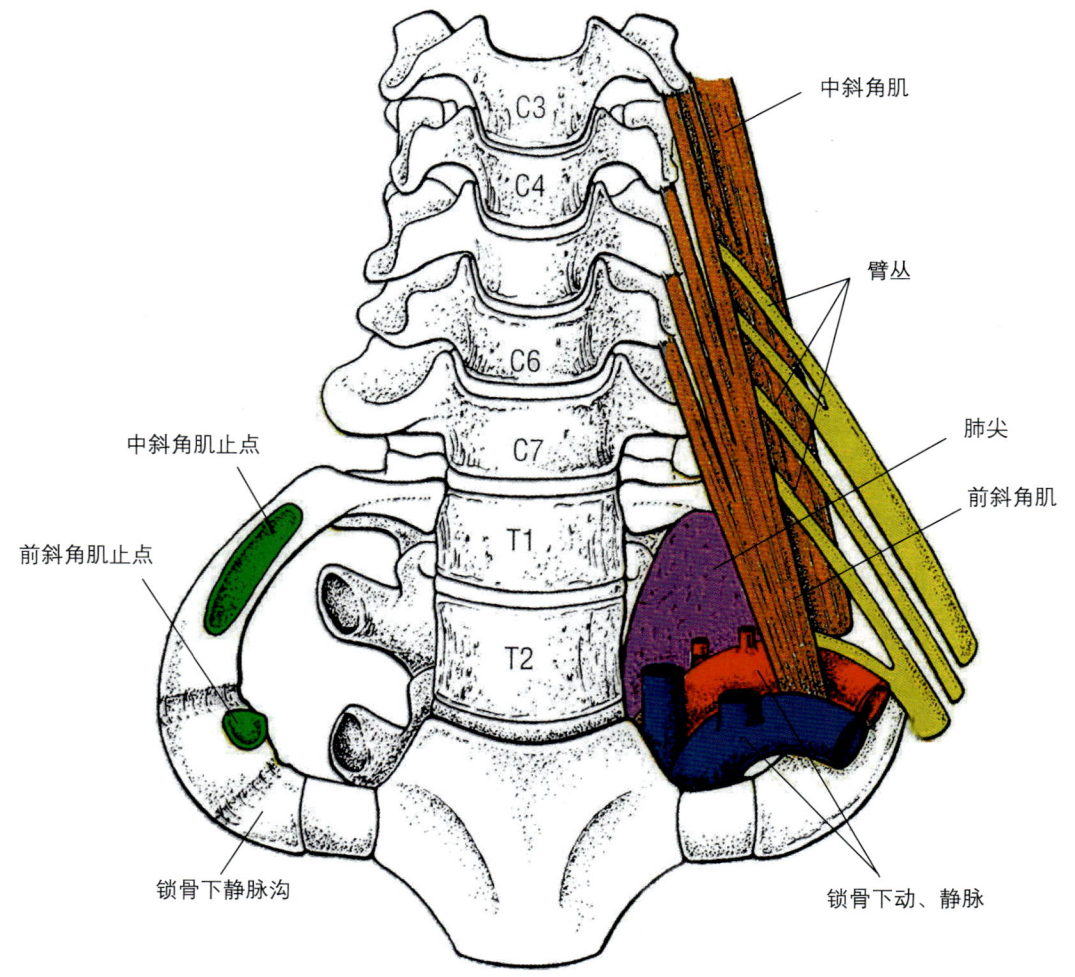

图4-37 胸廓出口的境界和主要结构

锁骨与前斜角肌之间，在胸锁关节后方与颈内静脉会合成头臂静脉，在汇合处有1对静脉瓣膜。锁骨下静脉与第1肋、锁骨下肌、前斜角肌的筋膜相连，使该静脉固定而不易塌陷，受伤后也易导致气栓形成。临床上可经锁骨内侧端下方和第1肋之间，行锁骨下静脉穿刺，进行上腔静脉造影、静脉营养及中心静脉压测定。锁骨下静脉属支虽与腋静脉的属支有广泛吻合，在其狭窄或闭塞时，能代偿其部分回流功能，但因不能完全代偿而出现不同程度的回流障碍。在其行程中，第1段与锁骨下动脉有一定间隙，第2段有前斜角肌相隔，而第3段与锁骨下动脉紧邻伴行，为动静脉瘘的好发部位。

■ 锁骨下动脉的手术入路

1. 左锁骨下动脉手术入路

（1）体位：患者仰卧，肩部垫高。头偏向健侧45°并轻度过伸，使患侧充分暴露。

（2）切口：锁骨上方1 cm，自胸锁关节平行于锁骨向外延长8~10 cm。

（3）显露：切开浅筋膜和颈阔肌，结扎外侧的颈外静脉，内侧可见胸锁乳突肌，断其头端。如需向内解剖，则断其胸骨头端。切开深筋膜，显露前斜角肌，解剖其前方的锁骨下静脉时注意胸导管，胸导管从颈内静脉和锁骨下静脉后方自后向前进入两静脉汇合处的静脉角。

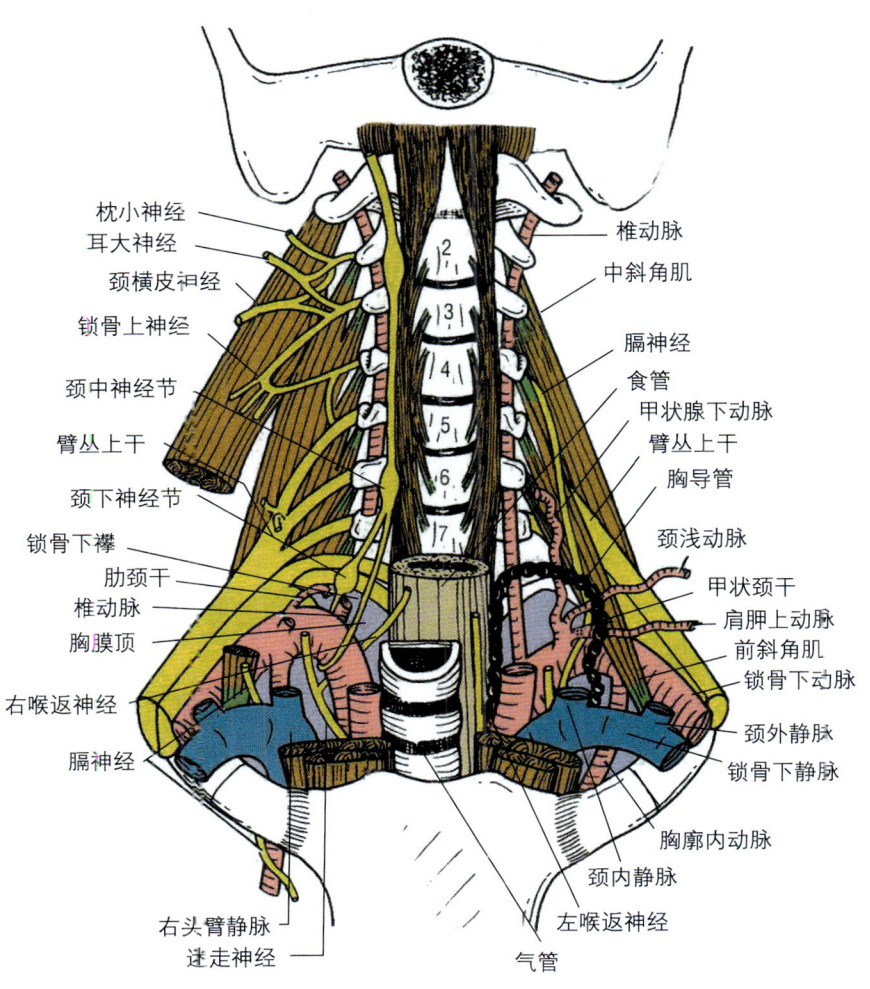

图4-38 锁骨下动脉的毗邻（前面观）

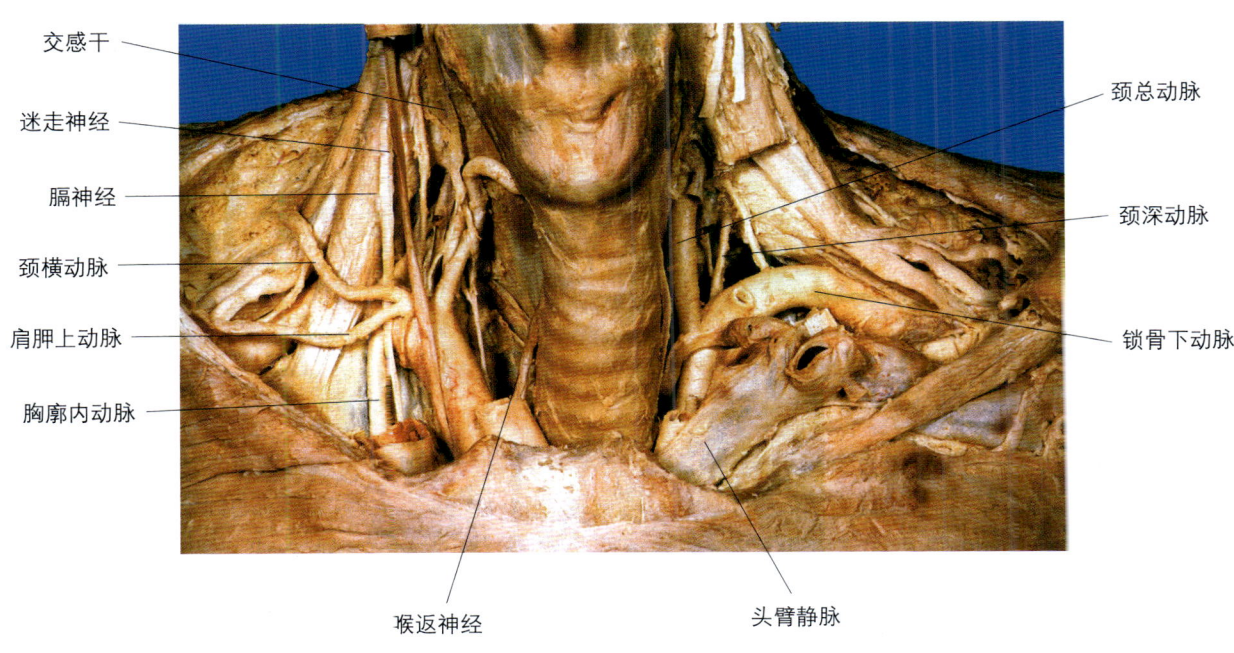

图4-39 锁骨下动脉的主要分支

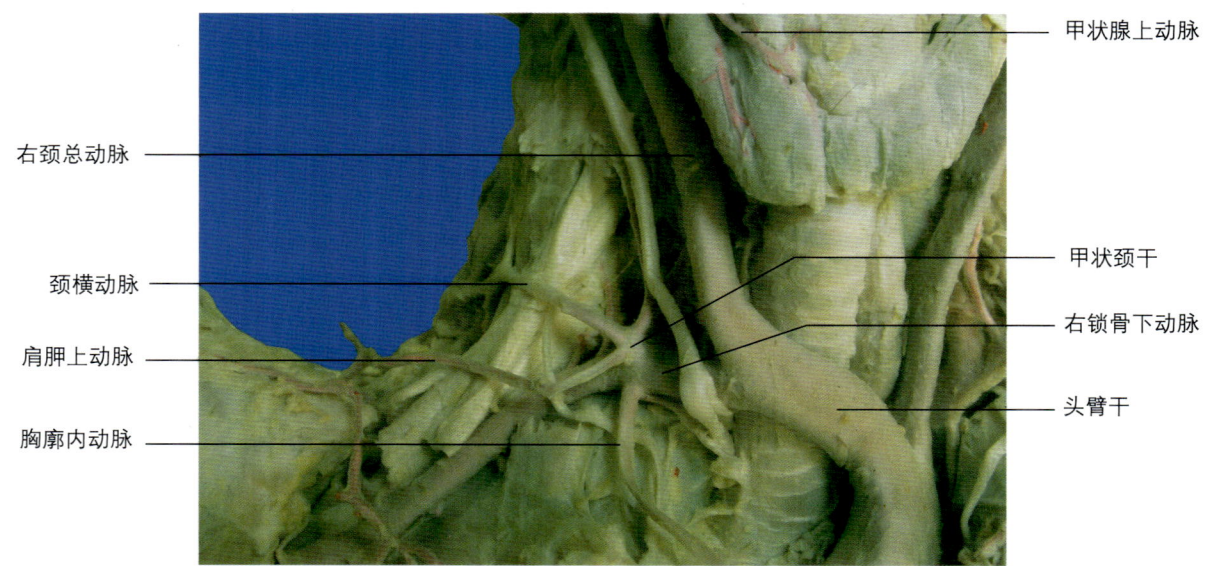

图4-40 锁骨下动脉的分段

可在近第1肋起始部横断前斜角肌显露锁骨下动脉第3段，注意保护膈神经。游离锁骨下动脉内侧，可显露椎动脉，横断胸骨头和锁骨头可解剖出其分支肩胛后动脉、甲状颈干和乳内动脉（图4-41）。

2. 右锁骨下动脉手术入路　右锁骨下动脉的斜角肌前段很短，头臂干分叉部位于胸锁关节后方，经颈部切口可完全显露右锁骨下动脉，如需显露其起始段则需做颈胸联合切口。

3. 同时显露头臂干和颈总动脉　通过胸正中切口显露，确认并游离头臂静脉，在颈前静脉汇入头臂静脉处，切断并结扎颈前静脉，将头臂静脉向下牵开，显露下方主动脉弓。

■ 头臂干和锁骨下动脉瘤切除术

1. 切口需根据病因、瘤体大小和部位而定。对于锁骨下动脉第2、3段部分的动脉瘤可采用锁骨上横切口，而累及第1段或头臂干需加胸部正中切口。根据不同情况显露动脉瘤近、远端。

2. 切除动脉瘤后力争重建，注意保留椎动脉，术前造影如提示对侧椎动脉灌注为主，可不必重建。

3. 如为胸廓出口综合征导致的动脉瘤，还必须做胸廓出口减压术。

■ 注意事项

1. 采用经锁骨上入路时应避免损伤臂丛神经。

2. 锁骨下第1段的动脉瘤可能累及椎动脉或颈动脉，也可能使两动脉受压移位，手术时应警惕，若对侧颈、椎动脉有严重狭窄或闭塞，动脉损伤后应立即修复。

3. 应避免术中挤压瘤体导致血栓脱落患侧肢体缺血。

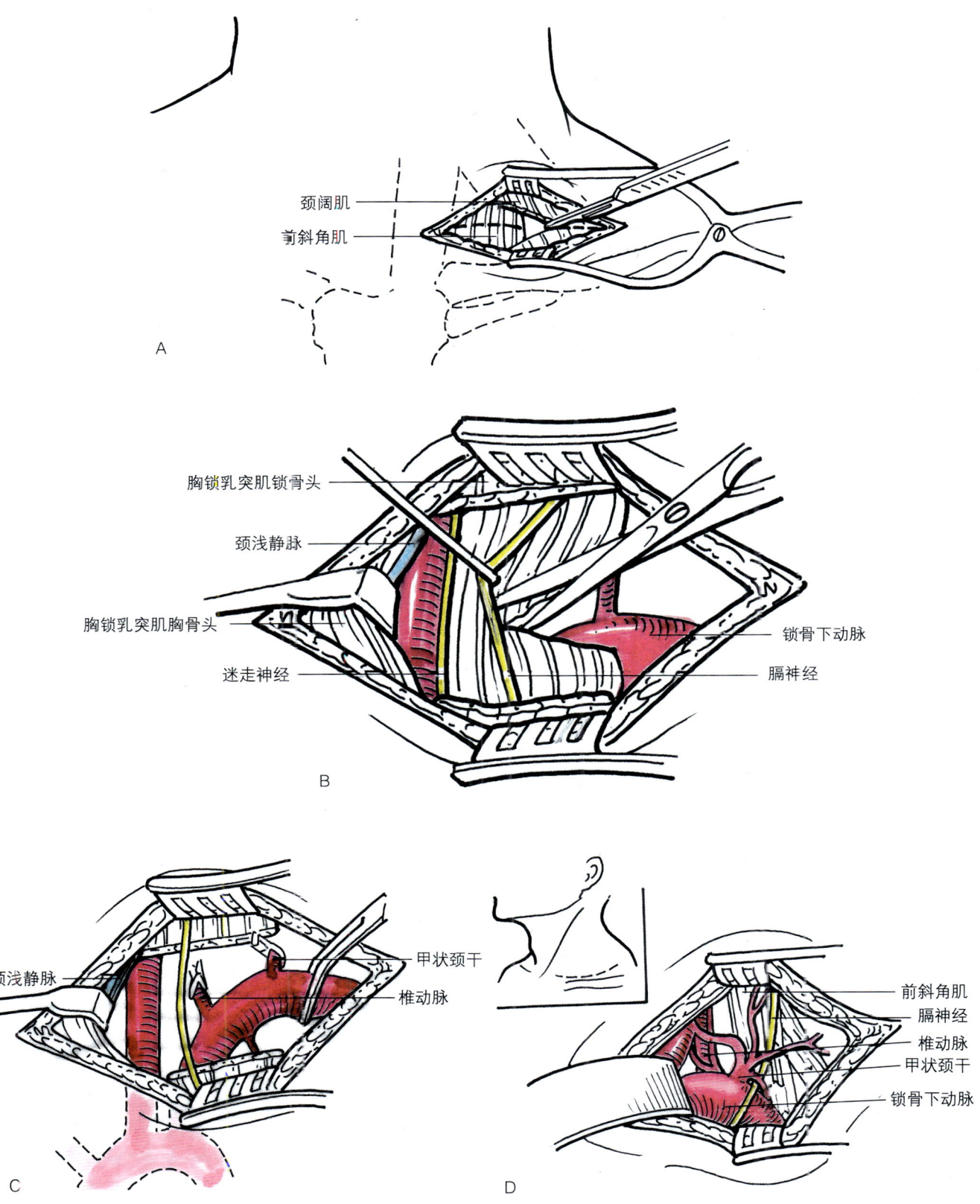

图4-41 锁骨下动脉的显露
A.切开浅筋膜和颈阔肌；B.剪断胸锁乳突肌；C，D.游离锁骨下动脉内侧，可显露椎动脉

（张小明　朱　凡）

上腔静脉综合征的外科手术及腔内治疗

上腔静脉综合征（superior vena cava syndrome，SVCS）主要指各种原因引起的上腔静脉阻塞或狭窄，导致上腔静脉系统血液回流障碍，静脉压升高和胸颈部代偿性侧支循环形成的一系列临床症候群。上腔静脉梗阻常见原因为静脉腔外的压迫，是由在上腔静脉血管途经区，肿瘤生长、浸润、压迫、包绕，使腔静脉血管变细，引起回流心脏的血液受阻，并在受阻以外区域出现淤血、高压。常见的肿瘤是纵隔肿瘤，胸腺瘤侵犯上腔静脉最为多见，淋巴肿瘤、原发右侧的肺癌侵犯上腔静脉也常见，上腔静脉良性疾病也并非少见。上腔静脉周围炎症性组织牵拉、炎性淋巴结压迫、升主动脉瘤也可压迫上腔静脉、纵隔炎性纤维压迫或牵拉、上腔静脉炎、血栓形成等都可使上腔静脉血液回流受阻。

■ 临床应用解剖

1. 上腔静脉的走行　上腔静脉长5~7 cm，在右胸肋接合处后方由左右两侧头臂静脉汇合而成，沿升主动脉右侧垂直下行，至第3胸肋关节下缘注入右心房，注入右心房前奇静脉自后方弓形向前跨过右肺根注入上腔静脉（图4-42）。上腔静脉前方有胸膜和肺，后方有气管和迷走神经，左侧为升主动脉和主动脉弓，右侧有膈神经和心包膈血管。

2. 奇静脉（azygos v.）　奇静脉在右膈脚处起自右腰升静脉，沿食管后方和胸主动脉右侧上行，至第4胸椎高度向前勾绕右肺根，注入上腔静脉，它上连上腔静脉，下借右腰升静脉连接下腔静脉，是沟通上下腔静脉系的重要通道之一，当上腔静脉或下腔静脉阻塞时，该通道可成为重要的侧支循环途径（图4-43）。

3. 半奇静脉（hemiazygos v.）　半奇静脉在左膈脚处起自左腰升静脉，沿胸椎椎体左侧上行，达第8胸椎高度经胸主动脉和食管后方向右跨越脊柱注入奇静脉。

4. 副半奇静脉（accessory hemiazygos v.）　副半奇静脉收集左侧上部肋间后静脉血液，沿胸椎左侧下行，注入奇静脉或半奇静脉。

■ 上腔静脉综合征的分型

上腔静脉综合征的解剖分型根据Stanford和Doty的分型，可分为4型（图4-44）。Ⅰ型：奇静脉开口以上的上腔静脉部分狭窄，但奇静脉和上腔静脉血流方向不变，半奇静脉和副半奇静脉代偿性血流增多。Ⅱ型：奇静脉开口以上的上腔静脉狭窄大于90%或完全闭塞，半奇静脉和副半奇静脉进一步代偿增粗。Ⅲ型：上腔静脉奇静脉开口以下完全闭塞，奇静脉内血液逆流至腰升静脉经髂静脉回流至下腔静脉。Ⅳ型：上腔静脉、头臂静脉、奇静脉广泛闭塞，胸腹壁侧支循环形成。

■ 上腔静脉阻塞后，上、下腔静脉之间的侧支循环

上腔静脉阻塞后，上、下腔静脉之间的侧支循环主要通过以下5个途径。

1. 奇静脉途径　当阻塞平面位于奇静脉开口以上的上腔静脉时，侧支血液经奇静脉顺行回流至右心房，此时，奇静脉扩张，成为上腔静脉回流的最主要途径。当阻塞平面位于奇静脉开口处或以下的上腔静脉时，侧支血液通过奇静脉逆行至腰升静脉，下腔静脉回流至右心房，此时奇静脉变细，成为相对不重要的侧支通路。

2. 胸廓内静脉通路　胸廓内静脉收集膈肋静脉、肋间静脉、胸腔前后静脉、腹壁浅静脉的血液，通过奇静脉回流至上腔静脉。胸廓内静脉又可以通过腹壁上静脉，经腹壁下静脉流入髂外静脉、髂总静脉至下腔静脉，沟通上下腔静脉。

3. 胸腹壁浅表静脉通路 腹壁浅静脉和旋髂浅静脉经大隐静脉、股静脉、髂外静脉注入下腔静脉。同时，腹壁浅静脉和旋髂浅静脉向上可经胸腹壁静脉、胸外侧静脉、腋静脉、锁骨下静脉和头臂静脉与上腔静脉沟通。此通路多为浅表静脉，当其曲张时易被发现，具有重要的临床意义。

4. 椎静脉通路 椎静脉丛的血液一方面经肋间静脉、胸廓内静脉及奇静脉注入上腔静脉；另一方面与腰骶静脉沟通，连于下腔静脉。当病变累及奇静脉时，此条通路的作用更为明显。

5. 膈下静脉通路 膈下静脉可直接注入下腔静脉，还可经心包纵隔静脉、头臂静脉与上腔静脉沟通。另外，体循环系统的静脉可与肺静脉建立侧支循环，形成右向左分流，导致低氧血症，此种情况已被增强CT证实。

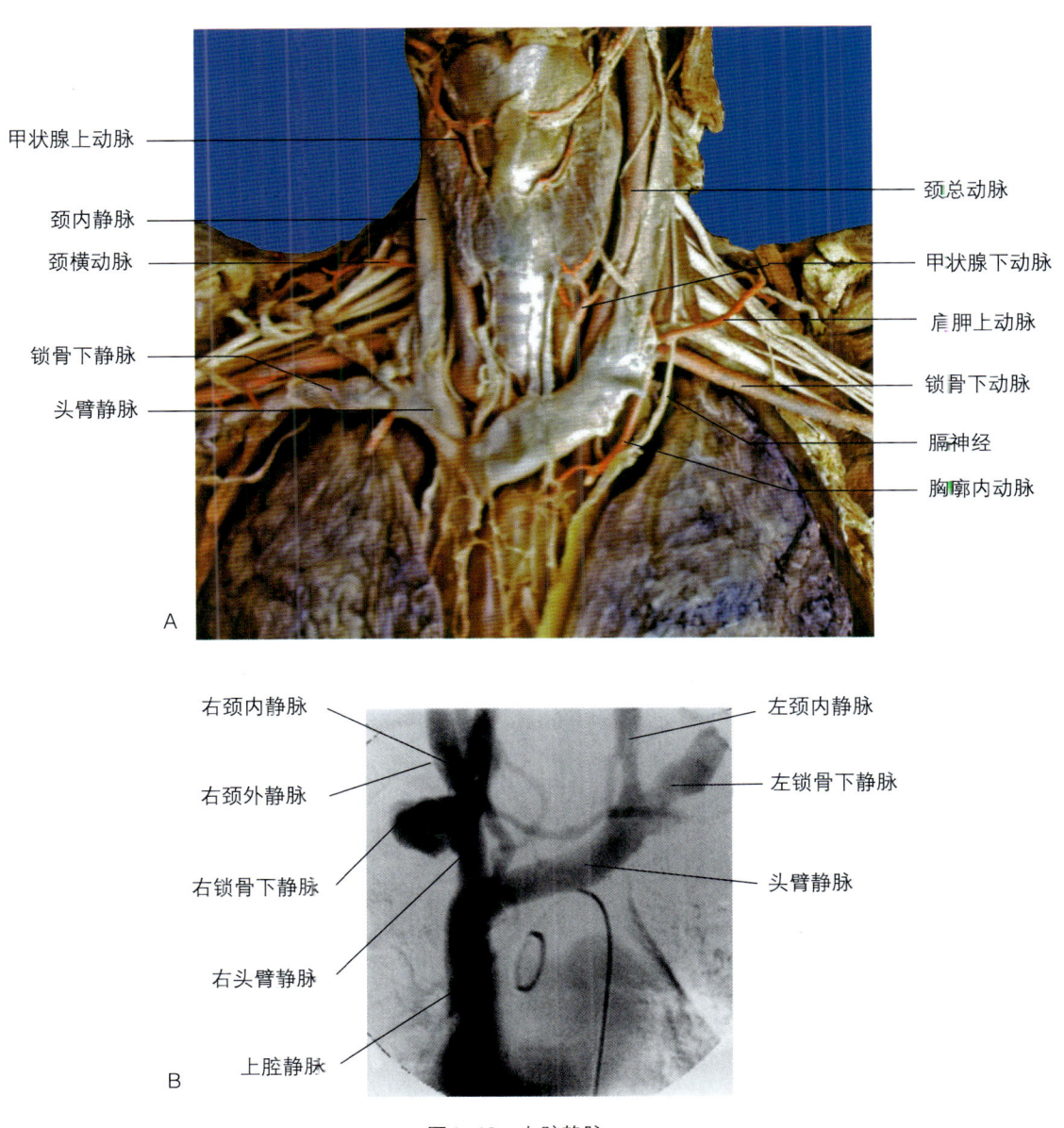

图4-42 上腔静脉
A.走行和毗邻；B.影像

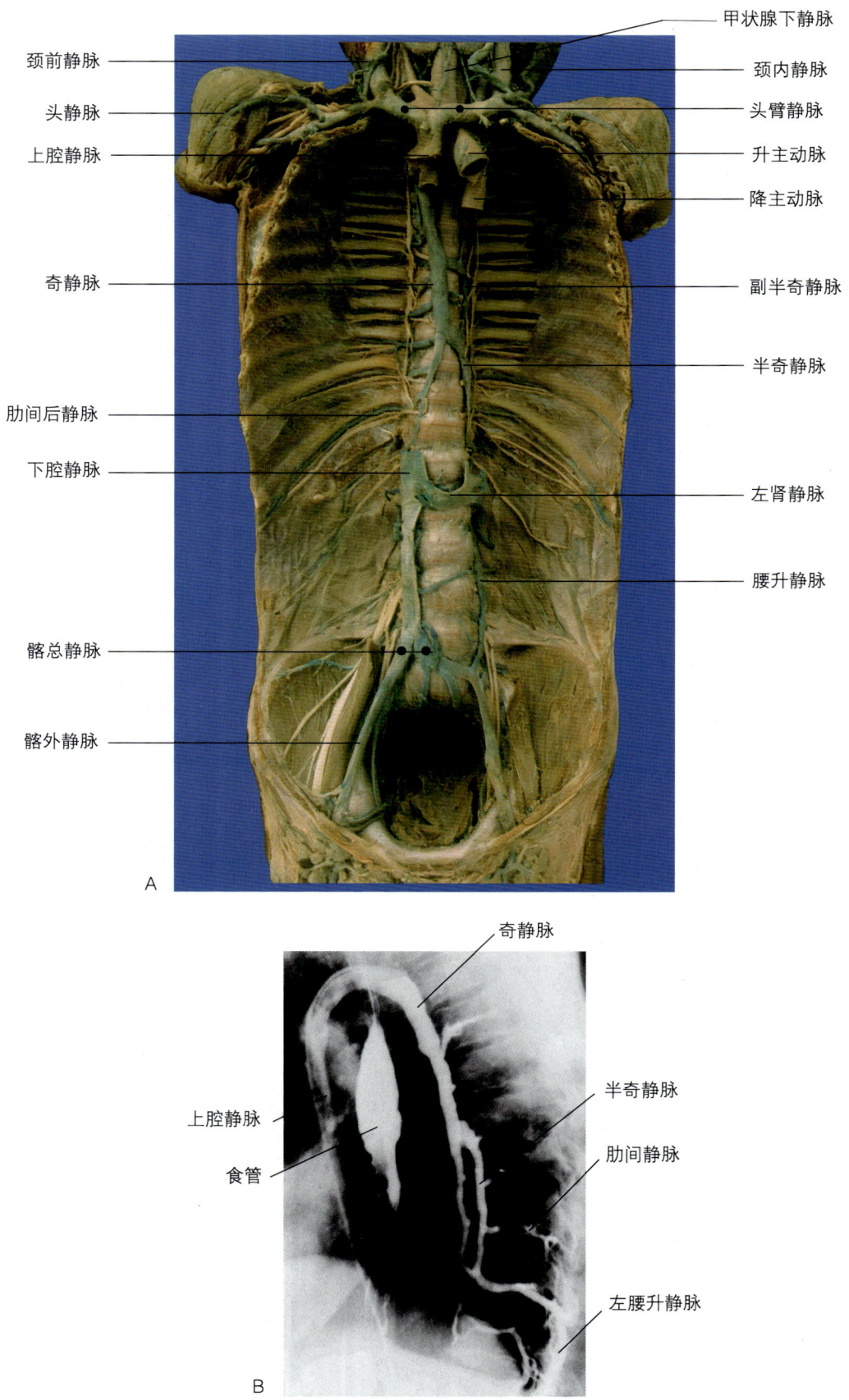

图4-43 胸后壁静脉
A.奇静脉、半奇静脉和副半奇静脉的走行；B.影像

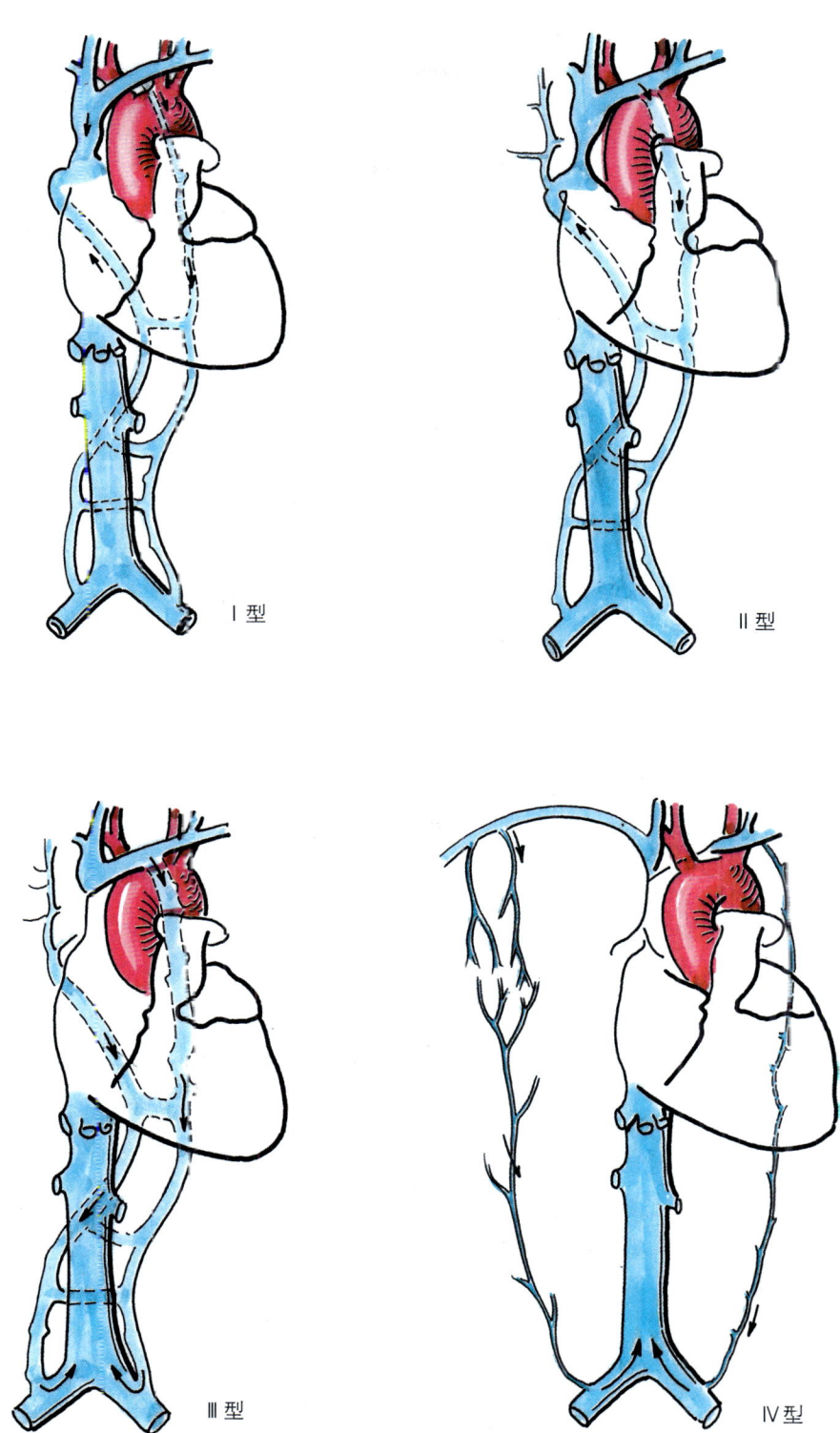

图4-44 上腔静脉综合征的解剖分型

治疗

1. 一般对症处理 利尿、脱水、扩血管、激素、改善微循环、促进侧支循环形成、抗凝等。
2. 针对肿瘤本身的处理 化疗或放疗。
3. 针对肿瘤压迫上腔静脉的处理 介入置放上腔静脉内支架、外科血管旁路（bypass）移植术。但最重要的是要明确大多数上腔静脉综合征患者的病程已经达到中晚期，因此治疗目的不是根治，而是解除梗阻症状、提高生活质量。

手术原则

外科治疗的主要目的是使上半身血液回流到右心房，消除上腔静脉梗阻引起的症状。而胸内手术包括上腔静脉先天性膜状狭窄切除术、上腔静脉周围纤维压迫松解术，以及各类旁路血管重建术等。上腔静脉重建或分流的选材和术后防止血栓形成是本病外科治疗的重要问题。

1. 上腔静脉病变切除修复术 如病变未造成上腔静脉阻塞，应在头臂静脉和右心房内建立临时血液分流，结扎奇静脉，经右心房荷包缝合切口插入带侧孔的管道至头臂静脉，阻断病变近远端，切除病变的上腔静脉，自体心包补片修复上腔静脉。

2. 上腔静脉切除重建术 静脉完全受累时，切除该段血管，将人工血管近心端与右心房吻合，远心端根据静脉受累情况与相应的血管吻合。

3. 上腔静脉血栓摘除术 游离上腔静脉，纵向切开，剥离附壁血栓。

4. 颈内-股静脉转流术 病变累及头臂静脉，病情重者可行此术式。颈部切口暴露颈内静脉，腹股沟切口暴露股静脉，切口间做皮下隧道，将人工血管分别与颈内静脉和股静脉行端侧吻合。

5. 大隐静脉-颈外静脉转流的风险及对策 双侧头臂静脉及上腔静脉有广泛阻塞、病情严重者，估计开胸术不易耐受，手术效果也不肯定，手术过程还会破坏部分侧支静脉，而采用大隐静脉-颈外静脉转流可获良好效果。手术方法是将一侧或两侧大隐静脉全长游离并倒转，通过腹、胸壁隧道达颈部，与颈外静脉吻合，使上半身血液经大隐静脉引入股静脉，再至下腔静脉回右心房。该手术可能存在的问题及对策如下。

（1）大隐静脉内壁损害，术后血流不畅：下肢静脉曾进行过输液、输血，以及曾有静脉炎史、大隐静脉闭塞、大隐静脉长度不够，都不宜做此手术。

（2）游离过程中损伤大隐静脉：大隐静脉需从踝关节至腹股沟行全长游离，将所有的属支全部结扎。由于静脉周围留有过多的纤维组织，结扎属支距大隐静脉过近，并把静脉周围的纤维组织结扎在一起，可造成结扎处静脉狭窄，因此必须将该处纤维组织解剖分离。夹住大隐静脉根部，结扎并切断踝部静脉，应用肝素液（2 mg/100 mL）从远侧断端加压注入，使静脉扩张，轻轻挤压，充盈静脉，解除狭窄，如有小裂口出血点则用6-0聚丙烯线缝闭。静脉断端用不同颜色缝线做好内、外侧标志。离断的静脉应细致吻合。操作过程切勿钳夹静脉。

（3）皮下隧道狭窄、出血、弯曲：腹、胸外侧壁隧道，常经4~5个横形小切口（长约1.5 cm）深达皮下组织，用长柄血管钳向上下分离皮下组织。此过程易损伤皮下扩张的侧支静脉，造成血肿、皮下出血扩散、机化、纤维化瘢痕形成等改变，影响转流静脉通畅。因此，制作皮下隧道时遇见表浅、曲张的属支静脉，宜将血管钳分离略向深部以越过该处静脉，以免分破多支静脉造成上述后果。已做成的隧道内如有少许出血，稍加压迫，将血液从小切口挤出，然后把游离的大隐静脉引入隧道。隧道要取直，宽约1.0 cm即可。

（4）转流静脉成角、扭曲：将大隐静脉引入隧道后，其起始部与股静脉交界处易打折、成角、扭曲，该处两静脉自然向下成角50°~60°，必须将邻近纤维组织彻底分离，使两静脉交角加大，大隐静脉呈缓弧形上弯进入隧道。大隐静脉与颈外静脉吻合处易成角、扭曲，颈外静脉由上外向下内方走行，大隐静脉沿人体纵向上行，在颈外静脉外侧做吻合，则大隐静脉内侧必须剪成斜面，然后用5-0聚丙烯针线以单纯缝合法吻合。静脉扭曲，主要由于大隐静脉远端标志线左右交错造成。要求在大隐静脉通过隧道时，各横切口内一定要认清静脉内外侧的标志，到达颈部后通过各横切口调整静脉的松紧度，修剪静脉端斜口。静脉通过锁骨前方时，应略松些，避免颈部后仰外转时，因静脉过紧而影响血流通畅。

6. 上腔静脉-右心房管道建造术　右心房注入肝素，经升主动脉插动脉灌注管，经右心房插下腔引流管，经头臂静脉插上腔静脉引流管，行体外循环，切断腔静脉和头臂静脉，游离上腔静脉近心端缝合封闭，根据上腔静脉狭窄长度设计上腔静脉和右心房切口，将上腔静脉横断或做"T"形切口，右心耳做"U"形切口。

（1）切开右心耳后上翻，作为新建管道的后壁。

（2）将右心耳与上腔静脉远心端吻合，自体心包补片与腔静脉和右心耳吻合形成新建管道的前壁。

（3）上腔静脉-右心房管道建立后开放腔静脉，停体外循环。

本管道可随年龄增长而增粗，尤其适合儿童先天性狭窄者。

■ 注意事项

1. 上腔静脉阻塞后，胸部静脉扩张，压力高，侧支循环多，切口要注意止血。

2. 术中应尽可能保留已建立的侧支循环，但不可避免要结扎部分侧支血管，应监测上腔静脉压，及时利尿，必要时放部分血注入右心房，以免造成脑损害。

3. 侧支循环较差或术中上腔静脉压升高，手术又难以短时间完成时，应建立临时上腔静脉-右心房分流，必要时建立体外循环，防止脑损害或加重脑水肿。

4. 梗阻解除后应缓慢开放上腔静脉，以防心脏负荷过大而发生急性心功能不全。

■ 上腔静脉综合征的腔内治疗

治疗上腔静脉综合征伴有胸部恶性肿瘤的传统手段包括放疗、化疗或者放化疗结合。治疗效果取决于胸部恶性肿瘤的侵袭性，通常临床症状需要数月才能消失。虽然通过旁路手术重建上腔静脉和切除胸部恶性肿瘤是一种选择，但是这种方法需要行正中胸骨切开。在考虑进行外科治疗时，对其优点和手术死亡率必须进行仔细权衡，同时还要考虑恶性上腔静脉综合征患者的期望值。对于非恶性上腔静脉综合征患者而言，外科重建上腔静脉能够为今后建立透析通路或者安置起搏器提供静脉通道。

有明显症状的上腔静脉综合征患者或者内科治疗没有效果的患者，增加导管介入相关的治疗，如球囊血管成形术或者支架植入是保持上腔静脉通畅的必要手段。与放疗或者化疗治疗恶性上腔静脉综合征相比，血管内支架植入能够直接通畅血管，迅速地缓解临床症状。血管内支架植入曾成功应用于上腔静脉综合征肿瘤患者化疗前治疗。同样，血管内支架植入也可以用于非恶性上腔静脉综合征患者。对于因为血管内血栓形成而引起上腔静脉阻塞的患者，溶栓是一种有效的治疗手段。

大量文献报道显示，血管腔内治疗应该作为恶性和非恶性上腔静脉综合征患者的首选治疗方案。血管腔内治疗上腔静脉综合征的适应群体已涉及儿童和青少年。但是如果患者有溶栓治疗和抗凝治疗的禁忌证，则不能进行血管腔内治疗。不适合行血管腔内治疗或者治疗无效的患者应该评估是否可进行外科血管重建。

腔内介入技术

腔内介入治疗应该在介入室或者手术室内进行，并且需要血管造影技术或者C臂透视机的支持。经皮上腔静脉支架植入术通常选择股静脉作为通路，肱静脉、贵要静脉或者颈内静脉同样可以作为行支架植入术的通路进入中心静脉。当上腔静脉和头臂静脉闭塞时，双上肢的静脉通路可以选择肱静脉或者贵要静脉，因为这有利于中心静脉闭塞的导管插入。我们最近的研究报道显示，即便建立了股静脉通道，20%的患者还必须建立另外一条上肢静脉通路。通过这种双静脉通道的建立不仅能够进行顺行和逆行静脉造影术，还有利于开通损伤处的上腔静脉。

股静脉通路通常是通过9F鞘（Boston scientific Natick，MA）建立的，将一根260 cm长的导丝随着猪尾导管进入上腔静脉。通过股静脉通路行上腔静脉和头臂静脉造影显示上腔静脉损伤处。如果可能的话，亲水性的导丝可穿过上腔静脉损伤处。一旦亲水性的导丝成功插入静脉损伤处，亲水性的导丝将被Stiff amplatz丝（Boston scientific）或者Lunderquist丝（CookBloomington）代替以输送球囊或者支架。如果导丝无法穿过上腔静脉闭塞处或者重度损伤处，可以植入溶栓导管以"弹丸式"推送溶栓药物或者持续性地给予溶栓药物。

在行介入治疗之前，需要静脉内给予肝素达到全身抗凝状态。我们常规先进行上腔静脉球囊扩张术，这样能够增加管腔的通畅性以便下一步支架的放置。其他研究者也支持类似的操作方式。相反，有些研究者认为应避免这种操作以减少血栓形成的机会。单纯的球囊扩张治疗远期临床效果不佳，因为再狭窄发生率很高。就临床效果而言，支架植入术要优于球囊血管成形术。

球囊血管成形术扩张上腔静脉或者头臂静脉损伤处是通过一根10 mm×40 mm或者12 mm×40 mm的球囊扩张进行的。在球囊扩张上腔静脉损伤处之后，球囊扩张支架或者自膨式支架则应完全覆盖病变段静脉。覆膜支架很少用于治疗上腔静脉损伤。偶尔需要1个以上的支架用于治疗潜在的病变。自膨式支架或者覆膜支架释放后通常需要行支架术后球囊扩张。如果邻近狭窄处的上腔静脉段的直径大于16 mm，可以用12 mm或者14 mm直径的支架进行双侧头臂静脉"对吻"式支架植入。应用静脉造影证实治疗效果（图4-45），移除导管鞘管和导丝，压迫止血。

溶栓治疗

1974年第一例采用溶栓治疗因起搏器导致的SVCS获得成功，该方法是通过导管注入链激酶。这种治疗模式无论是否联合血管成形术或者支架植入，其有效性都得到了很好的验证。溶栓治疗能够使血凝块完全溶解或者部分疏通血栓，从而使导丝能够穿过血管受损处进行下一步血管内操

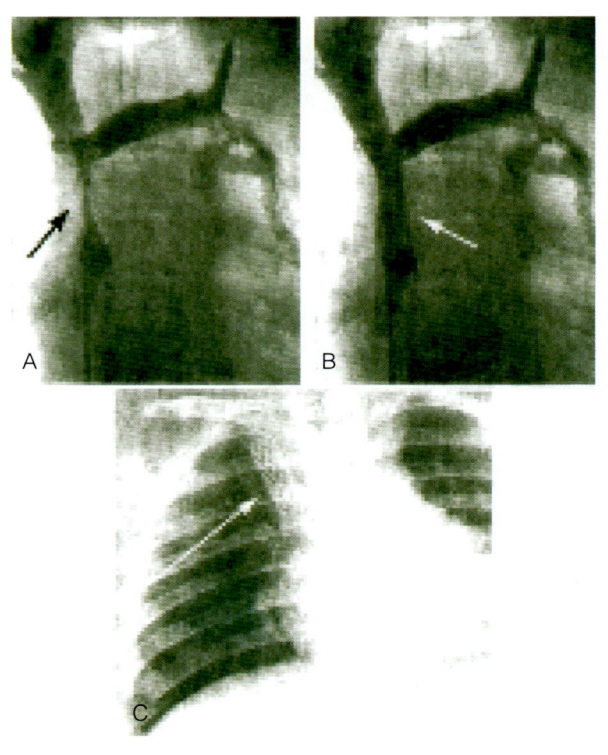

图4-45 有症状的SVCS患者的典型影像学表现
A.静脉造影显示SVC严重狭窄（箭头）；B.球囊扩张Palmaz支架植入后通畅的管腔（箭头）；C.胸部X线片显示Palmaz支架的位置（箭头）

作，比如球囊血管成形术或者支架植入术。一般而言，慢性静脉闭塞相对于慢性动脉闭塞，导丝更容易穿过。导管介入溶栓使用的溶栓药物剂量要小于系统性溶栓的剂量。出现临床症状后，早期使用溶栓治疗能够改善临床症状并增强血栓溶解。由于非恶性上腔静脉综合征患者存在亚急性或者慢加急性的血栓形成，因此溶栓治疗对其大部分有效。在恶性上腔静脉综合征患者中，血栓导致静脉闭塞的过程更加隐匿。当出现临床症状时，静脉侧支循环通常已经充分建立。

当血栓形成导致上腔静脉闭塞时，在腔内治疗之前，进行辅助性的溶栓治疗有助于溶解血栓和暴露血管受损部位。

过去，机械性血栓切除术是治疗血栓形成性静脉阻塞的有效方式。而现在，我们从过去报道的深静脉血栓介入治疗方式中改良出药物机械性血栓切除术。这种治疗方式首先通过注入溶栓药物发挥溶解血栓的作用，然后通过机械切除术去除血栓。由于联合了药物溶栓治疗和血栓切除术两者的优点，因此溶栓药物的剂量相应减少而血栓切除的效果可达到最佳。在我们的系列报道中，通过药物机械性取栓方式治疗上腔静脉和头臂静脉急性栓塞病例获得了良好的效果。

球囊血管成形术和支架植入术

球囊血管成形术后血管壁回缩是一种常见的现象，因此并不受上腔静脉综合征患者的青睐。总的来说，单纯球囊血管成形术对短节段性的静脉疾病有良好的治疗效果。然而，由于许多上腔静脉综合征患者存在更广泛的病变，患者常常需要接受其他优于球囊血管成形术的介入治疗。所以，球囊血管成形术从主要的介入治疗方式演变为支架植入术前的辅助治疗方式。在过去的二十多年里，腔内支架植入术被证明可有效治疗静脉流出道梗阻，在具有很高的治疗成功率的同时，保持了低并发症发生率和病死率。在良性和恶性上腔静脉综合征治疗中的应用效果足以证明经皮支架植入术治疗的有效性。该方式能够立即通畅血管，并迅速缓解症状，显示出惊人的临床效果。

上腔静脉支架植入的治疗目的类似于开放性外科手术，可重塑血管通畅性和缓解阻塞症状。对单纯球囊血管成形术，选择球囊扩张式支架、自膨式支架或覆膜支架是由静脉的损伤形式、狭窄的长度、上腔静脉损伤处的侧支循环决定的。在多种治疗方式中，腔内支架植入是最常用的腔内治疗手段。尽管经皮腔内支架植入治疗动脉内损伤的有效性已得到很好的证实，但是与之相比，治疗静脉病变的相关证据较少，尤其是腔静脉阻塞方面。从第一例支架植入治疗上腔静脉综合征开始，已有多种金属支架应用于上腔静脉综合征的姑息治疗。

（舒　畅　邬光敏）

参考文献

1. 舒畅, 王暾, 黎明, 等. "烟囱"技术在治疗累及主动脉弓分支动脉的Stanford B型主动脉夹层中的应用. 中华医学杂志, 2012, 92(47): 3320-3323.
2. Wang T, Shu C, Li M, et al. Thoracic Endovascular Aortic Repair With Single/Double Chimney Technique for Aortic Arch Pathologies. J Endovasc Ther. 2017, 24(3): 383-393.
3. 舒畅, 王暾. 并行支架在胸主动脉腔内修复术中技巧与注意要点. 中华血管外科杂志, 2017, 2( ): 8-10.
4. Freeman LA, Young PM, Foley TA, et al. CT and MRI assessment of the aortic root and ascending aorta. AJR Am J Roentgenol. 2013, 200(6): 581-592.
5. Wang T, Shu C, Li QM, et al. First experience with the double chimney technique in the treatment of aortic arch diseases. J Vasc Surg. 2017, 66(4) 1018-1027.

6. Clerici G, Giulietti E, Babucci G, et al. Bovine aortic arch: clinical significance and hemodynamic evaluation. J Matern Fetal Neonatal Med, 2018, 31(18): 2381-2387.

7. Yang C, Shu C, Li M, et al. Aberrant subclavian artery pathologies and Kommerell's diverticulum: a review and analysis of published endovascular/hybrid treatment options. J Endovasc Ther, 2012, 19(3): 373-382.

8. 彭裕文. 局部解剖学. 8版. 人民卫生出版社, 2013.

9. 汪忠镐. 聚焦腔静脉疾病. 首都医科大学学报, 2015, 36(1): 12-17.

10. Gwon DI, Ko GY, Kim JH, et al. Malignant superior vena cava syndrome: a comparative cohort study of treatment with covered stents versus uncovered stents. Radiology. 2013, 266(3): 979-987.

下腔静脉手术解剖学

下腔静脉的临床解剖

下腔静脉梗阻指各种原因引起的下腔静脉阻塞或狭窄。由于下腔静脉受邻近病变侵犯、压迫或腔内病变、血栓形成等原因引起的下腔静脉部分或完全性阻塞，下腔静脉血液因回流障碍而出现的一系列临床综合征，称为下腔静脉梗阻综合征（inferior vena caval obstruction syndrome）。

随阻塞部位不同，临床表现也不同。肝静脉流出道以下的下腔静脉梗阻多由髂-股静脉内血栓蔓延而来，可按下肢深静脉血栓的处理原则处理。其他原因造成的梗阻，如血管原发肿瘤（如下腔静脉平滑肌瘤）或下腔静脉外部因素造成的梗阻，如腹腔或腹膜后组织的炎症，以及腹膜后肿瘤侵犯、压迫，产后、手术外伤、下腔静脉本身的炎症等因素造成的梗阻，按腹部外科或泌尿外科原则，对症治疗的同时积极处理原发病。此部分内容属于普通外科和泌尿外科范畴，本章不做叙述。

肝静脉流出道的梗阻，称为Budd-Chiari综合征（布-加综合征）。泛指由于先天性或获得性肝静脉、下腔静脉狭窄或阻塞引起的肝静脉高压症候群。布-加综合征是引起门脉高压的少见病因之一。它引起肝静脉流出道血栓性或非血栓性堵塞，本章将着重介绍。

■ 下腔静脉的走行及毗邻

下腔静脉由左、右髂总静脉在第4~5腰椎之间的平面汇合而成。沿腹主动脉右侧、脊柱前方上行。其前方自下而上依次有右髂总动脉始段、肠系膜根部、右睾丸（或右卵巢）血管、十二指肠横部、肠系膜上血管、胰头、十二指肠上部和网膜孔，再上行经肝脏下腔静脉沟或肝后隧道及膈肌中央腱，经下腔静脉孔入胸腔，向前内穿心包纤维层至浆膜心包后方，从右心房后下方进入右心房，其内行程为1.0~1.5 cm。在胎儿期，下腔静脉入口的左前方有半月形下腔静脉，引导下腔静脉内血液流经卵圆孔，入左心房，出生后卵圆孔闭锁，下腔静脉瓣不再发育，残存痕迹。正常下腔静脉全程腔内无静脉瓣（图5-1~3）。

■ 下腔静脉的引流及属支

1. 下腔静脉引流　接受膈以下腹部、盆部及双下肢全部深静脉血回流。其源流如下。

（1）髂外静脉：是股静脉的直接延续，收集下肢静脉血。髂外静脉通常无静脉瓣，偶含单瓣。

（2）髂内静脉：由收集盆腔壁及盆腔脏器诸静脉汇集于坐骨大孔上缘处形成，位于盆腔侧壁，上行短距离，在骶髂关节前方与髂外静脉汇合成髂总静脉。主要收集臀部、会阴部、股内侧上部、盆腔壁和盆腔内脏静脉血回流。

（3）髂总静脉：左、右髂总静脉始于骶髂关节前方，在第5腰椎椎体偏右汇合为下腔静脉，

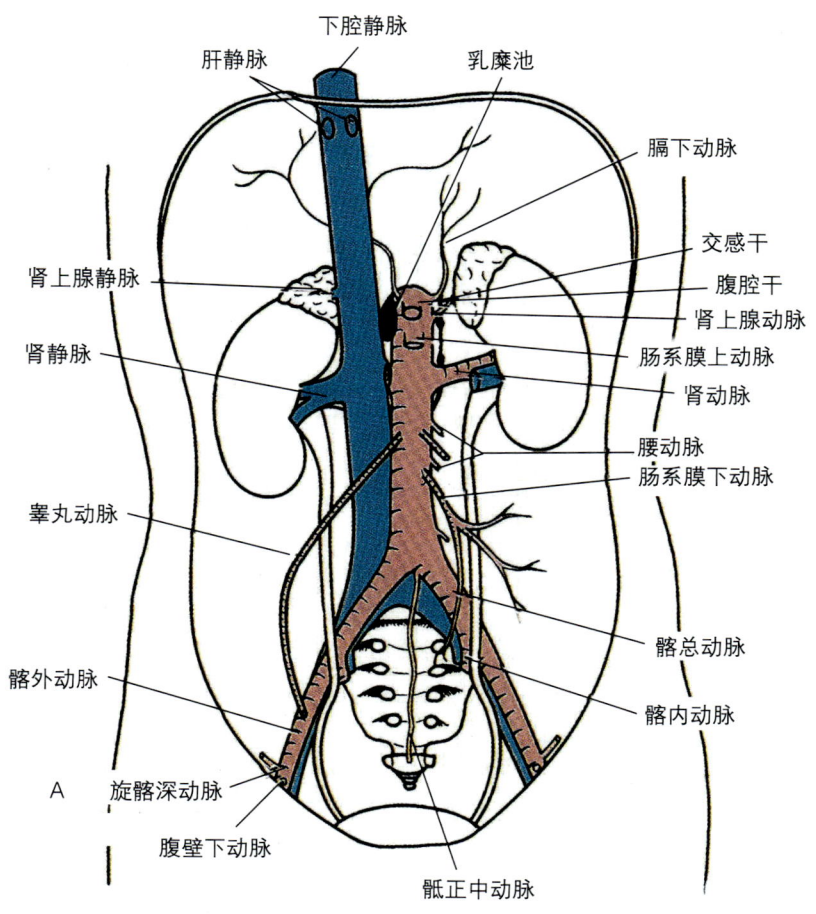
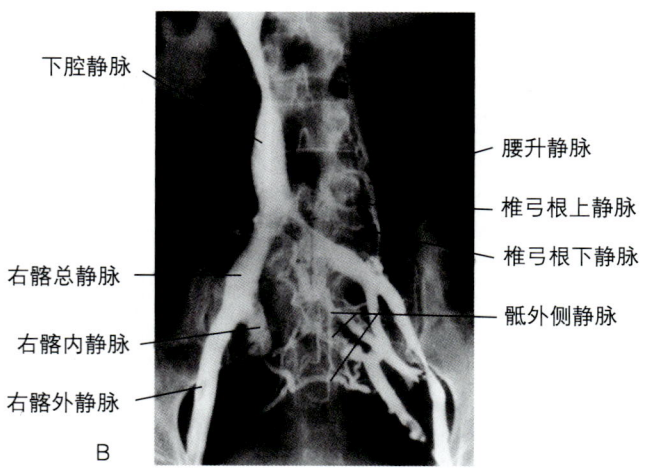

图5-1 下腔静脉
A.走行；B.影像

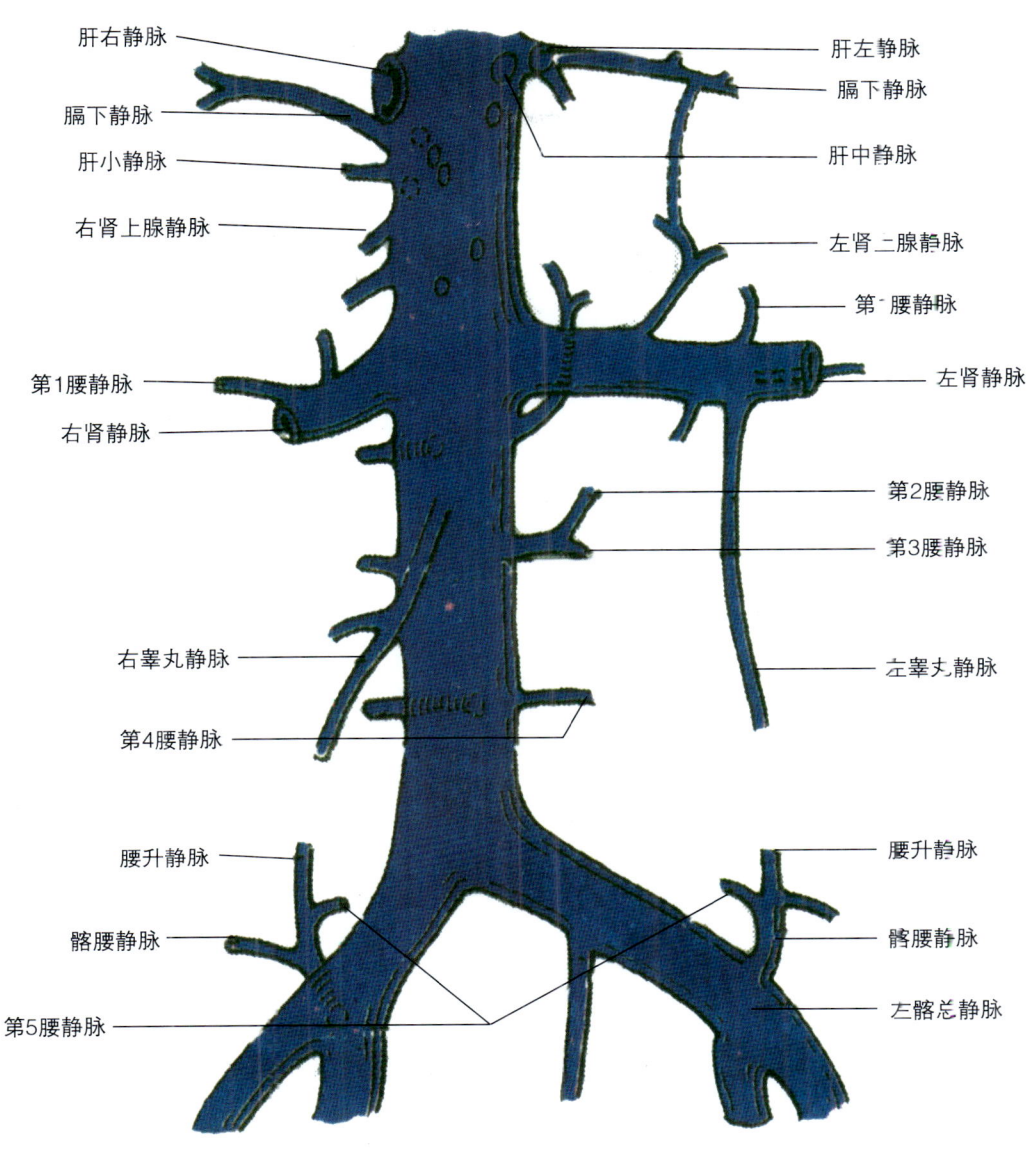

图5-2 下腔静脉及其属支

故左髂总静脉比右髂总静脉略长。两髂总静脉内均无静脉瓣。位于骶骨前方的骶中静脉常注入左髂总静脉，有时汇入下腔静脉始部。

2. 下腔静脉的属支 可分壁支和脏支。

（1）壁支：有4支腰静脉、膈下静脉（左膈下静脉还有属支注入左肾静脉）。

（2）脏支：右肾静脉长2.5 cm，经十二指肠降部后方，稍低于左肾静脉平面，注入下腔静脉。左肾静脉较右肾静脉长3倍，经胰体、腹主动脉后方向右侧行，于第1腰椎椎体下缘平面汇入下腔静脉，沿途接受左睾丸静脉及左肾上腺静脉汇入。

睾丸静脉源于精索内蔓状静脉丛，在腹内沿睾丸动脉两侧上行，再2支汇合为1支。右侧睾丸静脉在右肾静脉下方注入下腔静脉。左侧睾丸静脉注入左肾静脉。睾丸静脉内含静脉瓣，收集睾丸和附睾的回流血。

肝静脉窦内血液经肝叶内静脉、叶间静脉

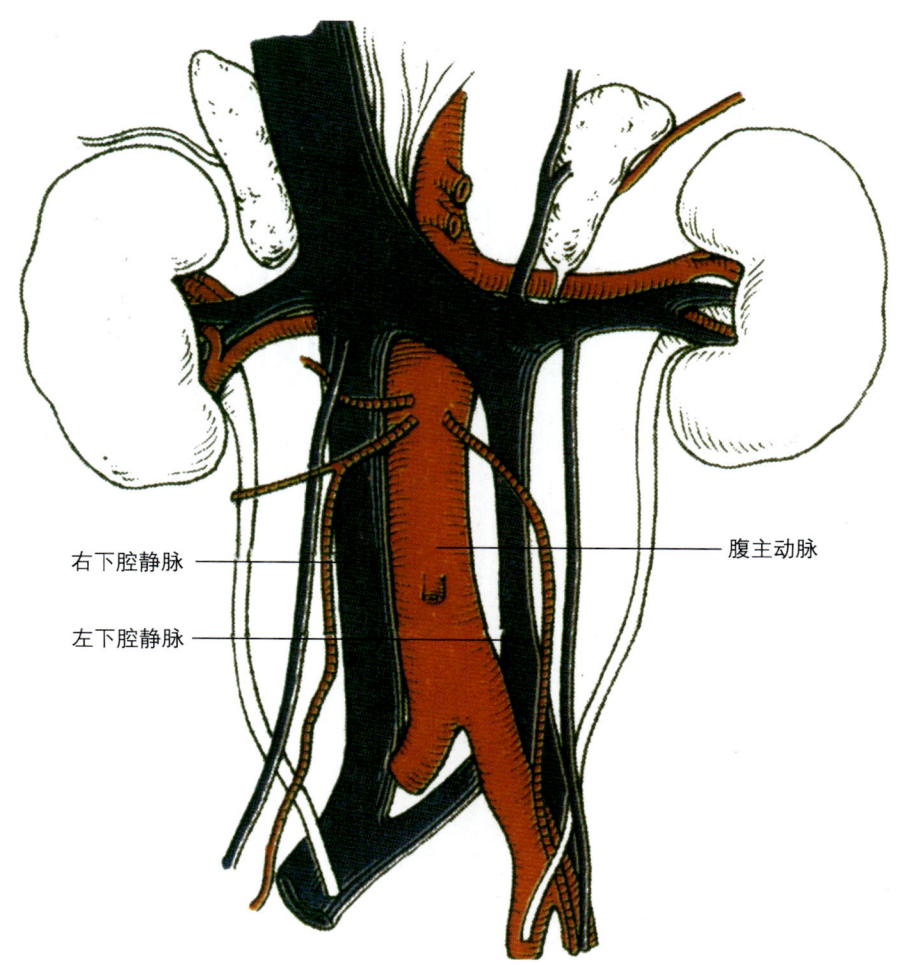

图5-3 双下腔静脉

汇入肝静脉。肝内静脉分上、下两组。上组肝静脉收集肝脏大部分静脉血，组成左、中、右肝静脉。肝左静脉收集肝左外叶静脉血，肝右静脉收集肝右后叶和右前叶上部的静脉血，肝中静脉收集肝内叶和右前叶下部的静脉血。3支肝静脉形成后，经第2肝门立即注入肝后下腔静脉沟内的下腔静脉。下组肝静脉为来自肝右叶和尾叶的数小分支或较大的副肝静脉，收集肝右叶中下部静脉血，经第3肝门注入下腔静脉。

下腔静脉的侧支循环及分段

解剖上将下腔静脉分为3段：下段，肾静脉汇入处以下部分；中段（肾静脉回流部），介于肾静脉与肝静脉汇入处之间的部分；上段（肝静脉回流部），肝静脉汇入处以上部分

下腔静脉有丰富的侧支循环。上、下腔静脉之间，以及下腔静脉与门静脉之间都存在广泛的吻合静脉。因阻塞部位、程度及侧支循环的状况不同，临床表现差异较大（图5-4）。可分4组。

1. 下腔静脉与上腔静脉之间的浅层和深层两组交通支。
2. 下腔静脉与门静脉之间的交通支。
3. 上腔静脉与门静脉之间的交通支。
4. 下腔静脉主干3段之间的交通支。

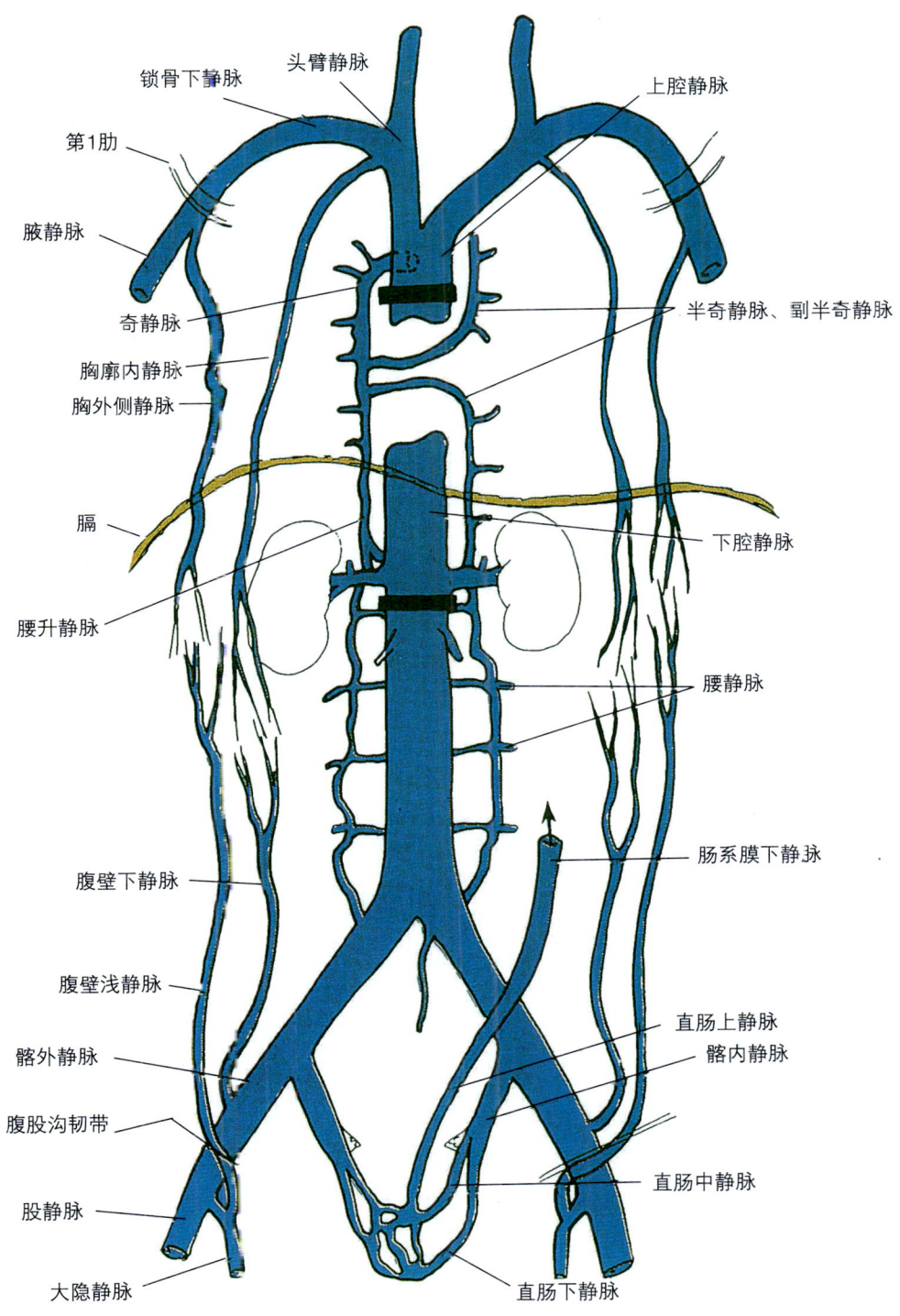

图5-4 上、下腔静脉间的交通

下腔静脉阻塞时的回流

下腔静脉阻塞时，其血流可通过下列途径流入阻塞近侧的静脉。

1. 起源于股总、髂外和髂总静脉的腹壁浅、旋髂深和髂腰静脉，向腰静脉浅深分支和肋间静脉回流。

2. 起源于髂总静脉的腰升静脉或会同髂腰静脉，向腰静脉或下面几对肋间静脉回流。左腰升静脉与左肾静脉衔接汇入半奇静脉；右腰升静脉在肾静脉以下汇入下腔静脉，亦通过节段静脉汇入奇静脉。下腔静脉阻塞时，左、右腰升静脉都是主要侧支，可以扩张得很粗。

3. 生殖静脉（包括妇女的阴道、子宫和卵巢静脉或男子的睾丸静脉）汇入肾静脉。卵巢静脉或睾丸静脉起源于骨盆的小静脉丛，都可以处于明显的扩张状态，即使下腔静脉结扎术后，栓子仍可通过卵巢静脉而流入近侧。

4. 其他次要的侧支如椎静脉等，可在下腔静脉阻塞早期、急性期发挥分流作用。

（张小明　邬光敏）

布-加综合征的手术和腔内治疗

1845年和1899年，Budd和Chiari分别描述了由肝静脉和（或）其开口以上段下腔静脉阻塞性病变引起的一种肝后性门脉高压症，故称Budd-Chiari综合征。在西方国家，布-加综合征多因血液的高凝状态导致肝静脉血栓形成而致，常不涉及下腔静脉；亦可由明显增大的肝脏压迫下腔静脉而继发下腔静脉高压。而在东方国家，如我国、印度、日本和韩国，则以下腔静脉病变或发育异常多见。在胚胎发育过程中，下腔静脉上段由心、肝、肾诸段相连接和再通而成。若发育到一定阶段而停止，即可导致下腔静脉发育异常，多为隔膜型。可为蹼状、筛状或膜状。部分患者为肝静脉内血栓形成，血栓也可延伸至肝后下腔静脉。真性红细胞增多症、阵发性夜间血红蛋白尿、口服避孕药、白塞综合征、非特异性血管炎症、血液高凝状态等引起的下腔静脉血栓形成，以及腔外压迫如肿瘤、肥大的肝尾叶或妊娠等均可导致本病的发生。

布-加综合征的手术治疗方式较多（表5-1），根据不同的分型和病变程度可以选择的术式繁多。1958年，Umeda首先以大网膜胸骨后固定治疗因下腔静脉阻塞引起的布-加综合征。1962年，Erlik以门腔侧侧吻合治疗由肝静脉血栓形成所致的病变。1962年，Kimura以经心房手指破膜术治疗隔膜型布-加综合征。1968年，Akita以肝肺或脾肺固定术治疗本病。此后，汪忠镐在国际上最先开展了肠房转流、腔房转流和肠腔房转流根治术等手术解决布-加综合征所带来的多方面的临床症状。通过外科医师不断的探索以及影像诊断技术的提高和介入技术的发展，布-加综合征的治疗效果逐渐提高，本节将就目前常用和效果较好的术式进行解剖学方面的描述。

表5-1　布-加综合征的手术治疗方式

手术类别	手术方式
姑息性手术	脾-大网膜-肺固定术 脾胸内固定术 Kimura术 腔内球囊扩张术 常温，直视下隔膜切除术

续表

手术类别	手术方式
下腔静脉、肝静脉血流再通术	下腔静脉旁路术 常温、直视下病变切除及血管成形术 下腔静脉-右心房旁路术
门静脉系与右心房转流术	肠系膜上静脉-右心房旁路术 脾静脉-右心房旁路术 门静脉-右心房旁路术
门静脉系与腔静脉分流术	肠系膜上静脉-下腔静脉C形旁路术 脾静脉-肾静脉分流术
联合旁路术	门静脉-下腔静脉分流术 下腔静脉-肠系膜上静脉-右心房旁路术 脾-颈内静脉旁路术
其他	肝移植

■ 各种手术的解剖要点

包括微创血管腔内治疗和传统手术治疗。目前血管腔内治疗已成为治疗局限性或早期病变的主流。手术治疗的最终目的是实现肝静脉的向心性血流，应同时缓解门静脉和下腔静脉高压，当不能兼顾两者时，则首先治疗针对威胁生命的门静脉高压及由其引起的并发症。

手术方法大致分为6类：根治性矫治术、间接减压术、断流术（包括经食管镜硬化剂治疗食管静脉曲张及出血）、各类促进侧支循环形成的手术、直接减压术[各型肠系膜上静脉和（或）下腔静脉与右心房或颈内、头臂静脉间的转流术]、肝移植术。

脾肺固定术

1. 经第7肋间进胸。可根据需要切除1根肋骨。
2. 由膈中心腱向周围放射状切开膈肌，使之成为直径10 cm的圆窗。
3. 大网膜分为左右两叶，将胃向头侧牵拉，在胰腺体尾部的上缘游离双重结扎脾动脉，游离结扎冠状静脉，向后上方分离食管下端和贲门部，辨认和结扎高位食管支（图5-5）。

4. 将大网膜拉入胸腔，在脾上极及膈肌圆窗之间进行褥式缝合（图5-6）。
5. 在脾上极做邮票状切开，并一一撕去，裸露脾上极实质。将已磨毛躁的肺底与脾实质进行缝合（图5-7）。

体外循环下根治术

该术式是近年来对于以前布-加综合征直视下隔膜切除术的改良，通过利用体外循环机回收根治术下腔静脉出血后向右心房回输，可以从容地在几乎无血的状态下将下腔静脉和肝静脉内的病变彻底清除。解剖要点如下。

1. 经第7肋间进胸，切断下肺韧带，将右肺推开。切开皮肤皮下和肌肉后剪断肋骨，推开右肺，辨认膈神经。
2. 找到膈神经，沿膈神经走行在其左侧纵行切开心包，拉开膈神经后，沿其走行切开心包。
3. 打开心包后辨认下腔静脉，并将其游离，绕阻断带。
4. 向下继续游离下腔静脉并打开膈肌，显露肝裸区的下腔静脉肝后段。在膈肌平面以下通常可以触及增厚发硬的水平或者斜行的病变部位。将肝脏向远端拉开，以便更好地显露下腔静脉

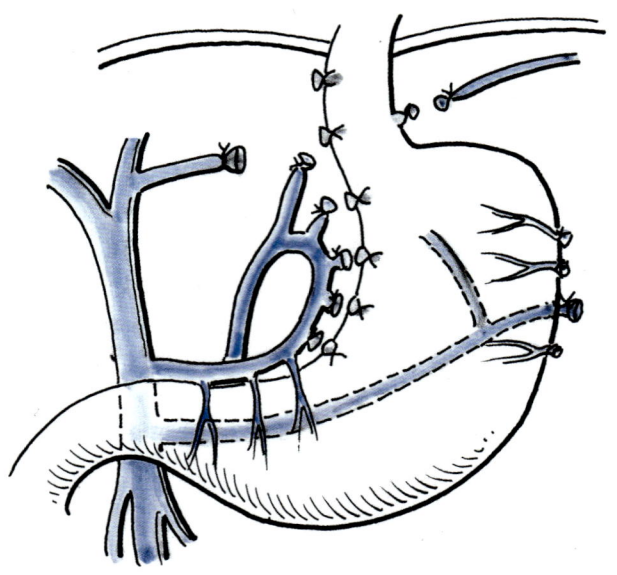

图5-5　结扎胃底静脉和高位食管支

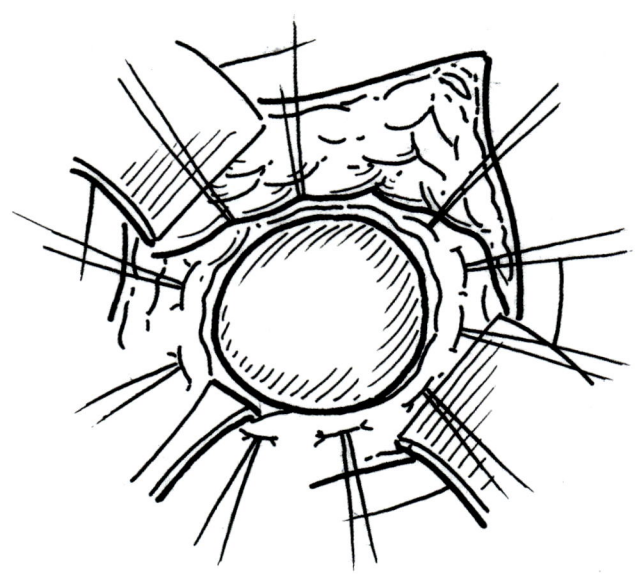

图5-6　将大网膜缝在开天窗的膈肌上

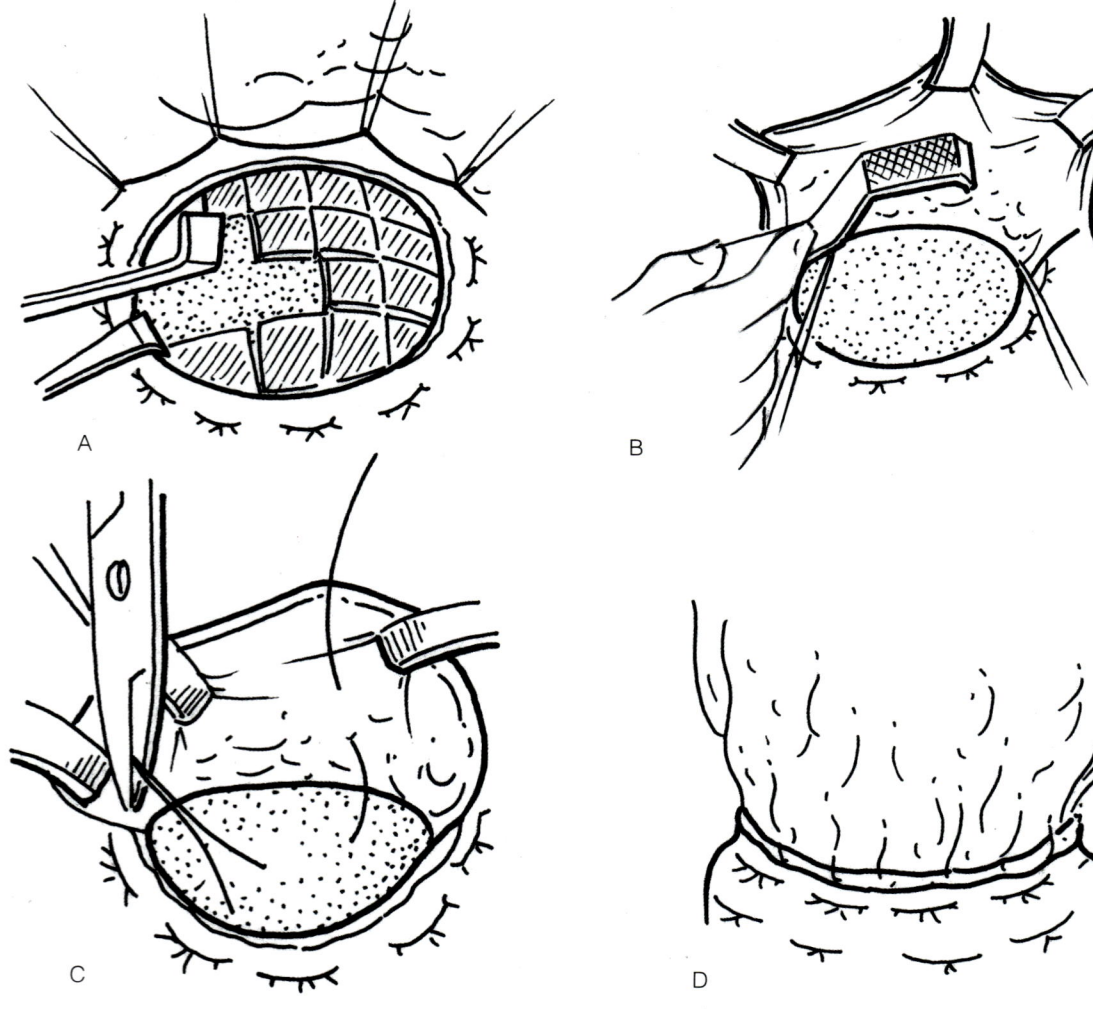

图5-7　脾肺固定术

A.在脾上极做邮票状切开；B.裸露脾上极；C.将肺底与脾缝合；D.缝合后

（图5-8）。

5. 向右心房内置管，并将其固定好（图5-9，10）。

6. 直视下切开病变段下腔静脉，用左右心抽吸器吸净术野出血，并可用Foley导尿管插向下腔静脉远端和肝静脉主干内，充起气囊帮助止血。探查病变段的下腔静脉和肝静脉。通常可以将隔膜和其远端血栓在直视下彻底切除。当肝静脉取通后会有大量的血液涌出下腔静脉切口，肝脏会随之变得较之前柔软（图5-11，12）。

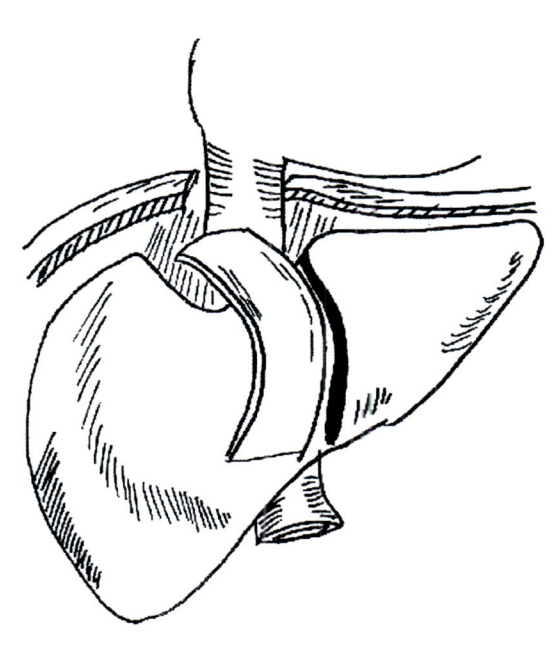

图5-8　显露肝后下腔静脉

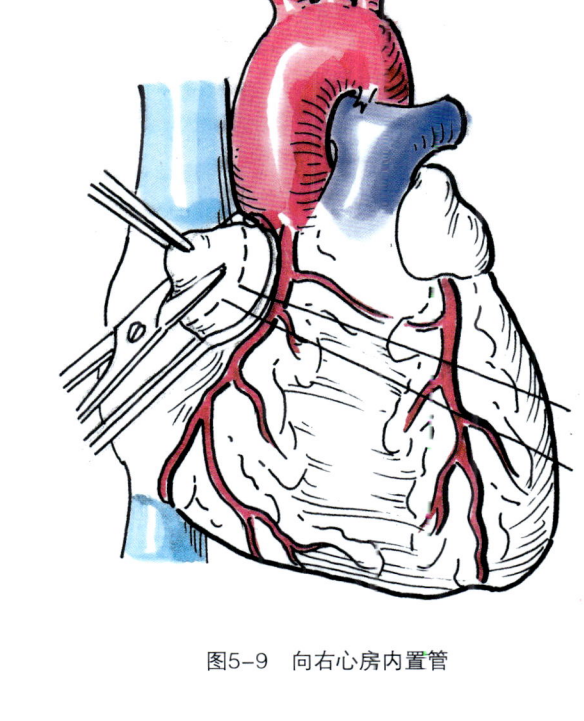

图5-9　向右心房内置管

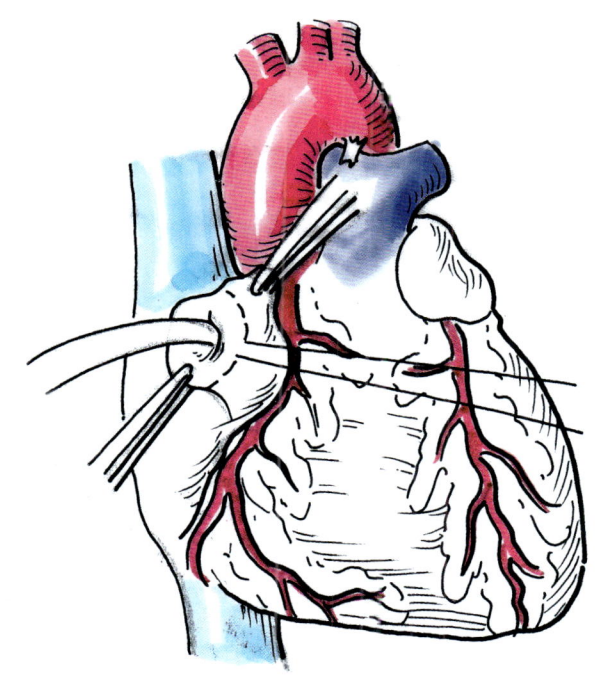

图5-10　固定置管

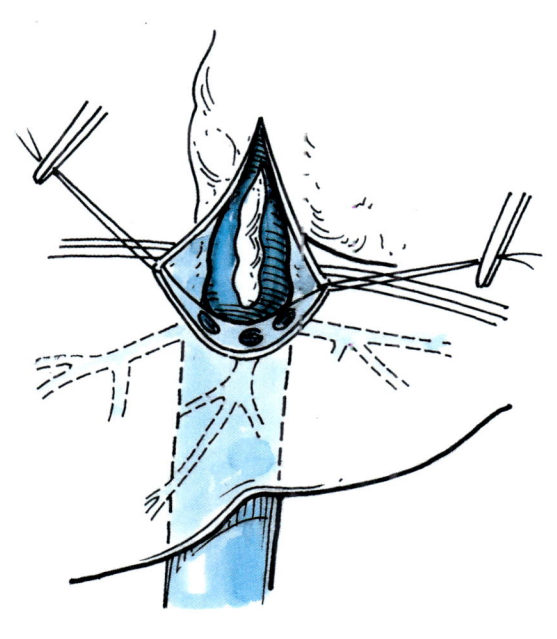

图5-11　切开病变段下腔静脉

7. 在Foley导尿管持续充气情况下缝合下腔静脉切口，为避免狭窄还可以进行补片。缝至最后，抽空球囊，拔除导尿管（图5-13）。

肠系膜上静脉-右心房转流术

1. 采用上腹部正中切口进腹，在横结肠上缘切断胃结肠韧带。

2. 进入网膜囊，将胃向头侧牵拉，暴露胰腺，在其上缘可以游离出脾动脉和冠状静脉，将其结扎。

3. 分离肠系膜上静脉主干（图5-14）。将其分离约5 cm。向上游离至胰颈下缘。肠系膜上静脉外科干为回结肠静脉与Henle干（右结肠静脉与胃网膜右静脉的汇合干）之间的一段静脉，长

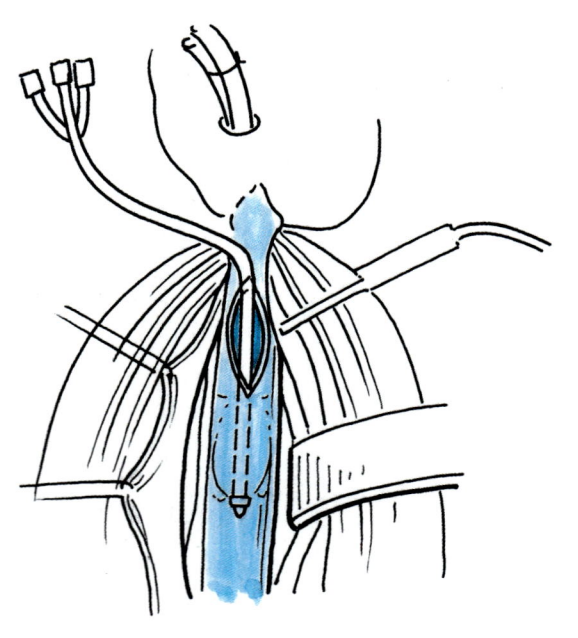

图5-12 插入Foley导尿管，充起气囊帮助止血

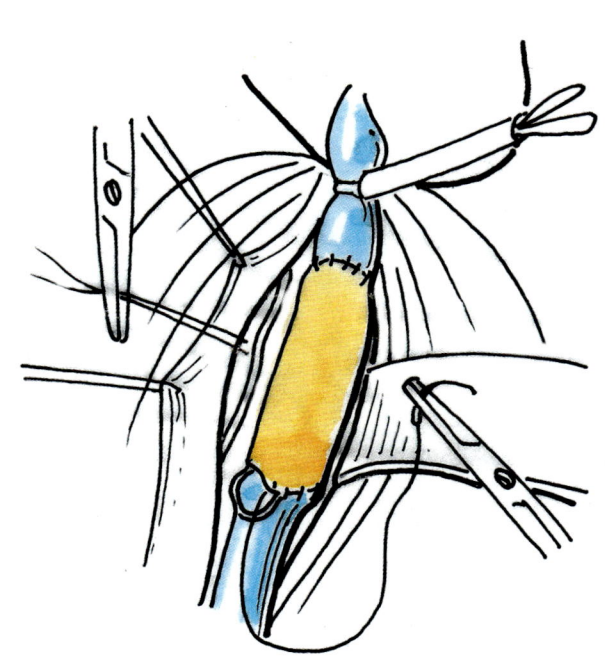

图5-13 下腔静脉补片

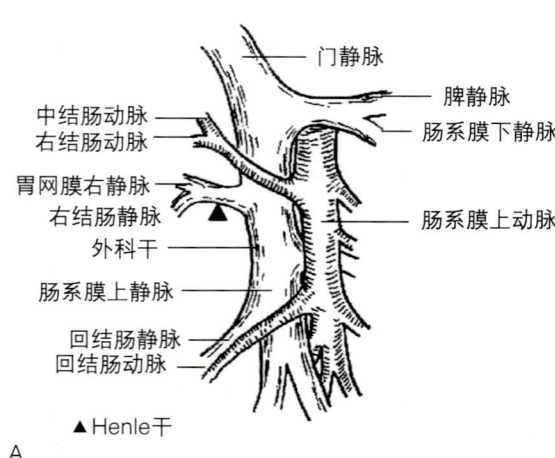

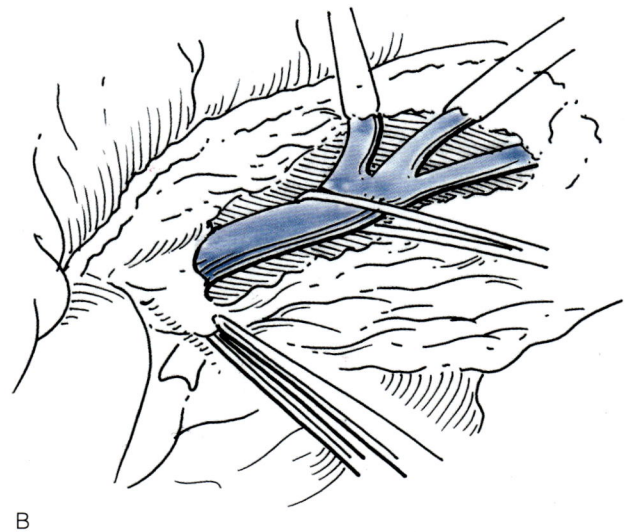

图5-14 肠系膜上静脉
A.外科干的位置；B.分离肠系膜上静脉主干

2~3 cm。在外科干处分离好后准备吻合。要注意勿伤及中结肠动脉。

4. 经右侧第4肋间或胸部正中切口进胸，沿右膈神经切开心包，显露右心房。

5. 测量右心房到肠系膜上静脉之间的距离，选用ePTFE带支撑环的人工血管，在腹腔侧与肠系膜上静脉前壁吻合（图5-15）。然后将其另一端从结肠后、胃和肝脏之前引入胸腔或者纵隔，再完成其与右心房的吻合（图5-16），完成右心房与肠系膜上静脉之间的吻合（图5-17）。

下腔静脉-右心房转流术

1. 采用腹正中切口，由剑突下至耻骨上膀胱腹膜反折处。

2. 提起横结肠，自小肠系膜右侧和十二指肠水平部下方切开后腹膜（图5-18）或经升结肠外侧做切口，将升结肠和输尿管推向左侧。在腹膜后显露下腔静脉前壁长达4~6 cm。

3. 取右侧胸腔第4肋间开胸，同肠房转流术暴露右心房。在右侧膈肌顶前内侧打孔，大小以

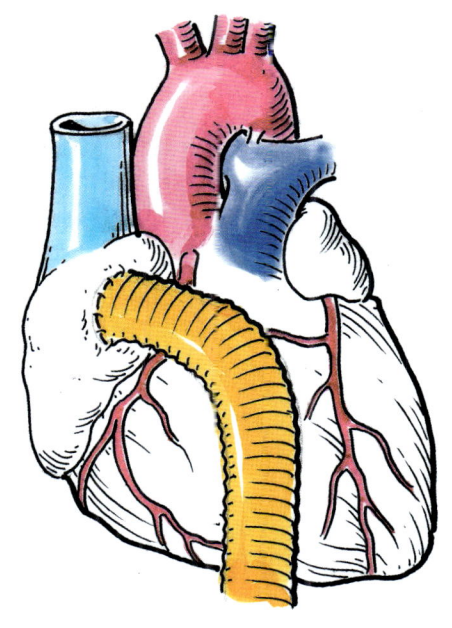

图5-16　将人工血管与右心房吻合

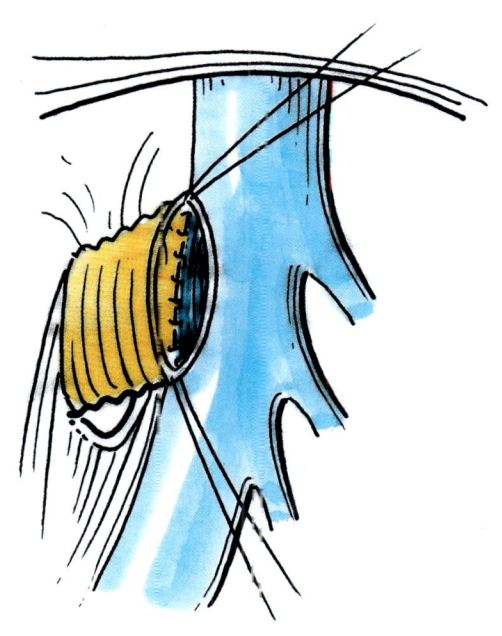

图5-15　右心房与肠系膜上静脉前壁吻合

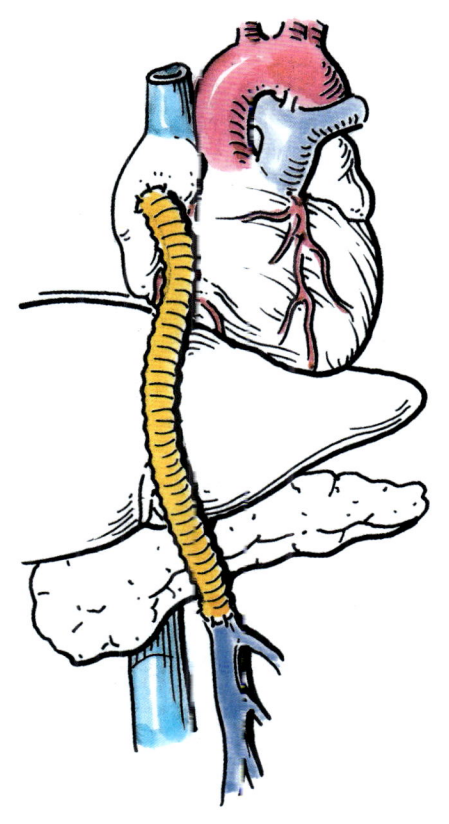

图5-17　完成右心房与肠系膜上静脉之间吻合

能通过人工血管为宜。

4. 同肠房转流术,将人工血管与右心房吻合,另一端与已游离备好的下腔静脉吻合(图5-19)。

下腔静脉-肠系膜上静脉-右心房联合转流术

基本解剖要点与肠-房和腔-房转流相同,可使用已缝制好的分叉型人工血管,头端与右心房吻合,远端分别与已分离好的下腔静脉和肠系膜上静脉吻合(图5-20)。

肠系膜上静脉-下腔静脉分流术

1. 取腹部正中切口,约为剑突至耻骨联合切口的2/3长度。

2. 提起横结肠,显露系膜根部,切开此处腹膜,显露肠系膜上静脉(图5-21),游离足够长的肠系膜上静脉,并将结肠中静脉与回结肠静脉等属支结扎。

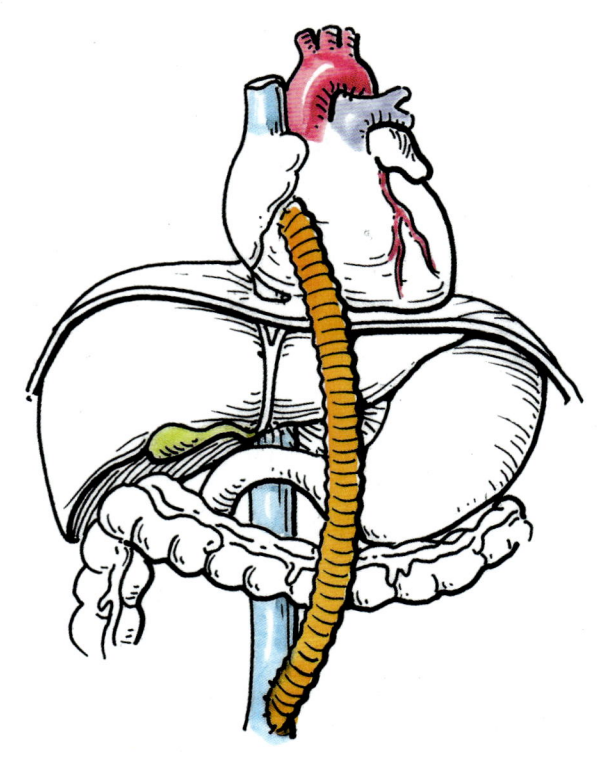

图5-19 下腔静脉-右心房转流术

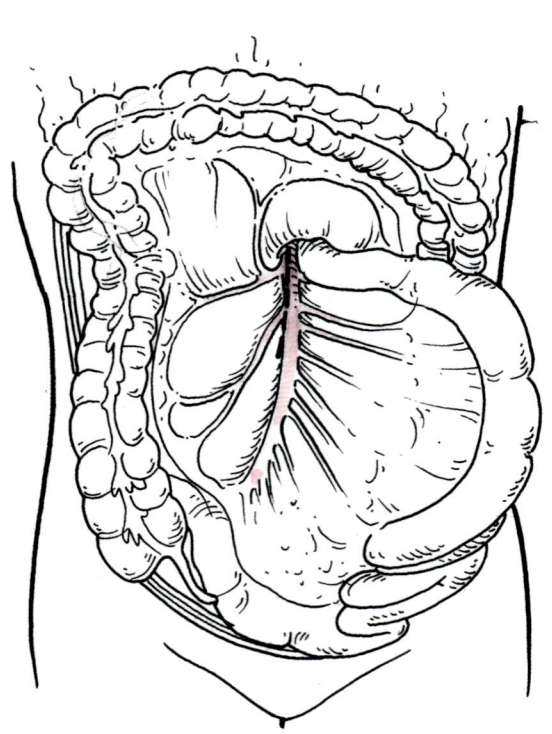

图5-18 于小肠系膜右侧切开后腹膜

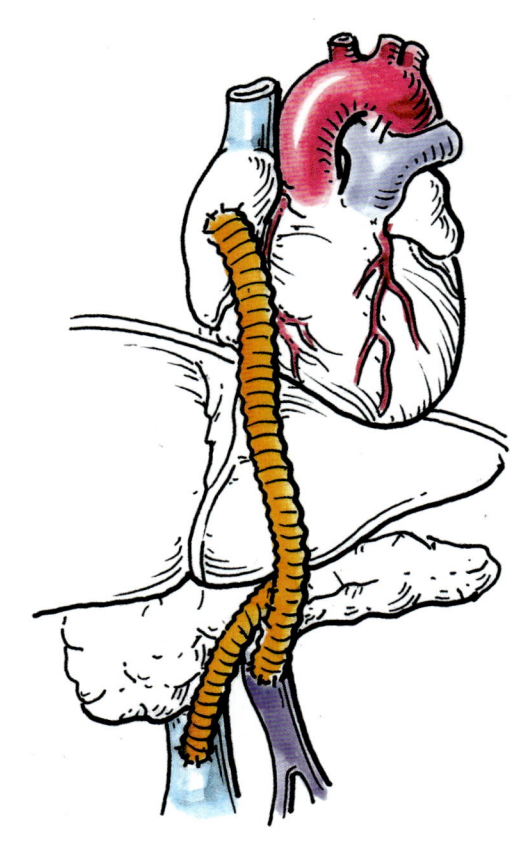

图5-20 下腔静脉-肠系膜上静脉-右心房联合转流术

3. 在肾静脉和髂静脉之间解剖下腔静脉。解剖下腔静脉时要切开十二指肠和腔静脉之间组织（图5-22）。松解下腔静脉后在两把置于左右髂总静脉汇合处的Satinsky钳之间切开下腔静脉。

4. 将下腔静脉断端与肠系膜上静脉吻合（图5-23）。

5. 另一种方法为在游离的下腔静脉和肠系膜上静脉之间通过一段人工血管分别与它们行端侧吻合（图5-24）。

肠系膜上静脉-颈静脉转流术（或脾静脉-颈静脉转流术）

1. 取腹部正中切口，同以上各法分离出肠系膜上静脉。

2. 取右侧颈部胸锁乳突肌前或低横切口分离颈内静脉。颈内静脉在颈部血管鞘内下降，至锁骨胸骨端的后方与锁骨下静脉汇合成头臂静脉。

3. 将人工血管与肠系膜上静脉进行吻合后，另一端在腹部经肝前结肠后、肝胃前，穿过胸骨后隧道，在颈部与颈内静脉施端侧吻合（图5-25）。

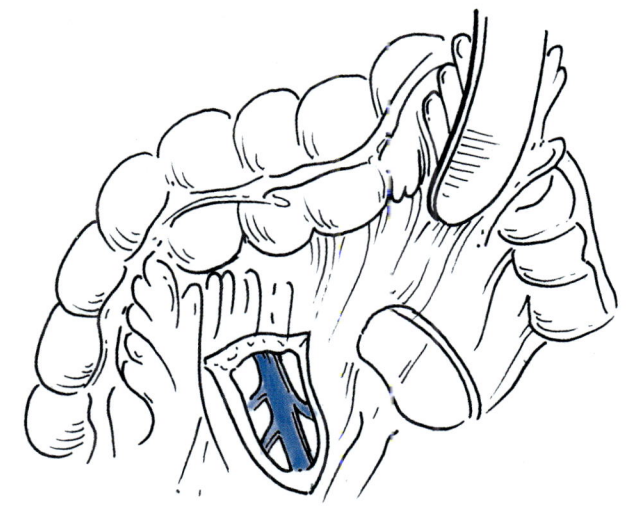

图5-21 显露肠系膜上静脉

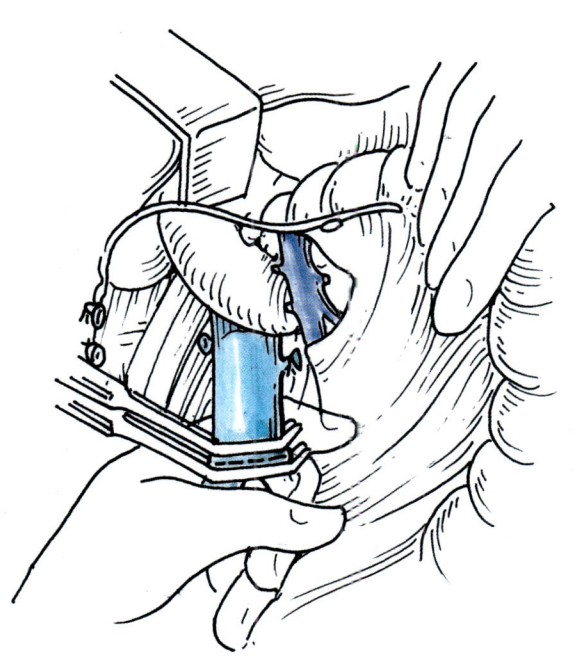

图5-22 解剖下腔静脉

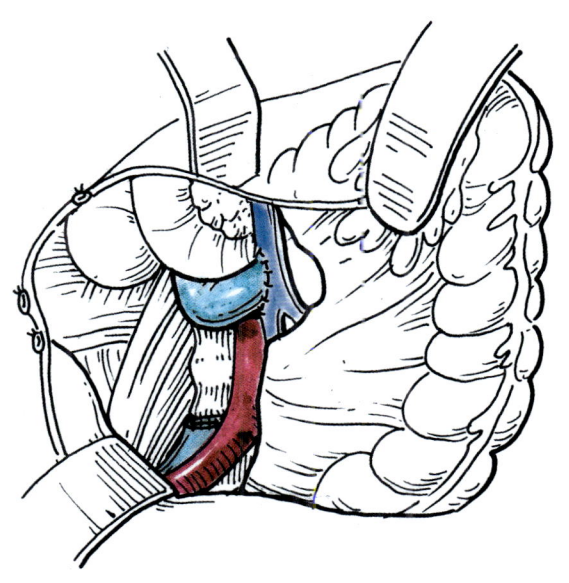

图5-23 将下腔静脉断端与肠系膜上静脉吻合

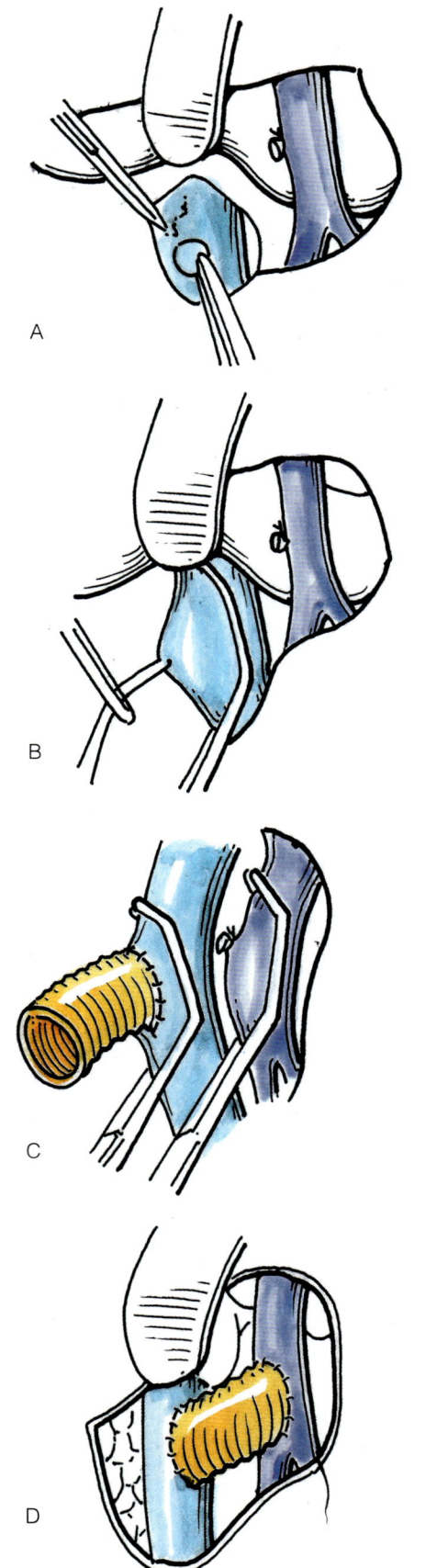

图5-24 下腔静脉与肠系膜上静脉通过人工血管行端侧吻合

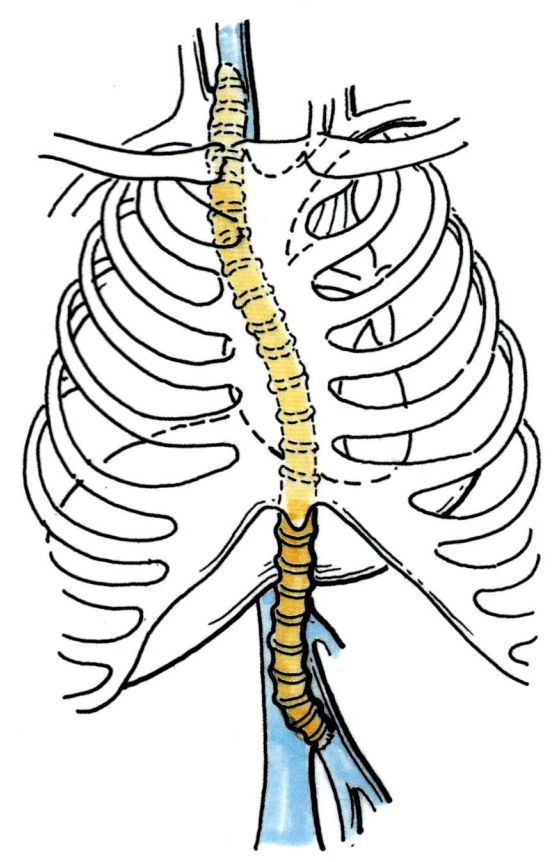

图5-25 肠系膜上静脉-颈静脉转流术

布-加综合征的腔内治疗

经皮下腔静脉成形与支架植入术

1. 适应证　局限性下腔静脉狭窄，肝静脉通畅者。下腔静脉阻塞性病变，肝静脉开口阻塞，应与患者交代很可能要做二期腔房转流术，如此可避免开胸。选择性的下腔静脉中段以至长段狭窄病例，术前应说明不成功的可能性较大。

2. 禁忌证　病变远侧继发新鲜血栓者，忌立即行直接破膜扩张。长段下腔静脉阻塞和涉及双髂静脉阻塞者不可植入支架。

3. 操作步骤　患者仰卧于X线机操作台上或以超声替代X线监测。采用Seldinger法在腹股沟韧带下方股动脉搏动内侧穿刺股静脉。植入血管鞘，导丝引导下插入猪尾导管，进行下腔静脉造影和测压。如发现为完全性阻塞，需正、侧位同时观察。使用带金属芯的球囊扩张导管将其穿破，如果球囊导管穿不破，可用硬质导管或房间隔穿刺针（此针较锐利，能穿破任何软组织，须谨慎使用），亦可以质硬而头端圆钝的下腔静脉破膜器或激光纤维进行穿破。如为狭窄性病变，则可直接施行扩张。将球囊导管（20~30 mm）的球囊段置于病变部，以压力控制器在4个大气压下，缓缓充起球囊。两端先被扩大，维持扩张约半分钟，反复数次。扩张效果欠理想者，可植入金属裸支架（图5-26）。待造影证实扩张效果稳定，测下腔静脉压力明显下降和复查造影后，可撤出导管，腹股沟区加压包扎。

经皮肝静脉穿刺、扩张与支架术

除入径（右第10、第11肋间，透视下明确在膈下）与前法不同、所用装置较小外，余者与前法相似。观察有无出血。

颈静脉肝内门静脉分流术

颈静脉入路行肝内门体分流，一定能有效地降低肝门静脉压力，缓解肝门静脉高压，但是TIPSS术后再阻塞率较高，明显限制了该技术的发展（图5-27）。对于重症不适于手术治疗的布-加综合征患者，仍不失为一种较好的抢救性治疗手段。待病情稳定后再采用有效术式。但本病多数患者的肝静脉以上的下腔静脉已阻塞而使此法无用武之地。

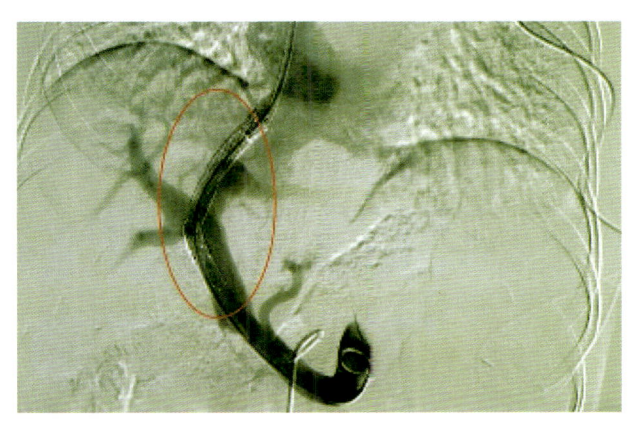

图5-27　颈静脉肝内门静脉分流术

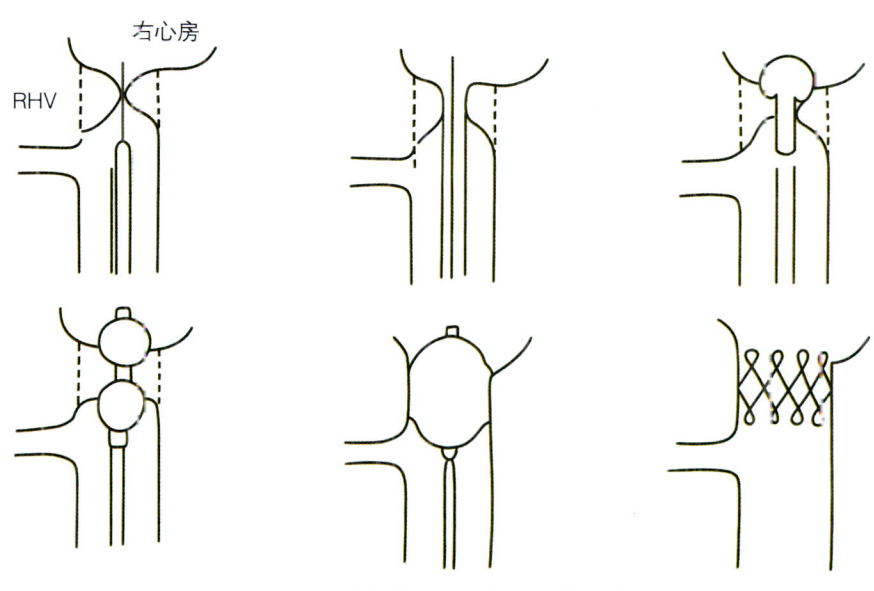

图5-26　下腔静脉球囊扩张+支架植入术

（罗明尧　方　坤）

参考文献

1. 朱广昌, 汪忠镐, 卞策, 等. 布加综合征诊断与治疗的发展历程. 中国血管外科杂志, 2017, 9(1): 4-10.
2. 汪忠镐, 卞策, 朱广昌, 等. 布加综合征的手术治疗. 中国普外基础与临床杂志, 2014, 21(12): 1472-1478.
3. Zhu GC, Wang ZG, Bian C, et al. Mesoatrial Shunt for Budd-Chiari Syndrome. Ann Vasc Surg. 2018, 47: 62-68.
4. 舒畅, 罗明尧, 姜晓华, 等. 介入和外科手术治疗布加综合征39例诊治体会. 中国现代手术学杂志, 2011, 15(1): 47-51.

腹主动脉手术解剖学

腹主动脉瘤切除血管重建术

腹主动脉瘤是由于动脉中层结构破坏，动脉壁不能承受血流冲击的压力而形成的局部或广泛性的永久性扩展或膨出。常见病因为动脉硬化、大动脉炎、马方综合征等。其发生发展是多因素相互影响和共同作用的结果。因累及内脏动脉的不同，分为肾动脉水平以下的腹主动脉瘤和胸腹主动脉瘤，前者占95%以上。

■ 临床应用解剖

腹主动脉的行程及毗邻

1. 行程　腹主动脉起始于膈肌主动脉裂孔第12胸椎下部水平前面，紧贴椎体稍偏于中线左侧下行，止于第4腰椎，分为2支髂总动脉，其夹角约37°。腹主动脉全长13~15 cm，直径2~3 cm（图6-1）。

2. 毗邻关系　腹主动脉前部为网膜囊，稍后为胰体及附于其后的脾静脉，左肾静脉位于胰腺后，在肠系膜上动脉和腹主动脉之间紧贴于腹主动脉前壁，十二指肠水平部位于胰腺下方。腹主动脉被壁腹膜覆盖，且被斜行附着的肠系膜跨过。乳糜池、胸导管、奇静脉及右膈脚均位于腹主动脉右侧，将其与下腔静脉分开，第2腰椎以下腹主动脉与下腔静脉一直紧贴下行。腹主动脉左侧有左膈脚及腹腔节，第2腰椎水平、腹主动脉前方有十二指肠空肠曲、交感干、十二指肠升部及肠系膜血管。腹主动脉分叉部体表投影相当于脐水平（图6-2，3）。

分　支

腹主动脉的分支分为壁支和脏支两类。

1. 壁支　分布于腹后壁和膈肌。

（1）膈下动脉（inferior phrenic a.）：由腹主动脉上端或腹腔干发出，于膈下左右各一。

（2）腰动脉（lumbar a.）：通常有4对，起自腹主动脉后壁，向外横过第1~4腰椎，经腰大肌和腰方肌深面，于腰方肌外侧向前进入腹肌之间。

（3）骶正中动脉（median sacral a.）：起自腹主动脉分叉部背侧，沿第5腰椎及骶骨前面下降。

2. 脏支　供应腹腔脏器和生殖腺，由于腹腔消化器官和脾是不成对器官而泌尿生殖器官是成对器官，所以血管的分支与此相适应可分为成对脏支和不成对脏支。成对的有肾上腺中动脉、肾动脉和生殖腺动脉（男性的睾丸动脉或女性的卵巢动脉），由侧壁发出进入腹膜后间隙层，均包被于肾被膜的后两层内。不成对的分支有腹腔干，分布于胃、肝、脾、胰等；肠系膜上动脉，分布于小肠、盲肠、升结肠和横结肠；肠系膜下动脉，分布于降结肠、乙状结肠和直肠上部。3条不成对脏支由其前壁发出，进入腹膜腔及其脏器，其中前者达结肠上区，后两者达结肠下区。

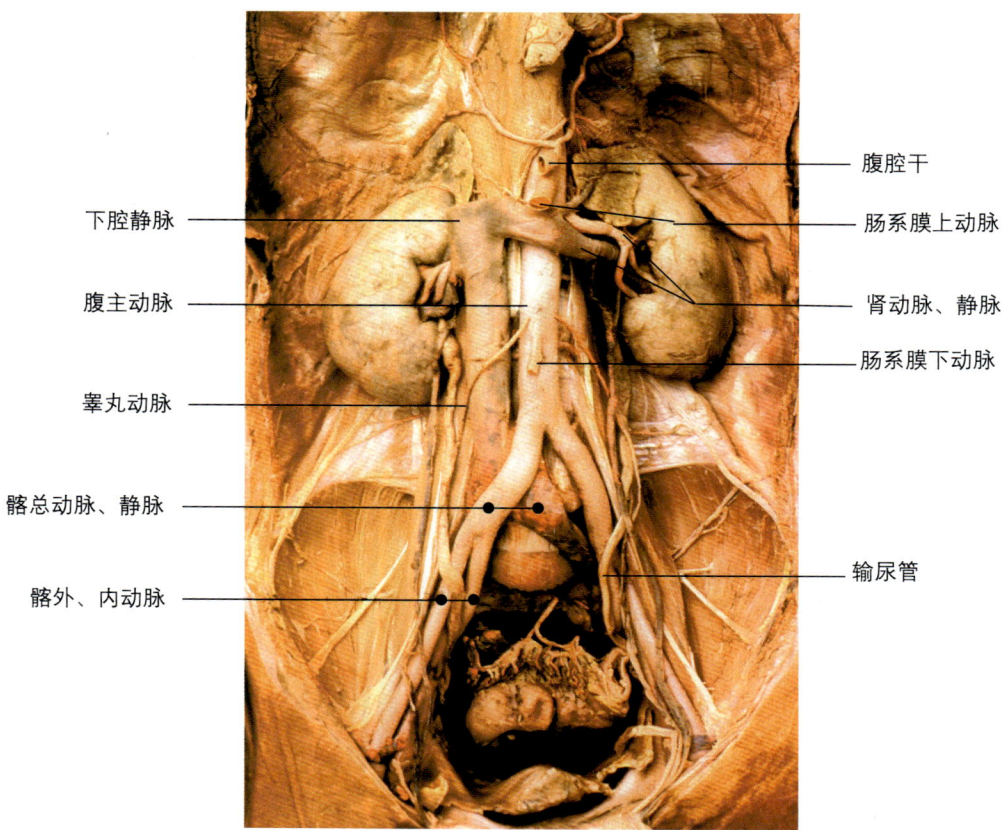

图6-1 腹主动脉的行程和毗邻

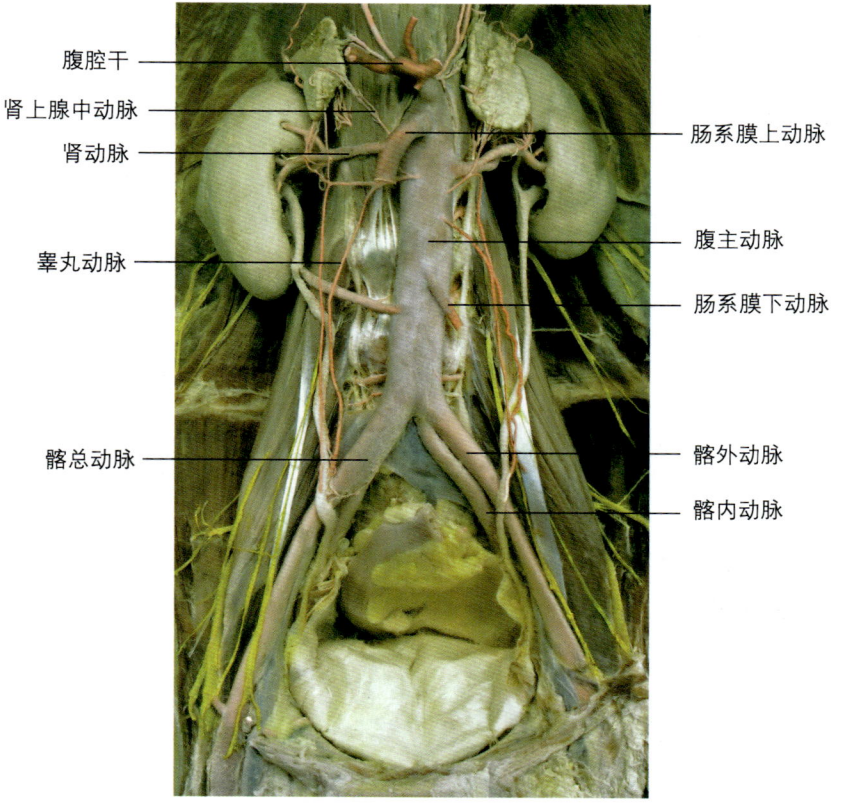

图6-2 腹主动脉的分支（注意变异）

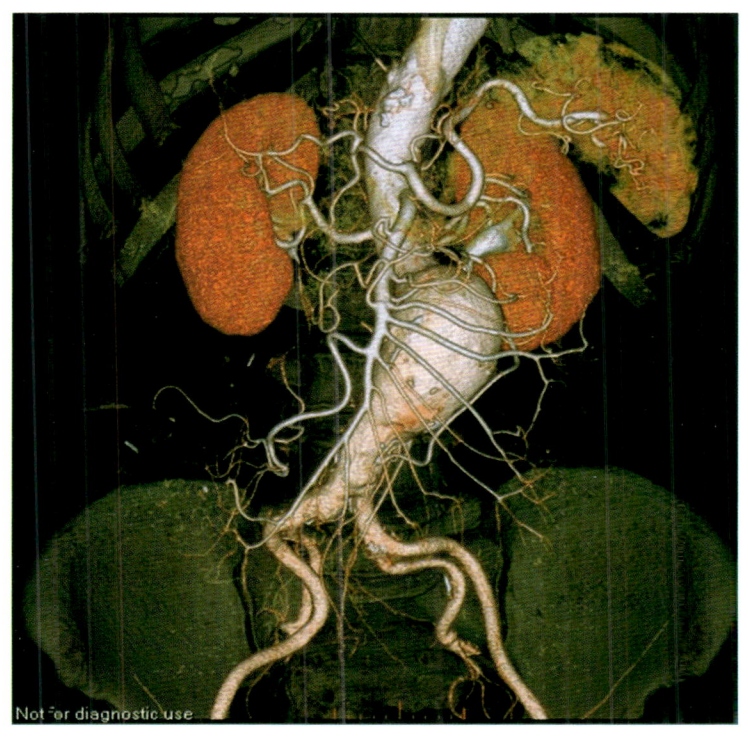

图6-3 腹主动脉三维重建（腹主动脉瘤）

（1）腹腔干（celiac trunk）：膈的左右两脚骑跨该血管之上，腹腔神经节缠绕其周围。接近此干有3条途径：切开小网膜、切开横结肠系膜、切开大网膜。其前者较局限，暴露不充分；中者必先鉴定并保护好行于其中的结肠中动脉；后者为较好途径，但须保护好胃网膜血管。因横结肠系膜附贴于大网膜，所以仍对结肠中动脉有危险。腹腔干根部下缘与肠系膜上动脉根部上缘相距0.1~0.6 cm（图6-4）。

（2）肠系膜上动脉（superior mesenteric a.）：被夹持于胰颈与左肾静脉及十二指肠间，其与主动脉的锐角内有左肾静脉和十二指肠，两者会受到此夹角的威胁。全程有同名静脉伴行，其下缘距肠系膜下动脉根部上缘7~7.5 cm（图6-5）。

（3）肠系膜下动脉（inferior mesenteric a.）：平第3腰椎发出，在十二指肠下部下缘起自腹主动脉前壁，沿腹后壁腹膜深面行向左下方，至左髂窝越过左髂总血管前面进入乙状结系膜根部，下至骨盆即为直肠上动脉，肠系膜下动脉根部下缘至腹主动脉分叉距离为3~5 cm（图6-6）。

（4）肾上腺中动脉（middle suprarenal a.）：胰后方第1腰椎平面起自腹主动脉侧壁，向外行至肾上腺，与肾上腺上、下动脉吻合。

（5）肾动脉（renal a.）：于第2腰椎平面起自腹主动脉，横行向外，经肾静脉后方至肾门入肾，右肾动脉横过下腔静脉、胰头、十二指肠降部后方，左肾动脉前方为胰体、脾静脉和肠系膜下静脉。

（6）睾丸动脉或卵巢动脉（testicular a. or ovarian a.）：于肾动脉稍下方起自腹主动脉前壁，沿腰大肌前面斜行向外下方，在第4腰椎平面与输尿管交叉，经髂血管前方至腹股沟环或卵巢。

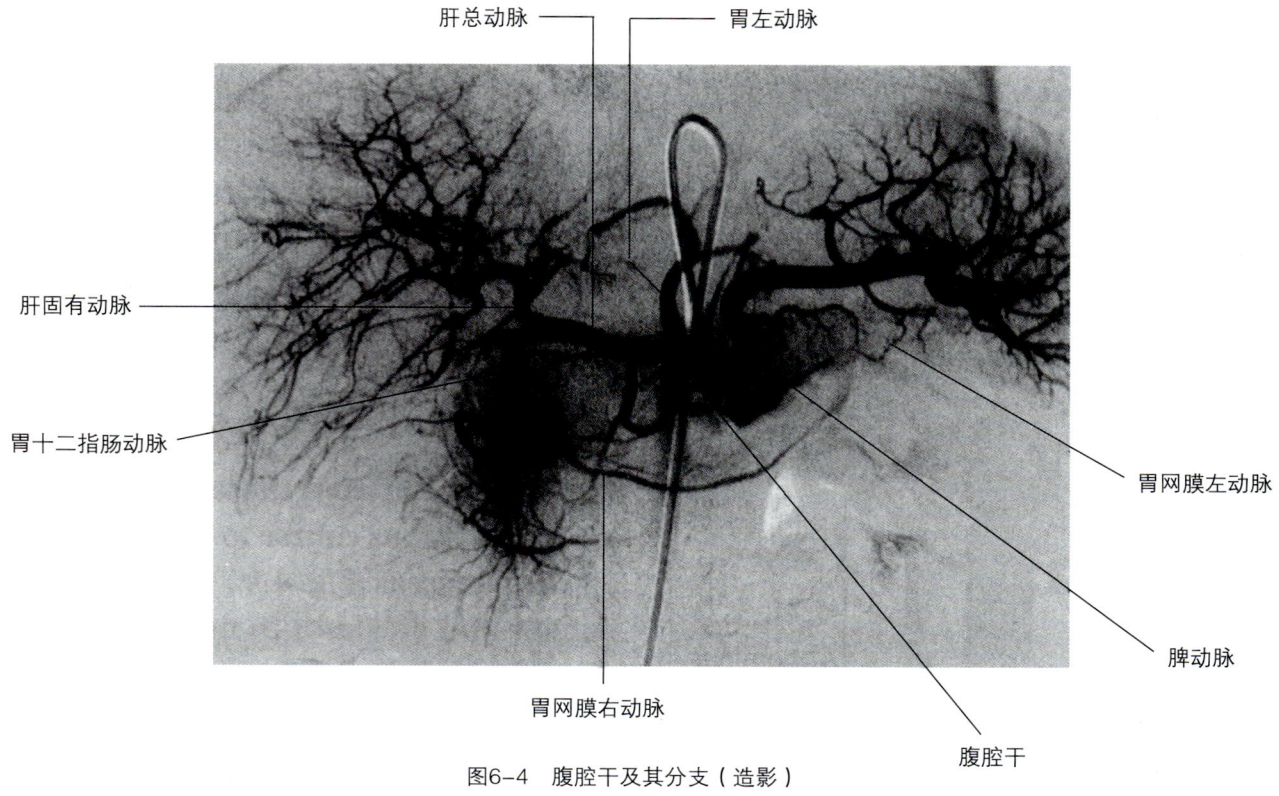

图6-4　腹腔干及其分支（造影）

腹主动脉手术显露方法

经腹腔显露

1. 体位　仰卧位，腰部适当垫高。
2. 切口　剑突至耻骨联合做腹部正中切口。
3. 显露　切开皮肤、皮下组织、腹白线、腹膜外组织、腹膜入腹，将小肠推向右侧并保护之，将大网膜、横结肠推向上方，此时可触摸到搏动的腹主动脉。沿腹主动脉右缘切开后腹膜，至上方后游离十二指肠，根据需要可切断Treitz韧带，游离腹主动脉上方时注意勿损伤左肾静脉（图6-7）。

腹膜外径路显露

1. 适应证　经腹后径路主要用于经过多次腹部手术、有腹壁造口、腹壁损伤或感染、接受过腹部或盆部放疗、有腹水或极度肥胖的腹主动脉瘤（AAA）或腹主动脉-髂动脉闭塞患者，也用于炎性AAA、腹主动脉疾病合并马蹄肾、肾主动脉-肾动脉-内脏动脉内膜切除、左或右肾动脉重建、近肾及肾周AAA。联合左侧开胸的左侧腹膜后径路，对于胸腹主动脉瘤可获得良好的显露；右侧腹膜后径路主要用于右侧髂股动脉内膜切除、右肾动脉重建（腹主动脉-肾或髂动脉-肾动脉旁路）及下腔静脉手术。

2. 禁忌证　左侧腹膜后径路一般不用于AAA破裂（包裹性破裂除外）及同时需行右肾动脉重建的腹主动脉手术。主动脉瘤累及右髂动脉是相对禁忌证。

3. 体位　侧卧，右偏45°，左上肢向前上方悬吊，骨盆尽可能放平。

4. 切口　左肋下由脐下2指宽处至第12肋尖（图6-8）。

5. 显露　切断腹内外斜肌和左腹直肌，分

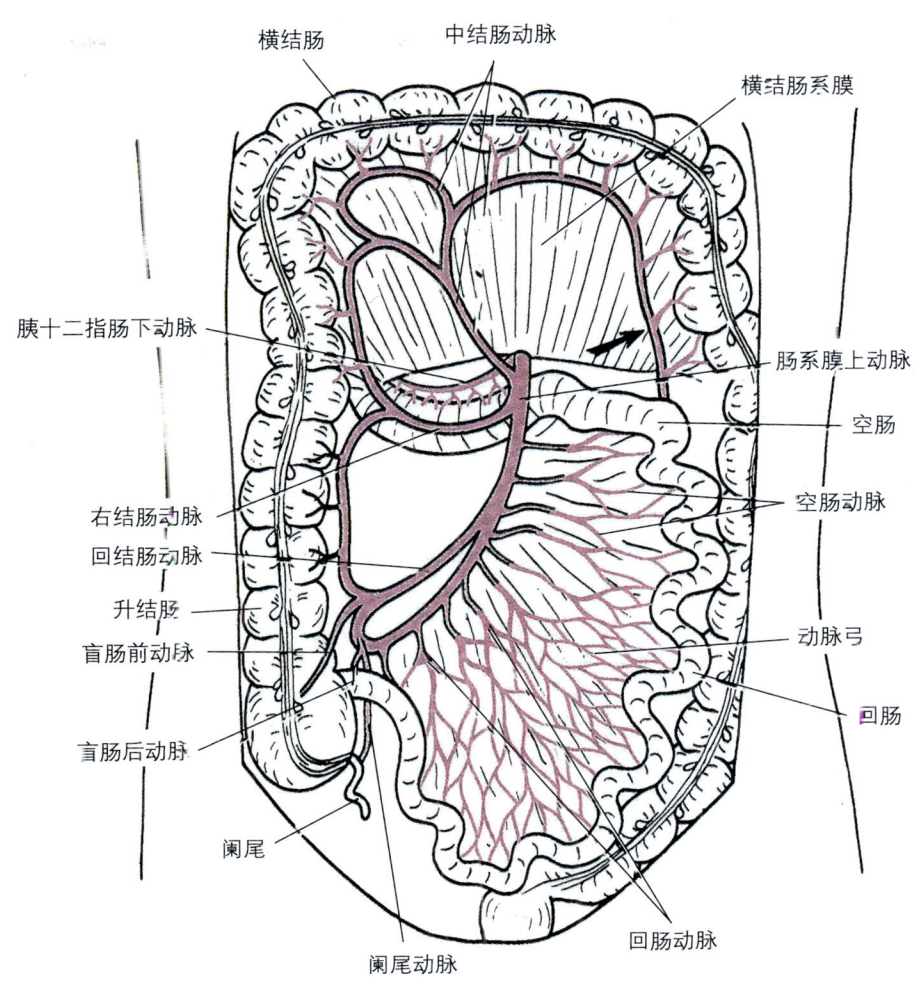

图6-5 肠系膜上动脉及其分支

离腹横肌纤维，注意不损及背侧血管神经束的第11、12支，以免腹壁肌肉失去神经营养致术后肌肉萎缩，断开第12肋。钝性分离腹膜上至肋软骨，下至髂前上棘，显露腰支后找到左肾动脉，游离结扎左肾静脉腰支后，肾下腹主动脉完全显露（图6-9）。

腹主动脉瘤切除人工血管重建术

1. 采用腹正中切口依次切开腹膜外各层后，切开十二指肠到动脉瘤间的腹膜束带，分离壁腹膜向上达Treitz韧带，游离十二指肠并牵向外侧，切开瘤颈前方的后腹膜确认并仔细解剖肾静脉，显露下方的动脉瘤颈，确认并结扎主要淋巴管，沿动脉瘤的下腔静脉侧切开后腹膜达分叉处（图6-10）。

2. 游离左肾静脉向上方牵开，注意勿伤及其后上方的肾动脉。瘤颈短时，有必要切断结扎左肾静脉以利于肾下主动脉段的显露，应在其中段切断以保留肾上腺静脉和性腺静脉，使其能提供良好的左肾静脉回流（图6-11）。

3. 主动脉后方过带，瘤体本身的操作应避免或降低附壁血栓或粥样斑块脱落的危险，瘤体远端控制髂动脉，避免伤及髂静脉。

4. 选择适合口径的人工血管，全身肝素化，

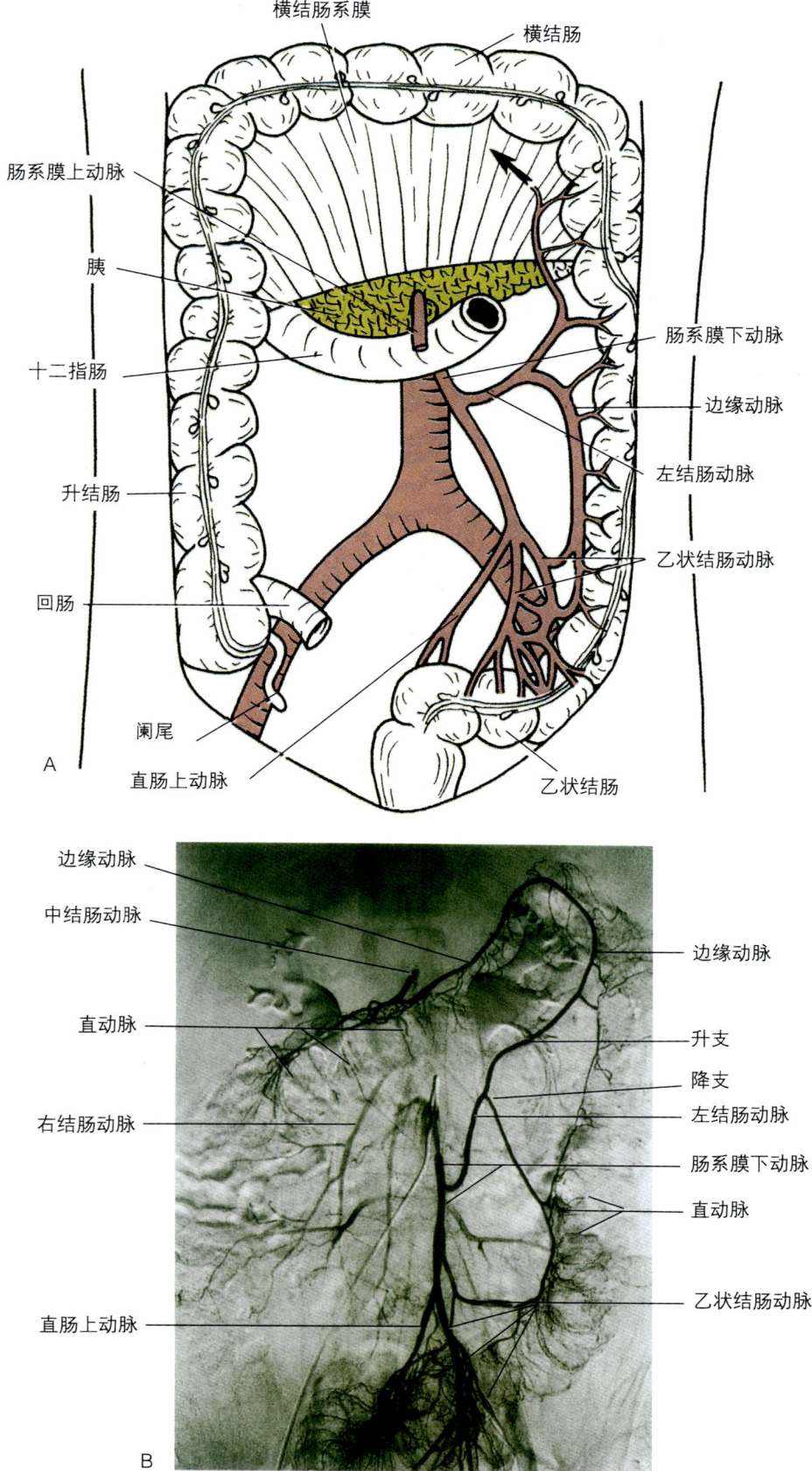

图6-6 肠系膜下动脉及其分支
A.示意图；B.造影

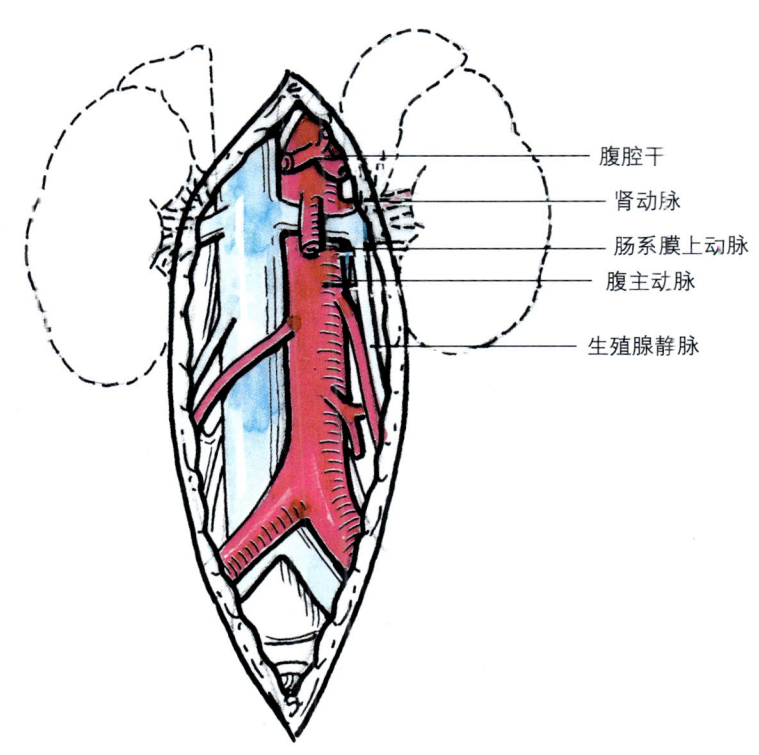

图6-7 经腹膜显露腹主动脉

腹腔干
肾动脉
肠系膜上动脉
腹主动脉
生殖腺静脉

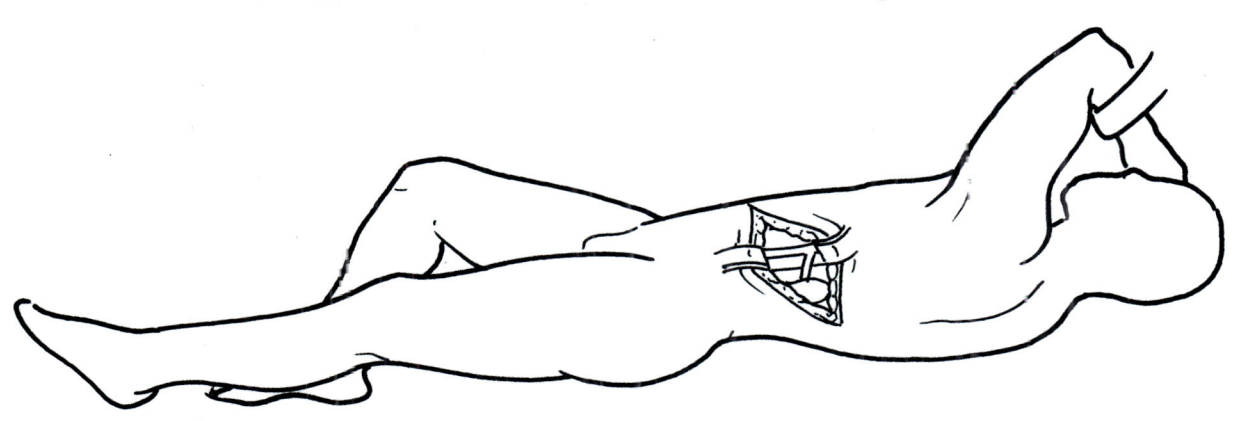

图6-8 经腹膜外显露腹主动脉患者体位及切口

阻断腹主动脉及双侧髂总动脉，置钳控制髂总动脉时应避免伤及输尿管及下方的髂静脉，为减少出血，肠系膜下动脉远端可置一小血管钳（图6-12）。

5. 瘤颈部主动脉做前半周环状切断，剪开瘤壁，清除附壁血栓（图6-13），控制来自腰动脉方向的血流，做深部8字缝合（图6-14）。

6. 将3-0不吸收缝线穿过人工血管和主动脉后壁，做大而深的咬合缝合，缝线必须穿过包括内膜、中层和外膜在内的腹主动脉全层，将缝线打结并轻轻提起做牵引，以确定主动脉缝合线边缘，便于从主动脉内部缝合剩余的后壁（图6-15）。

7. 吻合沿后壁向两侧做连续缝合，主动脉侧的缝合要大而深，助手牵拉缝线，用力要均

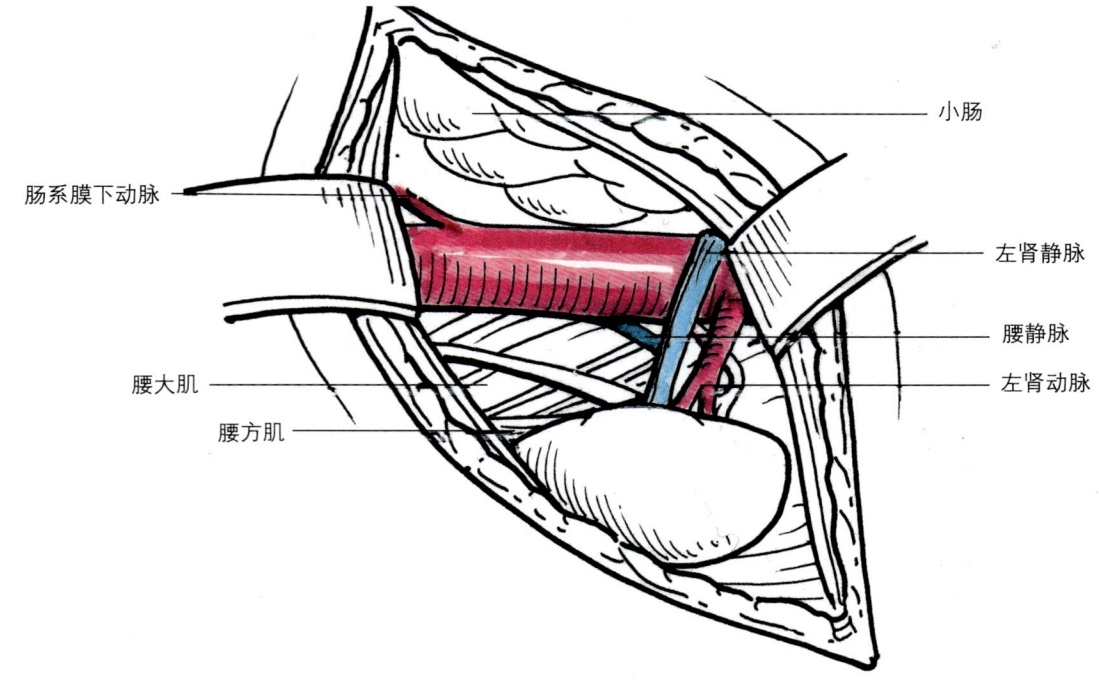

图6-9 经腹膜外显露腹主动脉

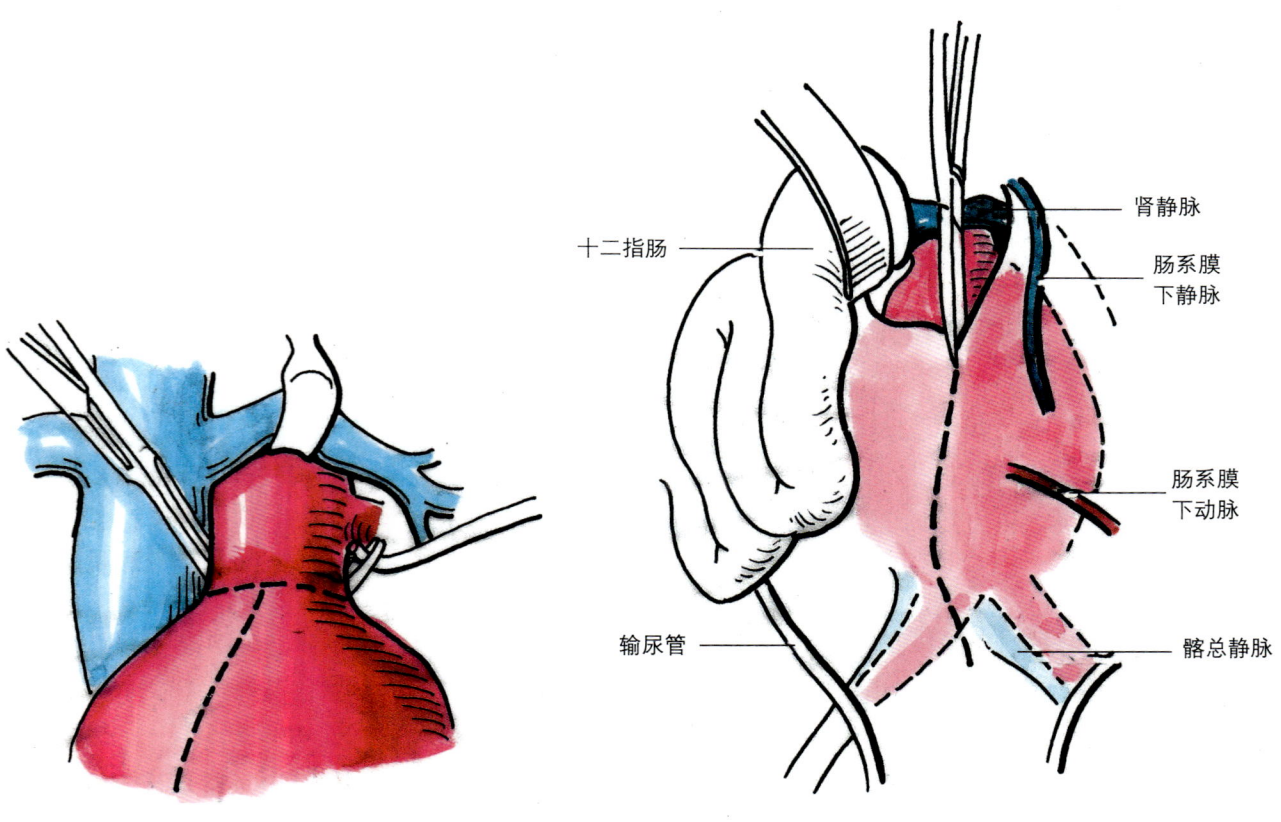

图6-10 切开后腹膜显露瘤体　　图6-11 解剖瘤颈部

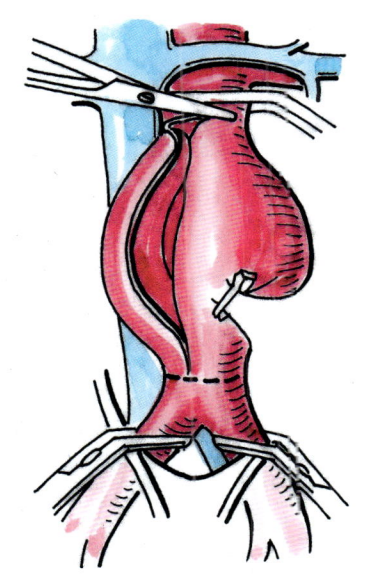

图6-12 阻断腹主动脉及双髂总动脉

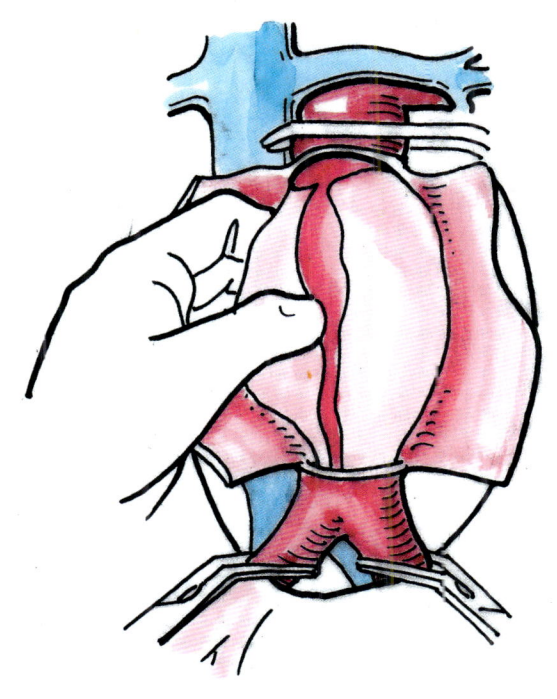

图6-13 剪开瘤壁，清除血栓

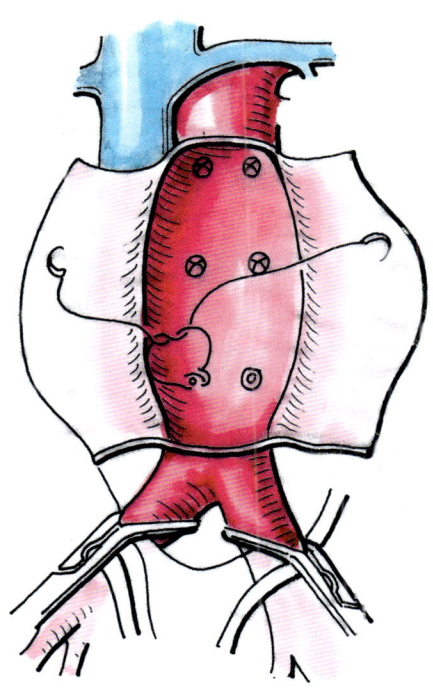

图6-14 控制腰动脉血流

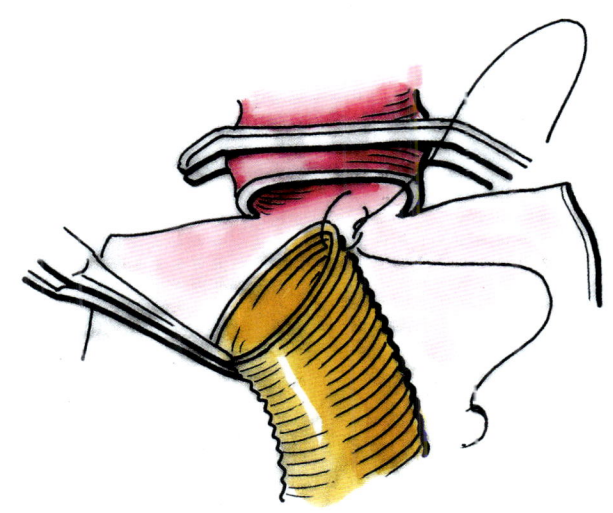

图6-15 缝线穿过人工血管和主动脉后壁

匀，可使人工血管与主动脉保持牢固拢合（图6-16）。

8. 完成前壁连续缝合并打结（图6-17）。

9. 钳夹人工血管远端，缓慢放松近侧主动脉钳，如有漏血可用4-0或5-0缝线修补，移植分叉型人造血管时，应保持主干与两髂支之间的自然分叉角度，避免扭曲成角影响下肢供血。

10. 同样方法以5-0线吻合远端人工血管与腹主动脉远端，吻合完成前短暂松钳排出气体和血凝块，以免肢体栓塞，重新夹闭完成吻合（图6-18）。

11. 麻醉师配合维持血压稳定的条件下松钳，若动脉瘤有足够瘤壁，可将其连续缝合包绕人工血管，缝合后腹膜使瘤体及其缝线、吻合口均与小肠隔开（图6-19）。

12. 小肠回纳原位，关腹前注意乙状结肠的血供，若有缺血表现，需将肠系膜下动脉做纽扣样移植，即在距肠系膜下动脉开口周围2 mm，圆形切下动脉瘤囊壁，吻合至人工血管上。触摸足背动脉了解下肢血流灌注是否通畅，如有阻塞，应重新探查取栓。腹壁放减张缝线，逐层关腹。

13. 如果病变累及双侧髂总动脉，则需要使用分叉形人工血管，在动脉瘤远端控制髂总动脉，此平面解剖时，沿伴行的骨盆自主神经认出并保护输尿管（图6-20）。采用瘤腔内缝合技术将人工血管与髂总动脉做标准的端端吻合，完成一侧吻合后移去髂动脉远端钳，让返流血液充盈人工血管排出气体和血栓，并确认缝线的完整性，再完成另一侧吻合（图6-21）。如出现髂内动脉瘤，必须将其结扎以防破裂，可在动脉瘤内通过延长动脉瘤的切口和显露髂内瘤颈部的远端来完成（图6-22）。从动脉瘤内，对口缝合髂内动脉远侧的开口，人工血管支与髂外动脉做端端吻合，延长髂外动脉前壁的切口使大小匹配，要注意避开髂动脉分叉处的动脉粥样斑块（图6-23，24）。

14. 操作中可能发生的意外、错误及其预防

（1）分离瘤颈及两侧髂总动脉时，容易损

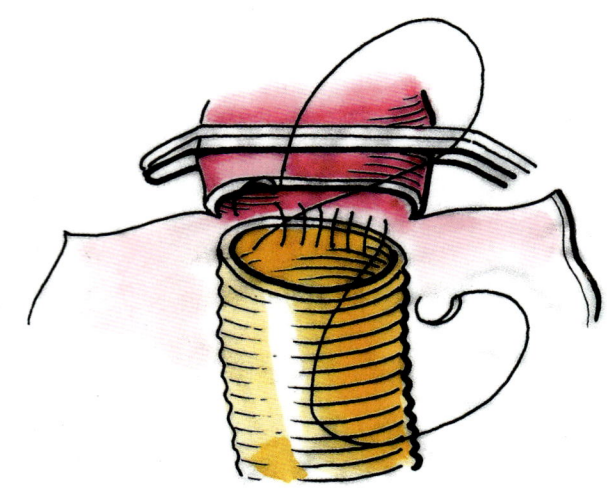

图6-16 缝合后壁

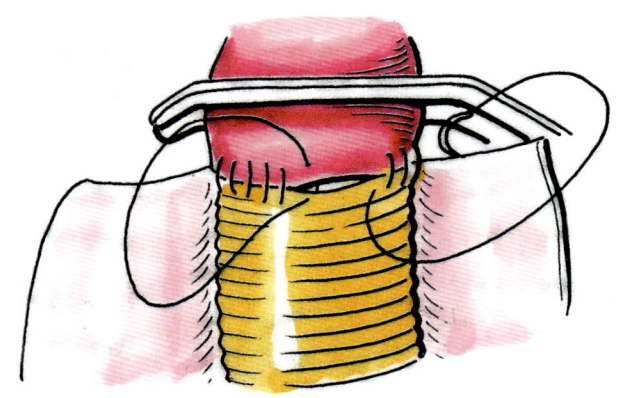

图6-17 完成连续缝合

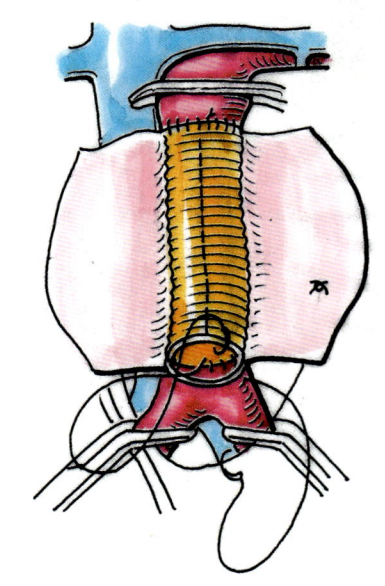

图6-18 完成远端缝合

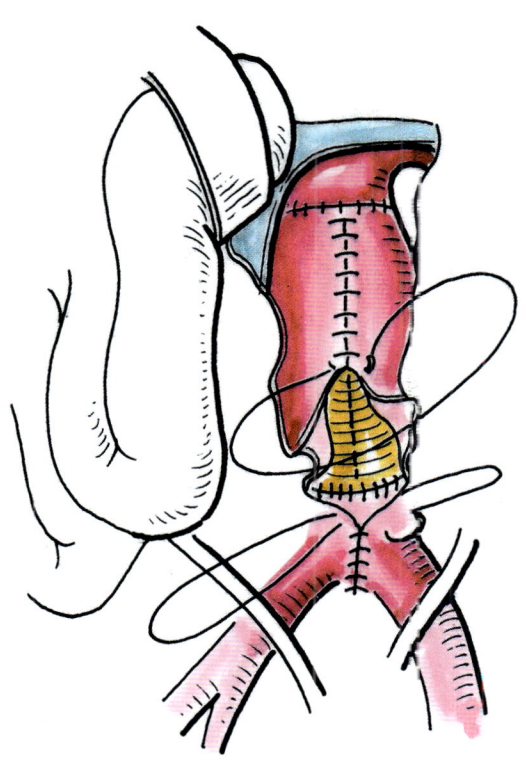

图6-19 缝合瘤壁

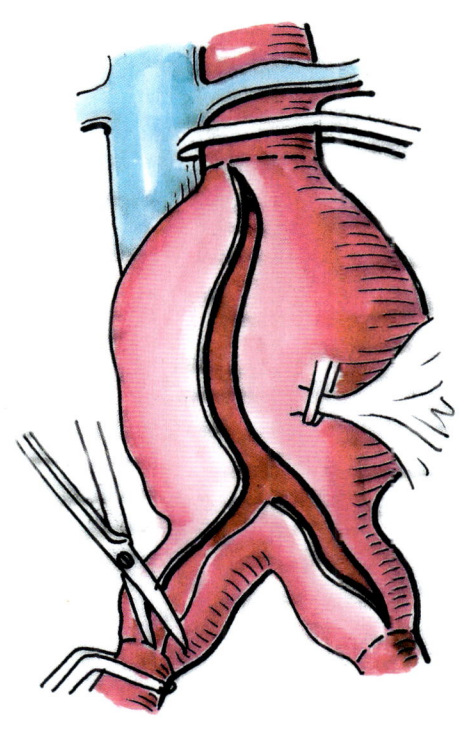

图6-20 累及髂总动脉的手术方式

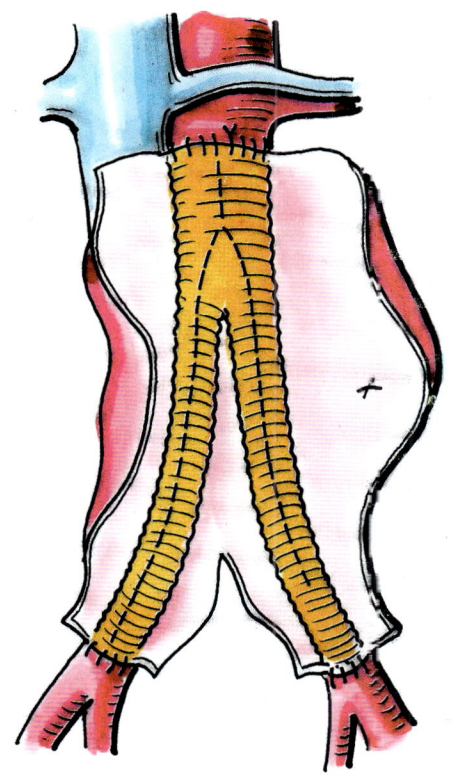

图6-21 分叉人工血管吻合

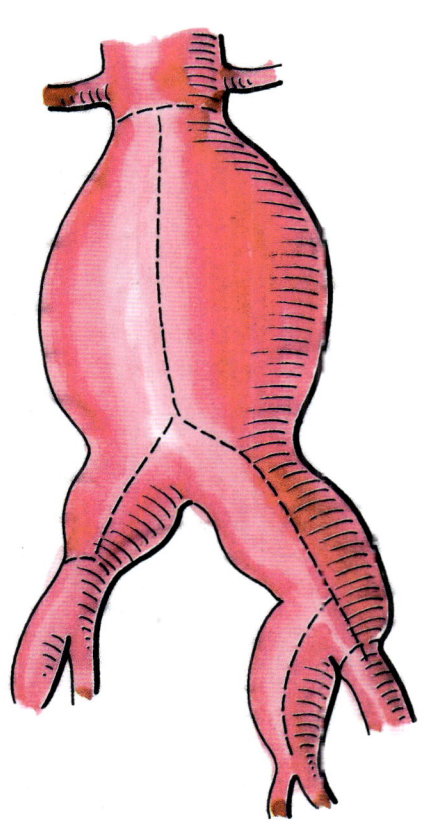

图6-22 出现髂内动脉瘤时切口延长线

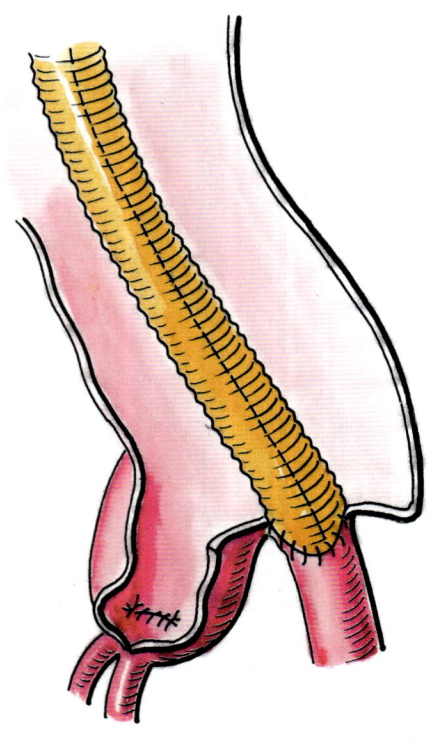

图6-23 处理髂内动脉瘤

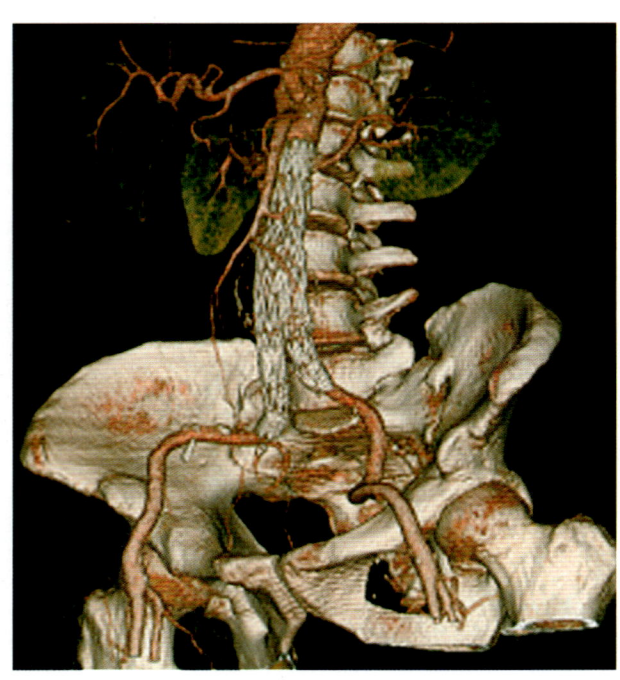

图6-24 术后CT像（南方医院CT室惠赠）

伤左肾静脉或下腔静脉，应仔细解剖，忌大块钳夹或盲目锐性分离，应仔细识别左肾静脉并确定其下缘。

（2）若腹主动脉紧靠左肾动脉，安放主动脉阻断钳时，易阻断肾动脉血流致术后肾功能不全，此时可解剖左肾静脉并绕带将其牵开，必要时可切断至术毕再吻合。

（3）注意异常的下腔静脉和左肾静脉，由于解剖变异，有的左肾静脉位于腹主动脉后面或下腔静脉横过主动脉，必须仔细识别防止损伤。

（4）肾动脉下段的主动脉段多有粥样硬化改变，置钳时应松紧适当以免钳夹处主动脉碎裂。

（5）每侧髂总动脉吻合完毕前，先松开近侧阻断钳，排气及血凝块；远侧松钳可了解远端回血情况，如未见回血，需查明原因，如确定阻塞，可做内膜切除或取栓等处理。

（6）胸腹主动脉瘤，可采用经瘤腔内植入球囊导管，控制内脏动脉出血，避免游离内脏动脉引起出血及损伤周围组织。

（舒 畅 方 坤）

腹主动脉瘤的腔内治疗

过去十余年，腔内血管技术迅速渗透到主动脉疾病诊疗的各个方面。从肾下型腹主动脉瘤到累及降主动脉的夹层或动脉瘤，大血管腔内技术已经很大程度上取代了开放手术治疗。1991年，Parodi等首先报道了腹主动脉瘤腔内修复术（endovascular aneurysm repair，EVAR），目前国际上达成的关于主动脉瘤腔内治疗的共识包括对于肾下型腹主动脉瘤，相比于开放手术，EVAR可显著降低术后近、中期死亡率及并发症发生率（EVAR-1、ACE和DREAM研究）。但是，因支架相关并发症而导致再次住院的风险较开腹行腹主动脉瘤切除、人工血管置换术高。

■ 腹主动脉瘤腔内修复的适应证及禁忌证

同胸主动脉瘤一样，随着各项RCT研究结果的公布，腹主动脉瘤腔内修复的手术指征亦在不断更新中。但严格选择适应证仍然是腹主动脉瘤腔内修复术成功的关键，临床适应证与常规外科手术适应证相似。

EVAR的适应证

1. 腹主动脉瘤体直径男性≥5.5 cm，女性≥4.5 cm。
2. 腹主动脉瘤体直径≤4.5 cm，但发展迅速，半年内增大超过0.5 cm。
3. 瘤体破裂或先兆破裂。
4. 持续性症状，如腰腹痛、脏器或下肢缺血等。
5. 外科手术高危患者。

除临床适应证外，还有其自身的影像学适应证，包括：瘤颈直径≤28 mm，直径变化在5 mm之内（即为圆柱形颈部），瘤颈长度最好≥15 mm；髂-股动脉无高度扭曲或弥漫狭窄，股动脉直径大于支架输送系统直径。

EVAR的禁忌证

1. 近端瘤颈中轴与瘤体中轴成角＞60°。
2. 瘤颈严重钙化、扭曲，内膜附壁血栓形成。
3. 存在与瘤体相通的副肾动脉。
4. 小肠或结肠血供以肠系膜下动脉为主。

5. 髂动脉及股动脉存在高度扭曲、弥漫狭窄或纤细，无法通过覆膜支架输送系统。

近年来，越来越多的血管外科中心开始打破瘤颈长度≥15 mm的限制，对于短瘤颈，甚至是近肾腹主动脉瘤开始使用定做支架、3D打印辅助体外预开窗、烟囱技术等解决方案，其远期疗效尚有待评估。

■ 手术操作步骤

肾下型腹主动脉瘤的腔内治疗

目前国内常用的腹主动脉覆膜支架系统包括Medtronic公司的Endurant腹主动脉覆膜支架系统、Gore公司的C3腹主动脉覆膜支架系统、Cook公司的Zenith腹主动脉覆膜支架系统，以及先建公司的Ankura腹主动脉覆膜支架系统。术者应该充分了解不同厂家的产品特点，例如支架近端锚定区的固定方式（裸支架、倒钩等）、支架的支撑力、柔顺性、长短腿尺寸、髂支与主体重叠长度等，根据病变的解剖特点和术者对产品的熟悉度，选择不同厂家的支架。EVAR操作要点如下。

1. 全麻下，取双侧腹股沟小切口，显露双侧股动脉，Seldinger法穿刺，分别置5F动脉鞘。

2. 按术前计划，由计划释放对侧髂支的一侧股动脉，在导丝引导下送入5F黄金标记导管，在T12平面行腹主动脉、髂动脉造影，定位肾动脉及髂内动脉。测量并核对术前CTA测量的相关数据，选择大小适宜的覆膜支架系统，覆膜支架主体直径大于近端瘤径20%。在监视屏上做相应标记，静脉注射肝素100 U/kg。

3. 由计划植入主体的一侧股动脉植入超硬导丝后，撤动脉鞘，以穿刺点为中心做股动脉横行切口约1/2周径，沿超硬导丝导入主体输送系统。当支架上缘到达肾动脉开口后，向远端撤主体外鞘，使支架上缘与肾动脉开口下缘重合，释放主体直至短腿打开。支架短腿位于瘤体内，长腿进入髂动脉。

4. 经由对侧股总动脉，导丝导管配合，选入支架短腿，交换超硬导丝，经短腿开口送入对侧髂支输送系统。准确定位后，释放该髂支，使其自动张开，与主体短腿连接，连接部分至少要重叠2~3节支架的长度（不同产品要求重叠长度不同），远段固定于髂动脉血管壁上。

5. 完全释放主体，使其长腿完全打开，固定于髂动脉。

6. 再次做腹主动脉造影，观察肾动脉、髂动脉是否通畅，移植物有无扭曲、移位，近端和远端有无内漏（图6-25）。证实瘤体已被完全隔绝后，退出导丝导管，以5-0 Prolene线横向缝合股动脉切口。逐层缝合切口。

近肾腹主动脉瘤的全腔内治疗

近肾腹主动脉瘤的腔内修复目前较常用的方法是定制开窗支架或者使用烟囱技术。

1. 开窗支架操作要点　根据患者的具体解剖位置，在支架主体上与肾动脉或内脏动脉相对应的位置开大小不等的孔。这种定制的开窗支架能够保留到肾动脉或内脏动脉的血流。窗口用不透X线的标记物标记，以便于在术中X线监视下调整主体的方向和位置。对于近肾腹主动脉瘤来说，肾动脉开口的位置通常做成圆形窗口，而肠系膜上动脉和腹腔干动脉的开口位置通常做成扇贝状的缺口。所谓扇贝状缺口就是在支架移植物的近端边缘剪掉部分人工血管材料，缺口的上沿无血管材料环绕。

术中在支架移植物主体释放60%后，经由股动脉路径，将导丝导管从支架移植物的窗口中穿出再进入相应的肾动脉或内脏动脉开口，完成经支架移植物窗口对肾动脉和内脏动脉的超选后，沿导丝放置分支动脉支架，分支动脉支架的近心端应保留4 mm左右的长度在主体内，然后使用球囊扩张分支动脉支架的近心端，这样将使分支动脉支架锁定在支架主体并形成密封，从而避免窗口处内漏。针对某些解剖特别困难的病例，可从

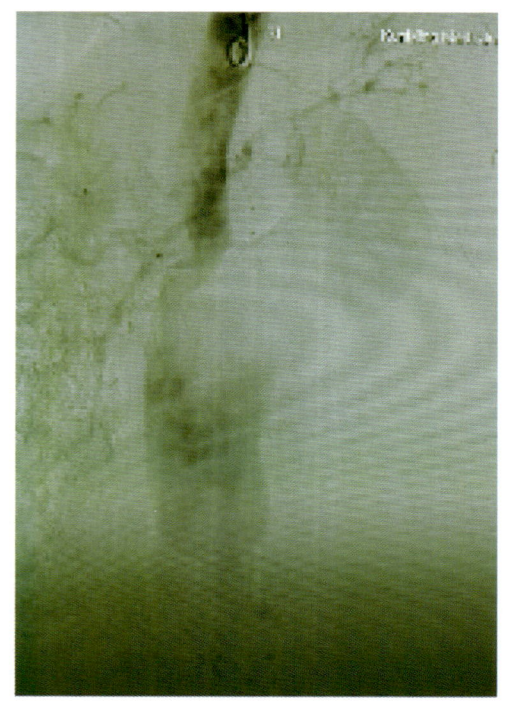 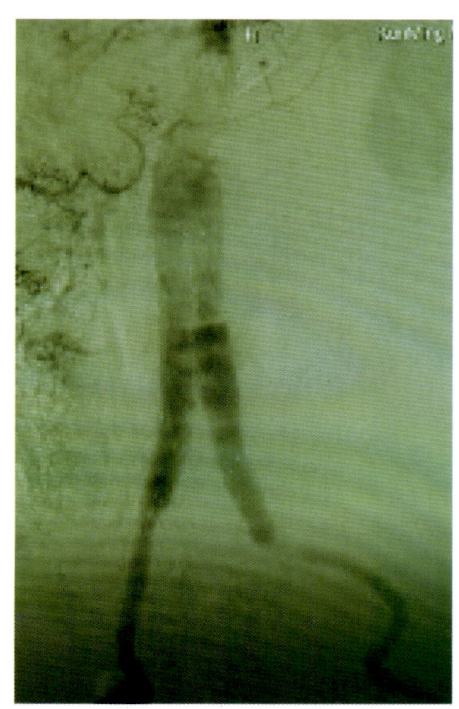

图6-25　腹主动脉覆膜支架植入术（云南省阜外心血管病医院提供）
A.支架植入前造影；B.支架植入后瘤腔隔绝

肱动脉径路来完成肾动脉和内脏动脉的超选。分支支架释放完毕后,再完全打开主体支架,之后常规选腿,连接对侧髂支(图6-26)。

多项研究表明,开窗支架治疗近肾腹主动脉瘤,围手术期死亡率显著低于开放手术,但中期随访结果表明,因内漏而导致再次手术的病例多于开放组。同时,定制开窗支架的缺点是费用高、等待时间长。因此,许多医生使用烟囱技术

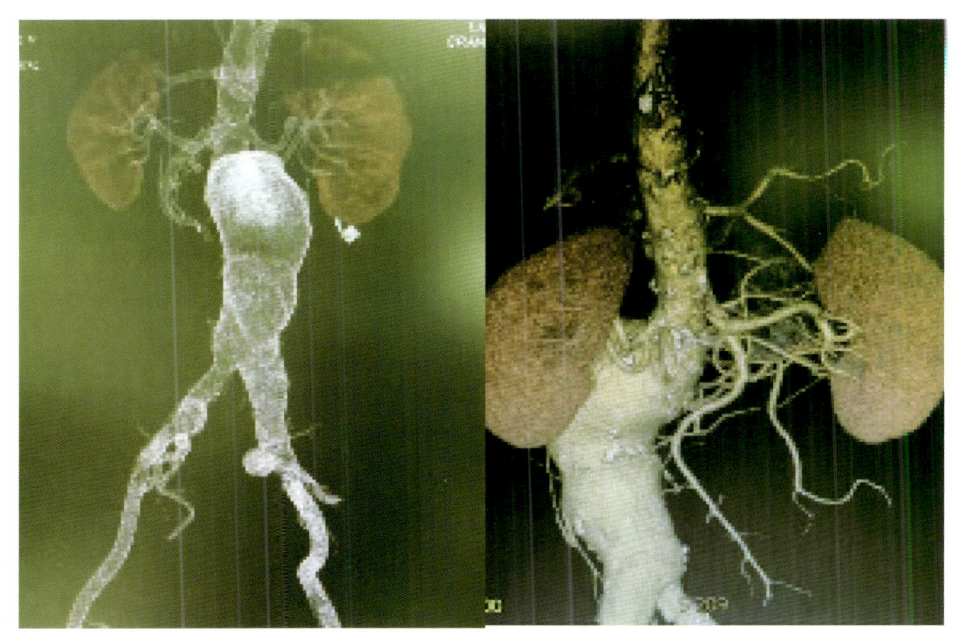

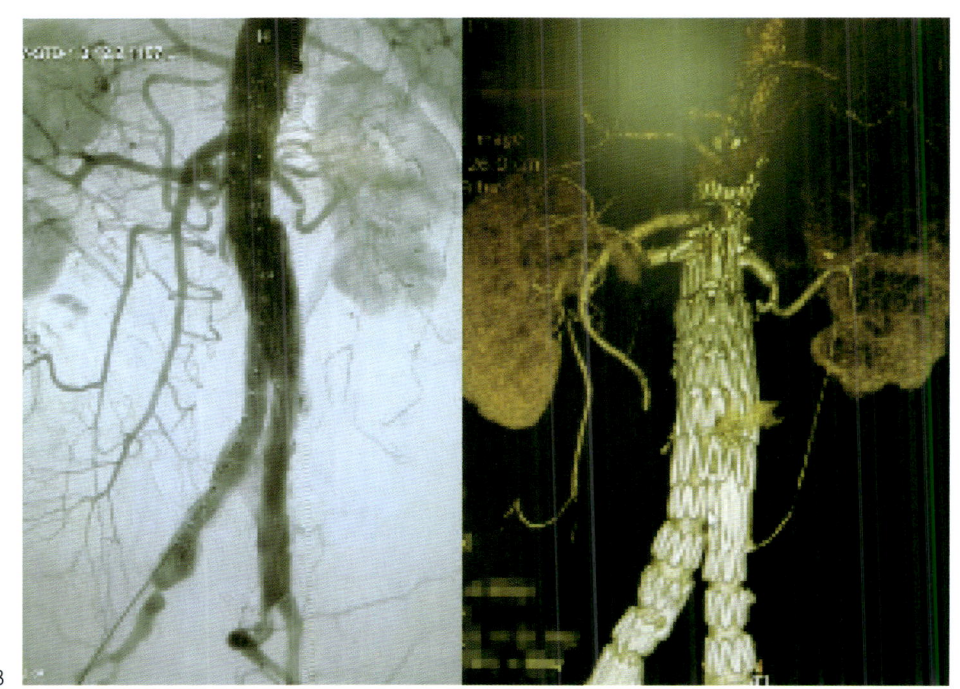

图6-26 开窗支架治疗近肾腹主动脉瘤
A.术前CTA显示,瘤体距离双肾动脉0.5 cm,距离肠系膜上动脉0.8 cm;B.使用开窗支架后,造影及术后CTA显示完全隔绝瘤体,双肾动脉及肠系膜上动脉通畅

作为治疗近肾腹主动脉瘤的另一种方法。

2. 烟囱技术操作要点　手术中，先将导丝经肱动脉穿刺径路超选进入拟保留的目标动脉（单侧或双侧肾动脉，有时还包括肠系膜上动脉），然后交换超硬导丝，沿超硬导丝将长鞘送入目标动脉近端数厘米，建立目标动脉覆膜支架（烟囱支架）的导入通路。然后导入腹主动脉支架主体，在目标动脉开口平面上方释放后，再释放目标动脉内的覆膜支架，目标动脉覆膜支架的近心端必须高于腹主动脉支架移植物覆膜部分的近端2~3 mm。如果支架移植物释放后存在近端内漏，必须同时对目标动脉覆膜支架和腹主动脉支架移植物进行球囊扩张，以免烟囱支架受压闭塞。术中需要注意避免烟囱支架扭曲（图6-27）。

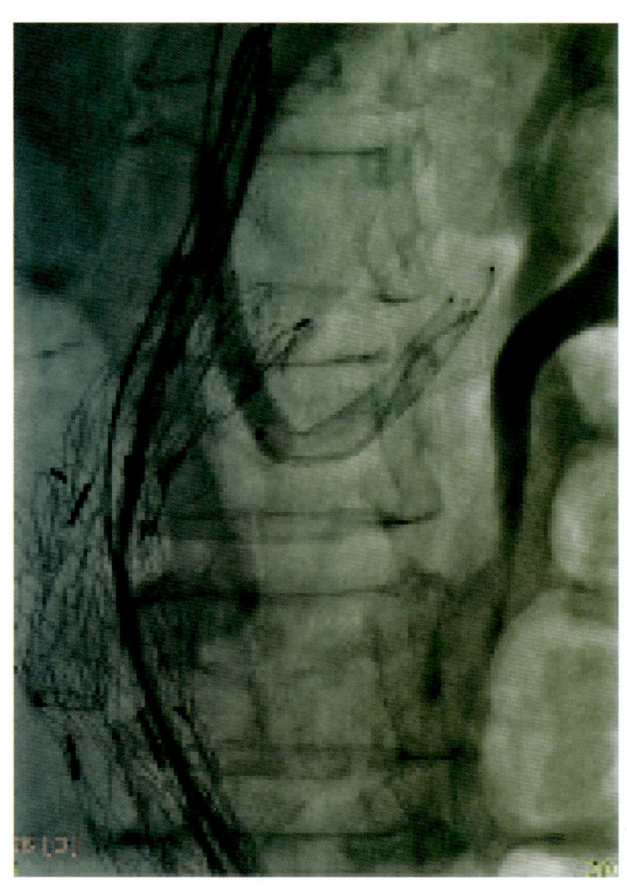

图6-27　EVAR术中左肾动脉烟囱支架植入

■ 支架相关并发症

内　漏

内漏是主动脉瘤腔内修复术常见的一种并发症，指瘤腔内、支架移植物之外有持续存在的血流，合并或者不合并动脉瘤腔的增大。这种持续存在的血流的来源及其位置决定了内漏的分型。内漏的类型和瘤腔的直径及容积有无增大决定了其是否需要进一步的处理。

White等学者于1998年对内漏进行了分类，并一直应用至今（图6-28）。

1. Ⅰ型内漏　指由于支架近、远端锚定区的不完全封盖所引发的内漏。由于术前测量或植入部位有误、主动脉或髂动脉扭曲，以及支架过长而导致支架打折等，均可使支架周围的血液直接灌注到瘤腔内而发展为Ⅰ型内漏。

2. Ⅱ型内漏　是由于腰动脉及肠系膜下动脉返流所引发的内漏。Ⅱ型内漏是最为常见的内漏形式，可在支架植入早期（植入当时）或晚期出现。多数可自行封闭，但也有一些可在术后持续多年。对于持续存在（≥6个月）的Ⅱ型内漏的理想干预措施仍存在争议。

3. Ⅲ型内漏　是由于支架不同组件间的接合处存在孔隙或者支架金属支撑物与覆膜之间的裂隙造成的漏血。前者可发生在晚期动脉瘤萎缩以后。由于动脉瘤腔形态上及相关力学结构的改变而导致支架组件出现分离。

4. Ⅳ型内漏　是短暂性的造影剂通过覆膜支架渗出，此型内漏通常在支架植入后早期自行消失。

5. Ⅴ型内漏（内张力）　是指动脉瘤腔持续扩张，而未发现其他明显的内漏。此型内漏的病因未完全明确，较为少见，但也可导致术后转为开放手术。

Ⅰ型、Ⅲ型内漏大部分可在术中造影时发现。支架释放完毕后，动脉造影并观察到静脉期可

6 腹主动脉手术解剖学

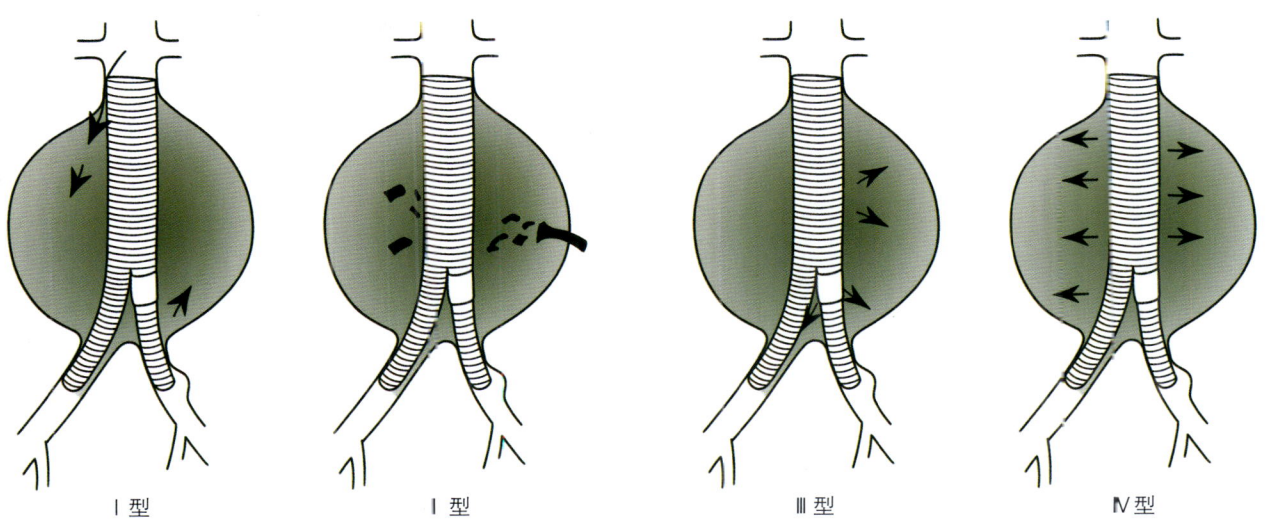

Ⅰ型　　　　　　　Ⅱ型　　　　　　　Ⅲ型　　　　　　　Ⅳ型

图6-28　腔内修复术后各型内漏

以准确诊断内漏,必须即时处理。多数情况下可通过腔内技术处理。对于近端Ⅰ型内漏,可使用短支架或跨肾动脉球扩支架进行内漏封堵。远端的Ⅰ型内漏也可通过植入短支架或将支架延伸到髂外动脉的方式解决。如果不能成功闭合内漏,则需转为开放手术。开窗技术的发展使得通过腔内技术不能解决的Ⅰ型内漏问题得以解决。

Ⅲ型内漏的处理也包括反复球囊扩张,使支架之间贴服或者使用"桥接"支架封堵支架间的缺陷部位。

Ⅴ型内漏通常具有自限性,可以不必处理。Ⅴ型内漏或内张力伴有动脉瘤腔扩大时,通常需要在动脉造影确认无支架周围血流后转为开放手术。

腰动脉及肠系膜下动脉返流所引发的持续Ⅱ型内漏是否需要处理仍存在争议。此型内漏在术后较为常见。绝大多数可自行闭合,多数学者赞同在3~6个月的随访期内无须处理。但对于持续的(≥6个月)Ⅱ型内漏是否需要治疗还存在争议。对于动脉瘤腔稳定或逐渐缩小的Ⅱ型内漏倾向于继续随访。反之,对于瘤腔持续增大(≥5 mm)的Ⅱ型内漏,应进行内漏处封闭或结扎引起内漏的分支血管。

支架移位

主动脉支架移位是指支架发生纵向移动。覆膜支架、固定系统和主动脉壁之间存在许多血流动力学和生物力学相互作用。移位与近端封堵失败、支架扭折、阻塞和断裂有关。支架向下移位会导致封堵失败、内漏发生,严重者动脉瘤重新受压。

预防支架移位的建议包括避免使用短(<15 mm)、宽(>30 mm)、圆锥形或者外展形瘤颈(肾动脉最低开口远端15 mm处测量的主动脉颈增大≥3 mm)并伴有明显成角、钙化或者血栓者。带有挂钩或者倒刺、提供肾上固定或者更大径向力的支架,有利于防止支架移位。术后严格控制血压对于减少移位也有重要意义。

分支支架急、慢性闭塞

与传统开放腹主动脉瘤修复术相比,腔内修复术后发生移植物分支闭塞的风险要高出不少,尤其是在支架移植物的分支有扭曲或移位时。尽管大多数移植物分支闭塞患者会因下肢缺血而出现间歇性跛行或静息痛等症状,在对无症状的患者做术后随访时也要密切观察髂-股动脉的通畅情况。支架移植物分支的移位或扭曲如果能尽早地发现，可以通过球囊扩张或附加一个裸支架的方法来避免日后的闭塞。对于移植物分支急性血栓形成的病例，可经肱动脉途径置管溶栓或行患侧股动脉切开，Forgarty球囊导管取栓（图6-29）。如为慢性闭塞，尝试腔内途径无法再通者，可行股-股搭桥。术后均应抗血小板治疗至少半年。

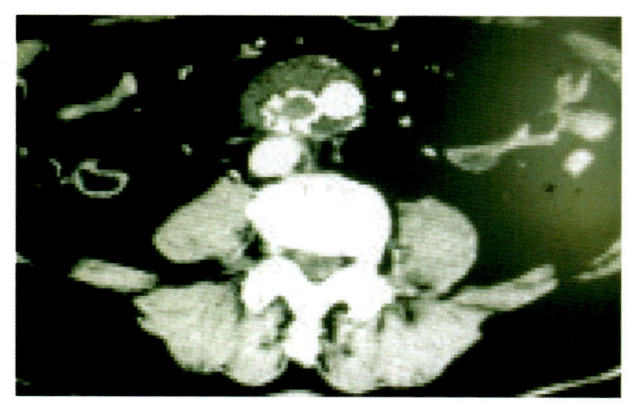
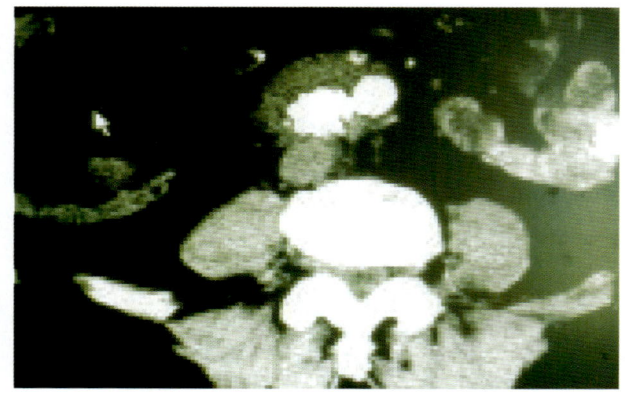

图6-29　EVAR术后髂支闭塞，植管溶栓后再通（云南省阜外心血管病医院提供）

（舒　畅　郭媛媛）

主髂动脉闭塞性病变的外科治疗

肾下腹主动脉和髂动脉是动脉硬化闭塞症常见的部位（图6-30），因此处动脉分叉成角，血流对动脉内膜的剪切力容易损伤内膜，使其增厚、斑块形成及纤维化，甚至溃疡、血栓形成，致管腔狭窄甚至完全闭塞，造成下肢不同程度的缺血。

根据闭塞的部位不同可分为3型。

Ⅰ型：主髂动脉狭窄或闭塞仅局限于腹主动脉末端和双侧髂总动脉。

Ⅱ型：病变广泛累及髂内外动脉和股动脉。

Ⅲ型：病变同时累及主髂动脉和股腘动脉。

当肠系膜下动脉受累、主动脉末端完全闭塞后，血栓可向上蔓延到肾动脉水平，即平肾主髂动脉闭塞，临床并不少见。

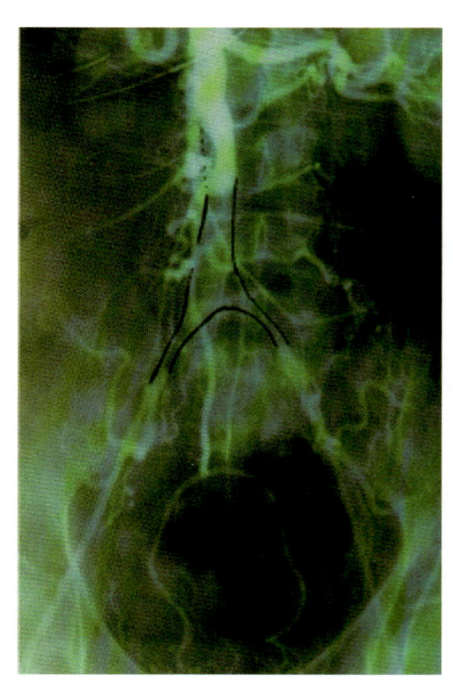

图6-30　造影显示主-髂段闭塞

■ 临床应用解剖

盆部动脉的解剖

盆腔血供主要由髂内动脉提供，髂外动脉分支亦有供血，肠系膜下动脉通过其分支直肠上动脉供血，盆腔亦接受来自肠系膜上动脉的分支中结肠动脉的血供，中结肠动脉再与左结肠动脉吻合，因此，髂内动脉可由对侧髂内动脉、同侧髂外动脉通过侧支循环供血，盆腔内血管重建的原则是保留一侧髂内动脉，以保证血供。

1. 髂总动脉　左右髂总动脉作为腹主动脉的终支在第4腰椎平面发出，沿腰大肌内侧向外下方斜行，至骶髂关节前方分为髂内和髂外动脉，右侧髂动脉较左侧长，斜行经过第5腰椎椎体前，其前方有腹膜、小肠和右输尿管，后方是左髂总静脉和下腔静脉的连接部，外上方为下腔静脉和右髂总静脉，外下方为腰大肌，内上方为左髂静脉。左髂总动脉前方是乙状结肠及其系膜、直肠上动脉和左输尿管；左髂总静脉位于其内侧和后方，外侧是腰大肌。

2. 髂内动脉　长约4 cm，沿骨盆壁在腹膜后脂肪组织中下行，至坐骨大孔上缘分为前干和后干。

（1）前干的分支

1）膀胱上、下动脉：供应膀胱底、输精管、前列腺、精囊等。

2）直肠中动脉：供应直肠下段、精囊、前列腺、膀胱壁。

3）子宫动脉：子宫的主要供血动脉。

4）闭孔动脉：前支与旋股内侧动脉吻合，后支与臀下动脉吻合。

5）阴部内动脉：供应外生殖器。

6）臀下动脉：髂内动脉前干最大的分支，供应臀和大腿的肌肉，与大腿穿动脉分支吻合。

（2）后干分支

1）髂腰动脉：在髂外血管后分为腰支（供应腰大肌和方肌）和髂支（营养髂骨）。

2）骶外侧动脉：供应腰骶部皮肤肌肉。

3）臀上动脉：后干最大的分支，浅支供应臀肌，与臀下动脉吻合，深支的上支与旋髂深动脉和旋股外侧动脉升支吻合，下支与旋股外动脉、臀下动脉和旋股内侧动脉的升支吻合。

3. 髂外动脉　是髂总动脉的自然延续，沿腰大肌内缘外侧下降，在后侧进入大腿达腹股沟韧带中点深面，穿过血管腔隙至股部成为股动脉。右髂外动脉前为回肠末端，左髂外动脉前为乙状结肠，髂筋膜薄层包裹髂动静脉，髂血管前方和内侧有许多淋巴结，除一些小分支外，髂外动脉在腹股沟韧带上方发出2支较大的动脉：腹壁下动脉和旋髂深动脉。髂外静脉起初位于髂外动脉内侧，继而转向其后方。

腹壁下动脉与腹壁上动脉和下几对肋间后动脉吻合。

旋髂深动脉与旋股外侧动脉、髂腰动脉和臀上动脉吻合。

侧支通路

在腹主动脉、髂动脉或股动脉阻塞疾病中，许多将腹主动脉、胸主动脉和盆腔动脉相连接的侧支循环通路开放，保证血流的畅通。主动脉闭塞时，主-髂之间潜在的侧支循环包括腹壁和内脏两个途径（图6-31）。

1. 腹壁侧支

（1）乳内动脉和腹壁下动脉之间的侧支循环。

（2）肋间动脉和腰动脉与旋髂动脉和股深动脉之间的侧支循环。

（3）腹壁下动脉和臀动脉的分支与股总动脉和股深动脉之间的侧支循环。

2. 内脏侧支　肠系膜上动脉和肠系膜下动脉与直肠上动脉之间的侧支循环。

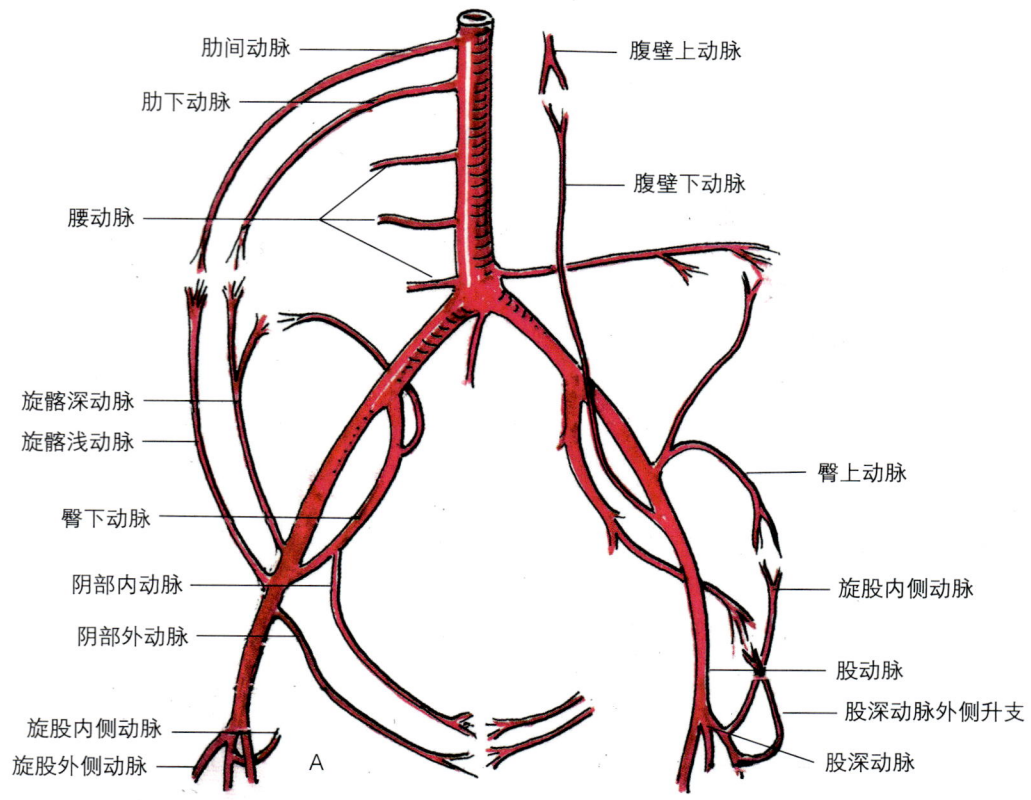

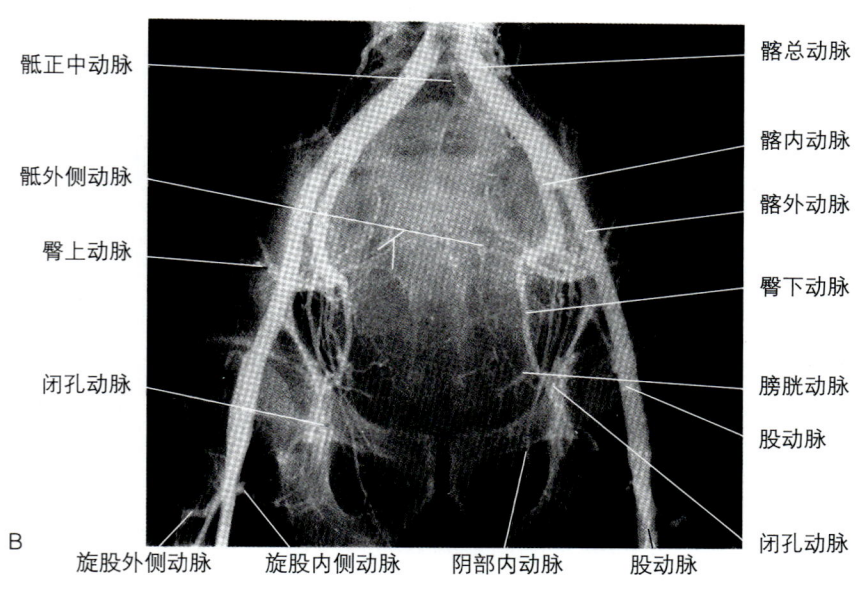

图6-31 盆腔侧支循环
A.示意图；B.造影

髂动脉手术入路

1. 经腹腔入路　同腹主动脉显露方法（图6-32）。
2. 腹膜后入路
（1）体位：仰卧，臀部垫高。
（2）切口：从腹股沟韧带内1/3处上方1 cm左右，至髂前上棘和耻骨联合，向近端呈轻度弧形。
（3）显露：平行于腹股沟韧带切开腹外斜肌、腹内斜肌和腹横肌腱膜，向上向内牵开，切开腹横筋膜，推开脂肪组织，进入腹膜后间隙，切开血管鞘显露髂外动脉，其前面与两支伴行静脉的属支（图6-33）。
3. 股动脉的解剖　股动脉是下肢动脉的主干，由髂外动脉延续而来，经腹股沟中点深面通过股三角进入内收肌管，股动脉在腹股沟中点处位置表浅，仅有阔筋膜覆盖，故体表可扪及搏动。在股三角内发出股深动脉后延续为股浅动脉，是下肢主要供血动脉，股浅动脉闭塞时股深动脉成为下肢主要供血动脉，股深动脉分出旋股内外动脉通过穿动脉在髋关节周围形成侧支循环（图6-34）。
4. 股动脉的显露　股动脉、股浅动脉上段和股深动脉的显露。
（1）体位：仰卧。
（2）切口：从腹股沟上方开始，沿股动脉外缘。
（3）显露：切开皮肤和各层组织，注意保护大隐静脉，切开深筋膜和血管鞘后可以看到股动脉，其内后侧是股静脉，注意保护。从股动脉后外侧可解剖出股深动脉，沿股深动脉表面切开筋膜后可以显露股深动脉各分支（图6-35）。
5. 股浅动脉中下段的显露
（1）体位：仰卧，大腿外转、外旋，膝部垫高。
（2）切口：沿缝匠肌内侧缘切开皮肤、皮下组织，向外侧推开缝匠肌，切开深筋膜，可以看到股浅动脉，切开动脉鞘即可暴露股浅动脉。

治疗方法

腹主动脉和髂动脉闭塞的治疗以手术为主，根据患者的具体情况可采取手术、腔内治疗或两者联合的治疗策略。常用术式有腹主-髂动脉内膜切除，分叉人工血管移植。单侧髂总动脉闭塞一般采用股动脉与对侧股动脉搭桥，高危患者可用股-股动脉搭桥或腋动脉-股动脉搭桥。

主-双股旁路手术

1. 腹主动脉显露同前，但没有必要显露肠系膜下动脉以下的动脉，避免解剖主动脉分叉处，以减少术后神经源性功能障碍。腹股沟处切口直接在股总动脉表面做，显露自腹股沟韧带至股总动脉分出股深和股浅动脉处，分别控制股深和股浅动脉。股深静脉的分支横跨股深动脉，切断以利于显露股深动脉，沿腹横筋膜切开横行在股动

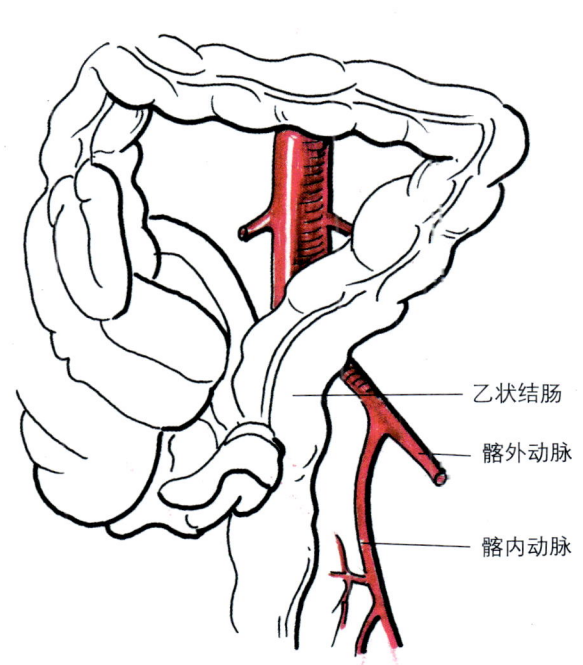

图6-32　经腹腔显露髂动脉
乙状结肠
髂外动脉
髂内动脉

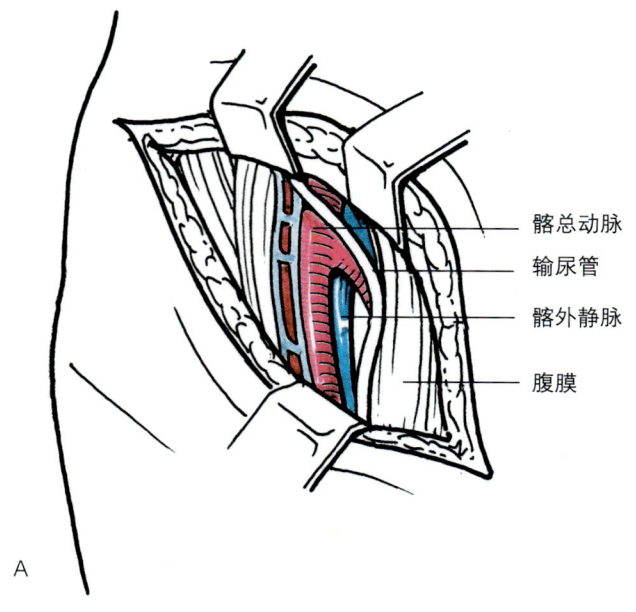

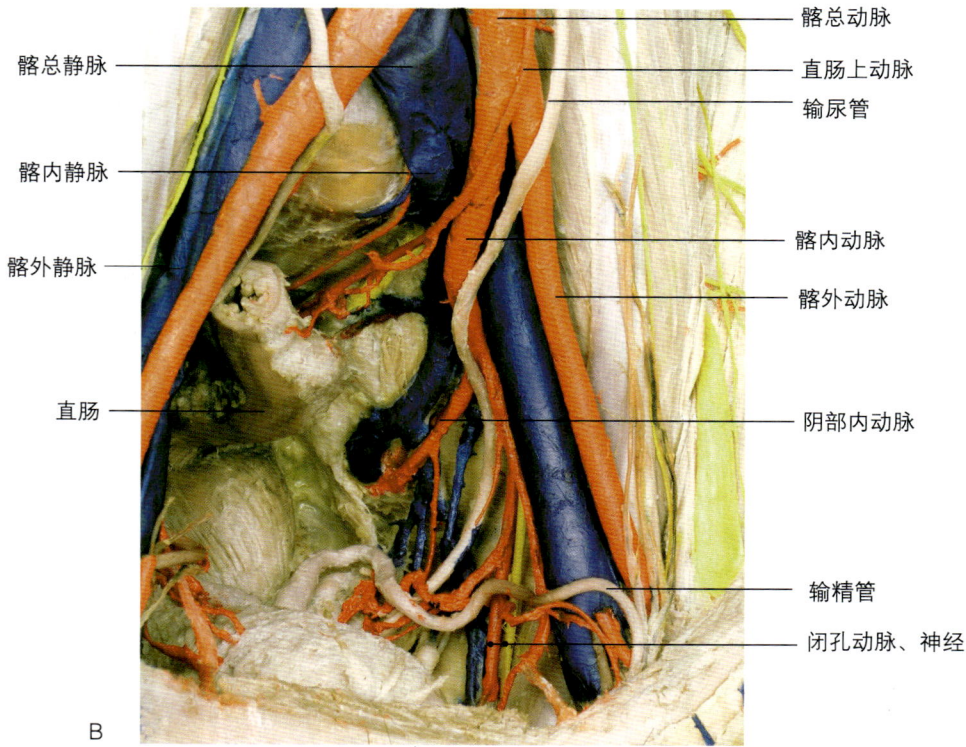

图6-33 经腹膜外途径显露髂动脉
A.示意图；B.髂血管的毗邻

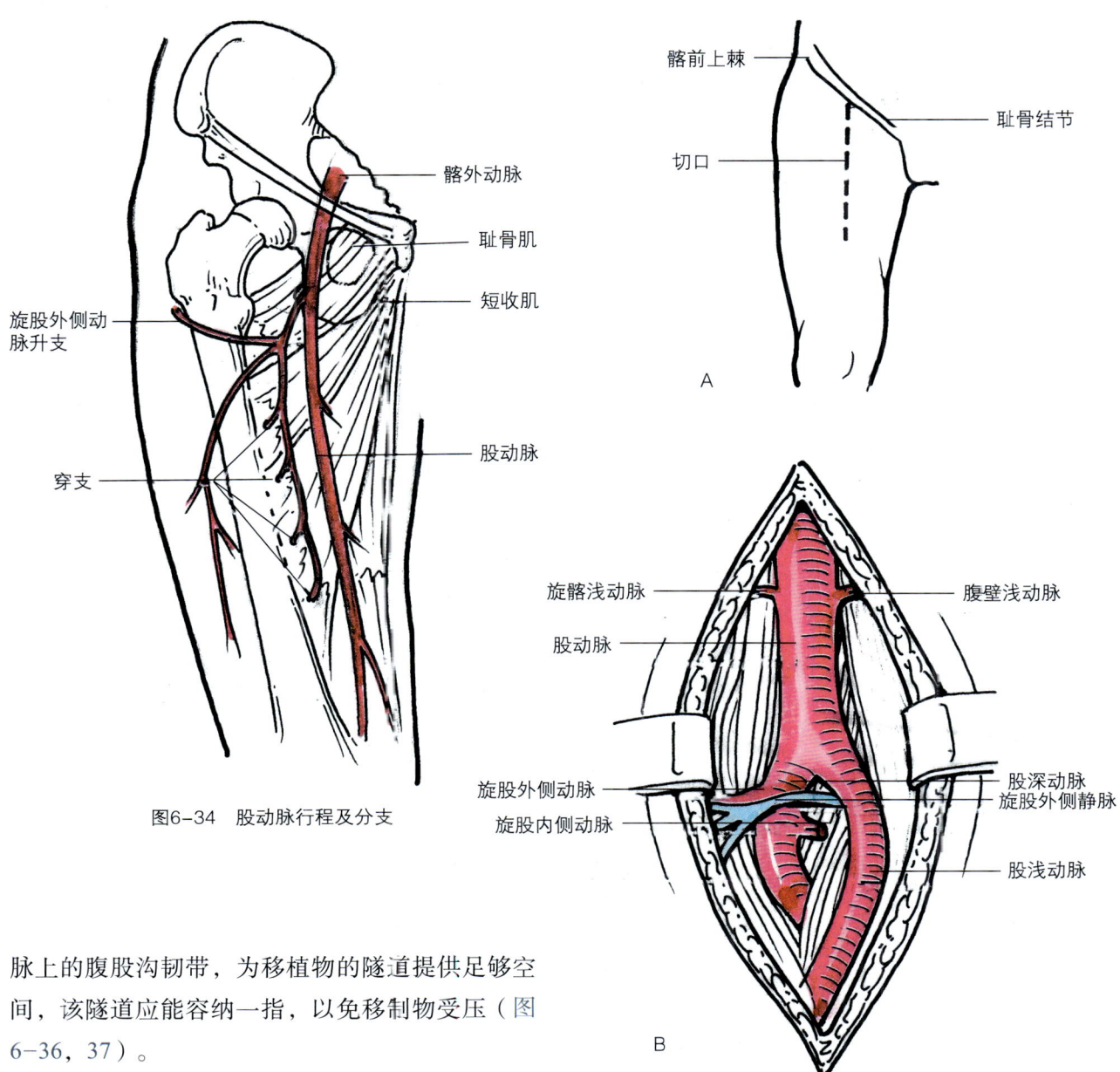

图6-34 股动脉行程及分支

图6-35 股动脉和股深动脉的显露
A.切口；B.显露

脉上的腹股沟韧带，为移植物的隧道提供足够空间，该隧道应能容纳一指，以免移制物受压（图6-36，37）。

采取经腹膜外入路时，将腹膜推向右侧直至可见髂腰肌和输尿管，沿右结肠前和输尿管后之间的平面推进，游离左结肠推之向右，留下后面的肾脏和输尿管，显露横跨主动脉的左肾静脉，确定用于吻合的肾下主动脉平面（图6-38）。

亦可采用肾后平面入路至主动脉，沿腹膜游离包裹肾脏的Gerota囊，进行次显露时不会见到输尿管和生殖腺静脉，但要从后面找到左肾动脉。

2. 选择合适的分叉人工血管，全身肝素化后在肾动脉以下横行夹闭主动脉并切断。

3. 主动脉远侧断端以3-0不可吸收缝线做对口深层缝合，清除近侧断端内膜粥样斑块，用3-0不可吸收缝线将人工血管与肾下腹主动脉做端端吻合，完成缝合后，慢慢松钳，检查近端缝合线。

4. 沿髂动脉走行方向，用手指做钝性分离（图6-39），建立自主动脉至股动脉的隧道，将输尿管向前方提起，自主动脉至腹股沟沿通道全

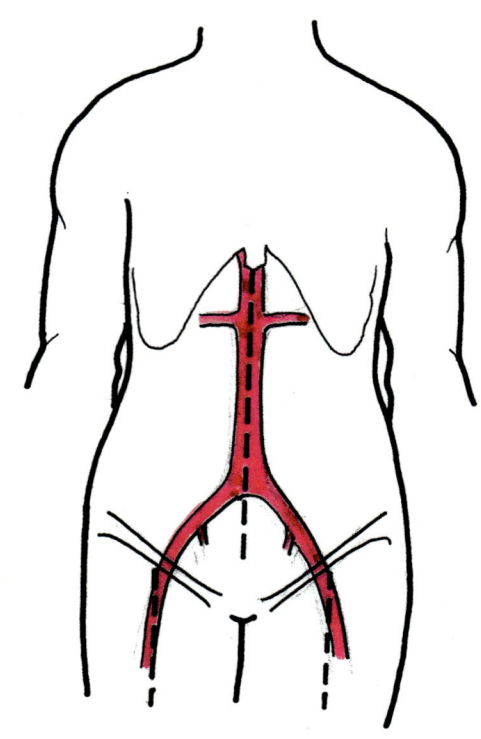

图6-36 经腹膜显露腹主动脉设计

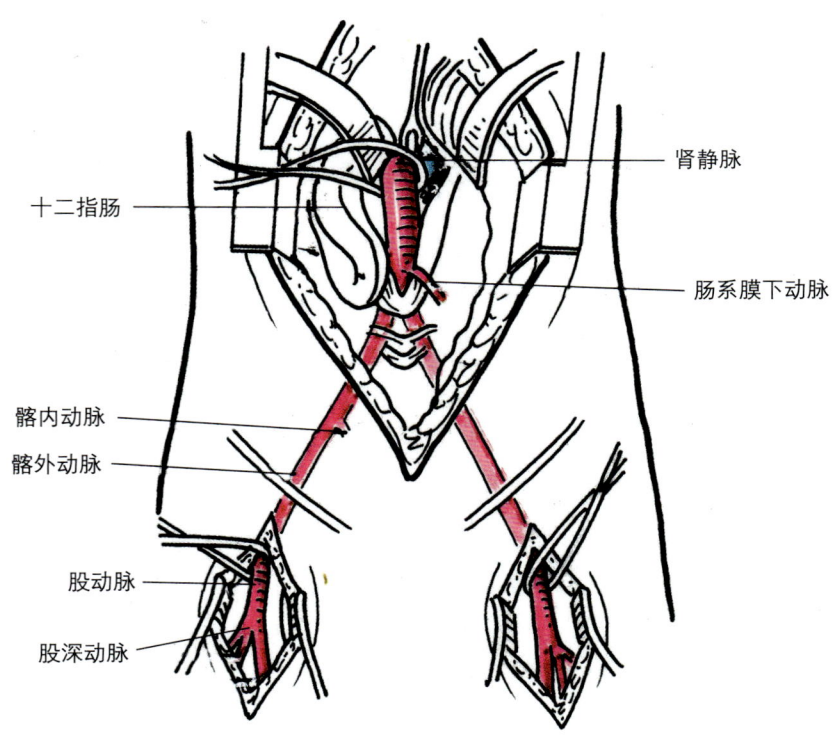

图6-37 经腹膜显露腹主动脉方法

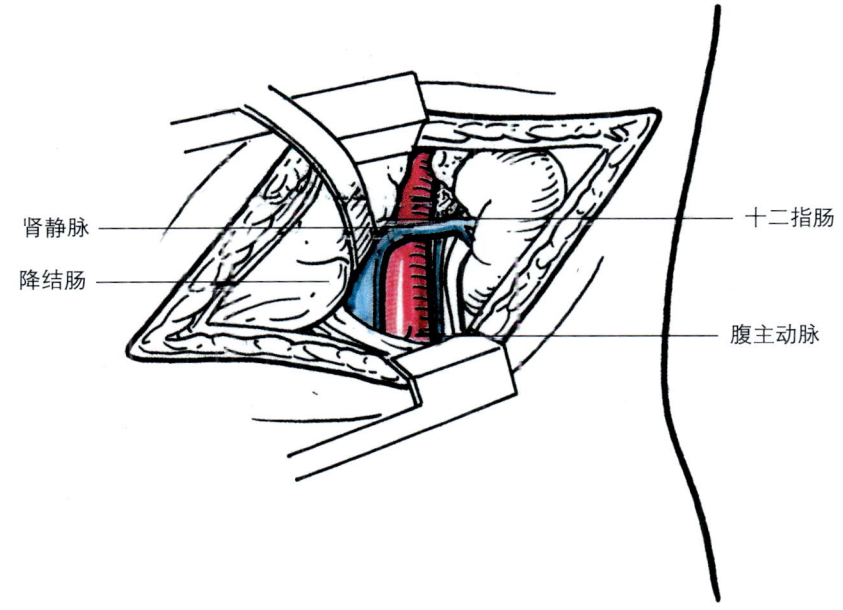

图 6-38　腹膜外入路显露腹主动脉

长。食指触及下方髂动脉，将长弯钳自腹股沟探入，在隧道内触及食指，沿髂动脉走行方向引导至主动脉平面。用动脉钳夹住移植血管右支，轻柔地拉向腹股沟，要保证人工血管不在输尿管前面通过，否则会使输尿管在后面坚硬的髂动脉和前面搏动的人工血管之间受压。

5. 阻断股总、股浅、股深动脉，纵行切开股总动脉，如有明显钙化或溃疡型粥样斑块，必须行股动脉内膜剥除术，如发现股浅或股深动脉开口有狭窄，则动脉切口需延长到1或2支有流出腔的血管。

6. 采用4-0或5-0缝线做股动脉与人工血管的端侧吻合，短暂放松右股深、浅动脉钳，使返流血液充盈血管，排出其中气体（图6-40~42）。人工血管右支充满血液后阻断，松开主动脉钳，让高压力的血流自开放的左支冲出，排出聚集在近端动脉钳处的碎屑或血栓，此前应通知麻醉师保证适量输液，避免发生"去钳性低血压"。

7. 将带橡皮套的动脉钳置于人工血管左支，重新阻断右股深、股浅动脉，松主动脉钳，让血

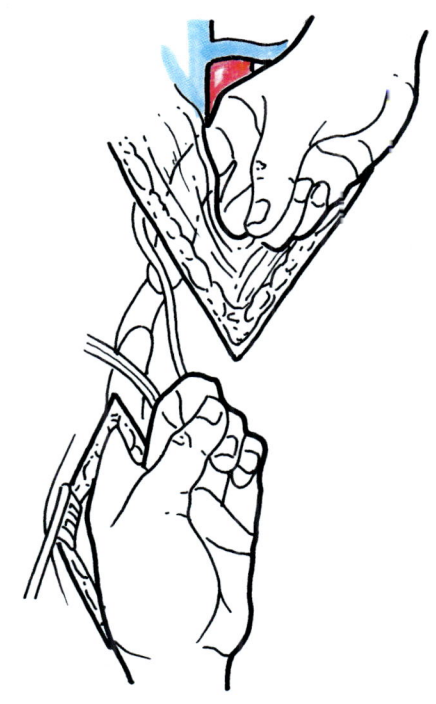

图 6-39　钝性分离髂动脉

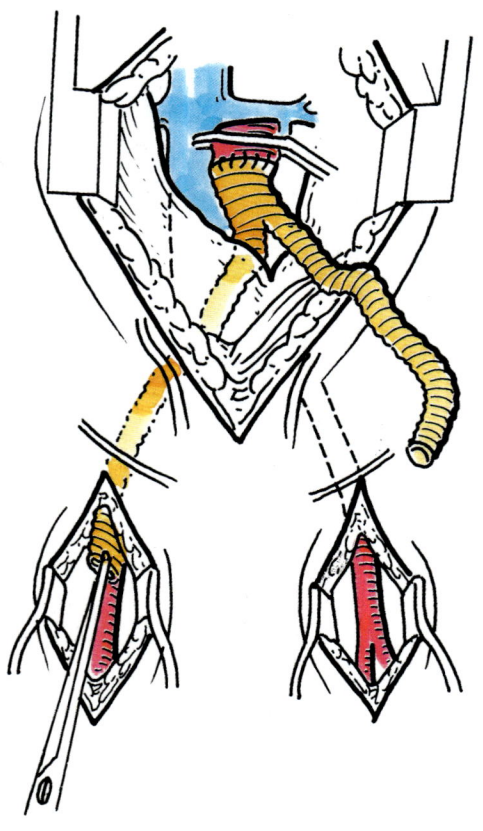

图6-40 人工血管穿经隧道

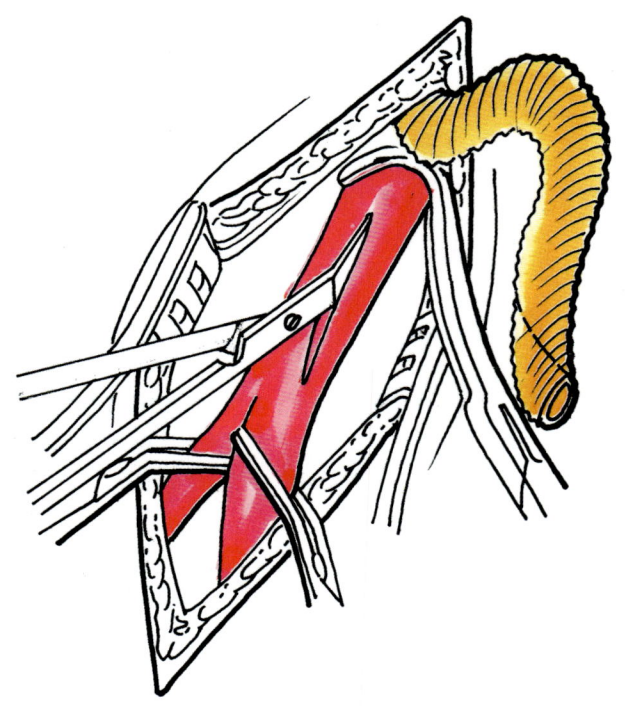

图6-41 剪开股动脉

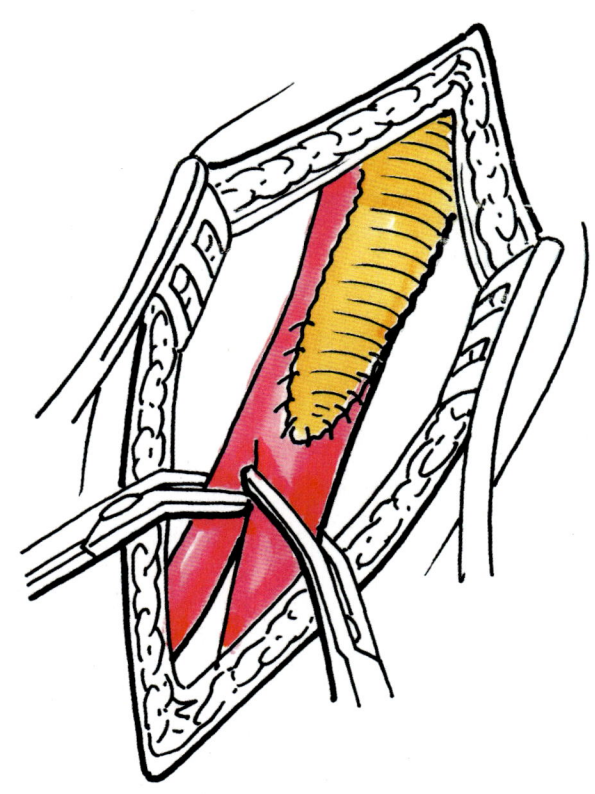

图6-42 股动脉与人工血管端侧吻合

流进入移植血管右支,转而逆行经股总动脉,向上进入髂外动脉,这种引导最初血流逆行的方式可防止血栓物质进入右下肢造成栓塞,几秒钟后去除股浅和股深动脉钳,恢复右下肢血流,此时要监测血压防止发生"去钳性低血压"。

排出左支血液,完成左侧人工血管与左股动脉端侧吻合,松钳建立左下肢血流。

主动脉-股动脉旁路端侧近端吻合术

有些双侧髂外动脉阻塞的病例,因病变妨碍了从股动脉经髂外动脉的逆行血流对骨盆的灌注,故只适合做端侧主动脉近端吻合,使血液顺行通过主动脉远端,以确保获得髂内动脉血供(图6-43)。

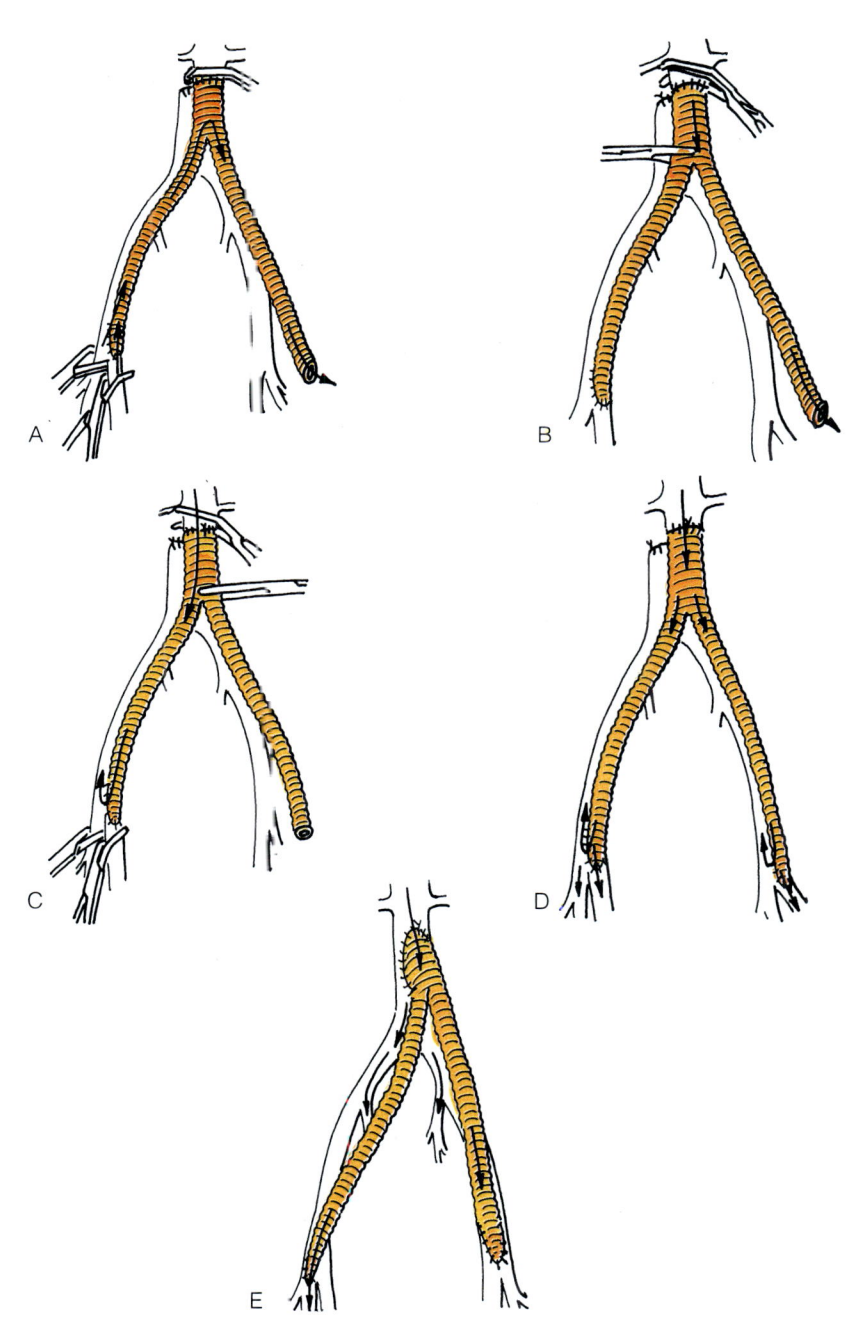

图6-43 主动脉-股动脉旁路端侧近端吻合术

(张小明 朱 凡)

主髂动脉闭塞的腔内治疗

腔内血管外科的出现使主髂动脉闭塞性疾病的治疗模式发生了巨大变革。遵循泛大西洋国际协议（TASC）工作组发表的治疗指南，主髂动脉闭塞性病变的腔内治疗推荐包括：TASC的A级和B级病变，首选腔内治疗。对于TASC的C级病变，越来越多的证据显示腔内治疗也可作为首选方案。而D级病变，外科旁路手术作为首选，但越来越多的中心使用腔内开通D级病变，也取得了良好疗效。因此，对于存在开放手术风险的D级病变高危患者，腔内治疗不失为一种更为合理的选择，但必须了解腔内途径的远期效果可能比旁路手术差。

■ 入路选择

同侧入路

髂总动脉（common iliac a., CIA）病变通常可以通过同侧逆行途径治疗。如果CIA是闭塞性病变，通常需要先通过对侧途径放置造影导管完成造影检查，对侧途径还可以在进行CIA腔内处理时保护对侧CIA。

完整的动脉造影检查包括主动脉的评估以除外腹主动脉瘤、盆腔部位倾斜造影以评估髂内动脉的通畅情况及髂内动脉起始部位的情况，以及评估股总动脉及其分叉处的病变情况。一般情况下，向对侧倾斜的投照角度利于显示髂动脉分叉部位，向同侧倾斜的投照角度利于显示股深动脉分叉部位。造影检查还需要了解腹股沟以下流出道的通畅情况，如果在介入操作结束后再做远端的造影，则难以鉴别远端阻塞是否为介入治疗引起的栓塞性病变。

髂外动脉病变最好选择对侧入路，因为髂外病变有可能累及股总动脉，技术操作的第一步是放置动脉鞘，以便导管进出。

对侧入路

尝试经逆行途径开通闭塞的髂动脉时，导丝常常很容易进入内膜下。而且导丝一旦进入内膜下，就很难再调整进入血管腔。而从对侧股动脉的顺行途径开通髂动脉则较成功，尤其是髂总动脉有残端或未完全闭塞时。导丝一旦通过闭塞段，进入病变侧的髂外动脉，则经同侧股动脉抓捕导丝，沿导丝逆向引入导管通过病变到腹主动脉的闭塞处近端，回抽导管出血证实位置合适，此时撤除导丝，同侧逆向引入工作导丝以利于下一步的介入治疗。

肱动脉入路

当髂总动脉完全闭塞时，经对侧股动脉途径通过病变也经常不能成功，此时经肱动脉入路或同侧股动脉途径则更有可能成功开通。经肱动脉途径可以减少主动脉夹层形成的风险，并能提供有效的支撑力。如果锁骨下动脉存在明显的闭塞性病变则限制了肱动脉入路，另外，导管或支架的输送系统长度不够也限制肱动脉入路的应用。

■ 通过病变处

穿过狭窄处

采取病变动脉部分和穿刺点之间最短、最直接的路径可以使术者更易在病变位点控制导丝。导丝一旦接触病变，距离过长会使导丝的控制力减弱，通过导管导引的导丝支持力会改善，而且选择性导管也可改善导丝的定向性。

1. 利用导管支持导丝，增加导丝硬度 通过导丝的直导管可给予导丝轴更多的支持力，并且安全接近病变处（图6-44）。保持导丝头端超出导引导管末端数厘米，且导丝用于探测病变。另一种方法就是将软头端的穿刺导丝改为亲水涂层的超滑导丝，其可能在第一次就穿过病变甚至即将闭塞处。

2. 利用路图通过病变　路图可以指引穿过动脉狭窄、闭塞段，有助于选择性插管。操作者技术越熟练，对路图的利用越少。路图在以下情况下有用：①选择性导管插管时寻找和标记血管起始部位；②通过重度狭窄的动脉段；③遭遇和穿越闭塞段；④指引无动脉搏动部位的穿刺；⑤在没有反复动脉造影的情况下引导复杂动脉成形的一系列操作；⑥指引血栓取栓术或栓子清除术（图6-45）。

3. 使用导管操控导丝　一个5F弯尖导管如Berenstein或Teg-T导管可能有助于引导导丝到达所需位置（图6-46）。导管随着导丝的不断前进而前进，但导丝穿过病变之前导管不应进入病

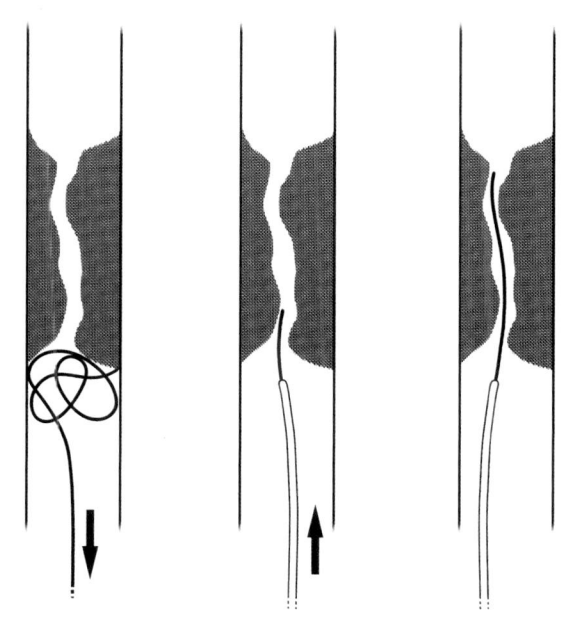

图6-44　利用导管通过病变

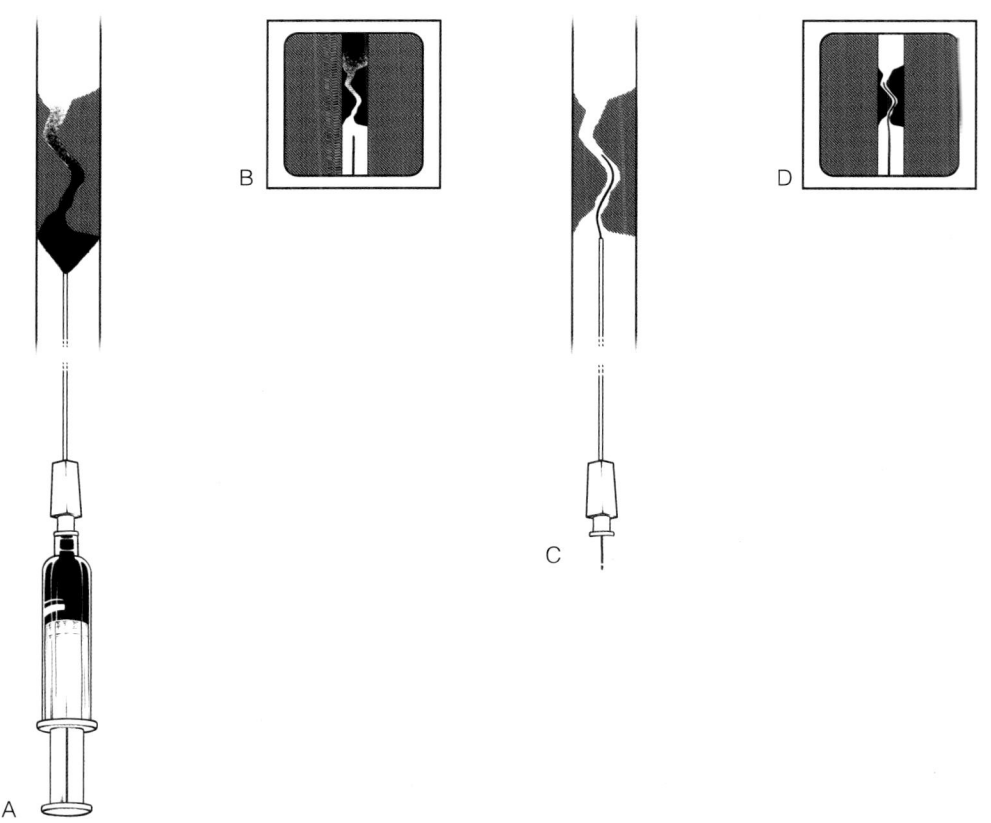

图6-45　利用路图通过病变
A.将动脉造影导管的头端靠近病变处，推入对比剂后不透光的病变区被数字化成像并记录；B.将路图添加至实时荧光透视影像上；C.在路图的指引下使导丝穿过病变区；D.操作者通过对比预先呈现的病变区实时观察导丝位置

变。如果导丝不能穿过（通常是一个闭塞），最后的手段就是试图用力将导管穿过病变。否则，没有导丝突出在其前端的导管尖端本身不应接触病变，因为导管太硬，可能使病变破裂。

4. 从另一方向接触病变　有时，极为狭窄的部分不能从所选方向穿过，需从相反方向独立穿刺进入（图6-47）。导丝通过后，保持对导丝的控制，直至治疗完成。

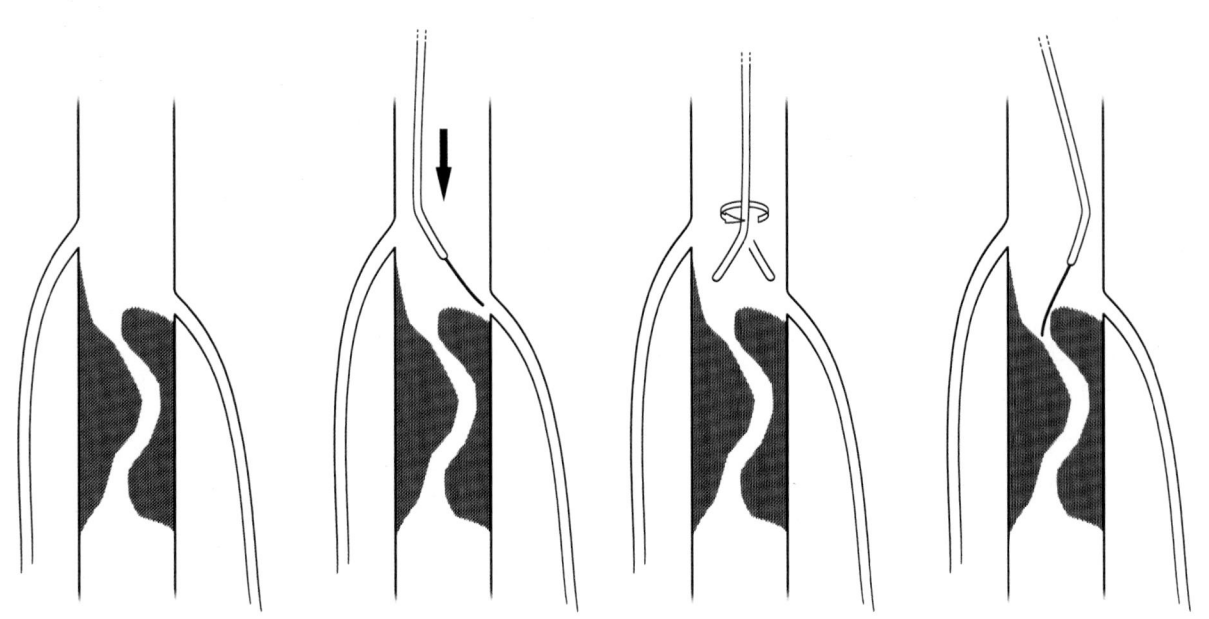

图6-46　利用导管操纵导丝

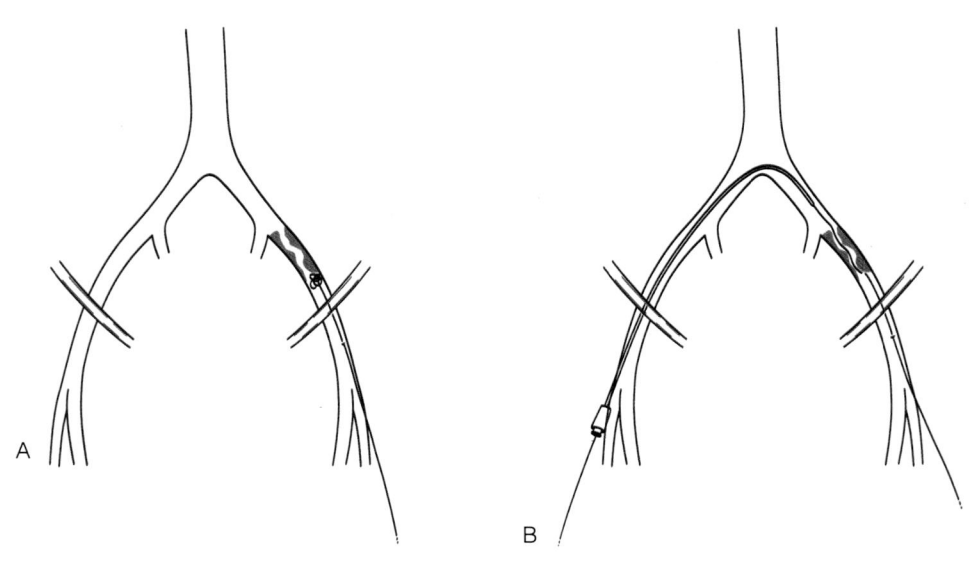

图6-47　从病变另一侧通过
A.逆行无法通过髂动脉狭窄段；B.对侧"翻山"顺行通过病变

通过闭塞处

穿过闭塞病变比穿过狭窄病变更具有挑战性且重复性更小。血管闭塞处的治疗往往较狭窄处更需要顺行逆行双重方式接近病变。当考虑进行血管再通时,需要延迟拍摄来评估闭塞长度及其流出道情况。

对于髂动脉闭塞部分,需要对盆腔进行延迟数字减影血管造影技术(DSA)拍摄。对于股浅动脉闭塞部分,需在重建部位进行DSA扩展拍摄。导丝通过有严重斑块形成的最狭窄部分,通常能够从厚实的血栓内通过。若再次遭遇阻力,且术者确信导丝位于真腔内,可将直形的长导管穿过导丝至其尖端。通过旋转式的推进操作,将导丝尖端钻入闭塞部分。取得进展后,应逐步间断地拒进导管。通过导管头端注入对比剂以监测进展情况并排除进入了内膜下。若需要穿过一个短的但困难的血管闭塞段或整个钙化严重的较短病灶(2 cm或者更短),可将直形导管推进到J形头端的基部,使导丝-导管组合共同推进(图6-48)。

▎再血管化

对于狭窄病变,采用PTA,球囊直径较正常管径大1 mm左右,其长度尽可能地覆盖病变。扩张时球囊位于病变段的中心,如病变段长度大于球囊,则先把球囊置放在狭窄段一端,再逐步移位,但每次移位扩张前后应有部分重叠。

如果病变段严重狭窄,先用小直径球囊扩张,再应用预定直径的球囊,球囊一般扩张至切迹变浅或消失。PTA后若残余狭窄大于30%或跨狭窄压力差大于10 mmHg,置入内支架。一般较正常血管径大10%~15%,长度应充分覆盖病变段,两端超出病变段0.5~1.0 cm(图6-49)。

对于病变钙化严重或预测有斑块脱落造成远端血管栓塞可能者,直接植入内支架,如果支架展开不满意再进行后扩张。对于双侧髂动脉闭塞累及腹主动脉末端开口者,PTA和植入内支架采用"对吻"方法,即两侧同时球囊扩张、同时释放支架,两侧支架要求超过髂动脉分叉2~3 cm,支架开口保持一致。

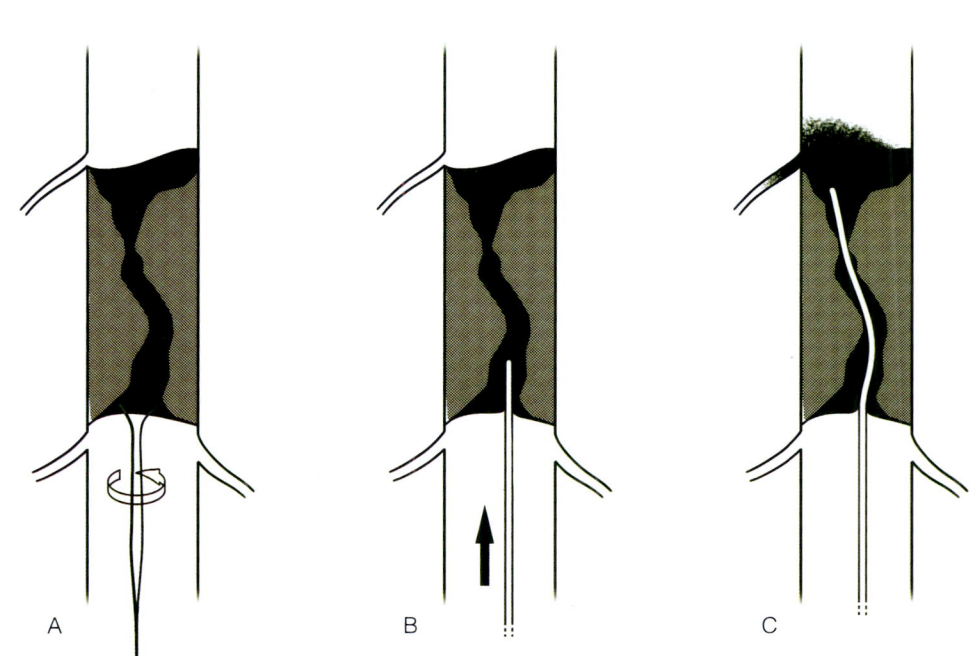

图6-48 穿过闭塞段
A.导丝到达闭塞部位,头端进入血栓,停止推进;B.直型导管通过导丝,导丝向前推进并旋转头端;
C.导管逐步推进,尖端超出导丝头端,可推对比剂检查导管进展及位置

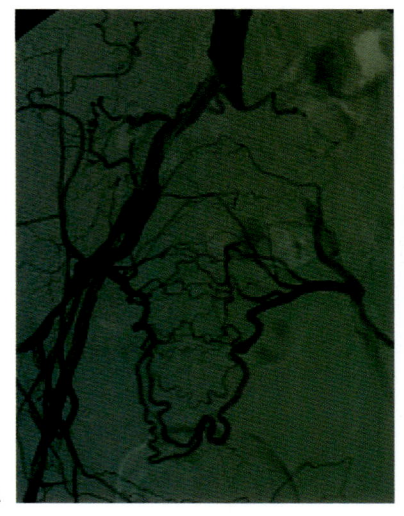 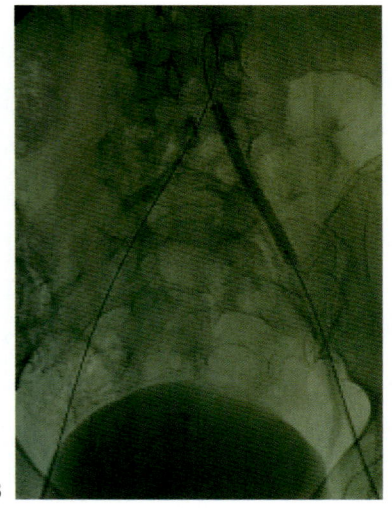 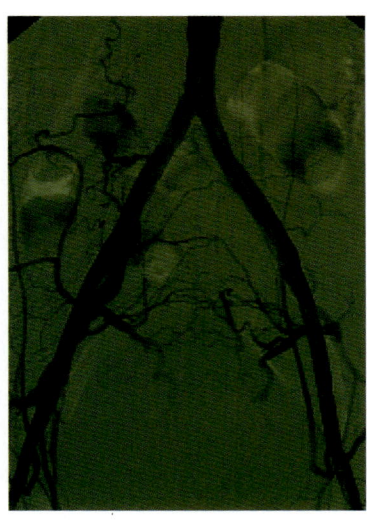

图6-49 髂动脉闭塞段再血管化
A.造影明确病变长度；B.建立血管通路后球囊扩张闭塞段；C.支架植入

（郭媛媛　邬光敏）

参考文献

1. 景在平, 陆清声. 腹主动脉瘤. 北京: 人民军医出版社, 2009.
2. 张小明, 张永保, 李清乐, 等. 胸腹主动脉瘤的治疗. 中国血管外科杂志, 2014, 6(3): 137-142.
3. 来志超, 孙晓宁, 古丽丹娜·沙艳, 等. 胸腹主动脉瘤的手术方式与外科治疗选择. 中国血管外科杂志, 2018, 10(4): 233-236.
4. Vierhout BP, Pol RA, Ott MA, et al. Percutaneous versus open access in endovascular aneurysm repair (PiERO): A randomized multicenter clinical trial. J Vasc Surg, 2019, 69(5): 1429-1436.
5. Wang Y, Cui L, Li F, et al. An optimized retroperitoneal approach for open aortic repair by partially removing the tenth rib without incising the pleura and diaphragm. J Vasc Surg Cases Innov Tech, 2016, 2: 95-100.
6. 谷涌泉, 郭连瑞, 郭建明, 等. 胸主动脉覆膜支架联合八爪鱼技术腔内修复复杂胸腹主动脉瘤. 介入放射学杂志, 2016, 25(6): 487-490.
7. 舒畅, 郭伟, 罗明尧. 腹主动脉腔内修复手术质量评价指标体系的中国专家共识. 中国普通外科杂志, 2018, 27(6): 669-673.
8. 谷涌泉, 郭连瑞, 齐立行, 等. 复杂腹主动脉瘤腔内修复65例经验. 中国微创外科杂志, 2016, 16(3): 224-227.
9. 常光其, 武日东. 主髂动脉闭塞症的治疗策略. 中国血管外科杂志（电子版）, 2016, 8(2): 101-103.
10. 陈忠, 寇镭. 主髂动脉闭塞症外科和腔内治疗选择. 中国普外基础与临床杂志, 2015, 22(8): 910-913.
11. Clair DG, Beach JM. Strategies for managing aortoiliac occlusions: access, treatment and outcomes. Expert Rev Cardiovasc Ther, 2015, 13: 551-563.
12. Mwipatayi BP, Sharma S, Daneshmand A, et al. Durability of the balloon- expandable covered versus bare-metal stents in the Covered versus Balloon Expandable Stent Trial(COBEST)for the treatment of aortoiliac occlusive disease. J Vasc Surg, 2016, 64: 83-94.

下肢血管外科解剖学

下肢动脉手术解剖学

下肢缺血是一个很宽泛的概念，包含了各种原因导致的下肢供血不足：心源性栓子导致的下肢动脉急性栓塞、动脉硬化基础上形成的急慢性闭塞，以及各种支架移植物或者人工血管相关的缺血。其中动脉硬化和血栓闭塞性脉管炎、糖尿病足导致的慢性缺血严重病例可以出现肢体静息痛和肢体坏疽。因此对于治疗方法的选择尤为重要。

腹股沟以下动脉的缺血，治疗方式正处在不断更新之中。由于腔内器材的发展，越来越多的中心把血管的腔内治疗作为腹股沟以下动脉缺血的首选治疗方法，并且取得了不错的疗效。但由于我们国家地区经济发展不平衡，导致不同地区血管外科发展速度不同步，在发达地区能够迅速普及的器材，在边远地区很难普及，因此在方法上很难达到统一标准。无论是传统开放手术，还是腔内治疗，医师都必须熟知动脉的解剖。本章将重点阐述解剖学相关内容，对于不同术式的具体选择，不做赘述。

■ 下肢动脉

腹股沟以上动脉的解剖

腹主动脉在腹腔左前方下降至第4腰椎椎体的下缘处分为左右髂总动脉（common iliac a.）。髂总动脉沿腰大肌内侧下行，至骶髂关节处分为髂内动脉（internal iliac a.）和髂外动脉（external iliac a.）（图7-1）。髂外动脉沿腰大肌内侧缘下行，经腹股沟韧带中点深面至股前部移行为股动脉。在腹股沟韧带稍上方发出腹壁下动脉进入腹直肌，发出旋髂深动脉斜向外上，营养髂嵴及邻近肌。

腹股沟以下动脉的解剖

1. 股动脉的解剖　股动脉是下肢动脉的主干，由髂外动脉延续而来。经腹股沟中点的深面，在股三角内下行，经收肌管出收肌腱裂孔至腘窝移行为腘动脉（图7-2，3）。其主要分支股深动脉在腹股沟韧带的下方2~5 cm处起于股动脉，经股动脉后方向后内下方发出旋股内侧动脉至大腿内侧群肌，旋股外侧动脉至大腿前群肌，穿动脉（3~4支）至大腿后群肌、内侧群肌和股骨。股动脉还发出腹壁浅动脉和旋髂浅动脉，分别至腹前壁下部和髂前上棘附近的皮肤和浅筋膜。股深动脉通过旋股内侧动脉和旋股外侧动脉与旋髂深动脉、臀上动脉、臀下动脉、闭孔动脉交通（图7-4）。

在腹股沟部，股动脉和股静脉均在股动脉鞘内走行于外侧为缝匠肌、内侧长收肌及上方腹股沟韧带所围成的股三角中。大隐静脉和淋巴管汇入腹股沟韧带附近的卵圆窝。卵圆窝的前方有腹股沟浅淋巴结及淋巴管网，在游离股动静脉时，

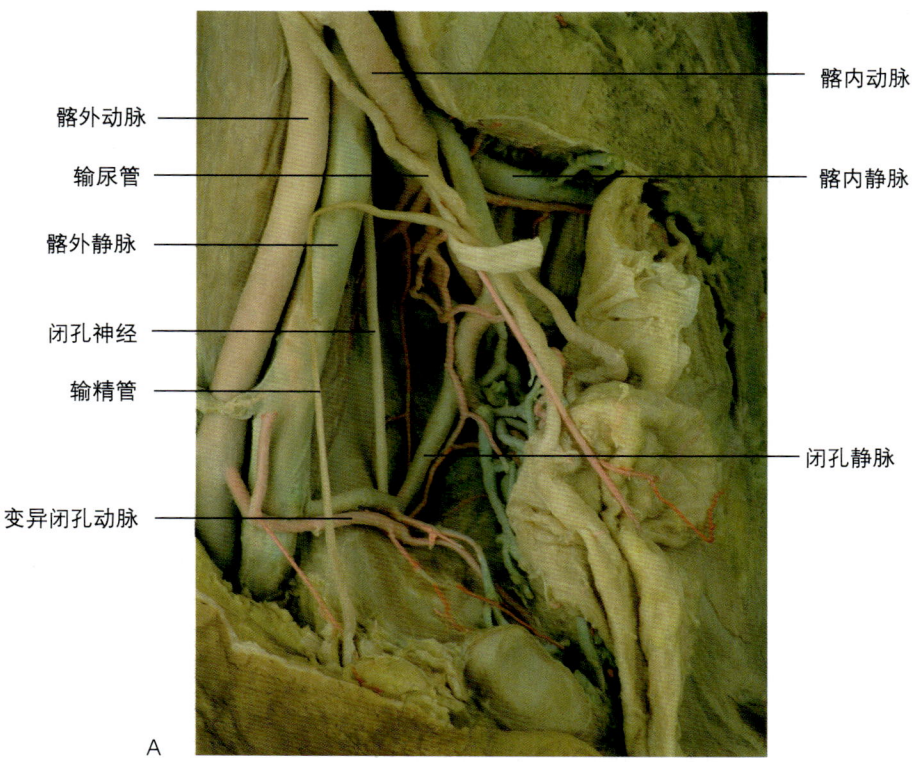

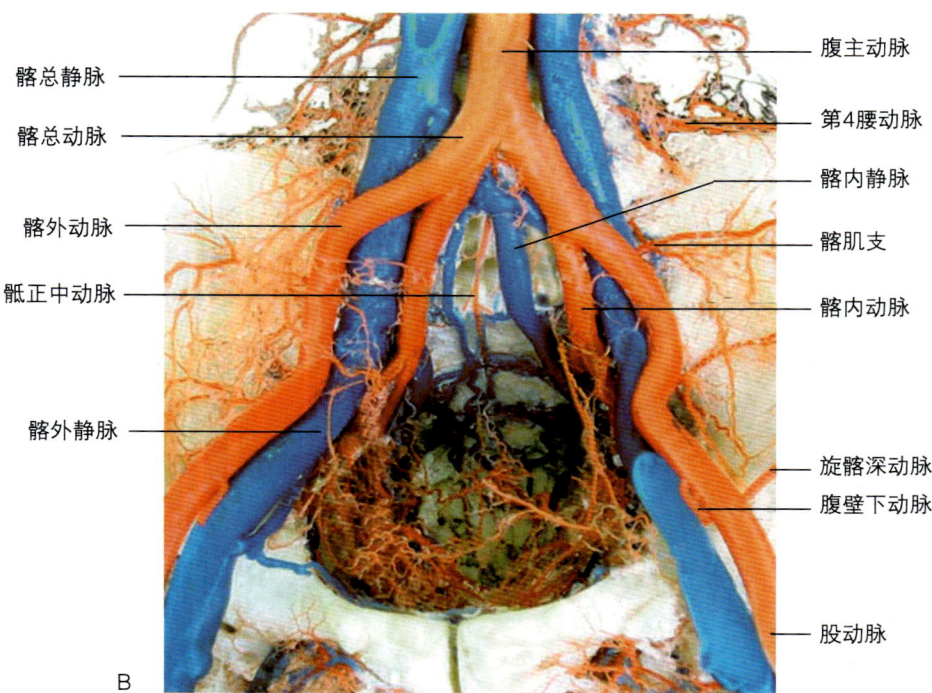

图7-1 髂总动脉的分支
A.右髂外动脉的毗邻；B.右髂外动脉的分支（铸型）

7 下肢血管外科解剖学

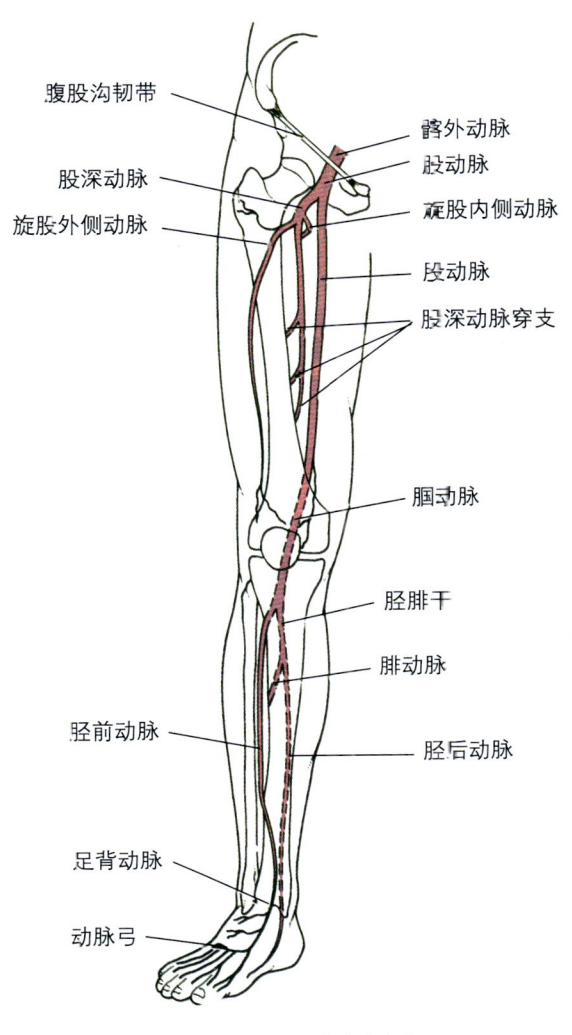

图7-2 下肢动脉走行

必须结扎其周围的软组织。腹股沟韧带稍下方有大隐静脉的分支横过。股动脉侧面有旋髂浅动脉、腹壁浅动脉、阴部外动脉发出，有的旋股外侧动脉和旋股内侧动脉直接发自股动脉，游离时要避免损伤。

向远端继续游离股动脉，动脉变得稍细并延续为股浅动脉，在此处的外后方有股深动脉发出。股深动脉发出朝向外上方的旋股外侧动脉和朝下的穿动脉。穿动脉的前方有旋股外侧静脉横跨，股动脉瘤及股深动脉成形术中要游离股深脉远端，将此静脉切断。

股浅动脉在大腿下1/3的部位经过内收肌管进入腘窝移行为腘动脉。从大腿内侧入路显露股浅动脉的远端和膝上腘动脉。沿缝匠肌的前缘切开筋膜，将缝匠肌压向后，露出股四头肌的内侧头，游离并显露后方的内收肌，紧贴内收肌管的前壁是股动静脉，注意避免损伤血管。切开股筋膜，应确认并保留纵行的股神经前皮支。

2. 腘动脉的解剖　切开内收肌管远端的筋膜进入腘窝，此处腘动脉走行在静脉和神经的内侧，从内侧入路将脂肪剥离后露出腘动脉（图7-5）。腘动脉的最早分支是膝最上动脉，在收肌管的出口发出，与隐神经伴行向下。腘动脉远端发出内侧和外侧膝上动脉，除了与股深动脉的远端分支相交通，还在膝关节周围形成丰富的血管网络。

腘动脉在腘窝深部下行，至腘肌下缘分为胫前和胫后动脉。胫前动脉后延续为胫腓干。从内侧入路显露出胫腓干，切断横跨在动脉上方并与胫前动脉伴行的胫前静脉。进一步向远端切断比目鱼肌，可以在前面找到胫后动脉，向深部沿腓骨可以找到腓动脉。

3. 胫腓动脉的解剖　在胫骨和腓骨中间切开小腿筋膜，分开胫骨前肌和趾长伸肌，显露出两侧同名静脉伴行的胫前动脉。胫后动脉在趾长屈肌和𧿹长屈肌间走行。在踝关节内踝后方纵行切开，再切开屈肌支持带的结缔组织厚膜可以显露。沿胫后动脉向远端显露，向下发出外侧足底动脉走向𧿹趾侧，称足底内侧动脉。胫前动脉由腘动脉发出后，穿小腿骨间膜至小腿前面，在小腿前群肌之间下行，至踝关节前方移行为足背动脉。切开下伸肌支持带的远端可以露出足背动脉。

■ 手术显露方法

1. 标准前路显露股总动脉及股深动脉　熟悉不同位置的解剖对旁路手术的成功非常重要。跨过股总动脉的垂直切口可以显露股总及股深

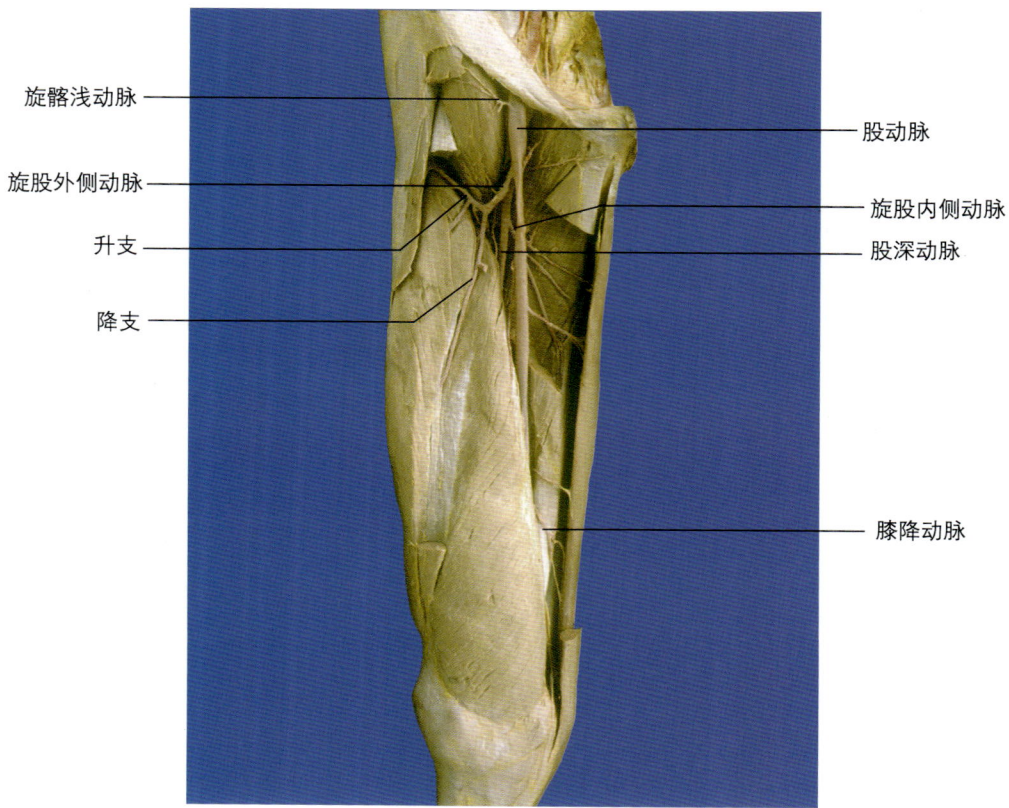

图7-3 股动脉的毗邻

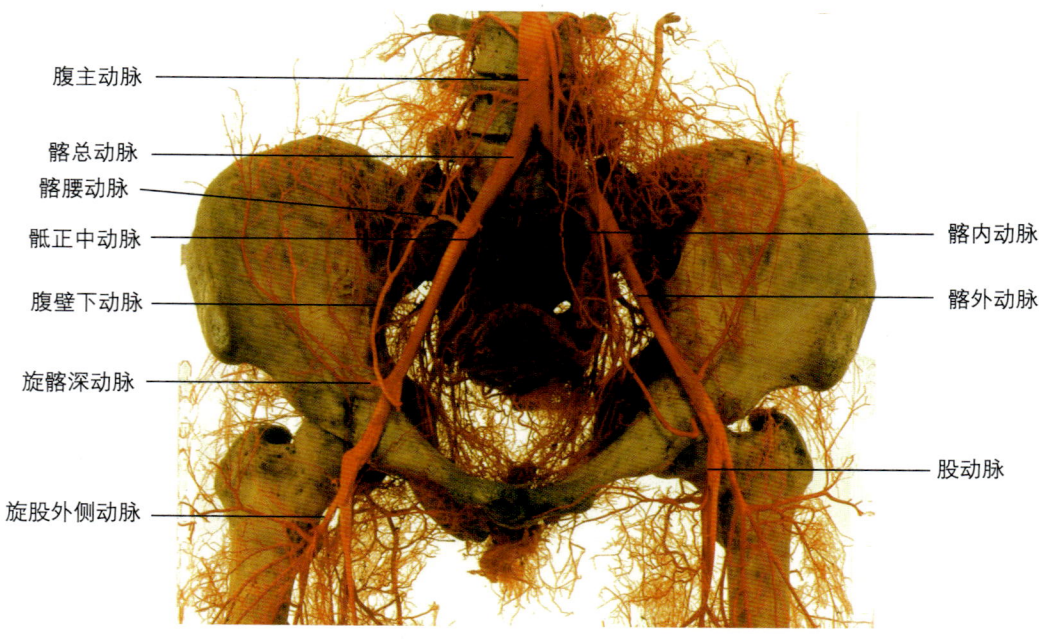

图7-4 股动脉与髂外动脉间的吻合

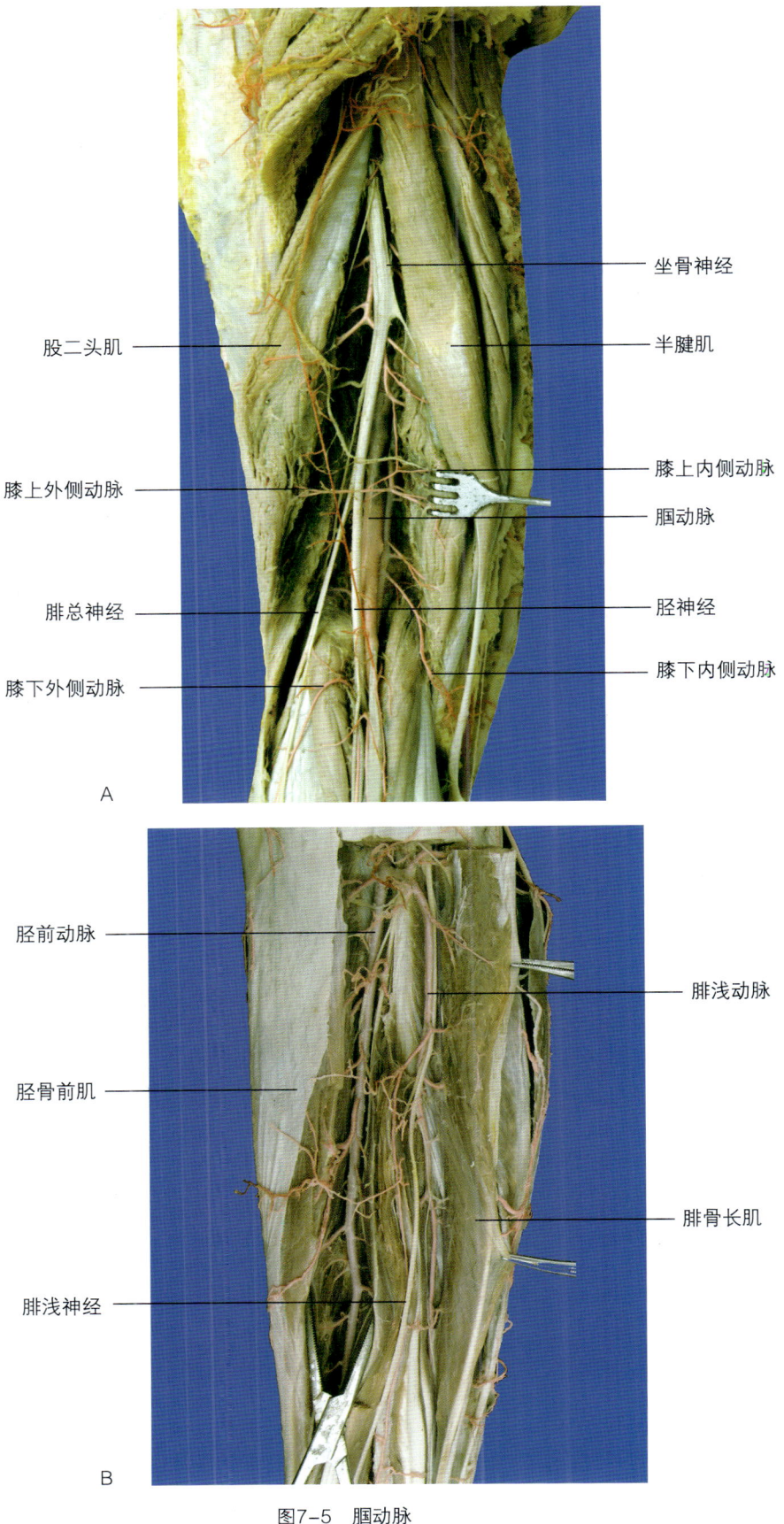

图7-5 腘动脉
A.位置和毗邻；B.主要分支

动脉。这个前入路可以完全显露股总动脉及其分叉，游离腹股沟韧带返折部及边缘可以更多地显露近端，向远端延伸则显露股深动脉。分离旋股静脉侧面可以显露近端股深动脉，将横跨股深动脉表面的静脉切断也可以显露股深动脉。

2. 显露股深动脉的替代途径　如果以前有过感染或曾行血管重建而导致标准方法显露困难，在股总动脉及近端股深动脉无明显闭塞的情况下，可以通过侧面、前内侧及后内侧途径显露中远段股深动脉（图7-6）。侧面入路对腹股沟下旁路术非常有用，切口位于大腿上部缝匠肌的侧面。将缝匠肌和股浅动脉缩到中间，切开长收肌和股内肌之间的间隙暴露股深动脉。在静脉移植物长度有限及股三角瘢痕形成使游离困难时此入路非常有用。应用此入路时，医生必须明确股深动脉近端的血流动力学没有明显损害。上述问题可以保证的话，股深动脉作为旁路的起始部位不会影响远期通畅率。同样，在经过仔细挑选的患者中用股浅动脉或腘动脉作为流入道也不影响移植物的通畅率。

3. 腘动脉和胫腓动脉的显露　腘动脉和膝下动脉的标准显露方法是通过小腿后正中切口（图7-7）。通常将小隐静脉切除术的切口加深。有时也应用侧切口。胫后动脉和近、中段腓动脉通常可以经正中切口显露。远端腓动脉可通过远端腓骨上方的侧切口快速显露，可以去掉一小块腓骨显露下面的腓动脉。如选膝下腘动脉为流入道，最合适的靶动脉是远端的胫动脉和腓动脉，如超声提示缺乏足够高质量的大隐静脉，可以让患者采取俯卧位经后路完成手术。此入路不仅适用于再次手术的患者（如正中入路的旁路手术失败），而且适用于移植材料缺乏及同侧大隐静脉不可用的患者。

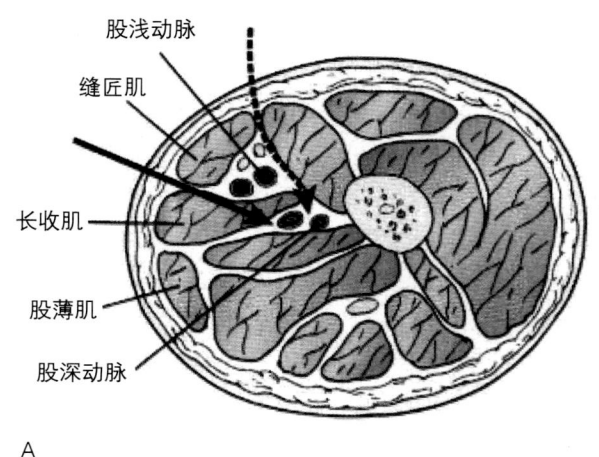

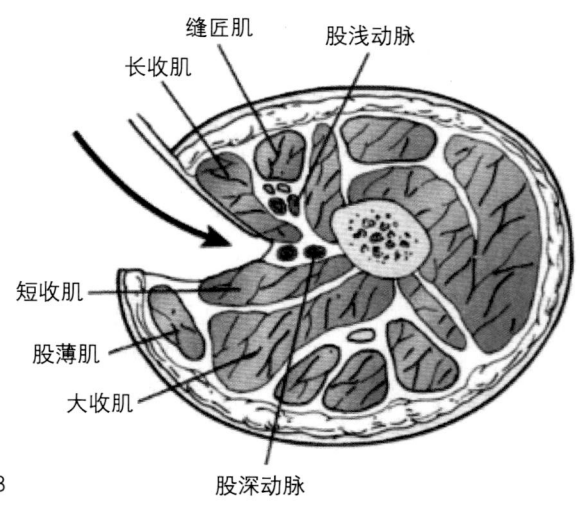

图7-6　不同入路显露股深动脉
A.前内侧入路显露股深动脉；B.后侧入路显露股深动脉

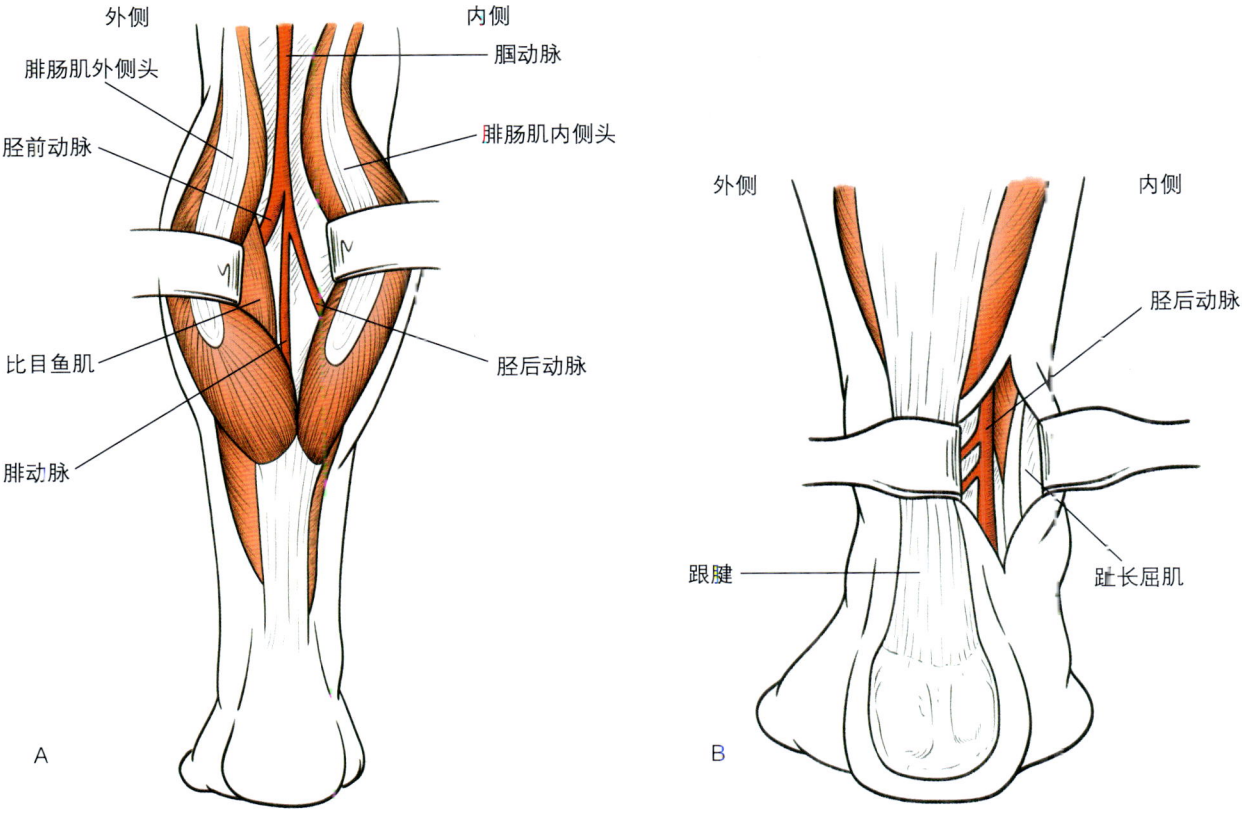
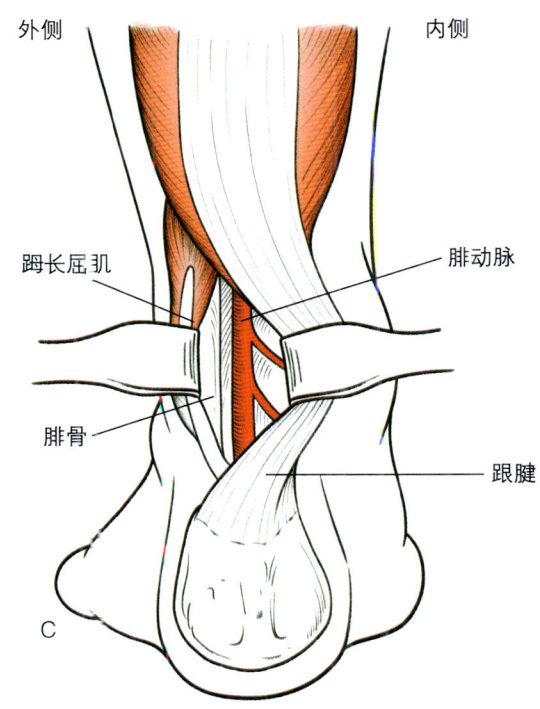

图7-7 后侧切口显露腘动脉，胫、腓动脉
A.后侧切口显露腘动脉及近端胫、腓动脉；B.后侧切口显露胫后动脉；C.后侧切口显露腓动脉

（阎方舟 刘忠涛）

下肢动脉病变的外科治疗

下肢动脉硬化闭塞

下肢动脉硬化闭塞已成为引起患者肢体坏疽的主要疾病之一。主要临床表现有间歇性跛行、静息痛、组织坏疽、缺血性神经病变、肌肉萎缩和关节僵硬。外科治疗的主要目的是重建下肢的血液循环。旁路转流术的成败除手术技术本身的因素外,关键在于对转流段血管流入道和流出道的选择,就两者而言,流出道的选择更重要。对于主髂动脉旁路可以使用人工血管,而腹股沟以下动脉旁路术中,自体大隐静脉的通畅率明显优于人工血管。本节主要阐述腹股沟以下动脉的旁路手术。

股-腘动脉旁路流转术

患者取仰卧位,手术患肢大腿部外旋,膝关节屈曲30°~60°。

1. 股动脉的显露　沿股动脉搏动处做一纵切口,跨腹股沟。切开皮肤、皮下组织。深层皮下脂肪组织最好分次结扎,预防淋巴漏的发生。牵开切口扪及股动脉,切开其前方的深筋膜,可见股总动脉,剪开动脉鞘,游离股动脉,并绕以阻断带,提起动脉利于游离股浅、深动脉,分别放阻断带,结扎旋髂静脉或小静脉。游离股深动脉的分支并放一阻断带(图7-8)。

2. 腘动脉的显露　根据动脉造影所显示的动脉闭塞部位,选择膝关节上或下的手术切口。膝关节上切口与股骨内髁和缝匠肌平行,向上长10~15 cm。切开深筋膜,牵开股内侧肌和缝匠肌,显露血管神经鞘。游离腘动脉、腘筋膜和隐神经,小心保护膝关节周围的侧支。游离腘动脉后,用手触摸判断动脉管壁是否柔软、管腔是否通畅,确认是否可以作为旁路转流术的流出道。若膝关节以上的腘动脉不适合作为转流的流出道,则可以行膝关节以下的旁路转流术。做膝关节以下的小腿内侧切口,显露腘动脉及其3分叉部。切口从股骨内踝后一指宽处,与胫骨的内缘平行,向远侧延长10 cm左右。注意避免损伤邻近的大隐静脉。切开小腿筋膜,显露半腱肌、股薄肌和半腱肌的肌腱。牵开腓肠肌的内侧缘,将腘筋膜轻轻拉开就可以找到腘动脉(图7-9)。顺序解剖腘动脉及其3分叉部。必要时向下延长切口,游离胫后动脉的近侧段。

3. 旁路血管转流术　可选用有足够长度和管径的自体大隐静脉或管径为6~8 mm的人造血管。吻合血管前,先在股内收肌筋膜前和缝匠肌下方钝性分离软组织做成隧道,也可以用隧道器完成。分离好隧道,检查伤口无出血以后,行血管吻合。先做腘动脉吻合。然后将移植物穿过预先建立的隧道,引入腹股沟切口,再与股动脉做吻合。开放血流,检查移植物和流出道的通畅情况。

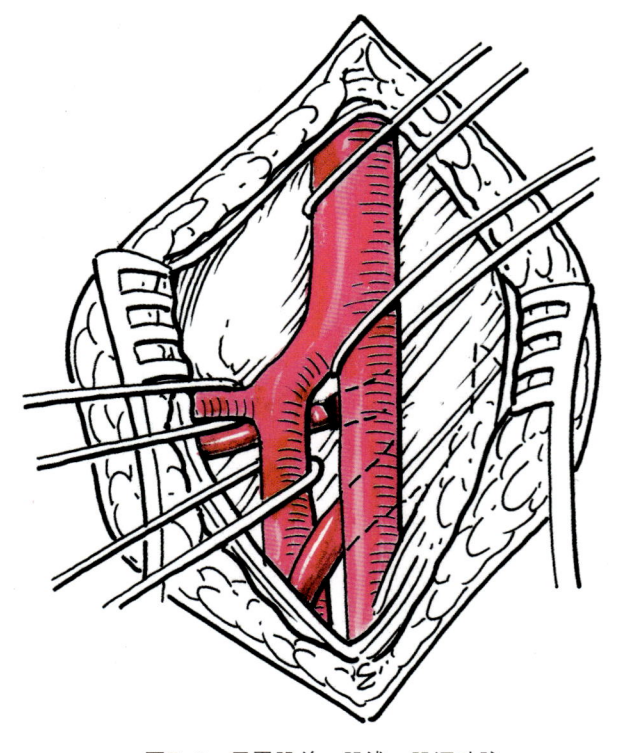

图7-8　显露股总、股浅、股深动脉

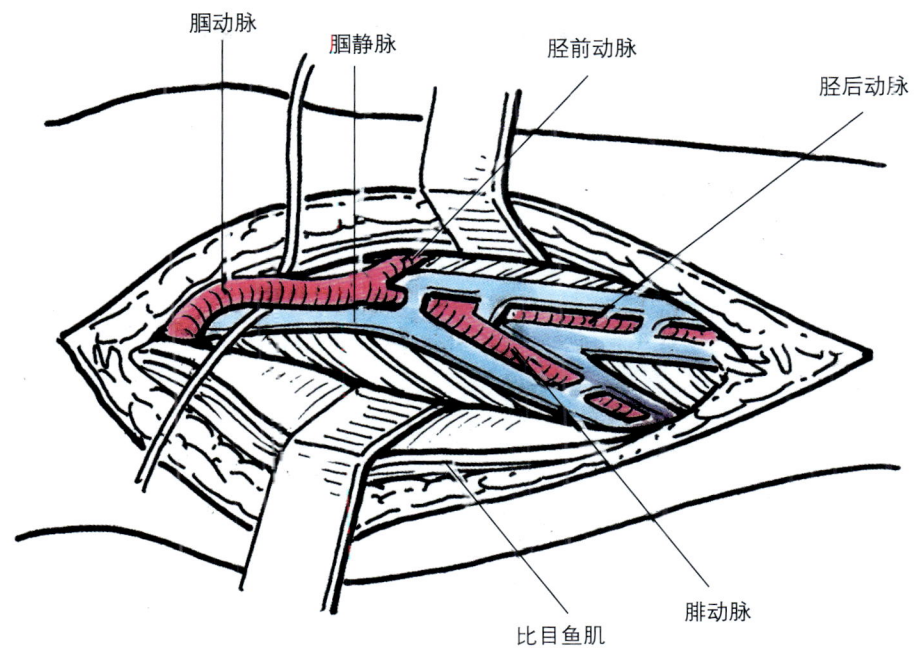

图7-9 膝关节以下腘动脉显露

股-胫（腓）动脉旁路转流术

动脉闭塞在膝关节水平以下时选用此术，胫前、胫后和腓动脉3支中至少有2支是通畅的。移植物以大隐静脉为佳。

1. 腘动脉远端3分支的显露

（1）切口在胫骨髁下方沿胫骨内后缘1.5 cm，长6.0~8.0 cm。注意不要损伤大隐静脉，其常在切口之前缘。切开皮肤、皮下组织，在胫骨后缘切开深筋膜。

（2）切开深筋膜后，将腓肠肌与其深面的比目鱼肌分开，在胫骨缘切开比目鱼肌并牵开切口，常可见深部的腘动、静脉鞘，一般切开鞘筋膜5.0 cm便可以显露血管神经束。

（3）动脉及其分支在腘静脉及其交通支之后。切开腘动脉主干的鞘膜，游离其一段并放一阻断带。提起腘动脉并向远端游离，第一个分支胫前动脉向前进入骨间膜，在其起始部游离并放一阻断带。胫前动脉起始部之远端为胫腓动脉干，其前方有交通静脉，予以结扎切断。切断2~3

支交通静脉后，胫腓干和胫后、腓动脉即可以显露。一般来说，腓动脉常位于胫后动脉的后外侧。两条动脉游离后均放一阻断带。吻合口选择的部位应根据手术中动脉情况和动脉造影确定。如果腘动脉通畅，应尽可能选择腘动脉。如果移植物长度不够或其受压，可以切断股薄肌和半腱肌。吻合口也可以选择在胫腓干（图7-9）。

（4）如用颠倒的大隐静脉移植，可以做单一切口或多个切口切取大隐静脉。在股上部和膝下打一隧道，在股、腘动脉前方插入一隧道扩张器。将颠倒的大隐静脉通入隧道，与胫、股动脉吻合（图7-10）。

原位大隐静脉移植术

大隐静脉的显露有两种方式。

1. 切口　沿大隐静脉做多个切口，其间有皮肤桥相连（图7-11）。此切口能显露大隐静脉前壁并结扎其分支，大隐静脉后壁不动，以保持静脉血供，在直视下用瓣膜切开器破坏大隐静脉瓣膜而对静脉内膜损伤较小。在切口远段切开深筋膜，解剖出股动脉。在膝下胫骨内侧切口显露腘动脉下端及其分支，切开皮下时要注意保护大隐静脉干勿受损伤。

2. 显露整个大隐静脉主干 由腹股沟部开始，向下沿大隐静脉行径切开皮肤、皮下组织，剪开静脉鞘，显露整条大隐静脉（图7-12），用不可吸收缝线结扎其分支，大腿上1/3有一粗的分支，暂不结扎，直至大隐静脉远端显露并确定受血血管后再结扎。

大隐静脉显露后全身肝素化，在股静脉入口夹闭，切下大隐静脉。缝合股静脉。于大隐静脉后壁纵向切开剪去两角，并剪去其近切口处的一对静脉瓣膜。大隐静脉与股动脉两定点吻合（图7-13）。

近端吻合完成后，在大隐静脉远端适当部位切断，远端结扎，近断端轻轻放入一静脉瓣膜切

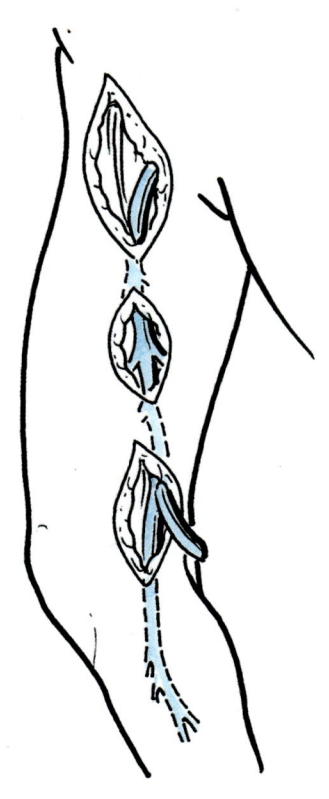

图7-11 沿大隐静脉做多个切口

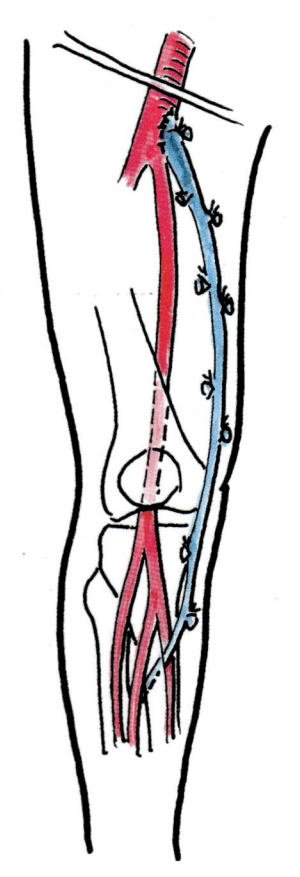

图7-10 倒置大隐静脉股-胫动脉旁路术

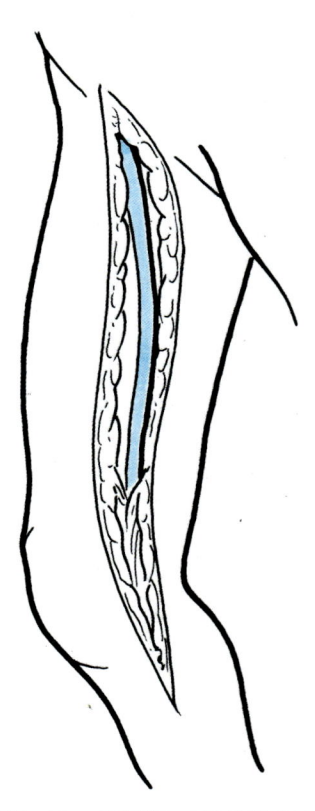

图7-12 显露整条大隐静脉主干

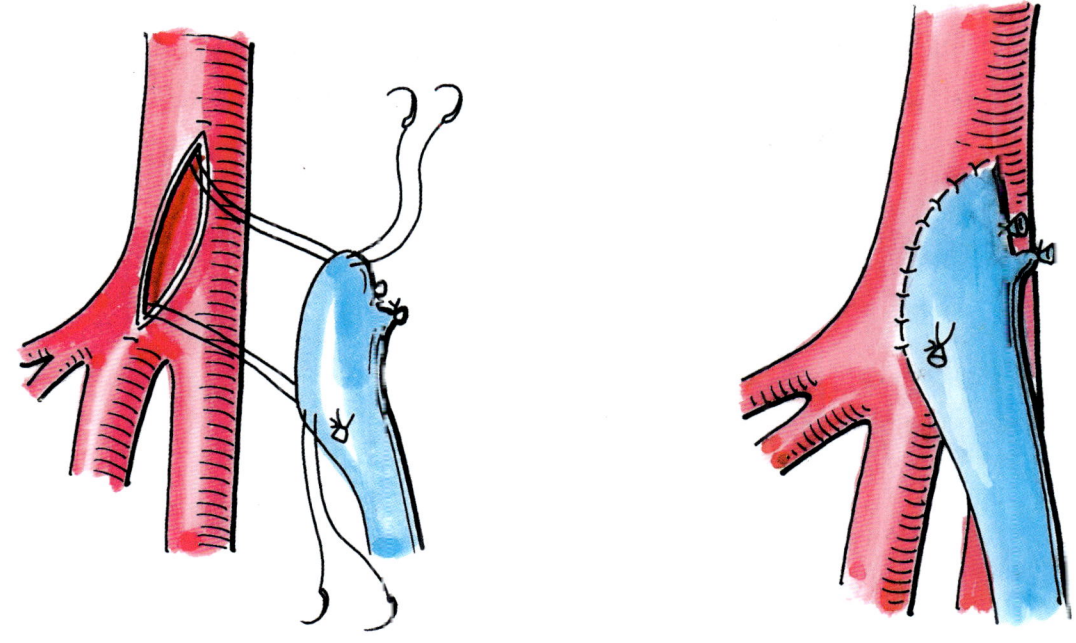

图7-13 大隐静脉近端与股动脉端侧吻合

开器，破坏大隐静脉的瓣膜（图7-14）。缝合股动脉与大隐静脉。吻合完成后恢复血流，检查静脉有无扭曲及静脉搏动情况。有条件的，术中静脉造影，了解吻合口的通畅性及有无遗漏未结扎的大隐静脉分支。

股-股动脉旁路移植术

该术式属于解剖外旁路手术，用于处理腔内无法开通的长段髂-股动脉闭塞或不适合开腹行主-股旁路的患者，目前较少使用。

供侧切口稍高于患侧，供侧吻合口应建在较高的部位，然后做耻骨上皮下隧道，将人工血管拉至对侧的腹股沟切口，剪成45°斜口与股浅、股深动脉交界处的股动脉做端侧吻合（图7-15）。

腋-股动脉旁路术

同样是较少使用的解剖外旁路术，用于切除感染的主动脉移植血管前后，需行下肢血管重建者。近端流入道实际上是锁骨下动脉，远端与感

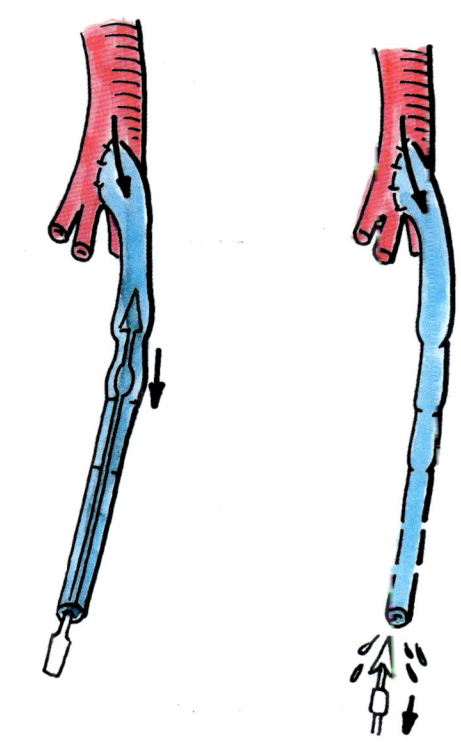

图7-14 瓣膜切开器破坏瓣膜

染区以外的股动脉吻合（图7-16）。

在锁骨中点下方做一横切口。切开深筋膜，顺胸大肌纤维分开胸大肌，显露胸锁筋膜。以腋动脉搏动做引导解剖该动脉。亦可直接切断部分胸小肌或自胸小肌喙突缘切断胸小肌。切开喙锁筋膜，在脂肪组织内显露腋动静脉，动脉在静脉上方，向下拉开腋静脉，解剖腋动脉，将腋动脉尽量向锁骨下动脉游离，吻合口也尽量靠近锁骨

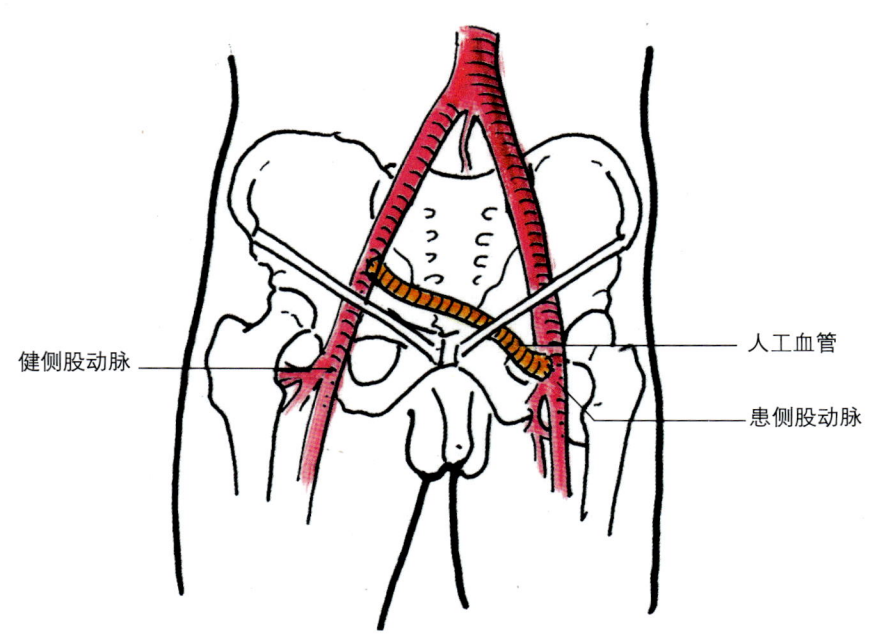

图7-15　股-股动脉人工血管旁路术

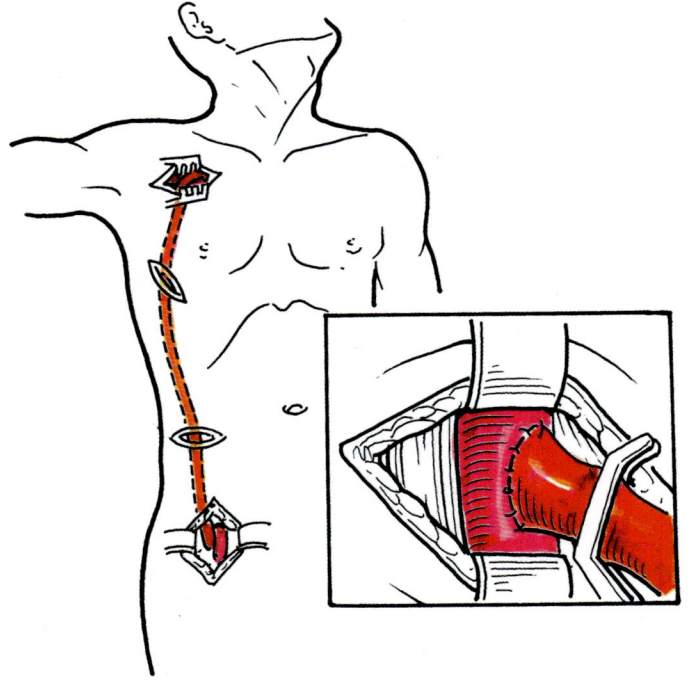

图7-16　腋-股动脉旁路术

下动脉，此处上肢活动时牵拉较小。注意勿损伤动脉前方的胸神经和腋静脉支。动脉尽可能向内侧解剖游离，外侧游离必要时可切断胸肩峰动脉，以便有足够的长度进行阻断吻合。动脉切口尽量靠近胸廓出口，取血流动力学上的良好角度，保证上肢动脉活动时动脉和移植血管之间不发生扭转和歪斜。

将人工血管吻合端修成45°斜面，腋动脉下壁椭圆形开窗，两血管连续缝合后前壁。注意腋动脉壁较其他动脉壁脆弱，操作时应轻柔防止撕裂。吻合完成后恢复腋动脉血流。

通过腹股沟部的纵切口暴露股总、股深、股浅动脉，确定吻合口的部位后做皮下隧道。

在腋前线和腋中线之间第6肋做隧道上部的第1个切口，长3~5 cm，钝性分离，与锁骨下切口通过胸大、小肌之间或胸小肌与胸壁之间沟通，用长钳或分离器分离皮下隧道并与腹股沟部的切口上方的隧道沟通。隧道应可以容2指，以防止压迫移植血管。

将移植血管剪成60°斜面，与股总动脉行端侧吻合。若腹股沟处的股动脉不宜进行吻合，可以在大腿之中下1/3处切口解剖出股浅动脉做吻合或大腿远侧切口与动脉吻合。在髂前上棘凿一槽，便于移植血管通过。

■ 急性下肢动脉栓塞

股动脉切开取栓术

1. 手术要点　采用股部的纵向切口。主动脉骑跨栓采用双侧股部纵行直切口。切开皮肤、皮下组织，避免损伤大隐静脉主干，打开股动脉鞘，暴露股总动脉、股浅动脉和股深动脉，分别绕以阻断带控制血流，注意不要损伤动脉内后方股静脉和外侧的股神经。解剖股浅动脉时应避免损伤横跨其表面的隐神经。如为股动脉骑跨栓，应同时解剖暴露双侧股动脉。

肝素化后，阻断股总动脉、股浅动脉和股深动脉，在股总动脉前壁做纵或横切口，放松股动脉近端的阻断带，以5F Fogarty导管向上插入至腹主动脉，注入肝素生理盐水充盈导管球囊，缓慢、持续、用力拉出导管，用血管钳自股动脉切口处取出血栓。重复上述过程，直至股动脉近端出现搏动性喷血，再次收紧阻断带，阻断近端股动脉血流。

放松股动脉远端阻断带，以4F Fogarty导管插入股浅动脉远端（当病变范围广时，需分次逐渐取栓），导管插入踝部附近动脉，依次取出血栓，直至远端股浅动脉回血良好（图7-17）。

放松股深动脉阻断带，以3F或4F Fogarty导管插入股深动脉取栓，常可以插入20 cm左右，取栓至良好回血后，以稀释的肝素生理盐水灌注冲洗远端血管床。在股浅动脉取栓不畅者，股深动脉取栓建立大腿血供。

以冲洗导管向远端动脉灌注尿激酶25万~50万U，溶解残留在细小分支内或微循环内的血栓。如为主动脉骑跨栓或双侧髂股动脉血栓，则在对侧股动脉重复上述取栓步骤。放松股动脉近端阻断带，以肝素生理盐水冲洗血管腔后，缝合股动脉壁。检查动脉无漏血、无狭窄，关闭切口。

■ 股、腘动脉瘤

股动脉瘤手术

1. 患者取仰卧位，大腿外旋，取腹股沟区纵切口，头侧稍斜行曲棍球杆状切开。逐层切开显露股总动脉及动脉瘤（图7-18）。

2. 若为股总动脉瘤，则显露髂外动脉末端，以及股浅、股深动脉。分别绕带以备控制血流。如瘤体位于股浅动脉，可能必须显露游离腘动脉。当瘤体远、近端动脉阻断后，可游离瘤体，此时注意保护股静脉和股神经。

3. 行动脉瘤切除，以相同口径的人造血管行间置移植术（图7-19）。术中要重视重建股深动脉的血运，尤其是在股浅动脉狭窄或完全闭塞

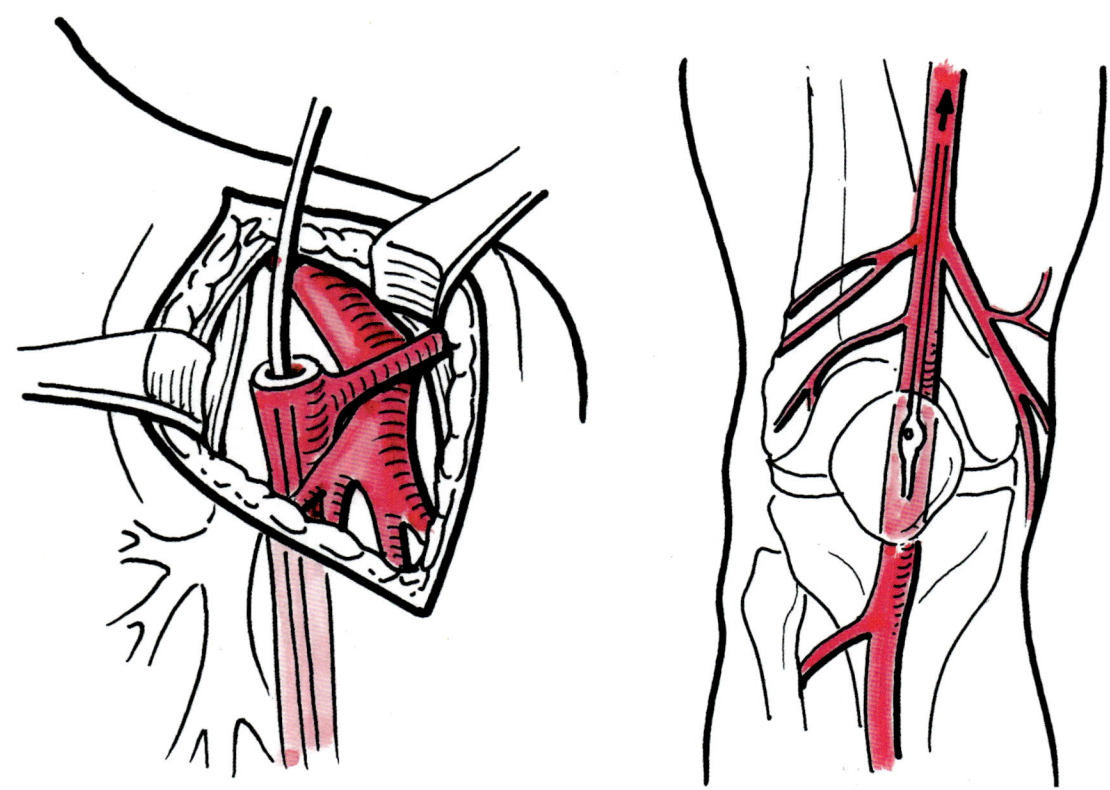

图7-17 股动脉切开Forgarty导管取栓术

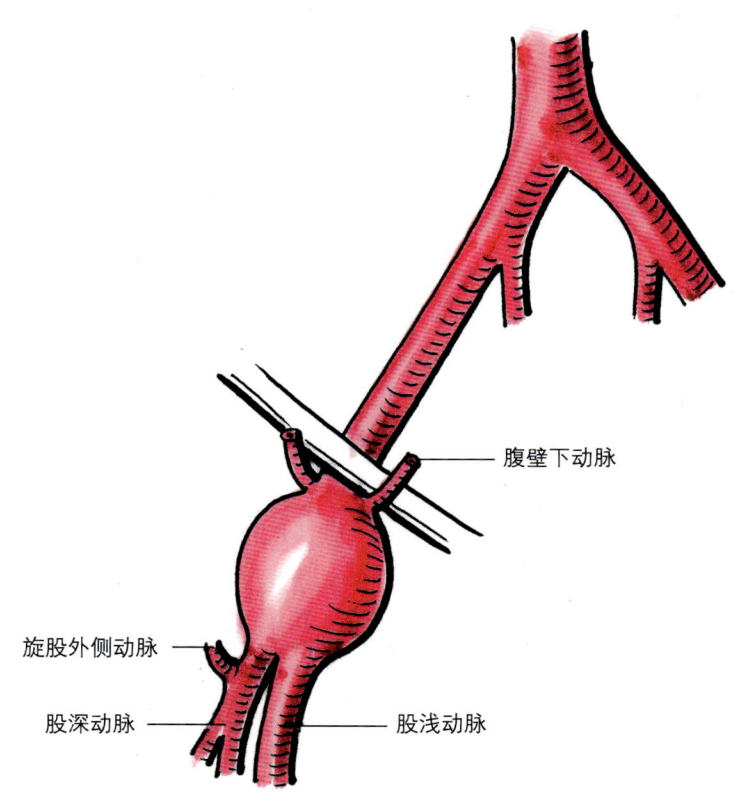

图7-18 股动脉瘤

7 下肢血管外科解剖学

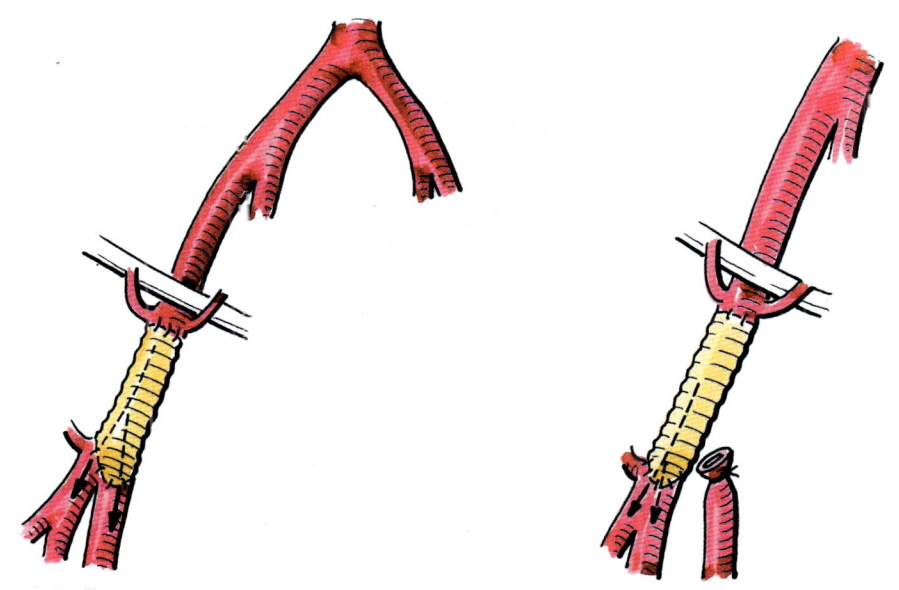

图7-19　股动脉瘤切除，人工血管重建术

时，保证股深动脉血流通畅更为重要。

在吻合远端时，应检查股深动脉有无通畅回血。如无回血或回血不通，则须行血栓内膜剥脱或取栓术，一直向远端到第一或第二穿动脉。如瘤体与附近血管神经粘连严重，则不宜强行游离，在全身肝素化后切开瘤体，去除血栓，行瘤腔内血管重建术，并用瘤壁包裹覆盖吻合口及移植血管。

腘动脉瘤手术

1. 内侧入路法　患者取仰卧位，患肢外展外旋，膝关节略屈，膝下垫一软枕。在大腿下段内侧沿缝匠肌内侧缘做切口，向下越过膝关节延至胫骨上段之内侧缘。切开深筋膜，在内收肌肌腱下进腘窝。为使动脉瘤及其远近段充分显露（图7-20），常须切断股薄肌、半腱肌、半膜肌及腓肠肌内侧头。在切断各肌时，注意做某种标记，以便于辨认。肌肉切断后，在脂肪组织内稍加分离，即可显露动脉瘤。

肝素化后，阻断瘤体近、远侧血流，纵向切开瘤体，取出附壁血栓，在瘤内缝闭通向瘤体的

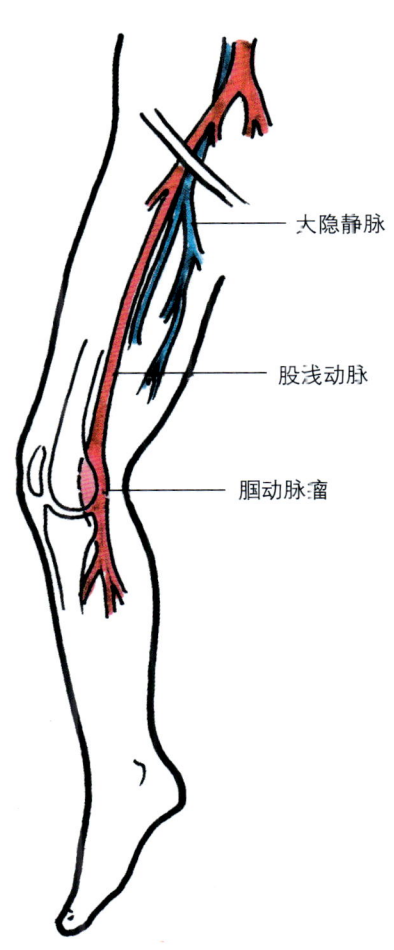

图7-20　内侧入路显露腘动脉瘤

分支动脉开口。然后在瘤体上下端切断动脉，着手重建，而将瘤壁留置，不必切除。如动脉缺损有限，则可行端端吻合，但多数需用一段大隐静脉做间置移植。最后将切开的动脉瘤壁绕移植物缝合对拢。采用褥式缝合重建被切断的肌肉，按层缝合切口。

2. 后方入路法　患者取俯卧位，膝下垫一软枕。从腘窝内上方至外下方做一"S"形切口，中间部分与皮纹平行。切开深筋膜，在深面向上、下分离，扩大手术野。在伤口外侧股二头肌肌腱旁显露腓总神经，以塑料管绕过，以免受损。在伤口中部分离脂肪组织，显露胫神经，也以塑料管绕过，向侧方拉开胫神经，显露腘静脉及其深面的动脉瘤（图7-21）。分离出瘤体的近、远侧动脉，绕带。以下与内侧入路法相应的部分相同。

3. 旁路移植法　分别做股下部和小腿上部的内侧切口，不显露瘤体，而仅显露其远近端的腘动脉。用倒置的自体大隐静脉做旁路移植，再将瘤体的流入、流出道结扎。

髂动脉瘤手术

1. 双侧髂动脉瘤，选择腹部正中切口。单侧动脉瘤的切口有两种方式：一是中下腹正中切口或旁正中切口，经腹腔切开后腹膜显露髂动脉；另一种是下腹的大斜切口，从耻骨上、腹直肌外缘至髂前上棘上方。

2. 切开皮下组织、腹外斜肌及其筋膜，分开或切断腹内斜肌，切开腹横筋膜，在其深面后上方分离腹膜，至腹主动脉分叉。牵开切口，将腹膜囊向头端牵开，显露腹主动脉、髂总动脉、髂内外动脉及其动脉瘤。

3. 输尿管常跨越髂动脉瘤，应注意保护（图7-22）。髂静脉常与动脉瘤粘连，游离髂动脉时要注意避免损伤静脉。髂内、外动脉游离后，静脉注射肝素，按0.5~1 mg/kg，然后阻断髂总动脉、髂内外动脉。切开动脉瘤前壁，用剪刀剪开瘤壁，吸除瘤囊内积血，清除附壁血栓。剪断动脉瘤两端的动脉，选择适当口径的人工血管与宿

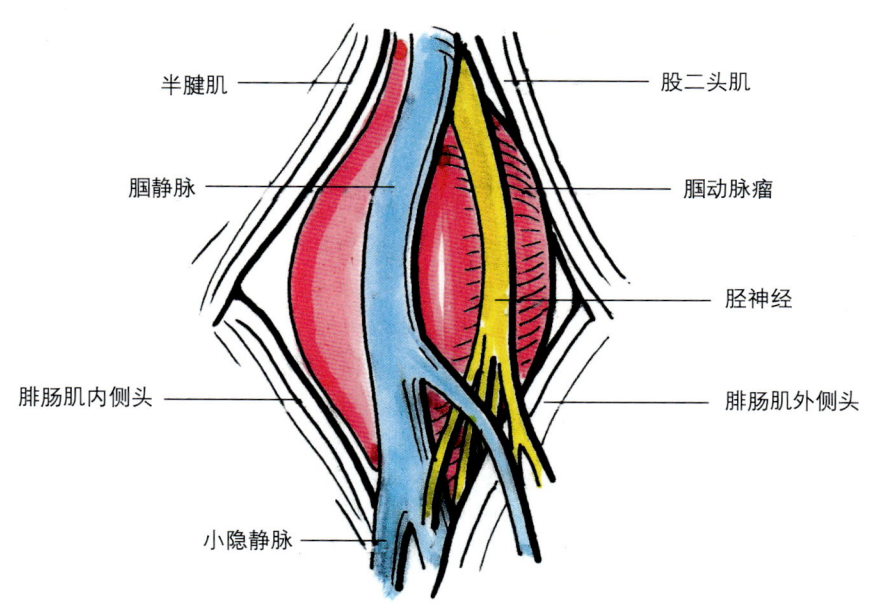

图7-21　后入路法显露腘动脉瘤

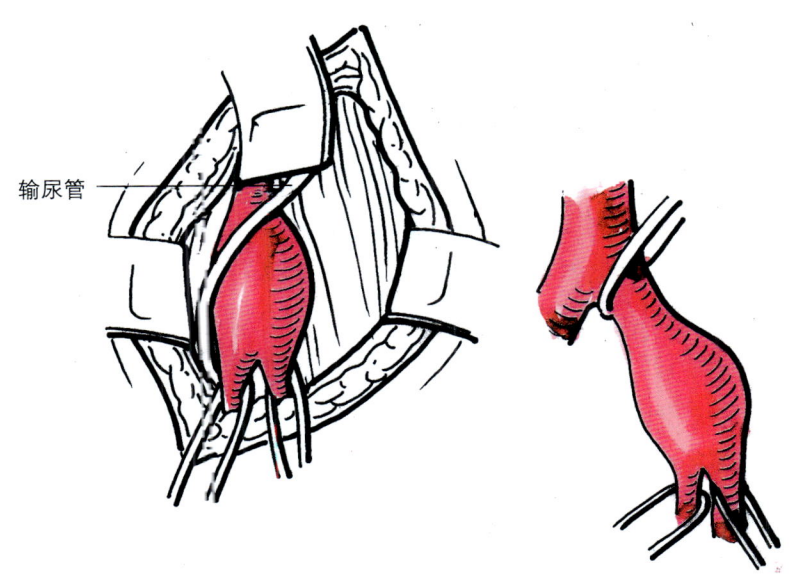

图7-22　髂动脉瘤切除时保护输尿管

主动脉吻合。先后吻合近端、远端的吻合口，吸出遗留血管内的血液用肝素生理盐水冲洗，完成吻合，恢复血流，将瘤壁缝合，包埋人工血管。缝闭腹膜，关闭切口。

4. 如果动脉瘤累及髂外、髂内动脉，应做髂总-髂外动脉重建和髂内动脉结扎。如果双侧髂总动脉瘤均累及髂内外动脉，应做一侧髂内动脉重建，以保证盆腔脏器和臀部的血液供应。

（黎　明　钱潇博）

下肢动脉病变的腔内治疗

腔内治疗已经成为治疗腹股沟下外周动脉疾病（PAD）的第一选择。技术的改进使腔内治疗的适应证逐渐扩大，越来越多的复杂病变可以用腔内技术治疗。

经皮腔内血管成形术（PTA）结合支架植入已取得良好效果，是腹股沟下动脉疾病最常用的技术。腔内血管成形术的一种替代方法是内膜下血管成形术，通常是穿过血管闭塞段有意地经血管腔外进入内膜下，并再回到病变远端的血管腔，随后在内膜下行病变段的球囊扩张，实现再血管化。

不同于开放手术是在直视下进行操作，腔内治疗目标血管与穿刺点往往距离较远，且需在X线或超声引导下"间接"进行，本节将简要阐述腔内治疗的解剖要点

■ 经皮血管通路的建立

建立血管通路是腔内治疗能否成功的关键，应选择合理的穿刺点、入路血管。导丝通过病变血管后，方能进行球囊扩张、支架植入等进一步操作。

穿刺点的选择

动脉造影或血管腔内介入中最常见的并发症发生在穿刺部位。了解穿刺点的解剖可以帮助避免并发症。

1. 经皮逆行穿刺股动脉　腹股沟韧带从髂前上棘连接到耻骨结节，这一标志很容易被识别，可作为确定穿刺点靠上还是靠下的标志。肥胖患者腹股沟皱褶远远低于腹股沟韧带的位置，这容易造成穿刺点离股动脉太远。

双侧腹股沟消毒、铺单。操作者站在患者的右侧穿刺任意一侧的腹股沟。选择腹股沟韧带下方的股动脉作为穿刺部位，用手触摸感知股动脉搏动（图7-23），目的是穿刺到股总动脉的近段至中段。左手的食指和中指按压住股总动脉。右手的拇指、食指分别放在动脉的两侧以便把动脉周围的组织推开。将1%利多卡因从操作者左手食指和中指之间穿刺注射入皮肤和皮下组织内。血管造影穿刺针以45°角穿刺进入，血管通常位于皮肤穿刺点下方2~5 cm处。动脉搏动可以传递到穿刺针的针尖，针尖进而穿过前壁进入动脉。出现搏动性回血时，撤针芯，插入短导丝，撤软管，植入动脉鞘（图7-24）。

2. 经皮顺行穿刺股动脉　对于腹股沟韧带下方的腔内血管介入治疗，顺行股动脉入路可以实现对导丝和导管的最佳控制。皮肤穿刺点必须在腹股沟韧带的近端，以45°方向进针，这样就能穿刺进股总动脉的中上段。位置过高的穿刺进入髂外动脉的远端易造成出血。过低就会靠近股动脉分叉，会造成股浅动脉起始处选择性导管植入操作空间狭小。术者应站于患者左侧操作，穿刺针以45°角朝着动脉搏动处进针（图7-25）。

动脉用食指和中指固定。当看到搏动性回血时，正手马上控制好针，进导丝。因为股浅动脉自分叉的同一水平面延伸出来，而股深动脉自分叉的后方发出，顺行穿刺更易进入股深动脉。有时需在X线引导下重新进入股浅动脉，也可彩超引导。

3. 经皮穿刺肱动脉　肱动脉经皮穿刺的位置通常选在靠近肘前皱褶处。左侧是第一选择，可以避开颈动脉起始部。对于一般体型的患者，放置6F血管鞘一般没有穿刺点出血或血栓的危险。患者上肢外展并放在平台上，做好上肢术野准备，在靠近肘前皱褶处可触及肱脉搏动，此处肱二头肌变细成为肌腱部分。用非正手的食指和中指固定住动脉。两指尖之间有足够的距离使得动脉在下穿行不至于过度压迫。以45°角进针（图7-26）。一旦看到回血，插入短导丝。如果上肢动脉发生痉挛，可以使用硝酸甘油或罂粟碱缓解。

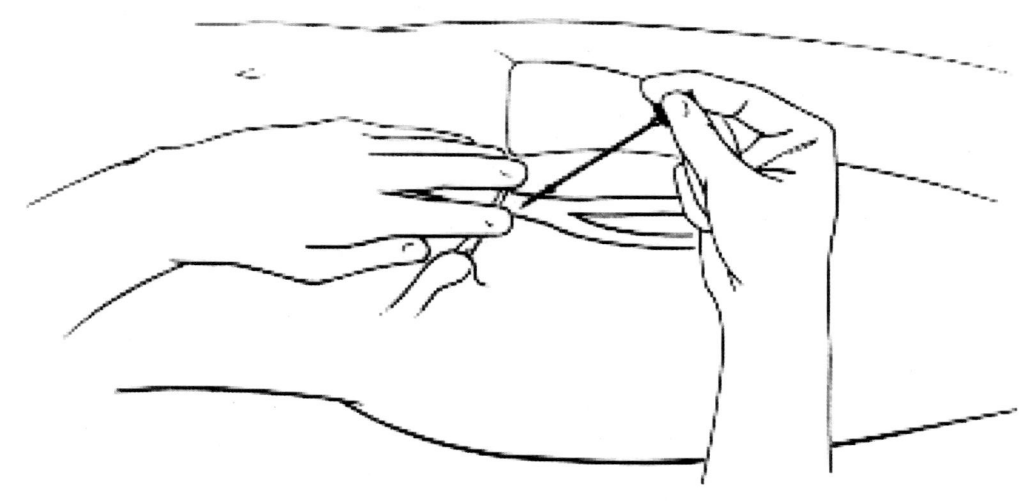

图7-23　经皮逆行穿刺股动脉

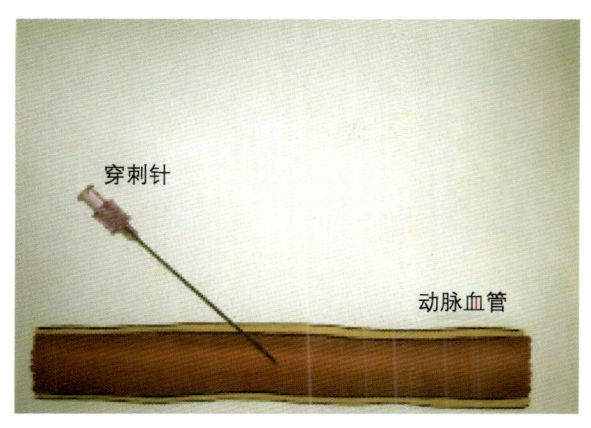
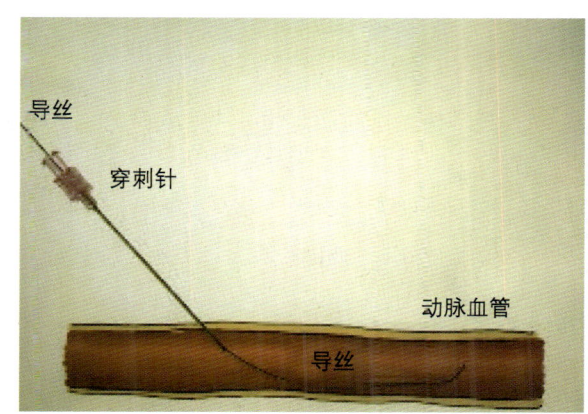
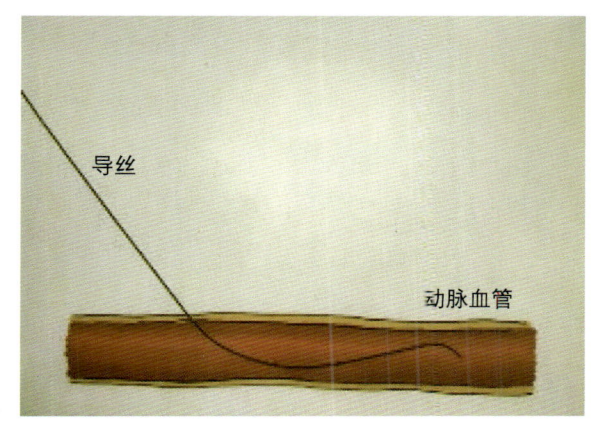
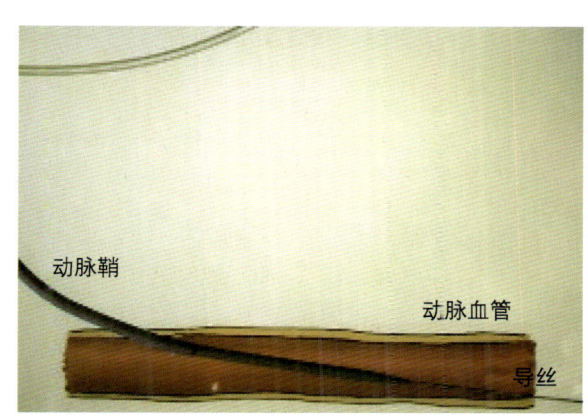

图7-24 动脉穿刺示意图
A.45°角进针；B.引入短导丝；C.撤穿刺针；D.引入动脉鞘

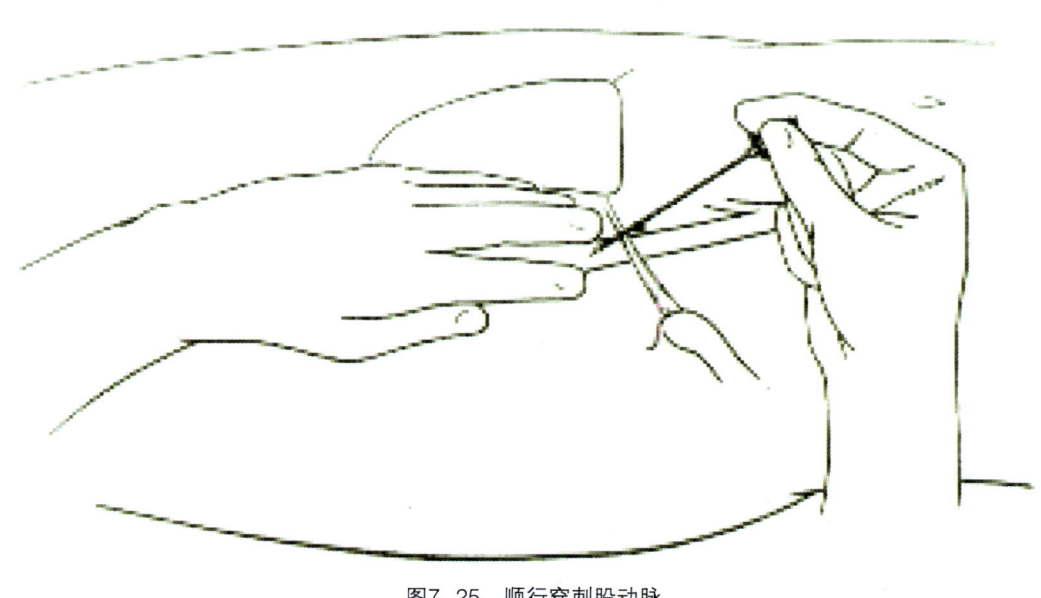

图7-25 顺行穿刺股动脉

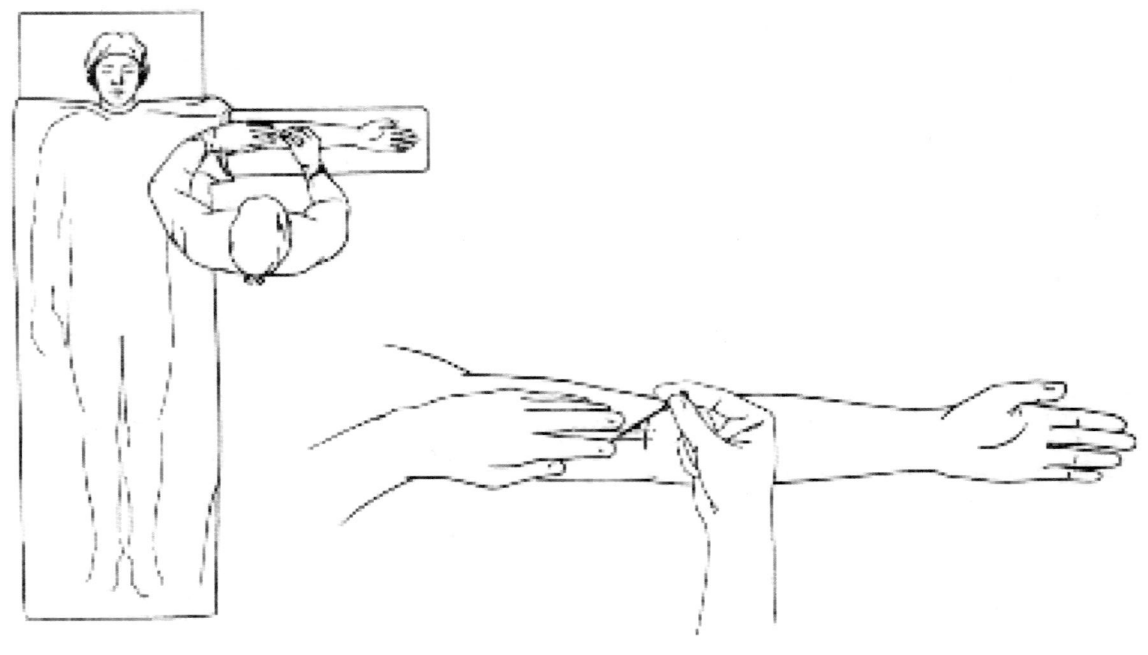

图7-26 穿刺肱动脉

腹股沟以下动脉选择性插管

1. 股浅动脉和腘动脉　翻山技术：逆行穿刺股动脉，将选择性插管翻过主动脉分叉部（图7-27）。对于成人平均采用150 cm长的导丝即可传递导管至对侧腹股沟或腹股沟下动脉近端。导管要通过股动脉远端或腘动脉时需要采用180 cm长的导丝。65 cm长的导管可到达股浅动脉中段近端。90 cm长的导管可到达股浅动脉远端或腘动脉水平。导丝经对侧植入后易首先进入股浅动脉。如果导丝进入股深动脉或侧支，后撤导丝观察，这可显示股动脉分叉并确定股浅动脉开口。

如股动脉解剖复杂或股总动脉存在严重病变，将很难通过这些操作来完成股浅动脉插管。这种情况下，将导丝尽可能多地植入股深动脉或侧支动脉。之后植入导管至髂外动脉远端或股动脉近端。将导丝撤入股总动脉并再次探寻股浅动脉开口。

将导丝最大限度地植入股浅动脉并沿导丝植入导管。导管常沿导丝前行，然而，长距离和腹主动脉分叉弯曲较大时会使导丝引导能力减弱。固定导丝，自穿刺点附近稳步推进导管主干，植入过程中轻微旋转导管。如果导管无法进一步推进，则需要采用硬导丝。

2. 股腘动脉远端　除外主髂动脉流入道闭塞性病变后才考虑此入路。股总动脉顺行穿刺，头端可控性导丝通过穿刺针。150 cm的导丝足够满足顺行穿刺路径。因穿刺点距股浅动脉开口仅几厘米，如无法指引导丝进入股浅动脉，则向股深动脉推进导丝，使一定长度的导丝通过股总动脉穿刺点。沿导丝植入短的（40 cm）、5F尖端弯曲导管（C2Corba）并撤出导丝。一边手动注射少量对比剂，一边在透视下逐步后撤导管。当导管尖端接近股动脉分叉时，对比剂反流至动脉分叉部。推注对比剂后股浅动脉开口显影，向前内侧旋转导管头端插入股浅动脉。也可以参考股动脉分叉路图（图7-28）。

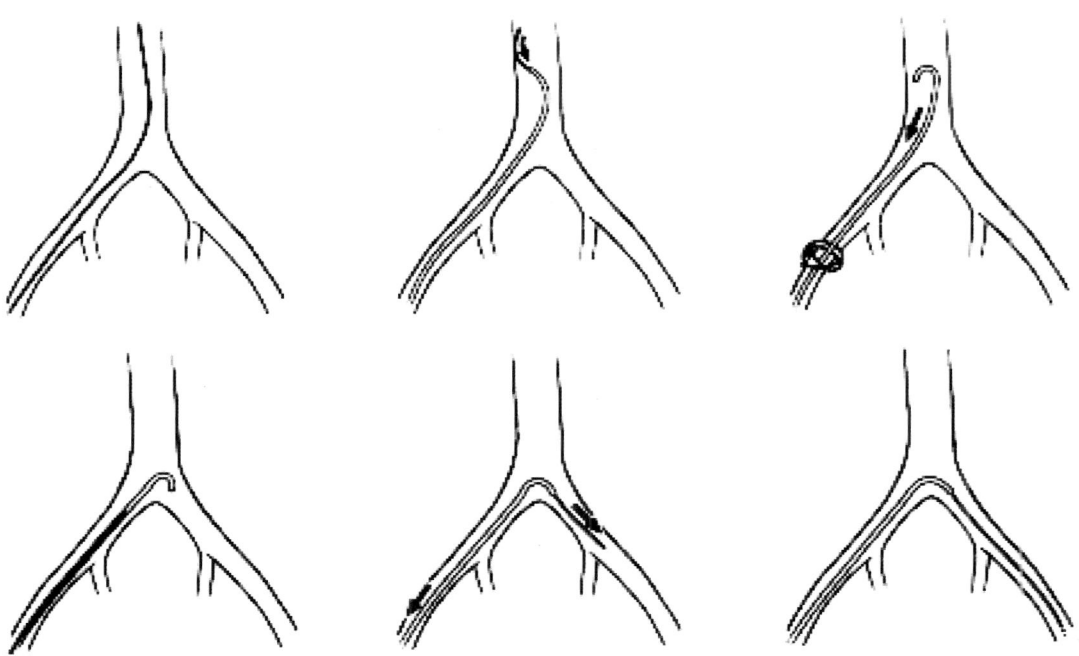

图7-27 翻山技术选择性插管至对侧股浅、腘动脉

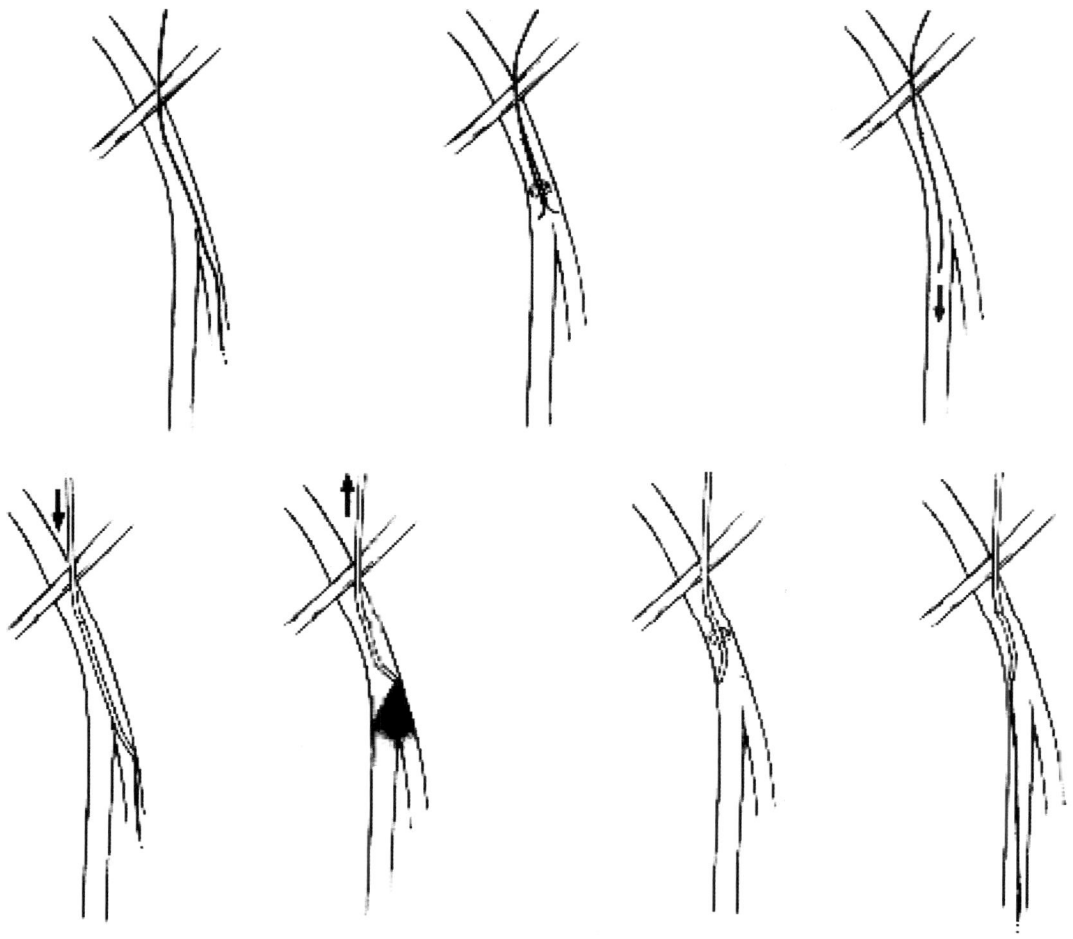

图7-28 顺行穿刺选择性插管至股、腘动脉远端

■ 腔内球囊扩张

对于动脉狭窄性病变，腔内球囊扩张是常用的方法。手术方案包括：①鉴别病变并确定病变是否需要行血管腔内治疗（动脉造影）；②用导丝穿过病变；③获得经皮径路（血管鞘放置）；④选择并准备好球囊导管；⑤放置球囊；⑥扩张病变；⑦完成血管造影（图7-29）。

■ 腔内支架成型

对于有明确支架植入指征者，如球囊扩张后动脉严重弹性回缩、残余狭窄＞30%、影响血流的夹层形成，应该行支架植入，以确保取得良好的近期治疗效果。而对于跨关节病变及膝下血管狭窄，支架有较高的再闭塞率及断裂率。目前常用的支架包括球扩式和自膨式支架。

■ 斑块切除装置

利用高速旋转的硬质金属机械装置，选择性地从动脉内壁上切除斑块。该方法尤其适合于多节段分散病变、近分叉病变、跨关节病变等不太适合常规球囊扩张和支架植入术处理的病变。该方法不仅对于下肢动脉短段闭塞性病变或者狭窄病变有效，对于支架内再狭窄或者闭塞的支架也有比较好的效果。

■ 导管内溶栓

所谓经导管内动脉溶栓，就是将溶栓导管置于动脉闭塞段内进行局部溶栓治疗，使溶栓药物能直接作用于血栓。与周围静脉输注溶栓药物相比，该方法具有药物作用直接、用药量少、全身不良反应小等优点。与动脉取栓术等外科手术相比则具有避免麻醉和手术切口、减少手术创伤的优点，且可避免取栓导管反复拖拉造成的动脉内膜损伤。其主要适应证为动脉硬化狭窄基础上继发的动脉血栓形成（所谓"血栓性闭塞"）、急性动脉栓塞、血管移植物的急性闭塞等。

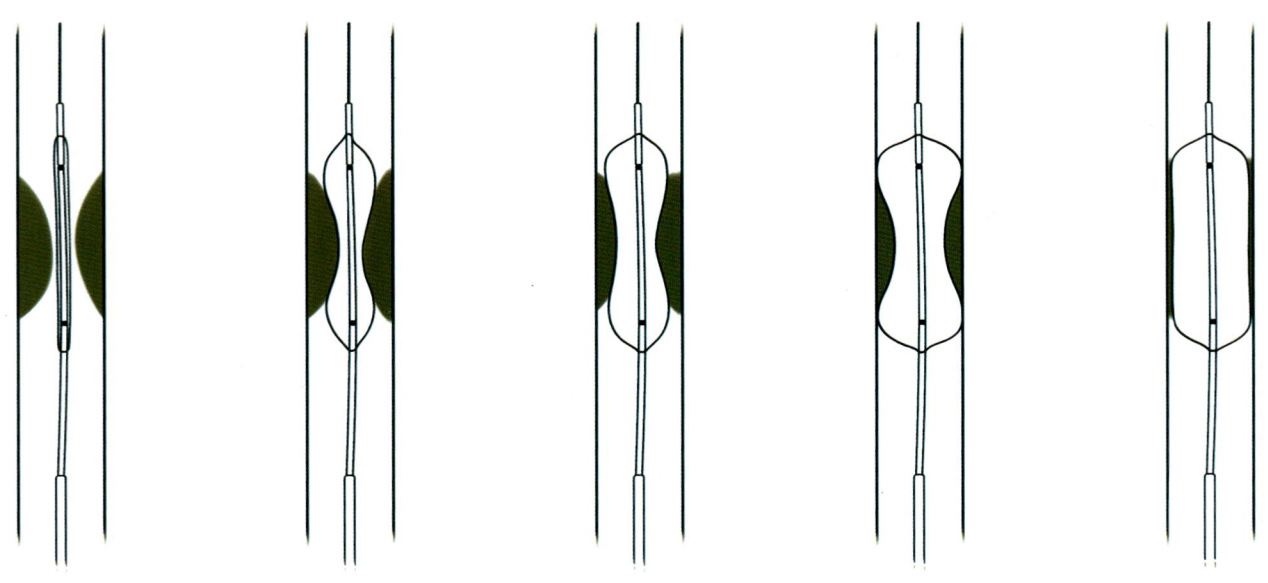

图7-29 经皮球囊扩张动脉狭窄性病变

（舒 畅 郭媛媛）

大隐静脉曲张的手术治疗及微创治疗

下肢静脉由浅静脉、深静脉、交通静脉和肌间静脉组成。下肢浅静脉有两个主干：大隐静脉和小隐静脉。下肢浅静脉多为大隐静脉及其属支的病变。下肢浅静脉曲张又分为单纯性静脉曲张和继发性静脉曲张两大类。

单纯性即原发性下肢浅静脉曲张，其深静脉无病理改变，仅为隐股静脉瓣关闭不全，血液从股总静脉倒流入大隐静脉，逐步破坏大隐静脉的各个瓣膜，引起浅静脉曲张。

继发性下肢浅静脉曲张是指继发于原发性深静脉瓣膜功能不全或下肢深静脉血栓形成后，静脉回流障碍，下肢静脉压力增高，从而导致的浅静脉曲张。

■ 临床应用解剖

大隐静脉（great saphenous v.）起自足背静脉网的内侧，经内踝前方沿小腿内侧上行，经胫骨与股骨内侧髁的后方，再到大腿内侧，行向前外到耻骨结节下外方3~4 cm处穿卵圆孔入股静脉。大隐静脉汇入股静脉以前，在卵圆孔附近有5条属支：腹壁浅静脉、旋髂浅静脉、股内侧浅静脉、股外侧浅静脉和阴部外静脉（图7-30）。

小隐静脉（small saphenous v.）起自足背静脉网的外侧，经外踝后方行至小腿后方，在腘窝的下角穿深筋膜，经腓肠肌的两头间向上汇入腘静脉。

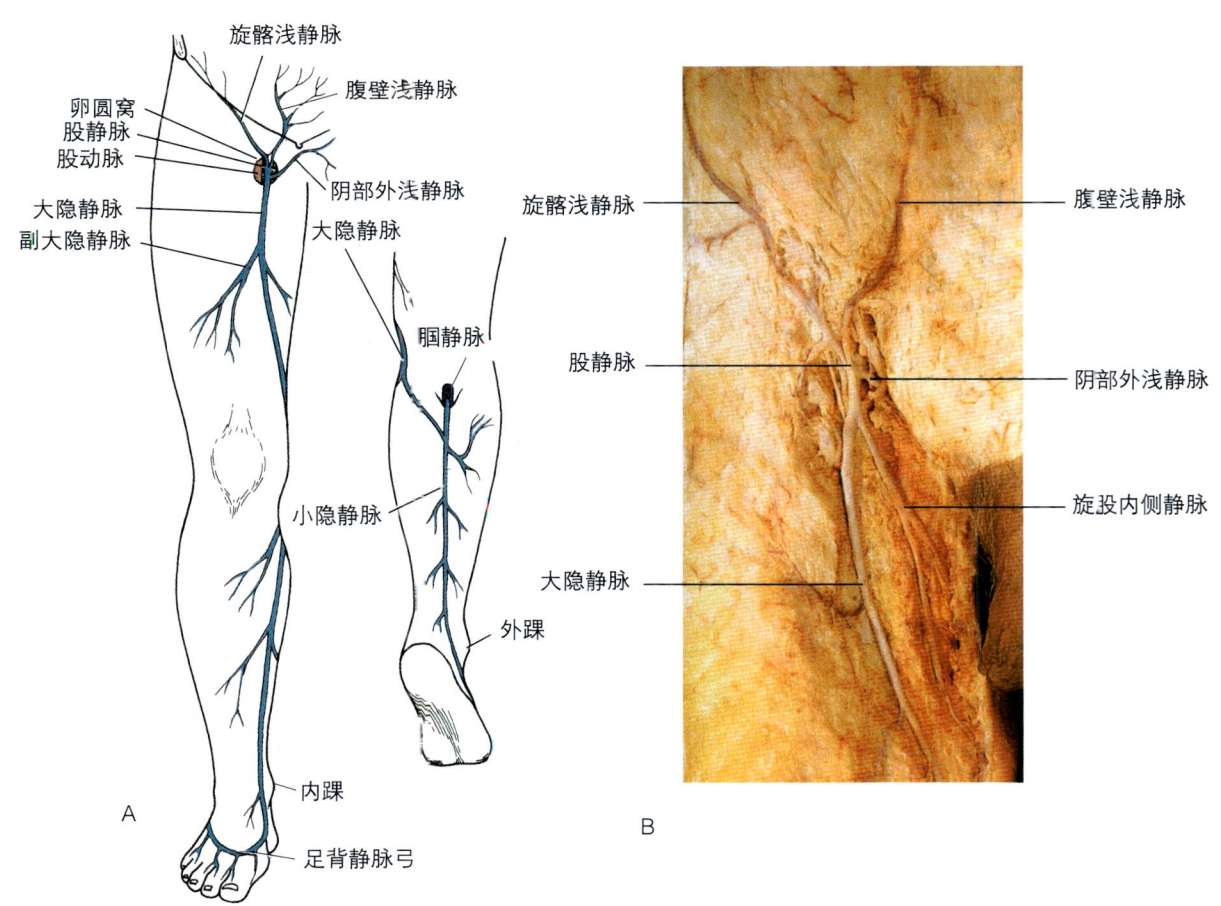

图7-30 大隐静脉和小隐静脉走行
A.示意图；B.大隐静脉属支

交通静脉支：大隐静脉与深静脉之间有许多交通静脉，且多在小腿段；大隐静脉在小腿内侧的交通静脉主要有3支，1支位于小腿中点附近，另2支在内踝上4~8 cm之间。此外，大隐静脉在外侧有一较大的交通静脉与小隐静脉相连接。小隐静脉在外踝上方也有1支较恒定的交通静脉。

手术治疗要点

目前针对原发性下肢静脉曲张的手术治疗方法很多，包括传统大隐静脉抽剥手术、激光闭合术、硬化剂注射和旋切术、射频消融等。下面我们将对几种常用的手术方式进行具体阐述。

传统开放手术疗法

与静脉腔内手术相比，传统手术治疗一直是治疗大隐静脉曲张的主流方式。在前人的不断改良创新下，逐渐形成现有的开放手术"经典术式"，即在隐股汇合处高位结扎大隐静脉的基础上加行大隐静脉纵向剥除术及大隐静脉曲张属支点状剥除术。

具体手术过程如下。术前嘱患者站立，以标记笔标记曲张静脉。麻醉铺单后在腹股沟韧带下方、股动脉搏动内侧0.5 cm处做一长约5 cm的斜切口，之后切开皮肤、皮下组织，解剖出大隐静脉及其属支，将其属支分别予以结扎切断。确认属支结扎完毕后，在距股静脉0.5~1 cm处以直角钳控制大隐静脉近心端，结扎并缝扎大隐静脉近心端。将大隐静脉远心端用蚊式钳钳夹并牵开，插入静脉剥离器，以剥离器抽剥主干至膝下。上驱血带以减少出血，再于内踝做切口，分离大隐静脉主干，注意保护隐神经，结扎大隐静脉起始端，阻断足背静脉网回流，再以抽剥器抽剥小腿段大隐静脉主干。之后于术前标记处做数个0.5 cm大小切口点状抽剥曲张静脉。抽剥完毕后缝合切口，并用弹性绷带加压包扎。

硬化剂治疗

1. 概述　硬化剂治疗是一种将化学药物注入曲张静脉，使静脉发生无菌性炎症继而发生纤维性闭塞，达到使曲张静脉萎陷，从而消除曲张静脉、改善病理性血流动力学情况、缓解静脉高压症状，同时具有美容效果的一种治疗方法。多适用于病变轻微、有美容要求的患者。聚多卡醇是目前最常用的硬化剂。

硬化剂处理大隐静脉主干可能出现主干闭合不全或再通的风险，发生肺动脉栓塞的概率也较大，因此国内仅有少数中心在应用。大部分中心将硬化应用于小腿段曲张静脉的治疗，而其主干可以采用传统抽剥，也可以采用激光闭合的方式来处理。

2. 操作方法

（1）泡沫制备方法：目前多采用Tessari法进行制备，即使用2个一次性注射器产生硬化泡沫。1个注射器盛有液体硬化剂溶液，另1个注射器盛有空气，按照1∶4的比例进行制备。2个注射器与三通阀呈90°角连接，快速来回推送2个注射器内容物20次，从而产生泡沫（图7-31）。

（2）注射方法：在超声引导或直接于标记部位穿刺，确认在靶静脉内后注射泡沫。对于浅表的曲张静脉一般每个注射点注射1 mL，即使管径最大的曲张静脉，一次的注入量也不应超过2 mL。注射后以超声探头或手按摩的方式使泡沫硬化剂向附近的曲张静脉分散。每条腿每个疗程的推荐最大泡沫用量为10 mL。

（3）硬化治疗后，在治疗静脉和注射部位行偏心性压迫，局部压迫5分钟后用弹力绷带自远端向近端包扎下肢。弹力绷带包扎3~7天后改穿弹力袜至少1个月（图7-32）。

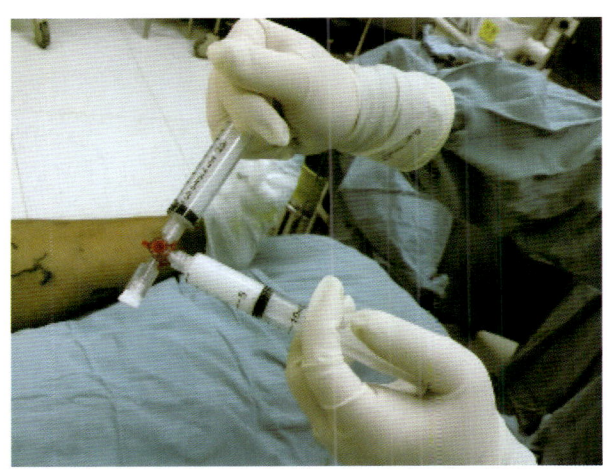
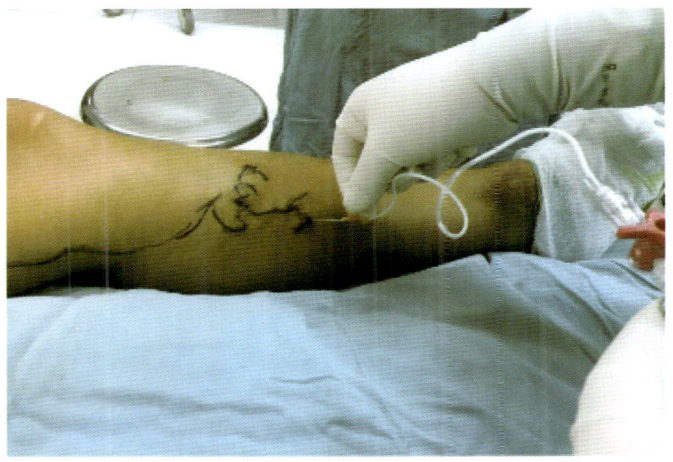

图7-31　制作硬化剂并将硬化剂注入曲张的静脉

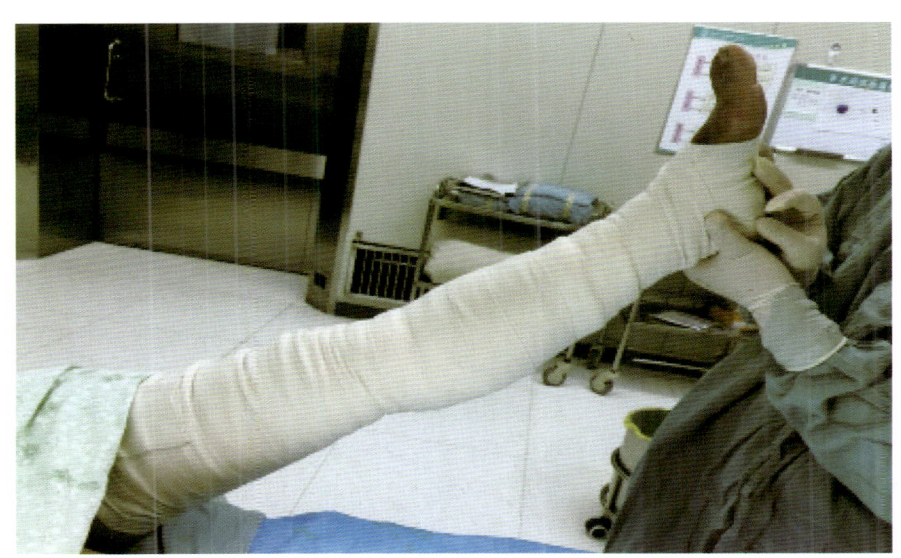

图7-32　术毕弹力绷带包扎

■ 激光闭合术

静脉腔内激光治疗（EVLT）是由西班牙学者Bone S 和美国Cornell大学学者Min MJ 所开始研究的。因其操作简单、迅速、术后反应小、恢复快、复发率低、随访满意等优点被临床所看重。EVLT是利用血红蛋白吸收激光能量，在血管腔内沸腾产生微气泡，造成血管内壁的损伤及闭合，以及静脉血栓形成并机化，最终使静脉闭合。

此种术式适用于腿部症状较轻且下肢深静脉通畅的患者。对于DVT、下肢动脉闭塞、一般情况差的患者不应使用。

具体操作步骤如下。①术前站立，将下肢曲张静脉用龙胆紫标记。②于内踝前方穿刺大隐静脉，随后换成超滑导丝，上导管，置激光光纤，退出导管（图7-33）。国外许多中心直接从膝下穿刺大隐静脉，小腿段主干保留，但是国内大多数静脉曲张患者病情十分严重，仅处理上段主干的话很容易复发，因此我们不建议保留小腿段大隐静脉主干。③根据投射到皮肤上的指示光点，将光纤推送至腹股沟韧带下1.5 cm处。有条件的可术中B超定位，确保激光头位于隐股静脉交界以远2 cm左右（图7-34）。④将激光功率设定为18~22 W，压迫大隐静脉起始部，自腹股沟处向内踝部连续放射，移动速度为0.5~1 cm/s，且随着往远心端移动，激光功率需逐渐调低，至内踝处时功率为12 W（图7-35）。⑤对于其他的曲张静脉分支，采用多点穿刺法，功率一般采用12 W。

术毕予以弹力绷带加压包扎3~7天，之后改穿弹力袜1个月以上。

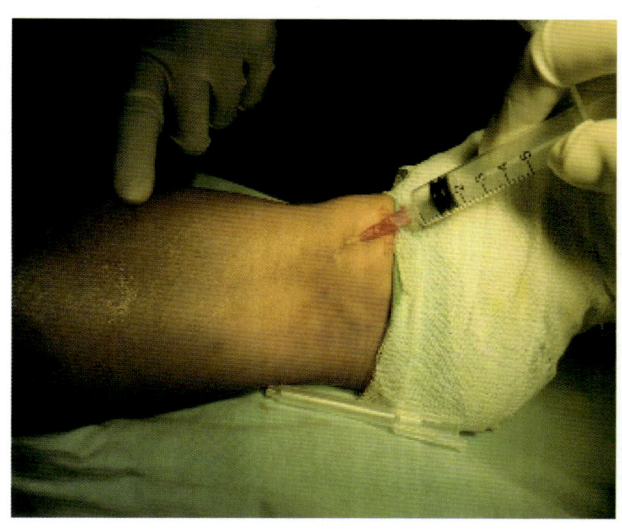

图7-33　穿刺大隐静脉主干

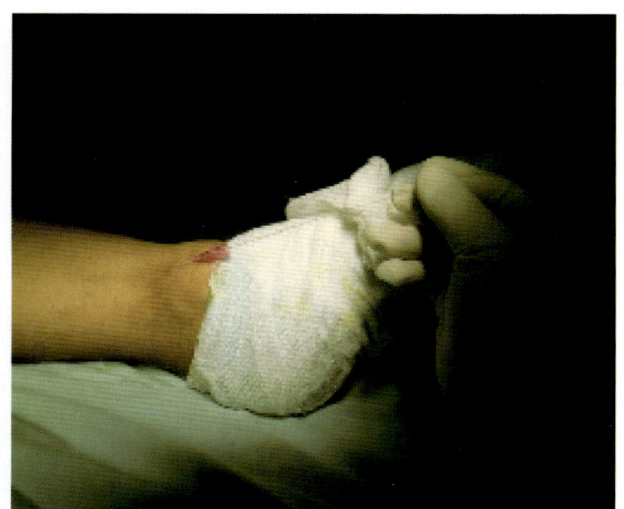

图7-34　导入光纤

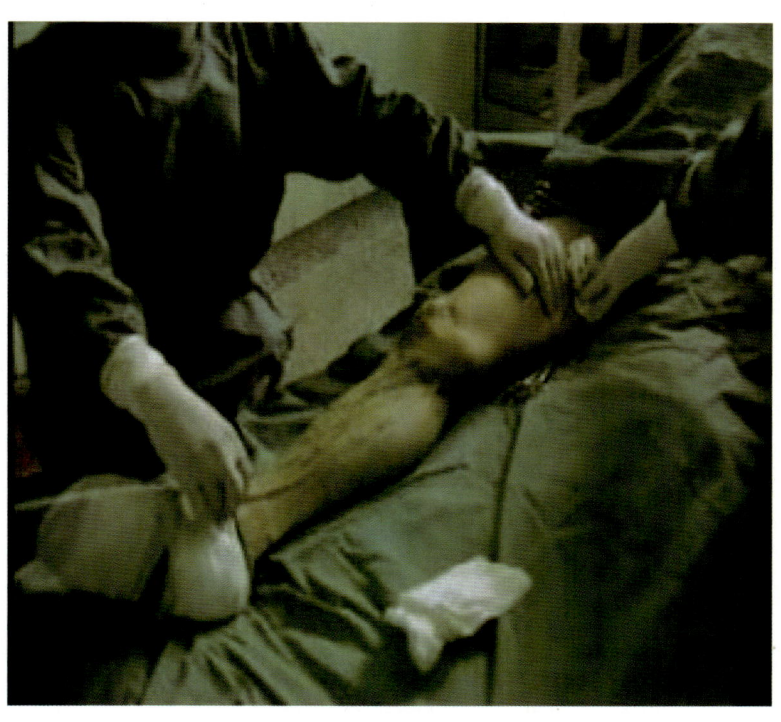

图7-35　激光烧灼主干

■ 静脉曲张旋切术（TriVex）

静脉曲张旋切系统（TriVex）应用于临床已十余年，疗效良好。其原理是利用旋切刨刀、冷光源和加压注水系统，充分显露曲张的静脉后予以切除。主要分为以下几步。①术者在术前用笔标记出曲张的静脉范围。②常规行大隐静脉高位结扎、剥脱，于曲张静脉团的近、远端各做一个切口（1~3 mm），一切口待插入旋切刀，另一切口待插入带灌注的冷光源。将旋切刀连于其手柄上，并与吸引器相连接。③旋切时，关闭手术室里的灯光，将与加压的充盈液袋相连的冷光源插入皮下静脉旁并充液，充盈液使静脉与周围组织分离，在冷光源的照射下，可以看到皮下曲张的浅静脉。启动旋切刀，将皮下曲张的浅静脉区段刨除，同时自动吸出体外（图7-36，37）。旋切刀的转速一般设定为800~1 000 rpm。术毕，微创伤口用无菌创可贴或胶带粘贴，用弹力绷带将患肢从脚到大腿加压包扎。

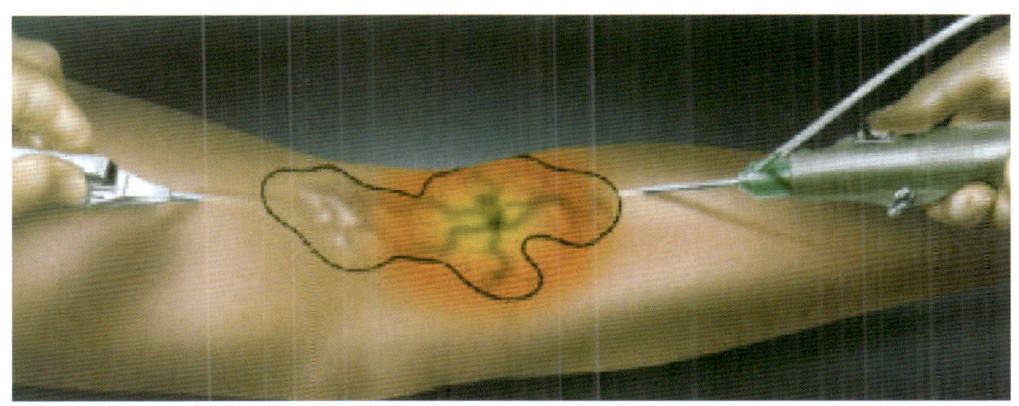

图7-36 旋切示意图：注入肿胀液后开始旋切

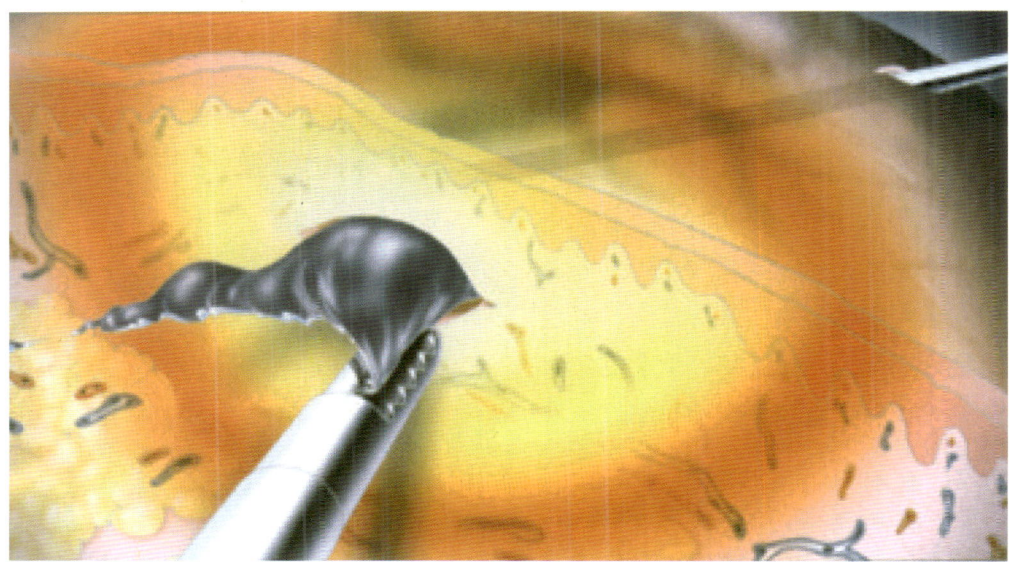

图7-37 旋切示意图：旋切刀头吸引、旋切曲张静脉团

静脉腔内射频闭合治疗

射频治疗是在85℃以上的高温下进行治疗，使静脉壁胶原变性，达到管腔最大限度的收缩，之后逐渐纤维化和永久闭锁，故适合对主干静脉，特别是较粗大静脉的微创治疗。目前较常用的是Closure系统。手术方法如下。

1. 在内踝前方穿刺或切开大隐静脉，植入6F穿刺鞘，于鞘内插入射频闭合导管至隐股静脉汇合部下方2.0 cm处。

2. 用连机导线连接导管尾部和主机，用静脉输液管连接导管尾孔和压力泵内的抗凝液。

3. 射频消融时温度应达到（85±3）℃，电阻为150~200 Ω；以3 mm/s的速度均匀自近端向远端回撤导管，当遇到属支或交通支时，温度下降，此时应停止继续撤出导管，待温度回升至（85±3）℃时再继续回撤，直至导管头从踝部退出，完成大隐静脉主干的射频治疗。小腿处较粗大的曲张浅静脉也可以用同样的方式进行处理（图7-38）。

4. 术后患肢以弹力绷带加压包扎。

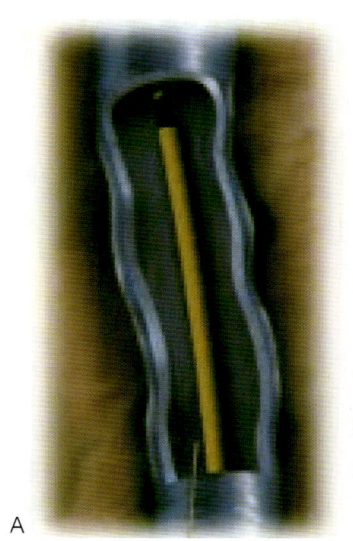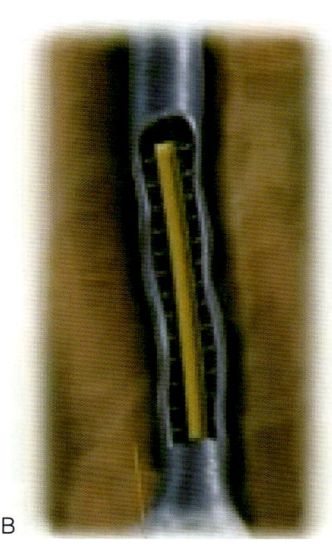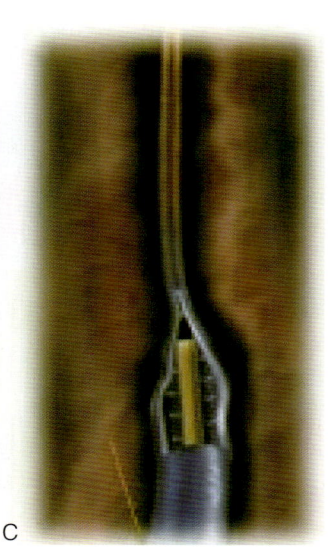

图7-38　腔内射频闭合示意图
A.一次性导管插入静脉内；B.静脉加热、胶原收缩；C.导管撤回、静脉闭塞

（邱　剑　杨梓琪）

下肢深静脉血栓及血栓后综合征的手术及腔内治疗

深静脉血栓形成（deep venous thrombosis，DVT），是指血液在深静脉内的异常凝结，阻塞静脉管腔，导致静脉回流障碍。其后果主要是肺栓塞和DVT后综合征，严重者可致死。DVT的治疗包括以下两个方面：①一般治疗，包括卧床休息、抬高患肢及抗凝、溶栓治疗；②手术治疗，包括开放取栓手术和腔内手术两大类。本章将对DVT的手术治疗进行重点阐述。

取栓手术

适用于股青肿及DVT急性期的中心型或混合型血栓。手术取出血栓后，可以快速降低深静脉内压力，缓解下肢水肿和淤血状态；且能避免血栓演进过程中其对深静脉瓣膜的破坏，有利于减少深静脉血栓后综合征的形成。取栓方法包括2种。

1. 经腹膜后途径　适用于血栓位于髂-股静脉段者。取大麦氏切口，游离并控制髂外静脉后，纵行切开髂外静脉，向远心端植入Fogarty取栓导管，膨起球囊取栓，若回血不满意，可采用由远侧向近侧挤压的方法将血栓挤出。近心端插入5F取栓导管取栓，直至回血满意。若取栓导管不能进入下腔静脉，则应考虑有Cockett综合征可能，可予以探查并做相应处理。取尽血栓后以5-0 Prolone线缝合髂静脉切口。

2. 经股静脉途径　于股部做切口，游离股静脉并过带控制，同样以球囊导管分别向远端和近端取栓，若远端取栓不满意，可采用由远侧向近侧挤压的方法将血栓挤出（图7-39）。取栓手术前可先放置下腔静脉滤器或于术中通过右下肢大隐静脉分支插入第一根Fogarty导管至下腔静脉，鼓张气囊以预防取栓时血栓脱落导致致命性肺梗死的发生。

腔内治疗

1. 经导管接触溶栓术（CDT）　经导管接触溶栓术是指将溶栓导管植入血栓中或血栓阻塞部位以远，经溶栓导管连续泵入溶栓药物以达到溶解血栓、恢复血流的目的（图7-40）。

其适应证为急性期内的中心型和混合型血栓。其禁忌证为：①体内有活动性出血；②严重外伤；③合并脑血管疾病；④合并妊娠；⑤出血体质者。

手术方法：穿刺靶血管并造影，观察血栓的部位和范围，导入导丝导管，使导丝贯通血栓阻塞部位后，交换为溶栓导管进行溶栓。溶栓过程中，根据患者情况每12~24 h进行造影，了解血栓溶解情况，并调整溶栓导管位置。一般溶栓治疗疗程为5~7天，若出现以下情况需提前停止溶栓：①血栓已基本溶解或完全溶解；②出现出血并发症；③连续溶栓24~48小时，血栓仍无溶解。

根据血栓的部位，用于穿刺置管的静脉入路主要有以下几条。

（1）经颈内静脉或肘前静脉置管：适用于双下肢髂-股静脉血栓及下腔静脉受累者，颈内静脉及肘前静脉在超声引导下穿刺较容易，插管较易通过阻塞的髂总静脉到达髂股静脉，置管期间不影响患者下床活动。缺点是通路较长、置管途中可能被瓣膜阻挡。若患者下腔静脉已植入滤器，插管穿过滤器可能导致滤器移位。

（2）经股静脉入路：经健侧股静脉穿刺插

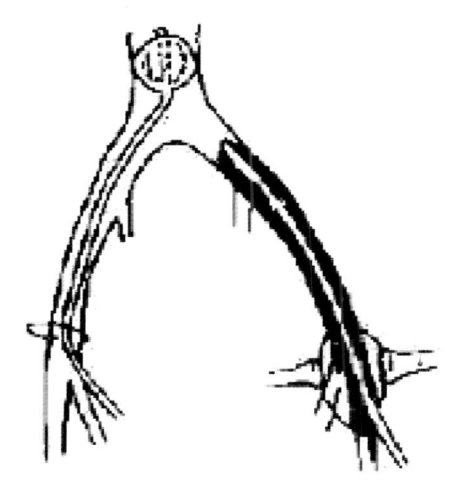
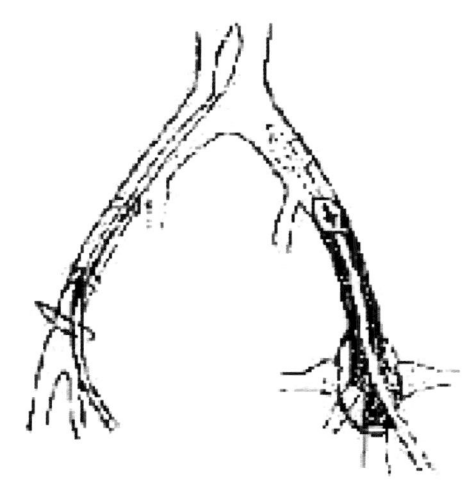

图7-39　经股静脉途经切开取栓示意图

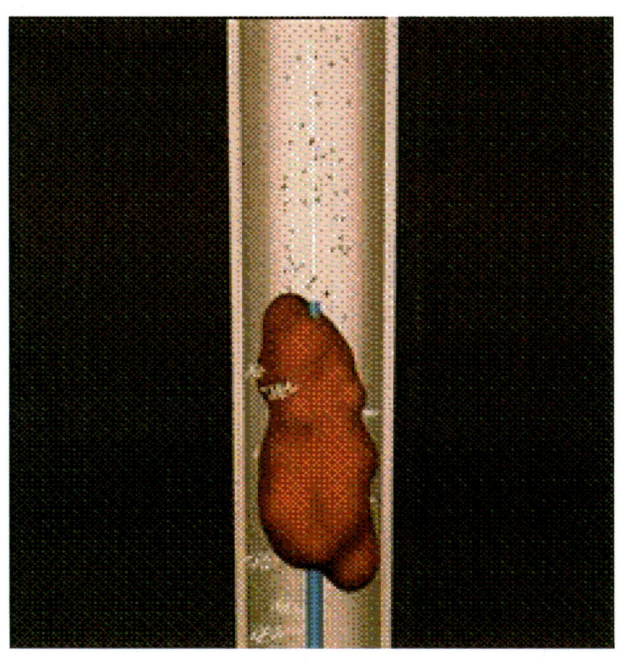

图7-40 经导管直接溶栓示意图

管适用于髂总静脉阻塞和髂外静脉上段阻塞患者,缺点是若存在患侧髂静脉重度狭窄,闭塞时可能出现导管难以通过病变段的情况,且经健侧股静脉插管属于逆行置管,由于深静脉瓣膜的存在和血栓形成,有时插管难度较大。甚至可能出现翻山鞘反弹鞭击滤器,导致滤器移位可能;也不便于后续行PTA及血栓抽吸术。逆行插管容易损伤静脉瓣,造成医源性瓣膜功能不全。

(3)经患侧腘静脉入路:适用于大多数髂-股静脉DVT患者。因其为顺行插管,故导管到位容易。缺点为腘静脉穿刺患者可能因高龄、体弱、骨折情况不能俯卧。腘静脉穿刺技术不复杂,国外文献推荐在多普勒超声实时引导下进行穿刺,因其保护患肢静脉瓣膜,促进侧支开放,降低静脉压,为目前CDT最常用的置管途经。

(4)经患侧大隐静脉入路:适用于治疗急性期髂-股静脉血栓形成,该法穿刺插管成功率高,置管溶栓期间患者可下床活动。缺点是有引发浅静脉炎的可能,当患者肢体肿胀或患肢皮肤色素沉着明显时,直接穿刺大隐静脉难度较大,此时可经足背浅静脉注入造影剂,在路图引导下穿刺。

(5)胫后静脉入路:如血栓范围累及腘静脉,可在超声引导下选取胫后静脉穿刺,进行插管溶栓。

(6)足背静脉入路可治疗小腿肌间静脉血栓,适用于周围型血栓、混合型血栓。

(7)经小隐静脉入路:经外踝直接穿刺或切开小隐静脉,通过小隐静脉主干进入深静脉溶栓,也是目前常用的入路。

(8)经健侧动脉插管溶栓:适用于周围型DVT及下肢高度肿胀无法静脉穿刺的患者;血栓范围较广,无法经同侧深静脉途径行顺行性溶栓及其他介入治疗者。

溶栓药物目前临床最常用的为尿激酶,指南推荐剂量为60~120万U/d。

给药方式:①脉冲式灌注,通过间歇强有力地推注溶栓药物,使血栓碎裂,尽可能增加药物与血栓的接触面,也是目前推广的溶栓用药方式,溶栓需彻底,尽可能地持续使所有微小血栓溶解,否则残存血栓易继发新的血栓;②连续性给药;③间断冲击给药,有研究表明,冲击给药的方式明显优于连续性给药,同时可减少PTS的发生。且两者的不良反应相对比差异并无统计学意义。近年来,研究者发现在不增加溶栓药物的前提下,增加灌注液体积有助于促进血栓的溶解,其原理或许是增加了药物与血栓的接触面,从而维持更长的时间。

2. 机械性血栓清除术 目前常用的有Acolysis超声血栓消融术、Amplatz血栓消融术、Oasis血栓消融术和Rotarex Catheter血栓消融术。

(1)Acolysis超声血栓消融术:这里的超声血栓消融是指在由小切口进入血管通路的前提下,借助超声波的高频震动达到松解和消融已成形血栓的目的。具体的操作可概括为:①对于临床上有意义的患者,可预防性先植入下腔静脉滤器再行手术;②术中先在患侧股部小切口游离股静脉,后植入有相应功能的导管,一边溶栓一边造影，确认血管的通畅情况。

（2）Amplatz血栓消融术：此方法的主角是一种称为血栓切割器的导管（Amplatz Thrombectory Device），长约120 cm，材质为聚亚胺酯。原理是利用导管内高速旋转的叶轮粉碎并吸除腔内的血栓。

同Acolysis超声血栓消融术一样，此法也强调术前必要时可植入下腔静脉滤器。术中首先自足背静脉造影，确定腘静脉的位置后，通过小切口入路游离腘静脉，植入ATD导管溶栓。主要采用来回拉动的方法，速度为10 cm/min，每50~60 s停顿10 s，反复3次后，造影观察效果。若血管狭窄，可适当通过球囊扩张术得到解决。部分专家认为，ATD导管溶栓法同Acolysis超声溶栓法一样，均可通过建立临时动静脉瘘的方法解决进入导管的非功能部位进行血栓清除的问题。但尚缺乏进一步临床数据完善此研究。

（3）Oasis吸栓消融术：U形的循环通路设计应该算是这种导管的特点之一，它由引入导丝、冲洗管和回吸管3部分构成。其间水在循环里的流动通路为：来自冲洗管的肝素生理盐水先进入血管与血栓接触，同时由回吸管的吸力将血栓与肝素生理盐水及其间充斥的高压生理盐水一并带回。关于此种导管的临床应用疗效，还欠缺足够的研究和报道来阐述。

（4）Rotarex Catheter（Straub）：又叫经皮新鲜和机化血栓切除装置，头部由内外两个嵌套的金属环组成，内环中心是引导导丝，通过外环与内环之间区域的螺旋导丝产生40 000 rpm的高速转动，造成内外的梯度压力差，将血栓以负压吸引的方式抽吸至体外的引流袋中。

机械性血栓消除术在术后易造成以下几点并发症：①内膜损伤；②肺栓塞，有研究表明，在机械性血管清除术的作用下形成的血栓碎块多不能被下腔静脉滤网所拦截，但发生的肺栓塞大多为非致死性的；③溶血，部分患者会发生一过性血红蛋白尿，但多在其后的24~36小时内恢复；④血管穿通，常见于ATD法，要求术中利用造影监测血管的情况，若已发现损伤，切勿使用球囊扩张；⑤血栓复发，术后常规抗凝治疗可降低该风险。

3. 静脉腔内血管成形术　静脉腔内血管成形术包括球囊扩张和支架植入术。对于陈旧性局限性髂股静脉血栓后遗症患者或Cockett综合征且流入道良好的患者可考虑行静脉腔内血管成形术（图7-41）。由于静脉管壁薄、弹性差、受压易变形，因此必须对受累的髂总静脉和髂外静脉给予全程支架覆盖，且支架近心端需进入下腔静脉1~2 cm（图7-42）。

4. 下腔静脉滤器植入术　下肢深静脉血栓最严重的致死性并发症为肺栓塞，有文献报道，大多数患者虽然没有症状，但肺部高分辨CT示25%~51%的患者有肺栓塞存在。关于肺栓塞的预防，临床上将其分为主动预防和被动预防。前者是指预防血栓的形成，后者是针对已形成的血栓，甚至是有可能导致肺栓塞的血栓进行脱落拦截，毫无疑问，下腔静脉滤器的发明，在深静脉血栓形成后预防肺栓塞发生这方面留下了浓墨重彩的一笔。

手术方法：术前B超明确血栓位置及范围，经健侧股静脉穿刺插管，造影观察患侧深静脉及下腔静脉情况，以及肾静脉的位置，再将滤器经专用装置植入肾静脉开口平面以下、髂总静脉以上的下腔静脉段，一般定位于第3腰椎平面下缘。若下腔静脉造影发现下腔静脉内有血栓，可选择右侧颈内静脉穿刺插管，于下腔静脉血栓上方植入下腔静脉滤器，禁止将滤器植入血栓中。植入完毕后，行造影确定滤器位置。操作完毕后，术后穿刺点常规压迫10 min左右（图7-43）。

相关研究调查表明，下腔静脉滤器的应用使血栓脱落造成肺栓塞的概率由50%~70%下降到0.9%~5%，操作前须确认患者的凝血功能并选择大小合适的滤器。但这并非代表所有的下肢深静脉血栓形成患者都有施行这项操作的必要。滤器

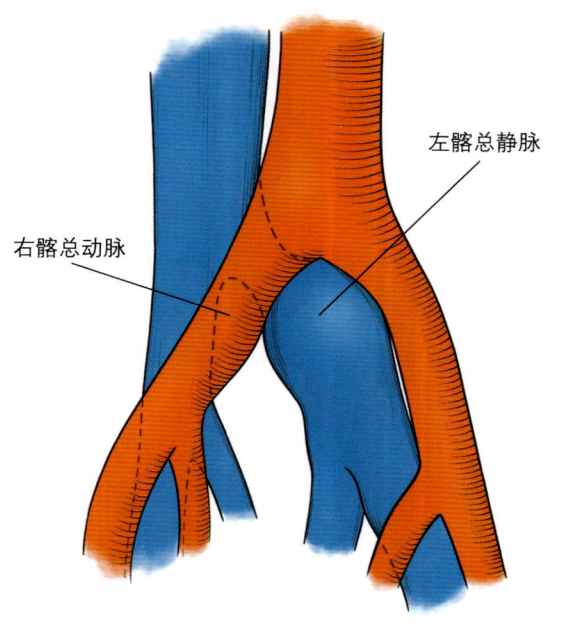

图7-41　Cockett综合征示意图

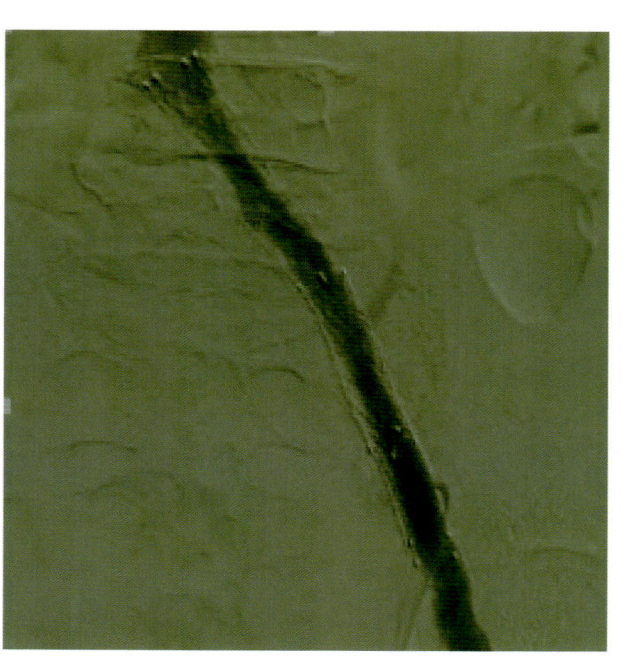

图7-42　静脉支架植入术后

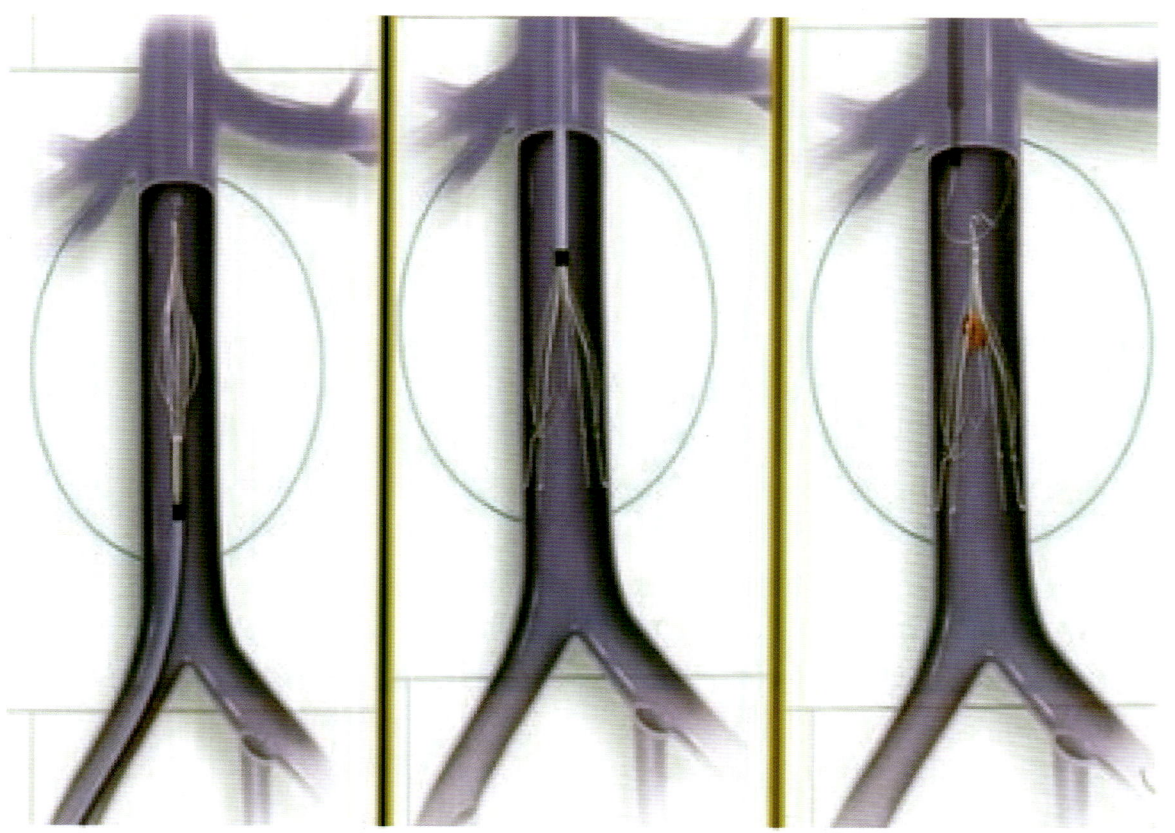

图7-43　下腔静脉滤器植入示意图

植入的主要适应证为：①DVT有抗凝禁忌或抗凝治疗有严重出血并发症；②在三规抗凝治疗基础上仍发生肺栓塞；③准备对血栓进行积极处理，如行外科血栓清除术或介入治疗（机械性血栓清除、支架植入、导管溶栓）；④广泛大面积髂股静脉血栓形成；⑤慢性深静脉血栓急性发作证实有新鲜血栓。ACCP抗栓指南中也提到，绝大多数肺栓塞（由下肢深静脉血栓形成所致）患者，出现致死性肺栓塞的概率仅为0.1%，故并非所有的DVT患者都有放置下腔静脉滤器的指征。

深静脉血栓后综合征（post-thrombotic syndrome, PTS）是继发于DVT后深静脉瓣膜功能受损所导致的慢性静脉功能不全，也是深静脉血栓形成后最常见的并发症。有数据表明，大概50%的急性DVT患者2年内可发生PTS，5%~10%的患者可发生严重的PTS，如静脉性溃疡，严重影响DVT患者的远期生活质量。

本病在治疗方面，亦同所有的疾病一样，分为非手术治疗和手术治疗，前者主要分为压力治疗及药物治疗。压力治疗同间断抬高患肢一同属于PTS的基础治疗。除了传统穿着弹力袜，近年来，便携式下肢静脉回流辅助装置（VenoWave）开始进入人们的视线，并顺利通过FDA的认证，同医疗弹力袜一起，成为减轻PTS症状的重要措施。而在药物研究方面，一项涵盖了迈之灵（有效成分为马栗树种子提取物）、医疗弹力袜、安慰剂等其他措施的荟萃研究表明，迈之灵能有效缓解因PTS所致的静脉功能不全症状，如肢体肿胀、疼痛等，同时不良反应也相对轻微。所以临床上经常将其作为基础治疗方式之一。

对于手术治疗，首先适用于PTS中重度患者。传统的方法有大隐静脉交叉转流术、原位大隐静脉-腘静脉转流术、直视深静脉瓣膜缝缩术、下肢深静脉戴戒术、静脉瓣膜移植术等，其目的都在于改善静脉回流障碍、重建深静脉瓣膜以纠正血液倒流。部分浅表性溃疡患者可通过大隐静脉高位结扎、小腿浅静脉剥脱和交通支结扎术等缓解症状。目前PTS的腔内手术治疗也成为国内外学者的研究热点，手术方式主要是球囊扩张和支架植入术，多针对髂-股静脉闭塞且流入道良好的患者，但其远期疗效仍需观察。

（邱　剑　杨梓琪）

参考文献

1. Susan Standring. Gray's Anatomy: The Anatomical Basis of Clinical Practice. 41st ed. Philadelphia: Elsevier, 2015.
2. 中华医学会外科学分会血管外科学组. 下肢动脉硬化闭塞症诊治指南. 中华医学杂志, 2015, 95(24): 1183-1896.
3. 舒畅, 杨晨紫, 李全明, 等. 腘动脉瘤的外科治疗. 中国普通外科杂志, 2011, 20: 571-574.
4. Zaraca F, Ponzoni A, Stringari C, et al. The posterior approach in the treatment of popliteal artery aneurysm: feasibility and analysis of outcome. Ann Vasc Surg, 2010, 24(7): 863-870.
5. Aboyans V, RiccoJB, Bartelink ML, et al. 2017 ESC guidelines on the diagnosis and treatment of peripheral arterial diseases, in collaboration with the European Society for Vascular Surgery(ESVS). Rev Esp Cardiol (Engl Ed), 2018, 71(2): 111.
6. 舒畅, 黎明. 大隐静脉曲张治疗方法合理选择及评价. 中国实用外科杂志, 2015, 35(12): 1271-1276.
7. 汪忠镐, 陈学明. 汪忠镐血管外科学. 浙江: 浙江科学技术出版社, 2010.
8. 郭伟. 腔内血管外科学. 北京: 人民军医出版社, 2011.

上肢血管外科解剖学

上肢血管临床应用解剖

■ 上肢动脉解剖

1. 腋动脉（axillary a.） 腋动脉在第1肋外缘起始于锁骨下动脉，沿腋窝外侧壁行向外下，在大圆肌下缘续为肱动脉。根据胸小肌位置可分为3段。第1肋外侧缘到胸小肌内侧缘为第1段，位置最深，在锁骨胸肌三角内。其前方有皮肤、浅筋膜、胸大肌及其筋膜、锁骨下肌、锁胸筋膜，以及穿过该筋膜的头静脉、胸肩峰血管及胸外侧神经等。后方有臂丛内侧束及胸长神经、前锯肌、第1肋间隙等。外侧为臂丛外侧束和后束。内侧有腋静脉及腋动脉第1段发出的胸上动脉及伴行静脉。胸肩峰动脉自第1段发出，穿锁胸筋膜至胸大、小肌，三角肌及肩峰。胸小肌后方的胸肌三角内为第2段，最短，其前方除皮肤、浅筋膜外，有胸大、小肌及其筋膜；后方为臂丛后束及肩胛下肌；外侧为臂丛外侧束；内侧有腋静脉及臂丛内侧束。胸外侧动脉自第2段发出，与其伴行静脉于腋中线前方沿前锯肌下行，营养该肌；女性有分支至乳房。胸小肌外侧缘至大圆肌下缘为第3段，其末段位置表浅，仅被以皮肤及浅、深筋膜，是腋动脉最易剖露的部位。其前方有正中神经内侧根及旋肱前血管越过，后方有桡神经、腋神经及旋肱后血管，外侧有正中神经、肌皮神经、肱二头肌短头和喙肱肌，内侧有尺神经和腋静脉。腋动脉第3段的主要分支为肩胛下动脉和旋肱前、后动脉。肩胛下动脉平肩胛下肌下缘发出。其分支为旋肩胛动脉和胸背动脉，后者与胸背神经伴行入背阔肌。旋肱后动脉先向后穿四边孔，然后与旋肱前动脉分别绕过肱骨外科颈的后方和前方，相互吻合并分布于三角肌和肩关节（图8-1~3）。

2. 肱动脉（brachial a.） 肱动脉在大圆肌下缘起始于腋动脉，在臂部伴正中神经行于肱二头肌内侧沟，肱动脉上段居于正中神经内侧，继而经正中神经的后方转到其外侧。经肱二头肌腱膜深面至肘窝，在桡骨颈平面分为桡动脉和尺动脉。肱动脉在起点不远处发出肱深动脉（deep brachial a.），伴桡神经行于桡神经沟内。肱动脉沿途在其尺侧还发出尺侧上副动脉和尺侧下副动脉，它们与由肱深动脉及其分支、来自桡动脉的桡侧返动脉和来自尺动脉的尺侧返动脉构成肘关节网（图8-4）。肱动脉沿途与3条静脉伴行，即2条肱静脉和1条贵要静脉，三者向上于大圆肌下缘处汇入腋静脉。

3. 桡动脉（radial a.） 桡动脉从肱动脉分出后，有2条同名静脉伴行，先在肱桡肌深面下降，在腕部则位于肱桡肌腱与桡侧腕屈肌腱之间。此后，其在桡骨下端绕桡骨茎突，经拇指的3个长肌腱的深面至手背面，穿第1掌骨间隙到手掌，与尺动脉掌深支吻合构成掌深弓。桡动脉在行程中除发出分支参与肘关节网和营养前臂肌外，主要

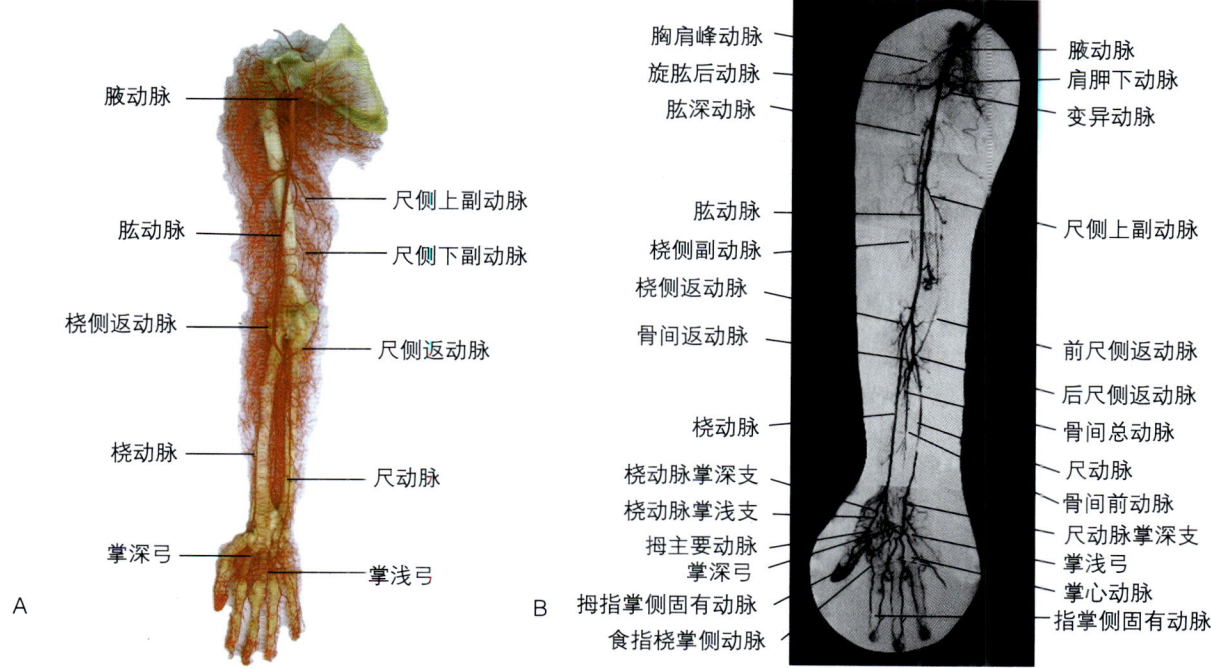

图8-1 上肢动脉
A.动脉铸型；B.动脉影像

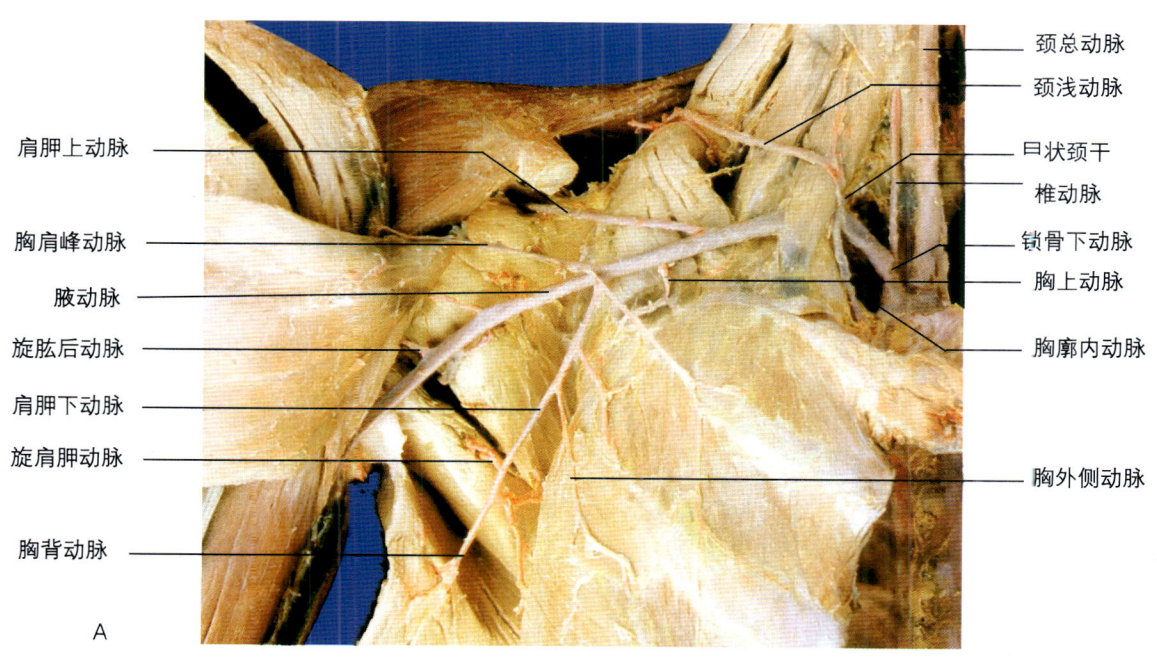

图8-2 腋动脉
A.腋动脉位置

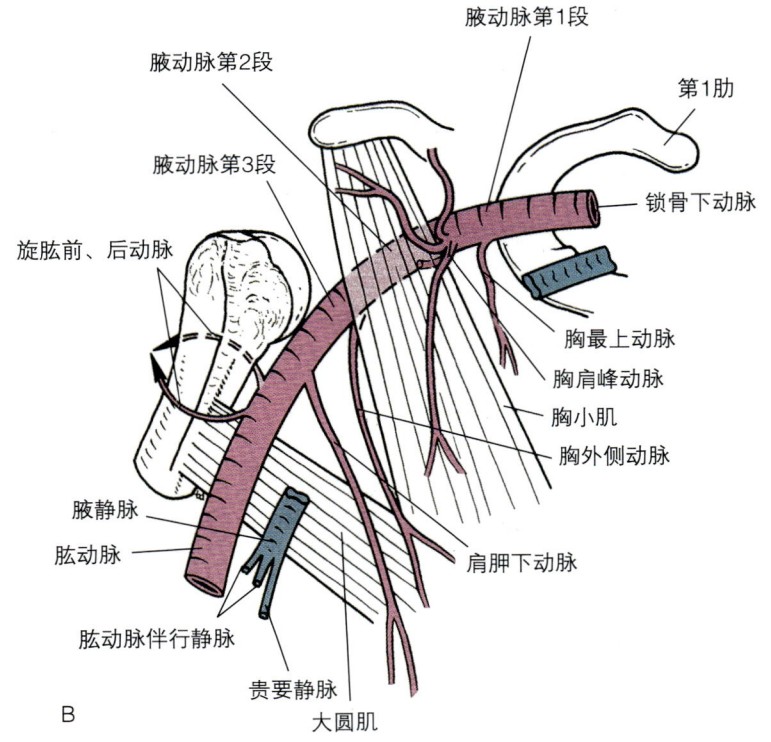

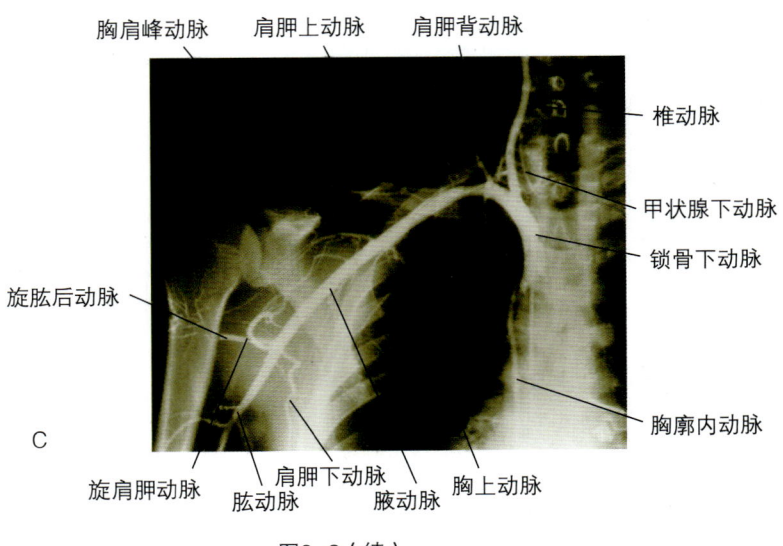

图8-2（续）
B.腋动脉分段；C.影像

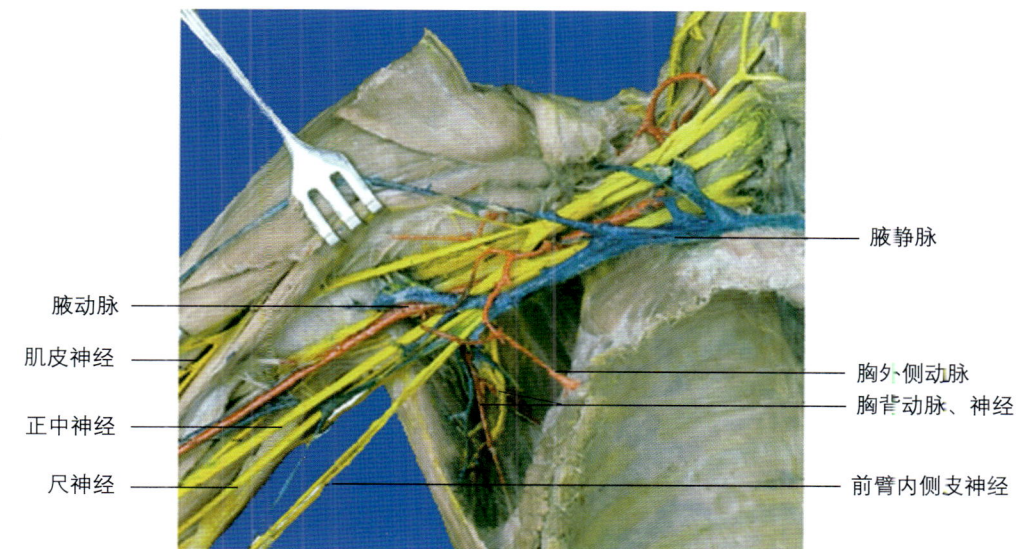

图8-3 腋动脉毗邻

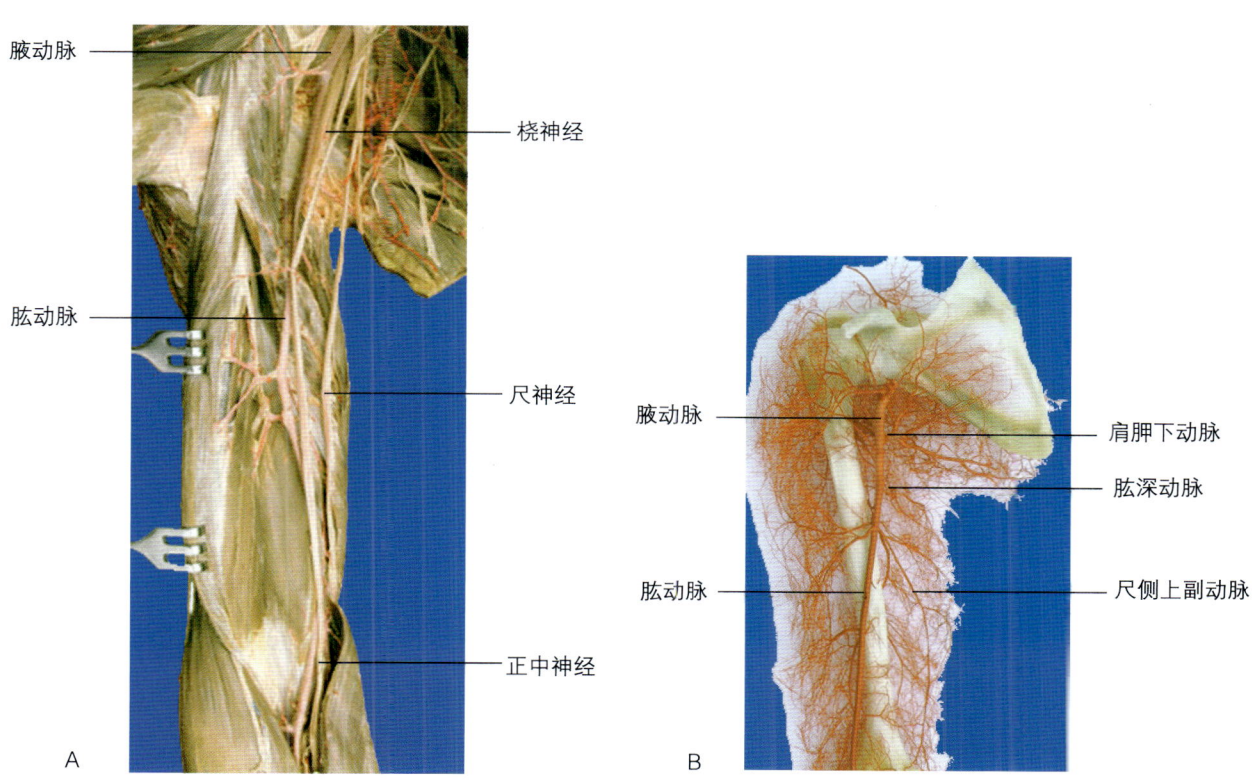

图8-4 肱动脉
A.肱动脉位置；B.肱动脉分支（铸型）

分支是：①掌浅支，与尺动脉末端吻合成掌前弓；②拇主要动脉，分为3支，分布于拇指掌面两侧缘和食指桡侧缘（图8-5，6）。

4. 尺动脉（ulnar a.） 尺动脉发出后经旋前圆肌深面，有2条同名静脉和尺神经伴行，在尺侧腕屈肌深面的桡侧下行，在腕部则位于尺侧腕屈肌腱的外侧，并经豌豆骨桡侧入手掌。尺动脉在行程中除发出分支至前臂尺侧诸肌和肘关节网外，主要分支有：①骨间总动脉（common interosseous a.），分为骨间前动脉和骨间后动脉，分别沿前臂骨间膜前、后面下降，沿途分支至前臂肌和尺、桡骨；②掌深支，穿小鱼际至掌深部，与桡动脉末端吻合形成掌深弓（图8-7，8）。

■ 上肢静脉解剖

详见第九章。

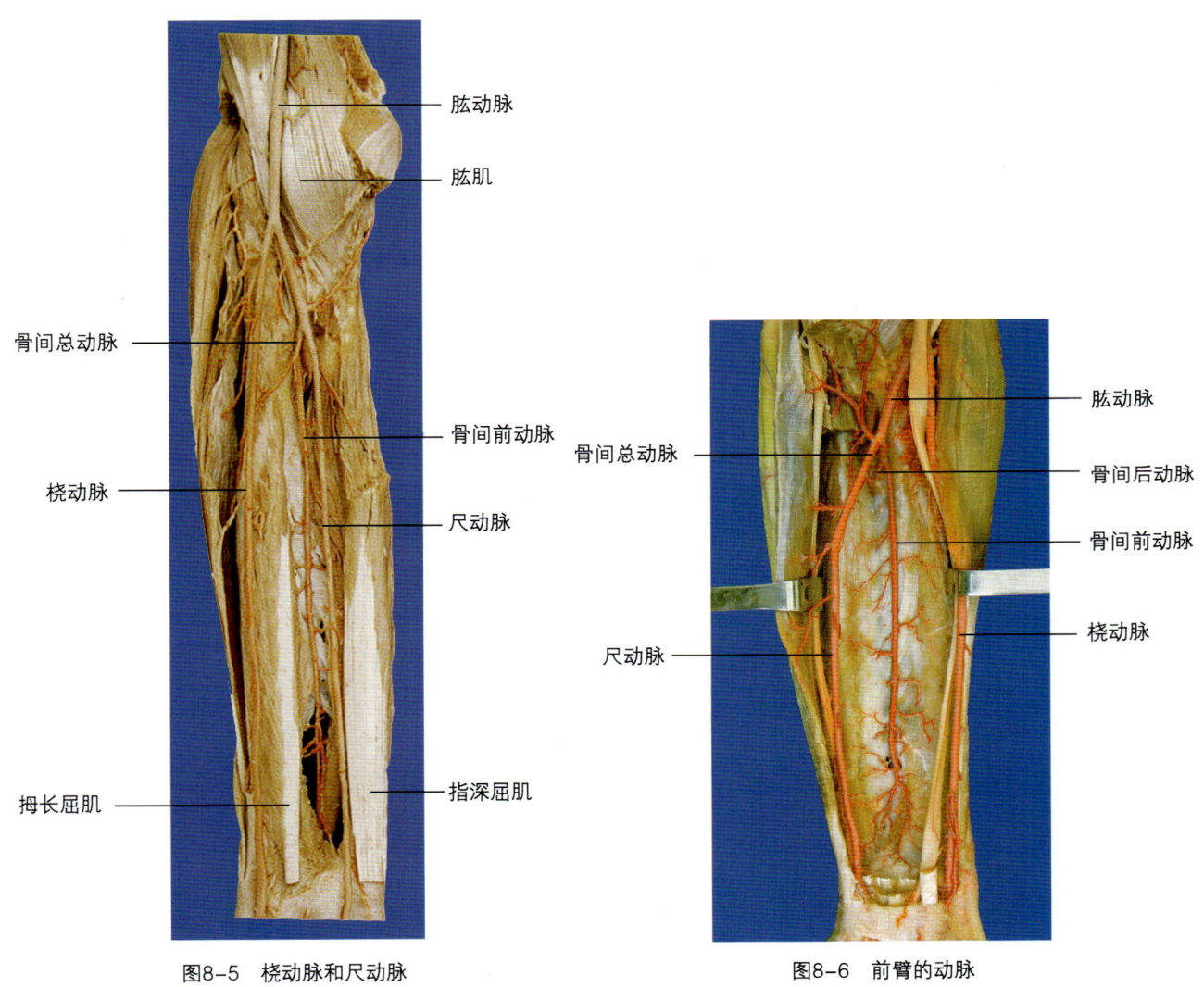

图8-5 桡动脉和尺动脉　　图8-6 前臂的动脉

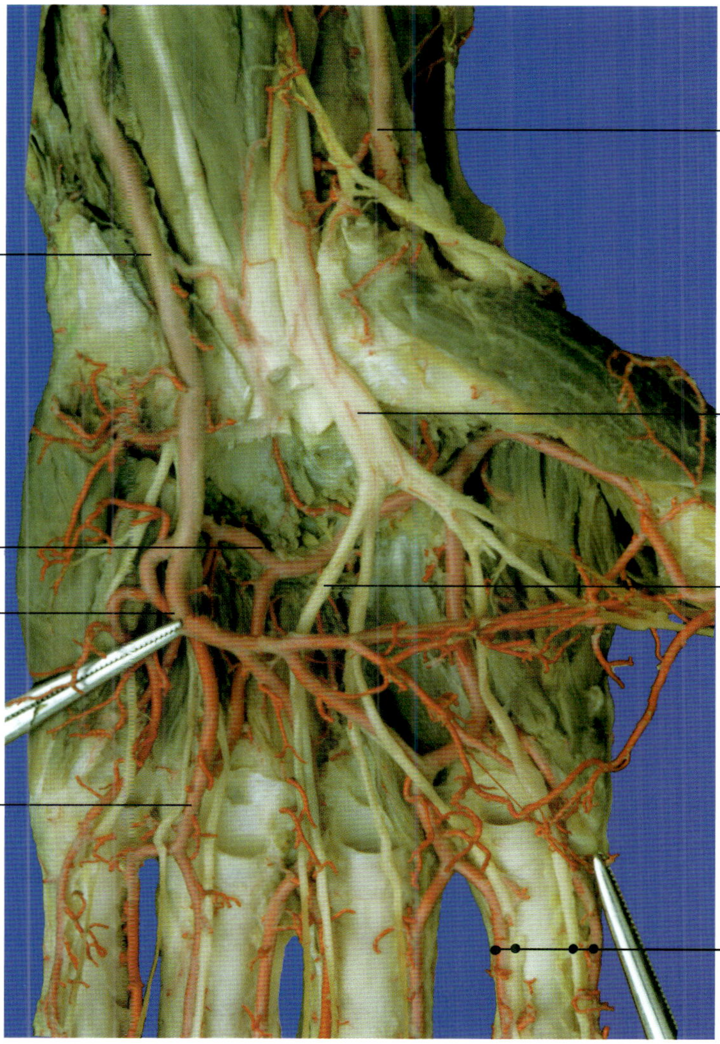

图8-7 掌浅弓和掌深弓的位置

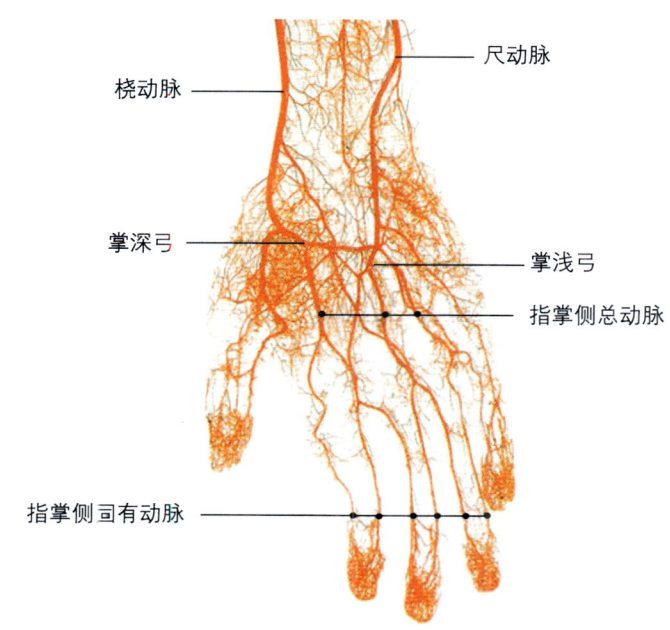

图8-8 掌浅弓和掌深弓的形态（铸型）

上肢血管创伤的手术治疗

上肢血管损伤的手术治疗可分为传统的开放手术和腔内修复手术治疗。过去的十年中，越来越多的外科医生热衷于用血管腔内技术处理创伤性血管病变。血管造影最初被严格地运用于病变诊断，然而随着新的腔内器械的出现，其在血管损伤的治疗领域迅速地占领了一席之地，运用范围涵盖了支架植入重建血管及钢圈栓塞控制出血等。对于部分病例，腔内介入充当了"桥梁"，作为开放手术患者术前其他创伤恢复期间的过渡治疗手段。

上肢血管创伤的手术处理

切口一般沿血管走行方向切开，如果伤道在损伤血管附近，可沿血管走行方向扩大切口。常见的切口位置见图8-9~11。伤口暴露之前应阻断其近、远端血流。如果受损血管近端血流阻断困难，如位于腋部和锁骨下的损伤，可选择在透视引导下从远处动脉穿刺经导管植入球囊暂时性地阻断近端血流。有时在近端使用气囊止血带也能够减少术中出血。

1. 腋动脉损伤处理

（1）手术治疗：皮肤切口在锁骨下方2 cm并与锁骨平行，长10~12 cm。切开皮肤皮下组织后可见到胸大肌筋膜。切开胸大肌筋膜，并沿胸大肌肌纤维的走向钝性分离胸大肌至见到其下方的胸小肌。此时用手触诊胸小肌内侧胸壁，可以明确腋动脉的位置。部分腋静脉覆盖在腋动脉上方，所以分离腋静脉尾部可以使动脉更好地暴露。切断胸小肌可以对腋动脉第2段良好显露。沿胸大肌的外侧缘的腋窝切口可以显露第3段。在该处解剖时首先显露的是正中神经和腋静脉，通过分离正中神经和腋静脉等结构的上端，腋动脉的远端部分可以显露出来（图8-12）。

（2）腔内治疗：对于某些患者，腔内治疗锁骨下-腋动脉钝性损伤和穿刺伤的技术成功率

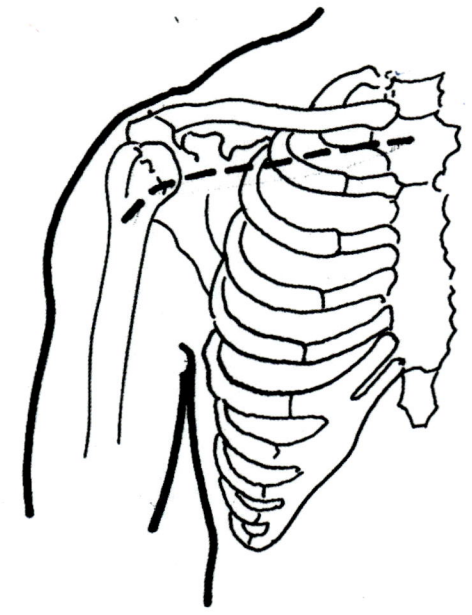

图8-9　腋动脉切口

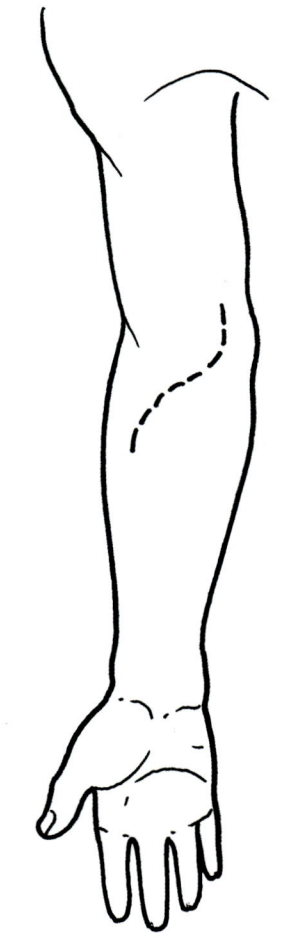

图8-10　肱动脉肘部切口

很高。血流动力学稳定或者诊断合并创伤性动静脉瘘和假性动脉瘤的患者是腔内治疗的理想人选。Xenos等回顾分析了23例锁骨下-腋动脉创伤患者的临床资料，其中有12例患者进行了腔内治疗，基于外科医生的偏好，有7例使用了覆膜支架。结果显示，腔内治疗与开放手术有相似的通畅率，但前者手术时间明显缩短，出血量也明显减少（$P<0.05$）。

2. 肱动脉损伤处理　切开皮肤皮下组织后，打开包绕上臂神经血管束的鞘。用手触诊肱动脉搏动后切开，将贵要静脉向后分离，显露位于上臂的前臂内侧皮神经和正中神经、尺神经之间的肱动脉。肘关节处采用S形切口显露肱动脉。该处肱动脉紧贴肱二头肌腱膜下方，在肱二头肌及其腱膜的内侧，部分切断肱二头肌腱膜可以显露肱动脉（图8-13~15）。

3. 桡动脉损伤处理　在腕关节近段数厘米处做3 cm的纵向皮肤切口，可以显露桡动脉远端。打开筋膜后可以见到桡动脉位于桡侧腕屈肌和旋后长肌肌腱之间。

4. 尺动脉损伤处理　在腕部，沿前臂尺侧做一纵向切口，尺动脉就在筋膜的下方。

一般来讲，上肢的动脉存在丰富的吻合，上肢动脉大出血时，为挽救患者生命可以结扎部分动脉。腋动脉和肱动脉的损伤需要修复和重建，但在必要情况下可在肱动脉的下段结扎。单纯的尺动脉或桡动脉损伤在确定其中一支通畅的情况下可以结扎。

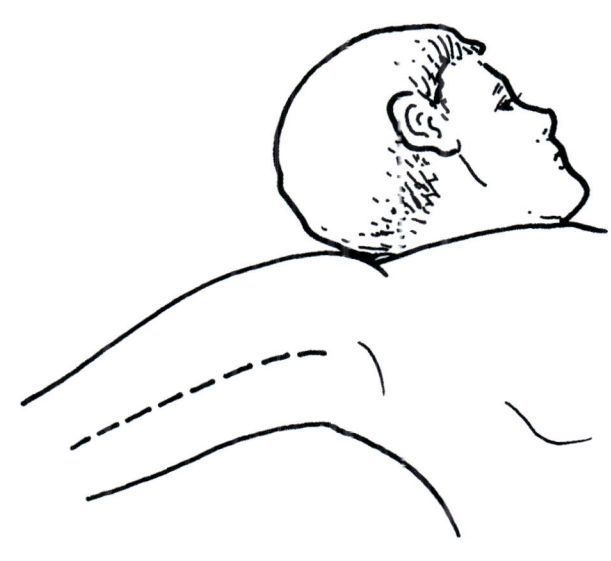

图8-11　肱动脉切口

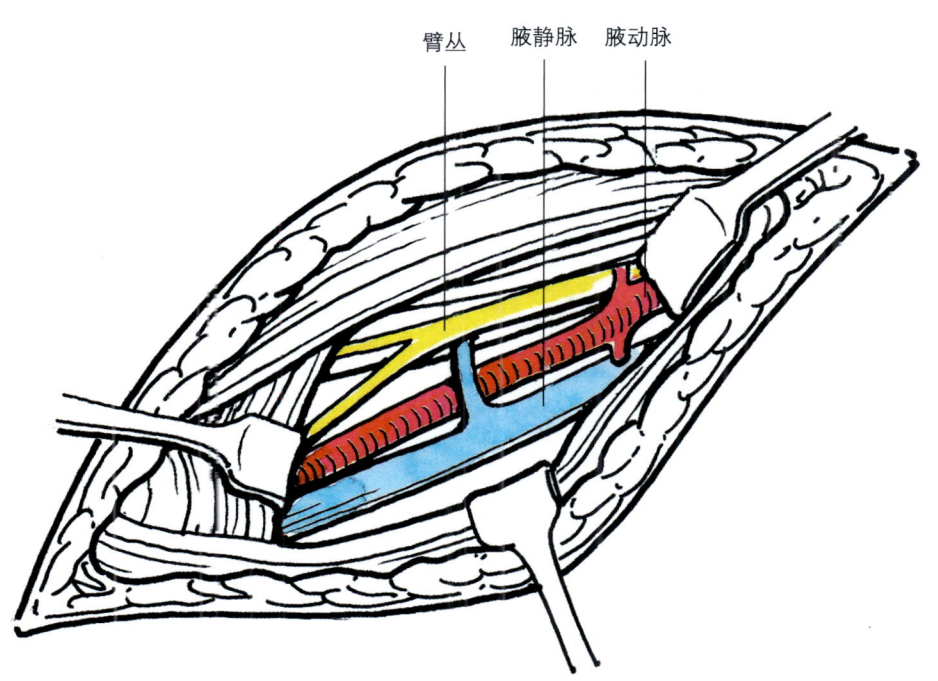

图8-12　腋动脉的显露

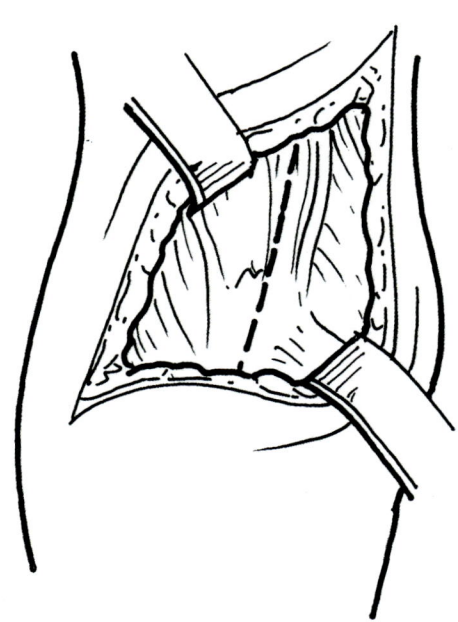

图8-13 肘部显露肱动脉

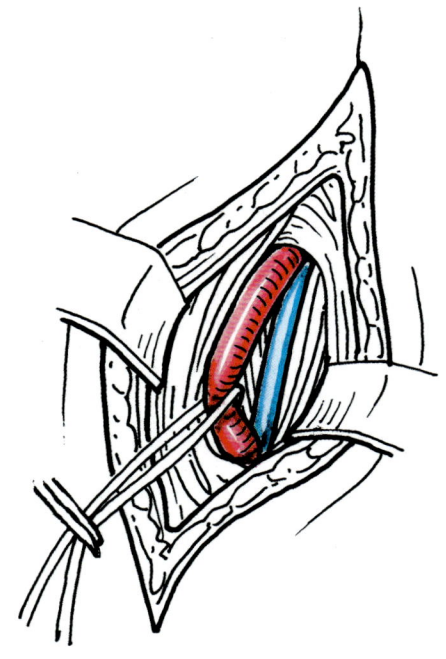

图8-14 游离肱动脉(肘部)

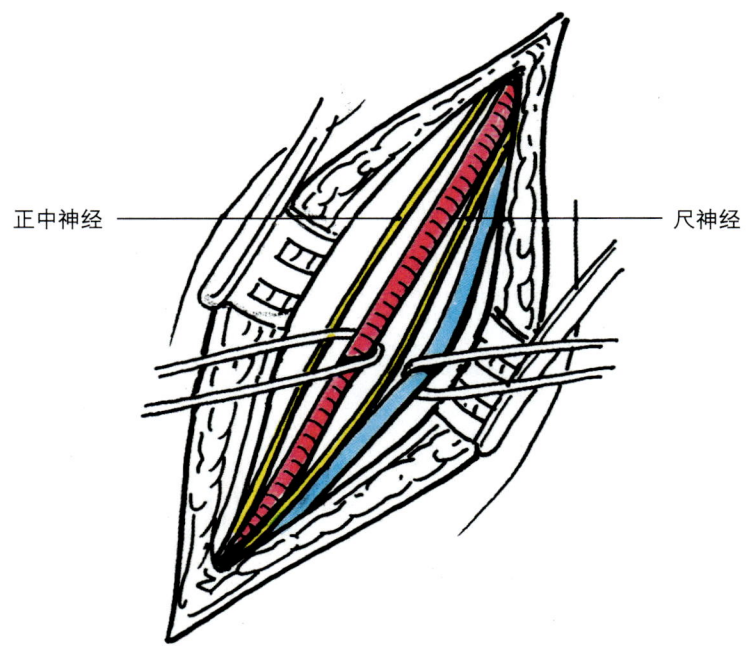

正中神经　　　　　　　　　　　尺神经

图8-15 臂部显露肱动脉

（阎方舟　刘忠涛）

参考文献

1. Susan Standring. Gray's Anatomy: The Anatomical Basis of Clinical Practice. 41st ed. Philadelphia: Elsevier, 2015.
2. 张英泽. 临床创伤骨科: 血管损伤学. 北京: 人民卫生出版社, 2011.
3. 刘宗宝, 朱贤, 陆剑锋, 等. 臂丛神经合并上肢大血管损伤的手术时机与方法的选择. 中华手外科杂志, 2013, 29(2): 108.

透析通路的解剖

上肢血管的应用解剖

■ 上肢静脉

1. 头静脉（cephalic v.） 起自手背静脉网的桡侧，沿前臂桡侧上行至肘窝，在肘窝借肘正中静脉与贵要静脉相连，向上沿肱二头肌外侧沟上行，经三角胸大肌间沟，穿深筋膜注入腋静脉或锁骨下静脉。

2. 贵要静脉（basilic v.） 起于手背静脉网的尺侧，上行逐渐转至前臂尺侧，在肘窝处接受肘正中静脉与头静脉相交通，沿肱二头肌内侧缘继续上行，在臂中点稍下方穿深筋膜可汇入肱静脉，多数伴肱静脉上行在大圆肌下缘注入腋静脉。

3. 肘正中静脉（median cubital v.） 在肘窝处连接头静脉和贵要静脉，且与深部静脉存在交通支，位置较固定，无神经伴行。

4. 肱静脉（brachial v.） 有2条，伴行肱动脉，在臂中部有贵要静脉汇入。

5. 腋静脉（axillary v.） 在血管神经束中腋静脉位于腋动脉的前内侧，在背阔肌下缘处由肱静脉延续而来，至第1肋骨外侧缘处向上汇入锁骨下静脉，在大圆肌下缘接纳贵要静脉，在锁骨下方接纳头静脉。

■ 上肢动脉

1. 桡动脉（radical a.） 在桡骨颈高度由肱动脉发出，经肱桡肌与旋前圆肌间下行至肱桡肌腱与桡侧腕屈肌肌腱间，绕桡骨茎突至手背（见图8-5）。

2. 尺动脉（ulnar a.） 自肱动脉发出后经旋前圆肌深面向下走行，其前臂上1/3位于指浅屈肌深面，下2/3行于尺侧腕屈肌与指浅屈肌之间，尺动脉上端发出尺侧返动脉和骨间总动脉；尺动脉在前臂下2/3处与尺神经伴行，位于神经的外侧（见图8-5）。

3. 肱动脉（brachial a.） 在背阔肌下缘发自腋动脉，在臂部伴正中神经行于肱二头肌肌腱内侧，其上段位于正中神经内侧，向下经正中神经后侧绕至外侧；在桡骨颈高度发出桡动脉和尺动脉。此外，自上至下分别发出肱深动脉、尺侧上副动脉、尺侧下副动脉（见图8-4）。

4. 腋动脉（axillary a.） 起自锁骨下动脉，以胸小肌为标志分为3段。第1段，从第1肋外侧缘至胸小肌上缘，分支有胸上动脉；第2段，被胸小肌覆盖，被臂丛神经的3束呈"品"字形包绕，主要分支有胸外侧动脉和胸肩峰动脉；第3段，为胸小肌下缘至大圆肌下缘之间，主要分支有肩胛动脉、旋肱前动脉、旋肱后动脉（见图8-2）。

上肢动静脉内瘘的建立

上肢自体动静脉瘘的建立应遵循一般原则，即尽可能建在肢体远端，由远至近。上肢动静脉瘘又分为前臂瘘和上臂瘘，每一类又包含多种，具体术式大同小异。在此介绍几种常用上肢动静脉瘘的建立。

1. 桡动脉-头静脉腕部瘘 取腕部桡侧纵向切口，充分暴露桡动脉及头静脉，行端侧或端端吻合，吻合角度不宜过小（图9-1）。

2. 肱动脉-头静脉前臂襻状转位瘘 在桡动脉狭窄或闭塞而头静脉流出道良好时，可采取此方法。取前臂外侧纵向切口，将头静脉从腕部游离至肘部，结扎其属支，肘窝正中取纵向切口解剖出肱动脉下段或近端桡动脉，将游离后的头静脉在隧道中盘成襻状，再以端侧吻合方式吻合于肱动脉或桡动脉近端（图9-2）。

3. 前臂直线型人工血管动静脉瘘 取肘正中切口和腕部桡侧切口，分别解剖出桡动脉及贵要静脉，选取合适直径人工血管，置于前臂皮下，两端分别与桡动脉和贵要静脉行端侧吻合（图9-3）。

4. 前臂人工血管襻状动静脉瘘 解剖出目标血管，再于前臂远端做3 cm纵向切口，分别在前臂桡侧和尺侧建立皮下隧道；人工血管成

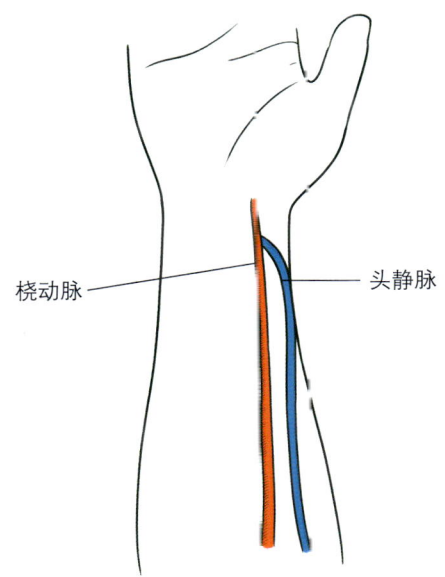

图9-1 桡动脉-头静脉腕部瘘

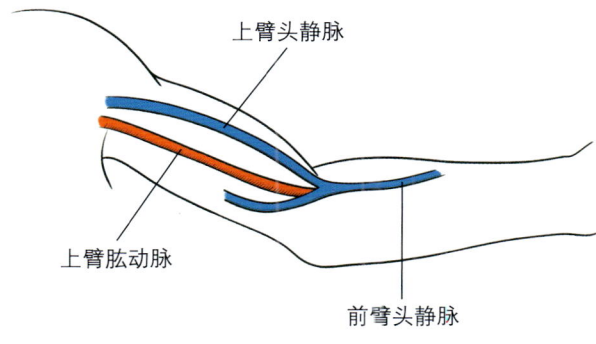

图9-2 肱动脉-头静脉前臂襻状转位瘘

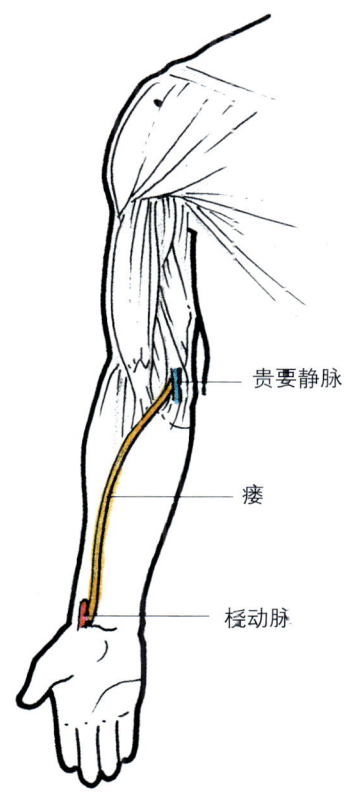

图9-3 前臂直线型人工血管动静脉瘘

"U"形通过皮下隧道，将人工血管一端与肱动脉远端或桡动脉近端行端侧吻合，避免靠近肘关节，另一端与贵要静脉或头静脉行端侧吻合，人工血管襻远端避免成锐角（图9-4）。

5.上臂直线型人工血管动静脉瘘 取前臂内侧肱二头肌内侧缘上下两个纵向切口，分别解剖出肱动脉近端和贵要静脉远端，于前臂前侧建立"C"形皮下隧道，将人工血管置于皮下隧道，两端分别与肱动脉和贵要静脉行端侧吻合（图9-5）。

6.上臂襻状人工血管动静脉瘘 取上臂上段内侧切口，暴露肱动脉和贵要静脉，再于上臂远端做纵行小切口，于前臂前侧建立"U"形皮下隧道，将人工血管置于皮下，两端分别与肱动脉近端和贵要静脉行端侧吻合（图9-6）。

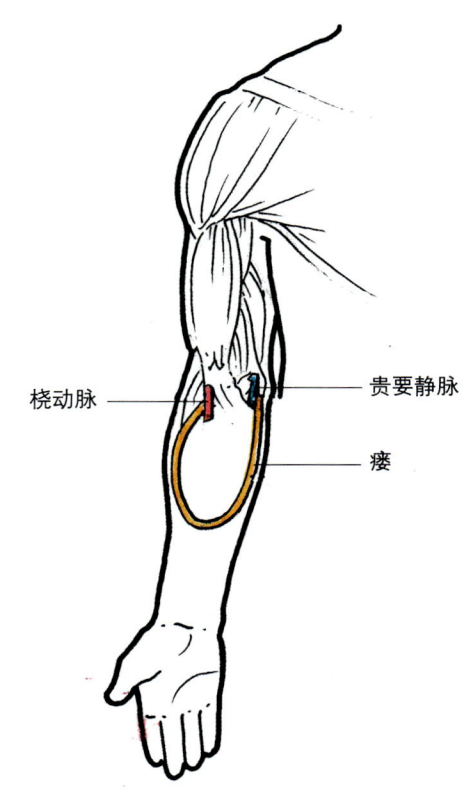

图9-4 前臂人工血管襻状动静脉瘘

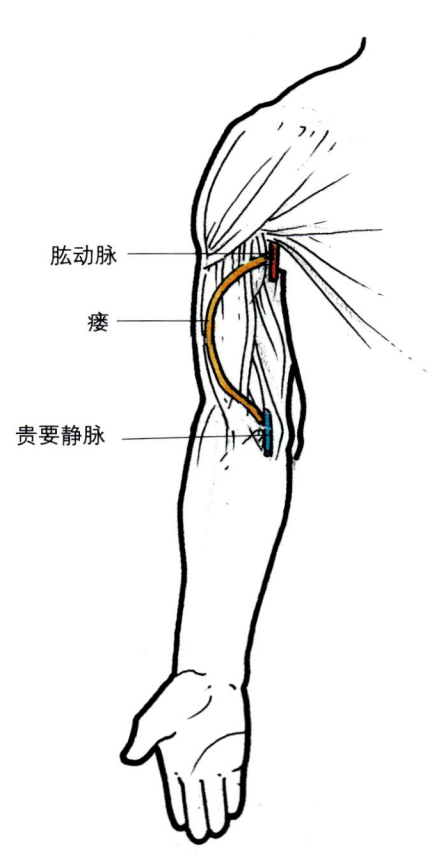

图9-5 上臂直线型人工血管动静脉瘘

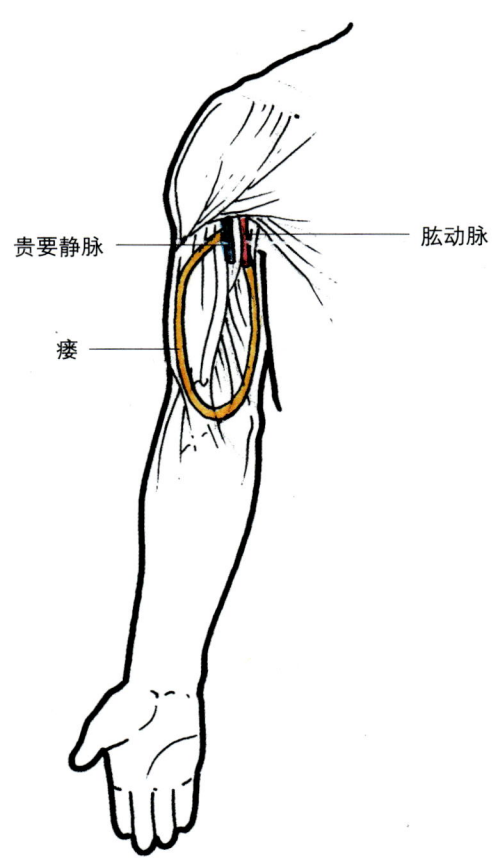

图9-6 上臂襻状人工血管动静脉瘘

下肢动静脉内瘘的建立

下肢动静脉内瘘在临床上应用较少，在上肢血管条件受限时可考虑建立下肢动静脉内瘘。以下介绍两种下肢动静脉内瘘的建立方法。

1. 下肢隐-股动脉内瘘　取大腿下段内侧切口，解剖出大隐静脉，远端结扎，近端游离出5 cm备用，打开深筋膜，拉开缝匠肌，暴露股浅动脉下段，并行大隐静脉-股浅动脉端侧吻合（图9-7）。

2. 下肢襻状股动静脉人工血管瘘　取腹股沟下切口，解剖出股动静脉，于大腿中段内侧做一小切口，将人工血管呈"U"形置于皮下，人工血管两端分别与股静脉、股动脉行端侧吻合（图9-8）。

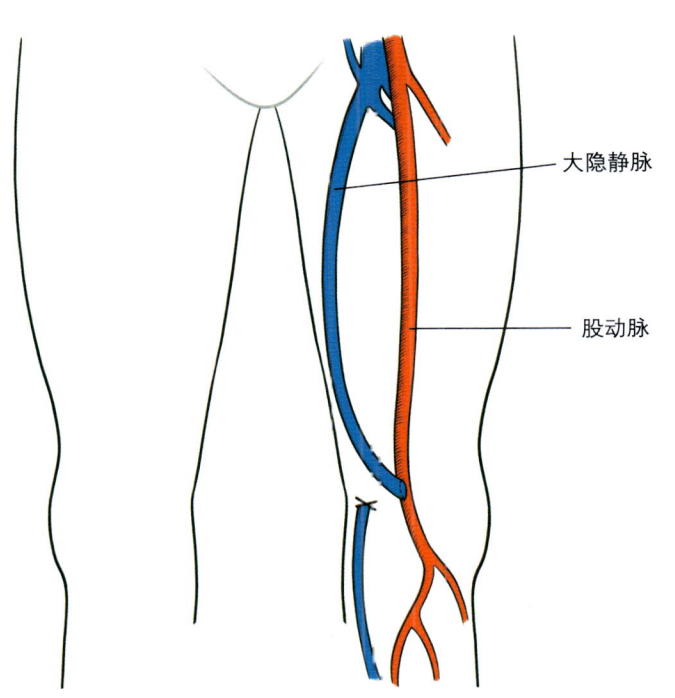

图9-7　下肢隐-股动脉内瘘

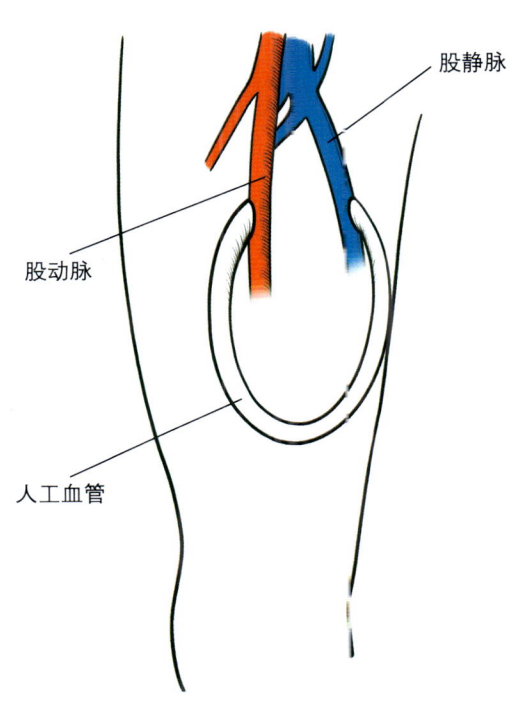

图9-8　下肢襻状股动静脉人工血管瘘

（杨晨紫　熊清根）

参考文献

1. 刘昌伟, 王深明. 血管外科手术学. 北京: 人民军医出版社, 2013.
2. 吴孟超, 吴在德. 黄家驷外科学. 7版. 北京: 人民卫生出版社, 2008.
3. 彭裕文. 局部解剖学. 8版. 人民卫生出版社, 2013.
4. Jack L. Cronenwett, K. Wayne Johnston. Rutherford's Vascular Surgery. 8th ed. Philadelphia: Elsevier, 2014.
5. Darling III RC, Ozaki CK. Mater Techniques in Surgery: Vascular Surgery. Alphen aan den Rijn: Wolters Kluwer, 2016.